中医妇科学

（供中医学、中医骨伤、针灸推拿等专业用）

主　编　冯冬兰　王　秀

副主编　岳秀永　何　燕　徐琼芳　王　昭

编　委　（以姓氏笔画为序）

王　秀（山东中医药高等专科学校）

王　昭（山东中医药高等专科学校）

王婷婷（江苏卫生健康职业学院）

邓礼林（重庆三峡医药高等专科学校）

冯冬兰（南阳医学高等专科学校）

刘源瀛（北京大学第三医院）

李　昌（南阳医学高等专科学校）

李庆龄（山东中医药高等专科学校）

何　燕（遵义医药高等专科学校）

张　琪（遵义医药高等专科学校）

岳秀永（重庆三峡医药高等专科学校）

徐琼芳（永州职业技术学院）

中国健康传媒集团

中国医药科技出版社

内容提要

中医妇科学是中医学类专业学生的必修课程之一，本教材根据其教学大纲的基本要求和课程特点编写而成，内容上涵盖了中医妇科学及相关的西医妇产科学的基础理论，以及女性经、带、胎、产、杂各种常见病、多发病的病因病机、诊断与辨证施治等。本教材以学生为本，注重理论与实践相结合，注重增强教材的互动性和可读性，书网融合，配套有课程PPT、微课、重点知识回顾思维导图、题库等数字化资源，使教学资源更加多样化、立体化。本教材可供中医学、中医骨伤、针灸推拿等专业使用。

图书在版编目（CIP）数据

中医妇科学 / 冯冬兰，王秀主编 . —北京：中国医药科技出版社，2022.8（2025.1重印）

高等职业教育中医药类创新教材

ISBN 978-7-5214-3174-2

Ⅰ.①中…　Ⅱ.①冯…②王…　Ⅲ.①中医妇科学—高等职业教育—教材　Ⅳ.①R271.1

中国版本图书馆CIP数据核字（2022）第078620号

美术编辑　陈君杞
版式设计　南博文化

出版　**中国健康传媒集团** | 中国医药科技出版社
地址　北京市海淀区文慧园北路甲22号
邮编　100082
电话　发行：010-62227427　邮购：010-62236938
网址　www.cmstp.com
规格　889×1194mm $^1/_{16}$
印张　21 $^3/_4$
字数　634千字
版次　2022年8月第1版
印次　2025年1月第3次印刷
印刷　三河市万龙印装有限公司
经销　全国各地新华书店
书号　ISBN 978-7-5214-3174-2
定价　65.00 元

获取新书信息、投稿、为图书纠错，请扫码联系我们。

代爱英（菏泽医学专科学校教务处处长）

刘　亮（遵义医药高等专科学校教务处副处长）

兰作平（重庆医药高等专科学校教务处处长）

王庭之（江苏医药职业学院教务处处长）

张炳盛（山东中医药高等专科学校教务教辅党总支原书记）

张明丽（南阳医学高等专科学校中医系党委书记）

苏绪林（重庆三峡医药高等专科学校中医学院院长）

王　旭（菏泽医学专科学校中医药系主任）

于立玲（山东医学高等专科学校科研处副处长）

冯育会（遵义医药高等专科学校中医学系副主任）

万　飞（重庆医药高等专科学校中医学院院长）

周文超（江苏医药职业学院医学院党总支书记）

办公室主任

范志霞（中国医药科技出版社副总编辑、副经理）

徐传庚（山东中医药高等专科学校中医系原主任）

数字化教材编委会

主　编　冯冬兰　王　秀

副主编　岳秀永　何　燕　徐琼芳　王　昭

编　委　（以姓氏笔画为序）

王　秀（山东中医药高等专科学校）

王　昭（山东中医药高等专科学校）

王婷婷（江苏卫生健康职业学院）

邓礼林（重庆三峡医药高等专科学校）

冯冬兰（南阳医学高等专科学校）

刘源瀛（北京大学第三医院）

李　昌（南阳医学高等专科学校）

李庆龄（山东中医药高等专科学校）

何　燕（遵义医药高等专科学校）

张　琪（遵义医药高等专科学校）

岳秀永（重庆三峡医药高等专科学校）

徐琼芳（永州职业技术学院）

出版说明

　　中医药职业教育是医药职业教育体系的重要组成部分，肩负着培养中医药行业多样化人才、传承中医药技术技能、促进就业创业的重要职责。为深入贯彻落实国务院印发的《中医药发展战略规划纲要（2016—2030年）》《国家职业教育改革实施方案》和教育部等九部门印发的《职业教育提质培优行动计划（2020—2023年）》等文件精神，充分体现教材育人功能，适应"互联网+"新时代要求，满足中医药事业发展对高素质技术技能中医药人才的需求，在"高等职业教育中医药类创新教材"建设指导委员会的指导下，中国医药科技出版社启动了本套教材的组织编写工作。

　　本套教材包含21门课程，主要特点如下。

一、教材定位明确，强化精品意识

　　本套教材认真贯彻教改精神，强化精品意识，紧紧围绕专业培养目标要求，认真遵循"三基""五性"和"三特定"的原则，在教材内容的深度和广度上符合中医类专业高职培养目标的要求，与特定学制、特定对象、特定层次的培养目标相一致，力求体现"专科特色、技能特点、时代特征"。以中医药类专业人才所必需的基本知识、基本理论、基本技能为教材建设的主题框架，充分体现教材的思想性、科学性、启发性、先进性和适用性，注意与本科教材和中职教材的差异性，突出理论和实践相统一，注重实践能力培养。

二、落实立德树人，体现课程思政

　　党和国家高度重视职业教育事业的发展，落实立德树人是教材建设的根本任务。本套教材注重将价值塑造、知识传授和能力培养三者融为一体，在传授知识和技能的同时，有机融入中华优秀传统文化、创新精神、法治意识，弘扬劳动光荣、技能宝贵、创造伟大的时代风尚，注重加强医德医风教育，着力培养学生"敬佑生命、救死扶伤、甘于奉献、大爱无疆"的医者精神，弘扬精益求精的专业精神、职业精神、工匠精神和劳模精神，以帮助提升学生的综合素质和人文修养。

三、紧跟行业发展，精耕教材内容

　　当前职业教育已经进入全面提质培优的高质量发展阶段。教育部印发的《"十四五"职业教育规划教材建设实施方案》强调：教材编写应遵循教材建设规律和职业教育教学规律、技术技能人才成长规律，紧扣产业升级和数字化改造，满足技术技能人才需求变化，依据职业教育国家教学标准体系，对接职业标准和岗位能力要求。本套教材编写以学生为本，以岗位职业需求为标准，以促进就业和适应产业发展需求为导向，以实践能力培养为重点，增加实训内容和课时的设置，力争做到课程内容与职业标准对接、教学过程与生产过程对接，突出鲜明的专业特色。内容编写上注意与时俱进，注重吸收融入行业发展的新知识、新技术、新方法，以适应当前行业发展的趋势，实现教材与时代的融合，以提高学生创造性解决实际问题的能力。

四、结合岗位需求，体现学考结合

为深入贯彻执行《国家职业教育改革实施方案》中推动的1+X证书制度，本套教材充分考虑学生考取相关职业资格证书、职业技能等级证书的需要，将岗位技能要求、劳动教育理念、国家执业助理医师资格考试等有关内容有机融入教材，突出实用和实践。教材理论内容和实训项目的设置涵盖相关考试内容和知识点，做到学考结合，满足学生在学习期间取得各种适合工作岗位需要的职业技能或资格证书的需求，以提升其就业创业本领。

五、配套数字教材，丰富教学资源

本套教材为书网融合教材，编写纸质教材的同时，重视数字资源配套增值服务的建设，通过教学课件PPT、思维导图、视频微课、题库等形式，丰富教学资源，利用中国医药科技出版社成熟的"医药大学堂"智能化在线教学平台，能够实现在线教学、在线评价、在线答疑、在线学习、在线作业、在线考试、在线互动等功能，极大提升教学手段，满足教学管理需要，为提高教育教学水平和质量提供支撑。

六、以学生为本，创新编写形式

本套教材在编写形式上坚持创新，在内容设置上注重模块化编写形式，整套教材设立相对统一的编写模块，模块设计分为"必设模块"和"选设模块"两种类型。"必设模块"是每本教材必须采用的栏目，使整套教材整齐划一。"选设模块"是每本教材根据课程的特点自行设计，目的是增强课堂互动和教材的可读性，提高学习的目的性和主动性。模块设置注重融入中医经典，融入课程思政，融入职业技能与中医助理执业医师资格考试内容，凸显本轮中医学专业教材编写的"传承创新"特色。

为编写出版一套高质量的精品教材，本套教材建设指导委员会的专家给予了很多宝贵的、建设性的指导意见，参编的几十所院校领导给予了大力支持和帮助，教材的编写专家均为一线优秀教师，他们业务精良，经验丰富，态度认真严谨，为本套教材的编写献计献策、精益求精、无私奉献，付出了辛勤的汗水和努力，在此一并表示衷心感谢。

本套教材目标明确，以满足高等职业院校中医药类专业教育教学需求和应用型中医药学人才培养目标要求为宗旨，旨在打造一套与时俱进、教考融合、特色鲜明、质量优良的中医类高职教材。希望本套教材的出版，能够得到广大师生的欢迎和支持，为促进我国中医类相关专业的职业教育教学改革和人才培养做出积极贡献。希望各院校师生在教材使用中提出宝贵意见或建议，以便不断修订完善，为下一轮教材的修订工作奠定坚实基础。

中国医药科技出版社

2022年6月

为深入贯彻中共中央、国务院《中医药发展战略规划纲要（2016—2030年）》及中国共产党第二十次全国代表大会重要决策部署，全面落实《国家职业教育改革实施方案》（国发〔2019〕4号）《中国教育现代化2035》等文件精神，在中国医药科技出版社的大力支持下，我们联合全国多所职业院校编写了这本《中医妇科学》教材。

本教材旨在落实立德树人，实现课程思政，适当融入新技术、新知识，以适应当前行业发展的趋势；同时充分考虑学生未来就业岗位和获取执业资格证书、拓展就业创业本领所需要的知识储备的需求；以学生为本，力求创新编写形式，增强教材的互动性和可读性，强化技能培养，丰富教学资源，借助中国医药科技出版社成熟的"医药大学堂"在线教学平台提升教学手段，力求为中医类专业培养高素质的职业技能人才提供一本有特色的教材。

《中医妇科学》是运用中医学理论研究妇女解剖、生理、病因病机、辨证施治规律和预防妇女特有疾病的一门临床学科，是中医类专业学生获取执业资格证书和从事临床的必修课。本教材的编写框架借鉴了历版《中医妇科学》教材的成功经验，旨在体现职业教育专业设置与产业需求、课程内容与职业标准、教学过程与生产过程的"三对接"，力争突出思想性、科学性、实用性、启发性和教学适用性。编写内容充分体现了中医妇科学基本理论、基础知识和基本技能，对病种的设置、具体分型、选方用药力求做到遵循经典、临床实用，既传承精髓，又有所发展。本教材对以往的教材编写次序进行了适当调整，把中西医相关的内容整合在一起，更符合实际教学过程，方便学生使用；对临床多发而又无法对应到中医某一种特定病种的其他西医妇科疾病则另立章节论述，把执业助理医师实践考核内容纳入教材编写范畴，配以相应学时。教材总共十五章，论述中医妇科学的基础理论及相关的西医妇产科学的基础理论和常用基本诊断方法，以及女性经、带、胎、产、杂各种常见病、多发病的病因病机、诊断与辨证施治，并在相关疾病处附有妇科常用的特殊辅助诊疗技术；实训部分则紧紧围绕执业助理医师实践技能考核大纲安排内容。为实现数字化教学，本教材配有多媒体教学课件、微课、配套题库、重点知识回顾等资源。需要特别说明的是，岗位情景模拟模块选取与教材重点教学内容密切相关的名家医案医话或个人临床工作中在诊断或治疗上确有特色或有启发意义的医案，有针对性地提出问题，引导学生讨论思考，避免其泛泛而读，学而无获，同时激发其探求书本知识和阅读医学名著的兴趣。本教材旨在更好地贴近临床实践，服务教学，更有利于学生获取执业助理医师资格证书这个"敲门砖"，为城镇社区、农村基层开展医疗和妇女保健工作培养合格的医务工作者。

本教材由编写委员会分工编写，共同协作完成。第一章、第三章由重庆三峡医药高等专科学校岳秀永编写；第二章、第七章、第十四章由遵义医药高等专科学校张琪编写；第四章、第五章、第六章由永州职业技术学院徐琼芳编写；第八章第一节至第八节由南阳医学高等专科学校冯冬兰编写；第八章第九节至第十三节由山东中医药高等专科学校王秀编写；第九章及第十一章第六节至第十一节由重庆三峡医药高等专科学校邓礼林编写；第十章第一节至第四节由山东中医药高等专科学校王昭编写；第十章第五节至第十二节由山东中医药高等专科学校李庆龄编写；第十一章第一节至第五节由江苏卫生健康职业学院王婷婷编写；第十二章由遵义医药高等专科学校何燕编写；第十三章和第十五章由北京大学第三医院刘源瀛编写；全部实训实练内容由南阳医学高等专科学校李昌编写；全书由冯冬兰、王秀统稿。数字化内容的编写分工同纸质教材。《中医妇科学》能顺利出版，要感谢各位编委老师的辛勤付出和中国医药科技出版社及各个学校对教材编写工作的大力支持！

本教材在数字化教学、课证融合等方面做了一定的尝试，但由于编者水平有限，教材中难免有不妥之处，恳切希望各校老师在使用过程中不断提出改进意见，以便再版时进一步修订完善。

《中医妇科学》编委会

2022年5月

CONTENTS 目录

第一章 绪 论

PPT

学习目标

知识要求：

1. 掌握中医妇科学的定义和范围。
2. 熟悉中医妇科学的发展简史。
3. 了解中医妇科学发展过程中的主要著作。

技能要求：

1. 熟练掌握运用中医妇科学的定义和范围对妇科疾病进行归类的技能。
2. 学会应用中医妇科学各历史时期代表著作的理论指导疾病的学习。

第一节 中医妇科学的定义和范围

中医妇科学是运用中医学基本理论，以整体观念为主导思想，系统研究女性的解剖和生理特点，女性特有疾病的病因病机、诊断辨证规律及防治女性特有疾病的一门临床学科。

中医妇科学的研究范围主要包括两个部分：一是中医妇科基础理论，如女性生殖器官及生理，妇科疾病的病因病机、诊断辨证、治法概要，以及预防保健等；二是月经病、带下病、妊娠病、产后病及妇科杂病的辨病、辨证及常规防治。

人体脏腑、经络、气血等的功能和活动规律，男女基本相同，但女性有阴户、玉门、阴道、子门、胞宫等特殊脏器，有月经、带下、胎孕、产育及哺乳等特殊生理，在病理上产生了相应的经、带、胎、产及妇科杂病等特有病证，故设专科研究妇科疾病的发生规律并探讨其预防、治疗、保健等措施。唐代孙思邈《备急千金要方·妇人方》说："妇人之别有方者，以其胎妊、生产、崩伤之异故也……所以妇人别立方也。"由此可见，妇女脏腑、经络、气血的活动有其特殊性，对妇科疾病进行专门研究是有必要的。《医宗金鉴·妇科心法要诀》说："男妇两科同一治，所异调经崩带癥，嗣育胎前并产后，前阴乳疾不相同"，则是对中医妇科疾病范围的高度概括和总结。随着社会的发展和疾病谱的变化，在中医古籍中没有记载的一些妇科疾病，如多囊卵巢综合征、盆腔炎性疾病、子宫内膜异位症等，也纳入了中医妇科学的研究范围。

第二节　中医妇科学的发展简史

中医妇科学作为中医学的重要组成部分，历史悠久，在中医学的形成和发展中建立和逐步充实起来，大致可分为以下8个阶段。

一、夏商周时代

远古时期的祖先在劳动和生活中逐渐发现一些药物，积累了初步的医疗技术。到夏、商、周时期，中医妇产科学开始萌芽，主要有关于难产、妇产科疾病、妇产科药物、种子和胎教理论的记载。《史记·楚世家》有关于夏或夏以前因难产而剖宫的记载，殷墟出土的甲骨文中见有"疾育"（妇产科病）的记载。《列女传》记载："太任，王季娶以为妃……及其有身，目不视恶色，耳不听淫声，口不出傲言，能以胎教子，而生文王"，是有关胎教的最早记载，可见在周朝已注意到母亲的精神情绪等因素，会影响到胎儿的生长。

二、春秋战国时代

春秋战国时期，妇产科理论的进展主要体现在优生学、胚胎学等方面。《山海经》中载药120余种，其中有"种子"及"避孕"的药物。此期出现了医和、扁鹊等医家，扁鹊因擅长治疗妇科疾病，被称为"带下医"。关于优生的记载，《左传·僖公二十三年》说："男女同姓，其生不蕃。"明确提出近亲结婚不利于后代的繁衍。《史记·扁鹊仓公列传》最早记载了妇产科病案。《文子》九守篇有关于胚胎发育的记载："人受天地变化而生，一月而膏，二月血脉，三月而胚，四月而胎，五月而筋，六月而骨，七月而成形，八月而动，九月而躁，十月而生"，是怀胎十月而生的初始记载。

三、秦汉时代

成书于西汉末年的《黄帝内经》，是我国第一部医学巨著。《黄帝内经》的理论为中医妇科学的发展奠定了基础。该书最早描述了妇女特有的内、外生殖器官，并对女性月经及胎孕生理进行了高度概括，如《素问·上古天真论篇》中指出："女子七岁，肾气盛，齿更发长；二七而天癸至，任脉通，太冲脉盛，月事以时下，故有子；三七肾气平均，故真牙生而长极；四七筋骨坚，发长极，身体盛壮；五七阳明脉衰，面始焦，发始堕；六七三阳脉衰于上，面皆焦，发始白；七七任脉虚，太冲脉衰少，天癸竭，地道不通，故形坏而无子也。"提出了肾主生殖的理论，至今仍是指导中医妇科理论研究与临床实践的重要理论依据。《黄帝内经》中还记载了妇科历史上第一个治疗血枯经闭、调经种子的药方——四乌贼骨一藘茹丸。

🖥 课堂互动 1-1 ————————————————————

根据《黄帝内经》关于女性月经的描述，可以得知女性月经来潮和绝经的年龄大致是多少岁？

答案解析

汉代时，医事上设有"女医"，也称"乳衣"，为专门从事妇女疾病的医疗工作者。马王堆汉墓出土的医籍中，对中医妇科影响较大的有《养生方》和《胎产书》。《养生方》主要以性知识为主，留有历史上第一幅"女阴图"。《胎产书》是现存最早的产科专著，较详细地论述了胎儿在母体的发育变化以及母体按月养生的初步见解。

汉末时期张仲景编著的《金匮要略》中，有"妇人病脉证并治""妇人产后病脉证并治""妇人杂病脉证并治"三篇，被称为妇产科学之源头，是现存最早设立妇科专篇的医著。书中论述了妊娠呕吐、妊娠腹痛、产后发热、经闭、癥瘕等病的证治，并最早提出了阴道冲洗和纳药的外治方法，其创制的方剂如温经汤、胶艾汤、当归芍药汤、桂枝茯苓丸、甘麦大枣汤等，至今仍为妇科临床所常用。

《后汉书·华佗传》记载，名医华佗运用针、药和手术方法成功地进行了死胎摘除手术，可见汉代时期外科和妇产科已发展到相当高水平。

四、魏晋隋时代

这一时期，脉学和病源证候学的发展推动了妇产科学向专科发展的趋势，提出了晚婚与节育的主张，记载了针刺引产成功的案例，以及逐月养胎的理论。

晋代王叔和著成《脉经》，阐述了妊娠脉、临产脉、离经脉等妇产科的相关脉象，指出："尺中不绝，胎脉方真"，并首先提出"月经"之名及"居经""避年"和"激经"等各种特殊的月经现象。南齐褚澄著《褚氏遗书》，从摄生角度提出了晚婚与节育的主张，倡导优生优育，对后世影响深远。北齐徐之才所著《逐月养胎法》，描述了胚胎的发育变化："妊娠一月始胚，二月始膏，三月始胞，四月形体成，五月能动，六月筋骨立，七月毛发生，八月脏腑具，九月谷气入胃，十月诸神备，日满即产矣。"同时提出了逐月养胎理论，奠定了妊娠期保健的基础。

隋代巢元方等编著的《诸病源候论》所论之妇科病，包括月经、带下、前阴、乳疾等病，全部以损伤冲任立论，至今其关于妇产科病机阐述对临床仍有重要指导作用。

五、唐宋时代

唐代时建立了比较完备的医事制度，设立了"太医署"，为唐代最高的医学教育机构和医疗机构。此时期相继出现了多部综合性医书，丰富了临床医学，且为妇产科学发展成为独立专科创造了条件。

唐代著名医家孙思邈所著《备急千金要方》中广泛讨论了求子、妊娠、产难、胞衣不出、月经、带下及杂病，并有临产及产后护理、难产、横产、倒生不出者诸方。王焘著成医著《外台秘要》，论述了有关妊娠、产难、产后、崩中、带下、前阴诸疾及若干堕胎断产方法。现存的《经效产宝》记述了妇人妊娠至产后诸疾的治法，是我国现存理论较完备的产科专著，对后来产科的发展有一定指导作用。

宋代时妇产科已发展成为独立专科。宋代设"太医局"，设置的九科之中就有产科，为世界上最早的妇产科独立分科。杨子建所著《十产论》对产科的贡献较大。朱端章所著《卫生家宝产科备要》论述了产后"冲心""冲胃""冲肺"的证候和治疗，指出了"三冲"的严重性。齐仲甫所著的《女科百问》，将有关妇人的生理、病理及妇科杂病等内容归纳为100问，条理清晰，逐一解答，并附理法方药。

宋代时期，在妇产科方面成就最突出的是陈自明的《妇人大全良方》，全书分调经、众疾、求嗣、胎教、妊娠、坐月、产难、产后等8门，24卷，268论，论后附方，并有验案。本书提出冲任胞宫的损伤是妇产科疾病的重要病机，系统地论述了妇产科常见疾病，并记载了对难产的处理，是我国历史上第一部妇科与产科合论的妇产科巨著，对后世医家影响深远。

六、金元时代

金元时代是医家百家争鸣、名医辈出的时期，刘完素、张从正、李杲、朱丹溪四家的学术思想最具代表性，开拓了后世对妇产科疾病诊治的新思路。刘完素认为"六气皆从火化"，治法主张重用寒凉，提出"女子不月，先泻心火，血自下也"，所著的《素问病机气宜保命集》之"妇人胎产论"云："妇人童幼天癸未行之间，皆属少阴；天癸既行，皆从厥阴论之；天癸已绝，乃属太阴经也。"对妇女不同年龄段的生理特点做出了阐述，成为少女着重补肾、中年着重调肝、绝经期着重理脾的理论根据。张从正著《儒门事亲》，提出"养生当论食补，治病当论药攻"，善用汗、吐、下三法以驱病，提出"凡看妇人病，入门先问经；凡治妇人病，不可轻用破气行血之药，恐有娠在疑似之间"的精辟见解。李杲认为"内伤脾胃，百病始生"，治病着重应用补脾升阳除湿之法，其在《脾胃论》中创立的补中益气汤是治疗气虚不摄及脾胃虚弱的经验方，至今对于妇科临床仍有指导意义。朱丹溪提出"阳常有余，阴常不足"，治疗上重视养阴，其提倡的滋阴降火的治疗方法以及他的痰湿论为妇科病症的治疗开辟了新途径，所著《格致余论》则首次明确描述了子宫的形态。

七、明清民国时代

明代的医事制度和医学教育均专设妇人科。万全所著《广嗣纪要·择配篇》对妇女生理缺陷如螺、纹、鼓、角、脉5种不孕，即"五不女"做了论述。王肯堂所著《证治准绳·女科》集明代以前医家医论之大成，详细论述了妇科疾病的治疗，内容丰富。李时珍的《本草纲目》《奇经八脉考》和《濒湖脉学》中关于月经和奇经八脉的论述，对中医月经理论的发展做出了重要贡献。张介宾所著《景岳全书》内有"妇人规"3卷，提出"阳非有余，阴常不足"，强调阳气阴精互为生化的观点，对妇科理论发展有重要意义。

清代将妇产科统称为妇人科或女科，妇科著作影响较大的首推傅山所著《傅青主女科》，书中辨证以肝、脾、肾三脏立论，并论述妇女经、带、胎、产诸病所主各方，如两地汤、清经散、固本止崩汤、易黄汤等方剂，影响久远。亟斋居士所著《达生篇》提出的"睡、忍痛、慢临盆"临产六字真言，有效地指导了妇女顺利分娩。吴谦等编著的《医宗金鉴》，内有《妇科心法要诀》，集清代以前的妇产科大成，理法严谨，体例规范，广为流传。王清任所著《医林改错》是研究瘀血与妇科疾病关系的重要参考书，书中的少腹逐瘀汤、膈下逐瘀汤等方剂是妇科常用的活血化瘀方剂，对妇科治疗学有很大影响。

> 📝 知识拓展
>
> ### 傅青主——《傅青主女科》
>
> 傅青主（1607~1684），名傅山，字青竹，后改字青主，山西阳曲人，是明末清初著名的医学家。他的代表作《傅青主女科》是一部颇有建树的妇科专著，其内容体例及所用方药，与其他妇科书都大不相同。全书分为带下、血崩、鬼胎、调经、种子、妊娠、小产、难产、正产、产后等。每一病分为几个类型，每一类型先有理论，后列方药。纵观全书，书中主要抓住了肝、肾、脾的相互关系，对妇科疾病进行调治，处方临床很实用，因而颇受后世医家推崇。傅青主以《傅青主女科》一书闻名于世，但实际上，他的医学造诣是很全面的，并非只精于妇科，故有"医圣"之称。

民国时期因西医学传入，产生了中西汇通的医学流派，对妇科贡献比较大的著作有张锡纯著的《医学衷中参西录》，书中创新而精辟地论述了有关妇产科方面的医论、医话及医案，由其创制的理冲汤、温冲汤、安冲汤、固冲汤、寿胎丸等方仍为今人所习用。

八、现代

中华人民共和国成立后，党和政府高度重视中医中药，中医药学作为中华文化遗产的瑰宝，得到了蓬勃发展。中医妇科在教育、医疗、科研等方面取得了重大成就。

在广大中医药妇产科专家的努力下，连续编写了数版适用于各个教学层次的《中医妇科学》教材及教学参考书，使中医妇科学理论和临床治疗经验得到了整理和提高。同时，取得了许多中西医结合妇产科研究的新成果，如中西医结合治疗宫外孕的专题研究、中药药物锥切治疗早期宫颈癌研究、运用活血化瘀药物治疗异位妊娠的研究等。

以上中医妇科学在教育、医疗及科研方面取得的成就，有赖于党和政府的高度重视，有赖于全体医、教、研人员的共同努力。这些成就不仅丰富了中医妇科学的理论和研究范围，还为中医妇科学的发展提供了新的思路和途径。

中医药文化博大精深，中医药的发展需博古通今，中医妇科理论和临床经验尚有大量的经典文献，亟待我们一代又一代人去挖掘，去"传承精华"。年轻一代中医药人对于知识的获取不能仅仅停留于教科书，也要学会读古书，学经典。更重要的是，学会从新的视野利用新的方法去研究，比如利用计算机等进行一些新的研究分析，将创新的方式、创新的思维运用到中医药的传承和保护中去，让古代的文化瑰宝在今天发挥新的作用，这便是"守正创新"，这也是新时代中医人所肩负的使命。

目标检测

答案解析

单项选择题

A1型选择题

1. 妇女的生理特点是（ ）

    A. 经、带、胎、产、乳   B. 经、孕、产、乳

    C. 冲、任、督、带   D. 胞宫、天癸

    E. 经、带、胎、产、杂

2. 下列不是妇女在病理上特有的疾病的是（ ）

    A. 月经病   B. 带下病   C. 外感病   D. 妊娠病   E. 产后病

3. 妇科第一张方剂，四乌贼骨一藘茹丸出自（ ）

    A.《女科撮要》   B.《妇人规》   C.《黄帝内经·素问》

    D.《广嗣纪要》   E.《金匮要略》

4. 对妇科外治法的记载最早见于（ ）

    A.《黄帝内经》   B.《金匮要略》   C.《备急千金要方》

    D.《产宝》   E.《妇人大全良方》

5. 妇产科发展成为专科的时代是（ ）

    A. 秦汉时代   B. 隋代   C. 宋代   D. 唐代   E. 明代

6. "睡、忍痛、慢临盆"临产六字真言出自于（ ）

A. 清代阎城斋的《胎产心法》 　　　　B. 清代张曜孙的《产孕集》

C. 清代汪朴斋《产科心法》 　　　　　D. 清代亟斋居士的《达生篇》

E. 唐代咎殷的《经效产宝》

7. "五不女"是指（　　）

A. 脉、角、纹、螺、鼓 　　　　　　B. 螺、纹、石、革、脉

C. 纹、螺、石、瘕、角 　　　　　　D. 螺、纹、鼓、革、石

E. 螺、纹、革、角、疝

书网融合……

知识回顾　　　　微课　　　　习题

第二章 | 女性生殖系统解剖

PPT

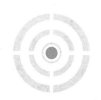

学习目标

知识要求：

1. 掌握阴户、玉门、阴道、子门、胞宫的位置和功能。
2. 熟悉胞宫、胞脉的功能。

技能要求：

熟练运用女性生殖器官知识判定妇科疾病病变部位。

第一节 女性生殖器官

一、阴户、玉门

（一）阴户

阴户，又名"四边"，指女性外阴，包括大阴唇、小阴唇、阴蒂、阴唇系带及阴道前庭的部位。《校注妇人良方·求嗣门》提出："登厕风入阴户，便成痼疾。"阴户是防止外邪入侵的第一道门户。

（二）玉门

玉门，又名"胞门""龙门"，指女性外生殖器阴道口及处女膜的部位。古人根据婚、产对这一部位形态的影响又进行了分类，即《诸病源候论》所言："已产属胞门，未产属龙门，未嫁女属玉门。"

玉门是排出月经、带下、恶露以及生育胎儿的关口，也是"合阴阳"的出入口。

二、阴道、子门

（一）阴道

阴道，又名"产道""子肠"。"阴道"一词最早就是中医学中的固有解剖名称，《诸病源候论》中有"五脏六腑津气流行阴道""产后阴道肿痛候"等论述，其解剖位置与西医学一致，是连接胞宫与阴户的通道。

阴道是娩出胎儿，行月经，排出带下、恶露的通道，是合阴阳、防御外邪的处所。

（二）子门

子门，又名"子户"，指子宫颈口的部位。《类经》曰："子门，即子宫之门也。"

子门是排月经、泌带液以及娩出胎儿的通道，也是防御外邪入侵的关口。

三、胞宫、胞脉、胞络

（一）胞宫

胞宫，又名"女子胞""子脏""子处""胞脏""血脏""子宫"等，包括子宫、输卵管及卵巢，是女性特有的内生殖器官。

胞宫位于带脉以下，小腹正中，前邻膀胱，后有直肠，下口连接阴道。《类经附翼》中描述其位置为："子宫……居直肠之前，膀胱之后。"

胞宫形态的最早记载见于朱丹溪的《格致余论·受胎论》，明代张介宾《景岳全书·妇人规·子嗣类》进一步描述为："阴阳交媾，胎孕乃凝，所藏之处，名曰子宫。一系在下，上有两歧，中分为二，形如合钵，一达于左，一达于右。"可见中医学的胞宫形态除了包括子宫的实体之外，还包括双侧的附件（输卵管、卵巢）。

胞宫的主要功能是行月经和孕育胎儿，还可以发动分娩，分泌带液，排出恶露。其功能的发挥有赖于肾气充盛、天癸泌至、冲任气血通盛的生理条件。孕后的子宫暂停行经，随胎儿的发育逐渐增大。临产时子宫有规律地收缩与舒张，可使子门渐开，胎儿娩出。约在产后6周子宫缩复接近孕前状态。

胞宫形态中空似腑，功能藏精似脏，似脏非脏，似腑非腑，能藏能泻，藏泻有时，《黄帝内经》称其为"奇恒之府"。具体而言，胞宫一方面主藏蓄阴精，孕育胎儿，近似脏的"藏"的功能，另一方面，又主排出月经，娩出胎儿，排出胎衣、余血和浊液，分泌排泄生理带下，又类似腑"泻"的功能。胞宫藏泻分明，各依其时，充分体现了功能的特殊性，正如《类经·藏象类·奇恒脏腑藏泻不同》所说："女子之胞，子宫是也，亦以出纳精气而成胎孕者为奇。"

（二）胞脉

胞脉是指隶属于子宫的血脉。胞脉受心所主，将阴血下注子宫，以维持子宫的正常功能。《素问·评热病论篇》云："月事不来者，胞脉闭也。胞脉者，属心而络于胞中，今气上迫肺，心气不得下通，故月事不来也。"

（三）胞络

胞络是指隶属于子宫的脉络，具有维系子宫正常位置的作用，并使肾与胞宫经络相通。《素问·奇病论篇》云："胞络者，系于肾。"《诸病源候论·阴挺出下脱候》说："胞络伤损，子脏虚冷，气下冲，则令阴挺出，谓之下脱。"

第二节　女性生殖系统解剖

女性生殖系统包括内、外生殖器官及其相关组织。内生殖器官位于骨盆内，骨盆的结构和形态与分娩密切相关，故本部分一并论述。

一、外生殖器

女性外生殖器指生殖器官外露的部分，又称作外阴，位于两股内侧，前为耻骨联合，后为会阴，包括阴阜、大阴唇、小阴唇、阴蒂及阴道前庭（图2-1）。

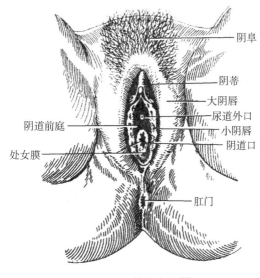

图2-1 女性外生殖器

（一）阴阜

阴阜是耻骨联合前方的皮肤隆起，皮下脂肪组织丰富。青春期开始生长呈倒三角形分布的阴毛。阴毛的疏密和色泽存在个体差异。

（二）大阴唇

大阴唇是两股内侧一对纵行隆起的皮肤皱襞，起自阴阜，至于会阴。外侧面为皮肤，皮层内有皮脂腺和汗腺，青春期后长出阴毛，多数妇女大阴唇皮肤有色素沉着；内侧面湿润似黏膜。大阴唇皮下组织疏松，脂肪组织中有丰富的血管、淋巴管和神经，损伤后易出血形成血肿。

（三）小阴唇

小阴唇是位于双侧大阴唇内侧的一对薄皮肤皱襞，无毛，表面湿润，呈褐色，富含神经末梢。两侧小阴唇前端相互融合，分为前、后两叶包绕阴蒂，前叶形成阴蒂包皮，后叶形成阴蒂系带。双侧大、小阴唇在后端会合，在正中线形成阴唇系带。

（四）阴蒂

阴蒂位于两侧小阴唇顶端下方，分为阴蒂头、阴蒂体、阴蒂脚3部分。部分被阴蒂包皮围绕，由海绵体构成，具有丰富的神经末梢，极敏感，在性兴奋时具有勃起性。

（五）阴道前庭

阴道前庭为两侧小阴唇之间的菱形区域，前为阴蒂，后为阴唇系带。在此区域内前有尿道口，后有阴道口，两侧前庭大腺腺管开口于此。阴道口与阴唇系带之间有一浅窝，称为舟状窝（又名阴道前庭窝），经产妇受分娩影响，此窝消失。此区域内结构如下。

1. **尿道口**　尿道口位于阴蒂头后下方，圆形，边缘折叠而合拢。两侧后方有一对开口极小的并列腺体，称尿道旁腺，容易有细菌潜伏。

2. **阴道口及处女膜**　阴道口位于前庭后部，在尿道口与肛门之间。覆盖阴道口的有一层有孔薄膜，称为处女膜。孔的大小、形状，膜的厚薄及血管分布因人而异，其孔多为圆形或新月形，少数呈筛状或伞状。处女膜可因性交撕裂或剧烈运动破裂，分娩时进一步破损，产后仅留有处女膜痕。

3. **前庭球**　又称球海绵体，位于前庭两侧，由一对细长的具有勃起性的静脉丛组成。其前端与阴蒂相连，后端膨大，与同侧前庭大腺相邻，表面覆盖有球海绵体肌。

4. **前庭大腺**　又称巴多林腺，位于大阴唇后部，如黄豆大小，左、右各一，覆盖有球海绵体肌。腺管向内侧开口于阴道前庭后方小阴唇与处女膜之间的沟内。性兴奋时分泌具有润滑作用的黏液。正常情况下不能触及此腺，若腺管口闭塞，可形成前庭大腺囊肿或脓肿。

二、内生殖器

女性内生殖器是指位于盆腔内的生殖器官，包括阴道、子宫、输卵管及卵巢，后两者合称子宫附件（图2-2）。

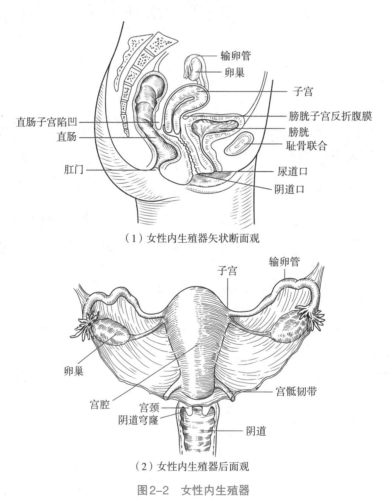

（1）女性内生殖器矢状断面观

（2）女性内生殖器后面观

图2-2　女性内生殖器

（一）阴道

阴道是性交器官，也是月经血排出及胎儿娩出的通道。阴道位于真骨盆下部中央，为一上宽下窄的管道，其前壁与膀胱及尿道相邻，长7~9cm，后壁与直肠贴近，长10~12cm，上端包绕宫颈阴道部，下端开口于阴道前庭后部。环绕宫颈周围形成前、后、左、右四个穹窿，其中后穹窿最深，与盆腔最低的直肠子宫陷凹紧密相邻，为盆腹腔最低部位，当盆腔或腹腔内脏器出血或积液时，临床上可经此穿刺或引流。

阴道壁由黏膜、平滑肌和纤维组织构成。黏膜层由复层鳞状上皮覆盖，无腺体，正常为淡红色，有许多横行皱襞，有较大伸展性，阴道上端1/3处黏膜在青春期后受性激素的影响发生周期性变化，故可以通过阴道脱落细胞学检查了解卵巢功能。阴道肌层由内环和外纵两层平滑肌构成，纤维组织膜与肌层紧密粘贴。阴道壁有丰富的静脉丛，损伤后容易出血或形成血肿。

（二）子宫

1. **功能**　子宫是产生月经，孕育胚胎、胎儿的场所；子宫腔是精子进入输卵管的通道；子宫收缩使胎儿及其附属物娩出。

2. **位置、形态**　子宫位于盆腔中央，坐骨棘水平之上，呈前倾略前屈位，前邻膀胱，后邻直肠，呈前后略扁的倒置梨形。成人非孕子宫长7~8cm，宽4~5cm，厚2~3cm，宫腔容量约5ml，重量约50g。子宫分为宫体及宫颈两部分。子宫上部较宽，称子宫体，其顶端隆起部分称子宫底，宫底两侧与输卵管相连处为子宫角，子宫下部1/3呈圆柱形的较窄部分称子宫颈。宫体与宫颈的比例，婴儿期为1：2，育龄期为2：1，绝经后为1：1。宫体与宫颈之间相连部的狭窄部分称子宫峡部，非孕时长约1cm，其上端因在解剖学上较狭窄故称解剖学内口，下端因子宫内膜在此转变为子宫颈黏膜故称组织学内口。妊娠期子宫峡部逐渐伸展变长，妊娠末期可达7~10cm，形成子宫下段，成为软产道的一部分。子宫体内腔呈上宽下窄的三角形，称子宫腔。子宫颈内腔呈梭形，称子宫颈管，成人长2.5~3cm，其下端称为子宫颈外口，通向阴道。子宫颈以阴道为界，分为上、下两部，上部两侧与子宫主韧带相连，占子宫颈的2/3，称为宫颈阴道上部；下部伸入阴道内，占子宫颈的1/3，称为宫颈阴道部。未产妇宫颈外口呈圆形，经产妇宫颈外口受分娩的影响横裂呈"一"字形，将宫颈分为前唇与后唇（图2-3）。

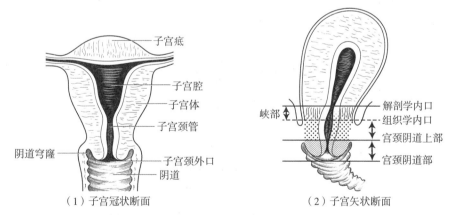

図2-3　子宫各部

3. **组织结构**　子宫体和子宫颈的组织结构不同。

（1）宫体　子宫体壁由三层组织构成，从内向外依次为子宫内膜层、肌层、浆膜层。

1）子宫内膜层：衬于宫腔表面，与肌层直接相贴，无内膜下层组织。由表层致密层、中层海绵层及靠近肌层的基底层构成。前两层对性激素敏感，从青春期开始随卵巢的周期性变化而变化，表现周期性剥脱出血形成月经，故又称为功能层，占内膜层的2/3；基底层紧贴肌层，占内膜层的1/3，对卵巢激素不敏感，无周期性变化，但可增生、修复、再生新的子宫内膜功能层。临床上可以通过子宫内膜的病理检查间接了解卵巢功能。

2）肌层：是最厚的一层，由大量平滑肌、少量弹力纤维和胶原纤维组成。肌束分三层，外层纵行，中层交叉排列，内层环形。肌束纵横交错，血管贯穿其间，当子宫收缩时血管受压止血，分娩时子宫收缩力是主要产力。

3）浆膜层：是覆盖子宫体的腹膜，与肌层紧贴。在子宫前壁近子宫峡部处，两者结合较为松弛，腹膜向前反折覆盖膀胱，形成膀胱子宫陷凹。在子宫后面，宫体浆膜层向下延伸，覆盖宫颈后方及阴道后穹窿，再反折覆盖直肠前壁，形成直肠子宫陷凹。子宫前、后壁的浆膜向左、右两侧延伸至骨盆侧壁形成阔韧带。

（2）宫颈　宫颈主要由结缔组织组成，含有血管、弹力纤维及少量平滑肌纤维。宫颈管黏膜上皮为单层高柱状上皮，黏膜层有许多腺体，可分泌弱碱性黏液，形成宫颈管内黏液栓，堵于宫颈外口，阻止病原体的上行感染。宫颈阴道部上皮为复层鳞状上皮，宫颈外口柱状上皮与鳞状上皮交接部称为鳞-柱状交接部或鳞-柱交接，是子宫颈癌的好发部位。

4. 子宫韧带　主要由结缔组织增厚而成。子宫韧带的牵拉及骨盆底肌肉和筋膜的支撑起到维持子宫正常位置的作用。共有4对韧带（图2-4）。

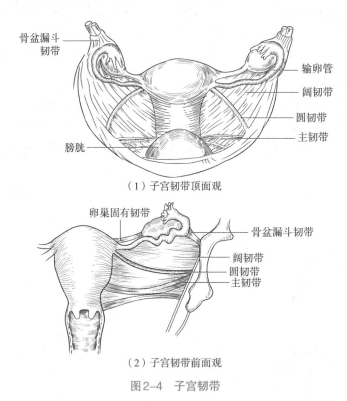

（1）子宫韧带顶面观

（2）子宫韧带前面观

图2-4　子宫韧带

（1）圆韧带　呈圆形条状，由平滑肌和结缔组织构成，全长10~12cm。起于双侧子宫角的前面、输卵管近端的稍下方，穿行于阔韧带及腹股沟内，止于大阴唇前端。有维持子宫前倾位置的作用。

（2）阔韧带　是一对位于子宫两侧呈翼形的双层腹膜皱襞，自子宫两侧向外延伸至骨盆壁，能够限制子宫向两侧倾斜，维持子宫位于盆腔正中位置。阔韧带由前后两叶腹膜及其间的结缔组织组成，其上缘游离，内2/3包绕部分输卵管（伞部无腹膜遮盖），形成输卵管系膜；外1/3包绕卵巢动静脉，形成骨盆漏斗韧带，又称卵巢悬韧带。卵巢内侧与宫角之间的阔韧带稍增厚，称为卵巢固有韧带或卵巢韧带。卵巢与阔韧带后叶相接处称为卵巢系膜。阔韧带中有丰富的血管、神经、淋巴管及大量疏松结缔组织，统称为宫旁组织。子宫动静脉和输尿管均从阔韧带基底部穿过。

（3）主韧带 在阔韧带的下部，横行于宫颈两侧和骨盆侧壁之间，又名宫颈横韧带。由结缔组织及平滑肌纤维束组成，外由腹膜遮盖。具有固定子宫颈位置、防止子宫下垂的作用。

（4）宫骶韧带 起自子宫颈侧后方，向两侧绕过直肠到达第2~3骶椎前面的筋膜。韧带外覆腹膜，内含平滑肌、结缔组织和支配膀胱的神经，广泛性子宫切除术时，可因切断韧带和损伤神经引起尿潴留。宫骶韧带短厚坚韧有力，起到向后、向上牵引子宫颈，维持子宫前倾位置的作用。

（三）输卵管

输卵管为卵子和精子结合的场所，也是运送受精卵的通道。是一对细长而弯曲的管道，全长8~14cm。输卵管位于阔韧带上缘内，内侧与子宫角相连，走行于上端输卵管系膜间，外端1~1.5cm游离呈伞状，与卵巢相近。根据输卵管形态的不同，由内向外分为间质部、峡部、壶腹部、伞部。间质部长约1cm，是潜行于子宫壁内的部分，管腔最窄；峡部长2~3cm，紧接间质部外侧，细而较直，管腔较窄；壶腹部长5~8cm，位于峡部外侧，壁薄，管腔宽大且弯曲，内含丰富皱襞，受精常发生于此；伞部长短不一，一般为1~1.5cm，位于输卵管最外侧端，游离，开口于腹腔，贴近卵巢，管口处有许多指状突起，有"拾卵"作用（图2-5）。

输卵管由外向内由浆膜层、平滑肌层、黏膜层组成。外层为浆膜层，是阔韧带上缘腹膜的一部分；中层为平滑肌层，当肌层收缩，可引起输卵管由远端向近端的蠕动，有协助拾卵、运送受精卵及一定程度地阻止经血逆流和宫腔内感染向腹腔内扩散的作用；内层为黏膜层，由单层高柱状上皮构成。黏膜上皮可分纤毛细胞、无纤毛细胞、楔状细胞和未分化细胞4种。纤毛细胞的纤毛定向摆动及输卵管平滑肌的节律性蠕动，能协助运送受精卵到宫腔着床发育。受性激素的影响，输卵管肌肉的收缩和黏膜上皮细胞的形态、分泌及纤毛摆动，均有周期性变化。

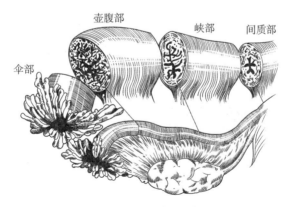

图2-5 输卵管的分部

（四）卵巢

卵巢为一对灰白色扁椭圆形性腺，是产生与排出卵子，并分泌性激素的器官，由外侧的骨盆漏斗韧带和内侧的卵巢固有韧带悬于盆壁与子宫之间，借卵巢系膜与阔韧带相连。卵巢系膜连接于阔韧带后叶的部位称卵巢门，卵巢神经与血管在此出入卵巢；卵巢后缘游离。卵巢的大小、形状随年龄不同而有差异。青春期前，卵巢表面光滑；青春期开始排卵后，表面逐渐凹凸不平。育龄期女性卵巢大小约为

4cm×3cm×1cm，重5~6g；绝经后卵巢逐渐萎缩变小变硬，检查时不易触及。

卵巢表层为单层立方上皮，即生发上皮，表面无腹膜覆盖。上皮的深面有一层致密纤维组织，称为卵巢白膜。再往内为卵巢实质，又分为皮质和髓质两部分。外层的皮质是卵巢的主体，由数以万计大小不等的各级发育卵泡、黄体和它们退化形成的残余结构及间质组织组成；内层的髓质与卵巢门相连，含有疏松结缔组织、丰富的血管、神经、淋巴管以及少量与卵巢韧带相延续的平滑肌纤维（图2-6）。

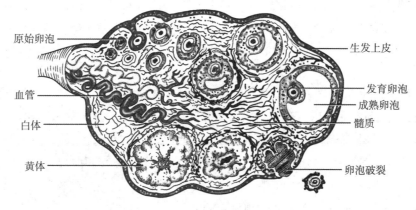

图2-6　卵巢的结构切面观

三、骨盆与骨盆底

（一）骨盆

女性骨盆是胎儿娩出的骨性产道，骨盆的大小、形状与分娩的关系甚为密切。通常女性骨盆较男性骨盆宽而浅，以利于胎儿娩出。

　　1. 骨盆的组成

（1）骨盆的骨骼　骨盆由双侧的髋骨、骶骨和尾骨构成。髋骨又由髂骨、坐骨及耻骨融合而成。骶骨形似三角，由5~6块骶椎合成，内表面呈凹形，第1骶椎向前突出形成骶岬，为骨盆内测量对角径及妇科腹腔镜手术的重要标志。尾骨由4~5块尾椎合成（图2-7）。

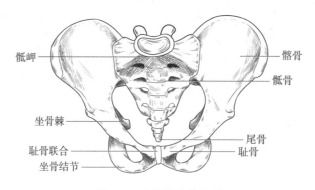

图2-7　女性骨盆前上观

（2）骨盆的关节　骨盆的关节包括骶髂关节、骶尾关节和耻骨联合。骶骨和两侧髂骨相连，形成骶髂关节；尾骨上缘与骶骨相连，形成略可活动的骶尾关节，分娩时尾骨后移，可增大出口前后径；两耻骨之间，由纤维软骨连接，称耻骨联合，妊娠期受性激素影响变松动，分娩时可出现轻度分离，利于分娩。

（3）骨盆的韧带 自骶骨背外侧面发出两条坚韧的韧带连接骨盆各部，分别止于坐骨结节及坐骨棘，称骶结节韧带和骶棘韧带（图2-8）。骶棘韧带宽度即坐骨切迹宽度，是判断中骨盆是否狭窄的重要指标。妊娠时受性激素影响，韧带稍松弛，使各关节有一定的伸展性，活动度增加，有利于分娩。

2. 骨盆的分界 以耻骨联合上缘、髂耻缘和骶岬上缘连线为界，可将骨盆分成上部分假骨盆（大骨盆）和下部分真骨盆（小骨盆）（图2-9）。假骨盆与分娩关系不大，真骨盆是胎儿娩出的骨产道，故其大小及形状可直接影响分娩。真骨盆有上部的骨盆入口和下部的骨盆出口，两口之间为骨盆腔，其中轴为骨盆轴（产轴），在分娩时，胎儿即沿此轴娩出。

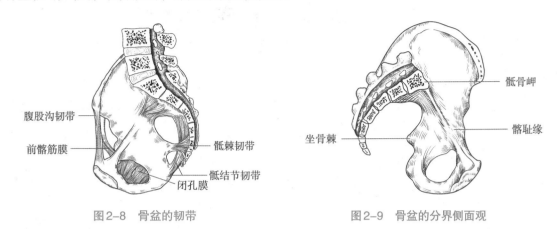

图2-8 骨盆的韧带　　　　　　　图2-9 骨盆的分界侧面观

（二）骨盆底

骨盆底由肌肉和筋膜构成，是封闭骨盆出口的软组织，有承托并保持盆腔器官位于正常位置的作用。骨盆底从外向内分为3层：外层为浅筋膜与肌肉组成，中层为泌尿生殖膈，内层为盆膈。若骨盆底结构和功能发生缺陷，可导致盆腔脏器膨出、脱垂，甚至引起分娩障碍；若分娩处理不当，可使骨盆底组织受损，盆底松弛，影响其功能。

会阴为骨盆底的一部分，有广义和狭义之分。广义的会阴是指封闭骨盆出口的所有软组织。狭义的会阴是指位于阴道口和肛门之间的厚3~4cm的楔形软组织，又称会阴体，由表及里分别为皮肤、皮下脂肪、筋膜、部分肛提肌和会阴中心腱。会阴伸展性大，妊娠后期局部组织变软，有利于分娩。分娩时注意保护会阴，避免发生裂伤。

目标检测

答案解析

单项选择题

A1型选择题

1. 包括西医解剖学上所指的子宫、输卵管和卵巢的中医解剖结构是（　　）

　　A. 胞宫　　　　　B. 阴道　　　　　C. 阴户　　　　　D. 子门　　　　　E. 子处

2. 相当于西医解剖学中子宫颈口的是（　　）

　　A. 阴户　　　　　B. 子处　　　　　C. 子宫　　　　　D. 子门　　　　　E. 阴道

3. 下列不是胞宫古称的是（　　）

　　A. 血脏　　　　　B. 子脏　　　　　C. 血处　　　　　D. 子处　　　　　E. 子宫

4. 子宫的功能不包括（　　）

　　A. 行月经　　　　　　　B. 泌带液、排恶露　　　　　　C. 种子育胎

　　D. 发动分娩　　　　　　E. 合阴阳的入口

书网融合……

知识回顾　　习题

第三章 女性生殖生理

PPT

学习目标

知识要求：

1. 掌握月经、带下、妊娠、分娩、产褥和哺乳的生理现象。
2. 熟悉月经、带下、妊娠的产生机制。
3. 了解生殖器官的周期性变化和性周期的调节。

技能要求：

1. 熟练掌握应用生理现象判断月经、带下及妊娠是否正常的技能。
2. 学会应用中医理论分析月经、带下和妊娠的产生机制。

　　人体以脏腑、经络为本，以气血为用。女性的生殖生理主要有月经、带下、胎孕、分娩、产褥等，是脏腑、经络、气血、天癸协调作用于胞宫的表现。脏腑是气血生化之源，经络是联络脏腑、运行气血的通路，气血是行经、养胎、哺乳的物质基础，天癸是肾中产生的一种促进人体生长、发育和生殖的物质，胞宫是行经和孕育胎儿的脏器，产生月经、带下、胎孕、分娩、产褥等生理现象。

第一节　月经生理

　　月经是指有规律的、周期性的子宫出血，月月如期，经常不变，又称为"月事""月汛""月信""月水"等。明代李时珍在《本草纲目》记载："女子，阴类也，以血为主，其血上应太阴，下应海潮，月有盈亏，潮有朝夕，月事一月一行，与之相符，故谓之月信、月水、月经。"正常的月经是女子性发育成熟的标志之一。

一、月经的生理现象

　　1. 初潮　月经第一次来潮，称为"初潮"。初潮年龄一般为14岁左右。由于受地域、气候、风俗、种族、营养等因素的影响，初潮年龄因人而异，在我国一般早自11岁，迟至16岁，均属正常范围。女子初潮后1年左右，由于肾气尚未充盛，天癸初至而不稳定，月经周期常常提前或推后，甚至停闭数月，待身体发育成熟后，逐渐可形成每月一次的规律性月经。

　　2. 绝经　妇女一生中最后一次月经，停经达1年以上者，称为"绝经"。由于受体质、营养等因素的影响，绝经年龄因人而异，我国大多数女性绝经年龄一般在45~55岁之间。绝经前肾气渐衰，天癸渐竭，会出现月经周期或前或后，经量或多或少的现象，通常历时1~2年，最后完全停闭。

3. **月经周期**　出血的第1天为月经周期的开始，两次月经第1天之间的间隔时间称为一个月经周期，月经周期一般为28~30天，提前或推后7天以内，即在21~35天之间波动，亦属正常。

4. **经期**　即每次行经持续时间，正常经期一般为3~7天。经期一般无明显不适感，部分妇女在经前及经期可出现轻微的小腹胀满不适、腰酸肢软、乳房轻度作胀、情绪变化等现象，月经过后即自然消失，属于生理现象。

5. **经量**　指每次经期排出经血的总量，一般正常月经每月的经量为30~80ml；经量一般第1天稍少，第2、3天较多，第4天逐渐减少。经量的多少存在较大的个体差异。

6. **经色**　正常经血的颜色为黯红色，开始时较浅，继而逐渐加深，最后又转为淡红色。

7. **经质**　不稀不稠，不凝固，无血块，无特殊气味。

8. **月经生理的特殊现象**　月经周期一般为21~35天，但也有身体无病而月经二月一行者，称为"并月"；三月一至者，称为"居经"或"季经"；一年一至者，称为"避年"；终身不行经而能受孕者，称为"暗经"；怀孕以后仍按月行经而量少无损于胎儿的，称为"激经"，又名"盛胎""垢胎"。这些都是月经生理上的特殊现象，不作疾病论治。

二、月经的产生机制

《素问·上古天真论篇》有云："女子七岁，肾气盛，齿更发长；二七而天癸至，任脉通，太冲脉盛，月事以时下，故有子。"由此可见，月经的产生是肾气盛，天癸至，任脉通，太冲脉盛，脏腑、气血、经络协调作用于胞宫，胞宫定期藏泻的结果。因此，须从脏腑、天癸、气血、经络与月经的关系来认识月经产生的机制。

（一）脏腑、天癸、气血、经络与月经产生的关系

1. **脏腑与月经**　脏腑在月经产生的机制中起着重要的调节作用。因为血的生化、贮藏、统摄及运行等是由脏腑所司，而血是月经的主要成分，脏腑安和，各司其职，气血调畅，血海按时满盈，定期溢泻，月经才能如常。脏腑之中，以肾、肝、脾（胃）与月经的关系最为密切。

（1）**肾**　肾气在月经的产生中起着主导作用。

肾藏精，主生殖，为经血之源。肾所藏之精，既是人体生长、发育和生殖之源，也是经血的渊源，因精血互化，精血同源。

肾为天癸之源，天癸至，则任通冲盛，月事以时下，天癸竭，则任脉虚，太冲脉衰少，月经竭绝。而肾气的盛衰，主宰着天癸的至与竭，只有肾气盛，肾中真阴不断化生充实，天癸才能成熟，肾气虚衰，则天癸生化无源而竭止，因此，肾为天癸之源。

肾为冲任之本，只有任通冲盛，血溢胞宫，才能化生月经。而冲任二脉精血的通盛是以肾气盛、天癸至为前提的，因此，肾为冲任之本。

肾为气血之根，气血是构成月经的物质基础。《冯氏锦囊秘录》云："气之根，肾中之真阳也；血之根，肾中之真阴也。"阐明了肾中有阴阳二气，为气血之根。

肾为五脏阴阳之根本，五脏安和，各司其职，则经候如期。而肾中真阴真阳能濡养和温化全身脏腑组织，正如《景岳全书·命门叙》所说："命门为精血之海……为元气之根……五脏之阴气，非此不能滋，五脏之阳气，非此不能发。"肾中阴阳平衡协调，五脏才能正常。

肾与胞宫相系，胞宫主司月经，肾通过胞络和冲、任、督三脉与胞宫相连。《素问·奇病论篇》

曰："胞络者，系于肾"，说明肾通过胞络直接与胞宫相连属。冲、任、督均起于胞中，而肾脉与冲脉下行支相并，与任脉交会于关元，与督脉同是"贯脊属肾"，所以肾又通过冲、任、督三脉与胞宫相连。

肾与脑髓相通，肾主骨生髓，通于脑，而脑为元神之府，主宰人体的一切生命活动，月经的产生也受其调节。

综上所述，肾通过调节脏腑、气血、天癸、冲任、胞宫、脑等多个环节而掌控月经，在月经的产生中起着主导和决定作用，所以《傅青主女科》谓："经本于肾"，"经水出诸肾"。

（2）肝 肝藏血，主疏泄，喜条达，恶抑郁。肝脏具有贮藏血液、调节血量和调畅气机的作用，脏腑所化生之气血，除营养周身以外，皆贮藏于肝。肝调节血量，肝血下注血海而司血海，参与月经周期、经期、经量的调节；此外，肝脉与任脉交会于曲骨，与督脉交会于百会，与冲脉交会于三阴交，通过冲、任、督三脉与胞宫相连，调节胞宫的蓄溢藏泻，使其蓄溢有序，经候如期。

肝肾同居下焦，肾藏精，肝藏血，为子母之脏，精血互化，共同为月经提供物质基础；肝主疏泄、肾主闭藏，一藏一泻，一开一合，肝肾协调，则血海蓄溢有度，胞宫藏泻有序，经候如常。

（3）脾（胃） 脾胃为后天之本，气血生化之源，也是经血之源。脾主运化，又主中气，具有统摄血液、固摄子宫之权，脾气健旺，则血旺而循常道，月经正常。胃为水谷之海，多气多血之腑，足阳明胃经与冲脉相会于气街，故有"冲脉隶于阳明"之说。胃中水谷盛，则冲脉血盛，胞宫满盈，月事如期。《女科经纶》引程若水说："妇人经水与乳，俱由脾胃所生"，指出了脾胃在月经产生中的重要作用。

（4）心 心主血脉，心气有推动血液在经脉内运行的作用。《素问·评热病论篇》指出："胞脉者，属心而络于胞中"，所以心通过胞脉与胞宫直接连属，心气下通，血注入胞，则经行如期。

（5）肺 肺主气，调节一身之气，朝百脉而输精微，如雾露之溉，输布精微于胞宫，亦参与月经的生理活动。

综上所述，脏腑在月经产生的机制中，虽各有所主，但彼此之间又互相联系，共同协调才能使月经正常。

2. 天癸与月经 天癸是源于先天，藏于肾，促进人体生长、发育和生殖的一种精微物质。天癸的"至"与"竭"决定着月经的"潮"与"止"。天癸是在肾气旺盛时期，靠后天水谷精微的滋养支持，由肾中真阴不断化生充实而成熟的，而肾为天癸之源，天癸的至与竭由肾气主宰，只有肾气盛，天癸才能成熟，促使冲脉广聚脏腑之血，任脉所司精血津液旺盛，血溢胞宫，产生月经而发挥促月经、促生殖的作用。肾气衰竭，则天癸竭绝，月经闭止，胎孕终止。

3. 气血与月经 月经的主要成分是血，血充胞宫月经才能来潮，而气为血之帅，血为气之母，二者相互滋生、相互为用，气顺血和，则月经如常。可见气血共同构成月经的物质基础。

4. 经络与月经 经络内属脏腑，外络肢节，沟通上下内外，是感应传导信息的通路系统。经络之中以冲、任、督、带四脉与女性生理及月经关系最为密切。

冲脉起于胞中，上至于头，与诸阳经相通，下至于足，与足三阴经相会，且与足阳明胃经交会于气街穴，与足少阴肾经相并。冲脉既与三阴三阳经相通，又得到先、后天之本的供养，是十二经气血汇聚之处，能调节十二经气血，故称"冲为血海""十二经之海"。冲脉广聚十二经和脏腑气血，下注胞宫，化为月经，故冲脉为月经之本。

任脉亦起于胞中，其经脉络肝、脾、肾，取三经之精血以养之，主一身之阴，总司人体的精、血、津、液，称"阴脉之海"，为人体妊养之本而主胞胎，只有任脉之气通，胞宫才能得阴精充养，经孕如常。

月经的产生还受督脉的调节和带脉的约束。督脉为"阳脉之海"。任、督二脉同起于胞中，又相会于龈交穴，二脉分司阴阳，共同维持人体阴阳脉气的平衡，从而维持胞宫功能的正常。带脉起于季胁，回身一周，如带束腰，具有约束诸经、使经脉气血循行保持常度的作用。

总之，冲、任、督三脉同起于胞中，一源而三歧，带脉环腰一周，络胞而过。四脉上连十二经脉及脏腑，下通胞宫，在天癸的作用下，各司其职，共同调节和维持月经的生理。

脏腑、天癸、气血、冲、任、督、带协调作用于胞宫，是月经产生的生理基础。其中肾、天癸、冲任、胞宫是产生月经的中心环节，肾气盛，天癸至，任通冲盛，血溢胞宫，月经来潮则是月经产生的机制。以上各环节之间互相联系，不可分割，现代中医妇科学家称之为肾-天癸-冲任-胞宫生殖轴。

🎓 **课堂互动 3-1**

在月经产生机制的各环节中，起主导作用的是哪个环节？

答案解析

（二）月经周期的调节

1. **月经周期节律**   月经具有周期性、节律性，在月经周期的不同时期，肾中阴阳消长、气血盈亏变化呈现规律性。一般分为行经期、经后期、经间期、经前期4个不同时期进行论述。现以28天为1个月经周期，阐述如下。

（1）行经期   行经第1~4天，此期子宫排出经血，泻而不藏。经期既是本次月经的结束，又是新周期开始的标志，呈现"重阳转阴"特征，是由重阳向重阴转变的过渡期。

（2）经后期   月经周期第5~12天，为月经干净后至经间期前的一段时期，此期血海由空虚逐渐恢复充盈，子宫藏而不泻，呈现阴精渐充，即阴长的动态变化。阴长是指肾水、天癸、阴精、血气等渐复至充盛，至重阴状态。重阴即指月经周期阴阳消长节律中的阴长高峰期。

（3）经间期   月经周期第12~16天，由于位于两次月经之间，故称经间期，又称"絪缊（氤氲）之时""的候""真机"。经间期是重阴转阳、阴盛阳生之际，是种子的时候。

（4）经前期   月经周期第16~28天，即经间期之后至经潮前的一段时期。此期阴盛阳生，渐至重阳。重阳是指月经周期阴阳消长节律中阳生的高峰时期，此时阴阳俱盛，以备种子育胎。若受孕，则血聚养胎，月经停闭不潮；未孕则盛极必衰，旧去新生，血海满溢，月经来潮。

月经周期中4个不同时期的连续与再现，周而复始，形成了月经周期的月节律。

2. **月经周期的调节机制**   关于月经周期的调节机制主要有天人相应说、肾阴阳转化说、肾-天癸-冲任-胞宫生殖轴说等。《黄帝内经》对月经的产生论述得最为经典，由此提出的肾-天癸-冲任-胞宫生殖轴之说，也是目前中医妇科学术界普遍认同的学术观点。月经周期的调节中，在肾气的主导下，天癸起着决定性作用，使任通冲盛，气血和调，作用于胞宫，调控胞宫按时出血，是为月经。

（三）绝经机制

关于绝经机制，《素问·上古天真论篇》提出："七七，任脉虚，太冲脉衰少，天癸竭，地道不通，故形坏而无子也。""七七"之年，肾气虚，任虚冲衰，天癸竭，最终导致自然绝经。

第二节　生殖器官的周期性变化和性周期的调节

一、卵巢的功能及周期性变化

（一）卵巢的功能

卵巢是女性的性腺，主要功能是产生卵子并排卵和分泌性激素，这两种功能分别称为卵巢的生殖功能和内分泌功能。

（二）卵巢的周期性变化

青春期开始至绝经前，卵巢在形态和功能上发生周期性变化，称卵巢周期。变化如下。

1. **卵泡的发育及成熟**　始基卵泡是卵巢的基本生殖单位。新生儿出生时卵泡总数约为200万个，儿童期多数卵泡退化，至青春期只剩下30~50万个。进入青春期，在促性腺激素的刺激下，卵泡开始发育成熟。性成熟期每月发育一批卵泡，其中只有一个优势卵泡成熟并排卵，其余的卵泡在发育不同阶段通过细胞凋亡机制而自行退化，称为卵泡闭锁。妇女一生中一般只有400~500个卵泡发育成熟并排卵。

根据卵泡的形态、大小、生长速度和组织学特征，一般将卵泡生长过程分为始基卵泡、窦前卵泡、窦状卵泡和排卵前卵泡4个阶段（图3-1）。始基卵泡是由一个初级卵母细胞及环绕其周围成单层梭形的前颗粒细胞层组成。始基卵泡发育远在月经周期起始之前，从始基卵泡至形成窦前卵泡需9个月以上的时间，从窦前卵泡发育到成熟卵泡，需85日，一般卵泡生长的最后阶段正常约需15日左右，即月经周期的卵泡期（自月经第1日至卵泡发育成熟称为卵泡期）。

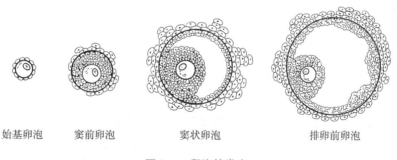

　　始基卵泡　　窦前卵泡　　　　窦状卵泡　　　　　排卵前卵泡

图3-1　卵泡的发育

排卵前卵泡即成熟卵泡，为卵泡发育的最后阶段，直径可达18~25mm，卵泡向卵巢表面突出，其结构包括卵泡外膜、卵泡内膜、颗粒细胞、卵泡腔（腔内充满大量清澈的卵泡液和雌激素）、卵丘（呈丘状突出于卵泡腔，卵细胞深藏其中）、放射冠（直接围绕卵细胞的一层颗粒细胞，呈放射状排列）、透明带（放射冠与卵细胞之间一层很薄的透明膜）（图3-2）。卵泡内膜和颗粒细胞能分泌大量雌激素。

2. **排卵**　卵细胞和它周围的卵丘颗粒细胞被一起排出的过程称为排卵。排卵时随卵细胞排出的还有放射冠、透明带及少量的颗粒细胞。排卵大多发生在下次月经来潮前14日左右。卵子可由两侧卵巢轮流排出，也可由一侧卵巢连续排出。

排卵前，成熟卵泡分泌的雌激素高峰对下丘脑产生正反馈作用，下丘脑释放大量促性腺激素释放激素，刺激垂体释放促性腺激素并出现LH/FSH（黄体生成素/卵泡刺激素）峰。卵泡破裂前36小时，LH峰形成，在其作用下，排卵前卵泡黄素化，产生少量孕酮。二者协同作用，激活卵泡液内蛋白溶酶，溶解卵泡壁隆起的尖端部分，形成排卵孔。排卵前卵泡液中前列腺素显著增多，排卵时达高峰。前列腺素能够促进卵泡壁释放蛋白溶酶，有助于排卵。

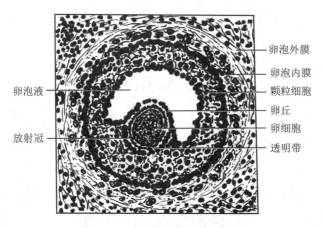

图3-2　排卵前卵泡示意图

3. 黄体形成及退化　排卵后卵泡液流出，卵泡腔内压下降，卵泡壁塌陷，卵泡颗粒细胞和内膜细胞向内侵入，和其外围的卵泡外膜一起，在LH峰作用下，共同形成黄体。排卵后7~8日，黄体体积和功能达高峰，直径1~2cm，外观呈黄色。黄体能分泌雌激素和孕激素。

若卵子受精，黄体在胚胎滋养细胞分泌的人绒毛膜促性腺激素作用下继续增大，转变为妊娠黄体，至妊娠3个月末退化。此后胎盘形成并分泌雌、孕激素维持妊娠。

若卵子未受精，黄体在排卵后9~10日开始退化，黄体细胞逐渐萎缩变小，组织纤维化，外观呈白色，称为白体。排卵日至月经来潮为黄体期，一般为14日。黄体功能衰退后月经来潮，卵巢中又有新的卵泡发育，开始新的周期。

（三）卵巢分泌的性激素

卵巢合成并分泌的性激素，主要有雌激素、孕激素及少量雄激素等甾体激素。

1. 雌激素　雌激素主要由卵泡内的卵泡内膜细胞、颗粒细胞分泌。在卵泡开始发育时，雌激素的分泌量较少，随着卵泡的发育成熟，分泌量逐渐增多，至排卵前24小时达高峰，雌二醇分泌量在血中浓度可达400ng/L，持续2日以上可导致LH骤然释放，LH血中浓度峰式升高，诱发排卵。排卵后血液中的雌激素水平稍减。黄体发育过程中分泌量又渐增加，黄体成熟时分泌量达第二次高峰，以后逐渐减少，至月经来潮前急剧下降到最低水平。雌激素的主要生理作用如下。

（1）促使子宫发育，使肌层增厚，增加子宫平滑肌对缩宫素的敏感性和收缩力。

（2）促使子宫内膜增生。

（3）促进卵泡发育。雌激素不足将致卵泡发育停止而闭锁。

（4）使宫颈黏液分泌增多，质地变薄，呈拉丝状，以利精子通过。

（5）促进输卵管发育，加强输卵管收缩，有利于孕卵的输送。

（6）使阴道上皮细胞增生和角化，细胞内糖原增多，保持阴道弱酸性。

（7）促进乳腺腺管细胞增生，乳头、乳晕着色，乳房组织中脂肪积聚，促进其他第二性征的发育。

（8）对下丘脑和垂体进行反馈调节，有抑制性负反馈、促进性正反馈作用，间接调节卵巢功能。

（9）促进水与钠的潴留，减少胆固醇在动脉壁的沉积，可以防止冠状动脉硬化。

（10）促进骨中钙的沉积，加速骨骺闭合，缺乏时可致骨质疏松。

2. **孕激素**　孕激素主要由排卵后的黄体细胞及卵泡内膜细胞分泌。卵泡早期孕激素在血中含量极微，排卵前，成熟卵泡的颗粒细胞在LH排卵峰的作用下黄素化，开始分泌少量孕酮，血中含量略有升高，排卵后随黄体的发育，孕激素分泌量显著增加，至排卵后7~8日黄体成熟时达高峰，以后逐渐下降，并在黄体的后半期急剧下降，月经来潮前达最低水平。其主要生理作用如下。

（1）使子宫内膜由增生期转变为分泌期，为受精卵着床做好准备。

（2）降低子宫肌的兴奋性，使肌肉松弛，降低妊娠子宫对缩宫素的敏感性。

（3）使宫颈口闭合，抑制宫颈黏液分泌，并使之变黏稠。

（4）抑制输卵管节律性收缩的振幅。

（5）使阴道上皮细胞脱落加快，糖原沉积和阴道乳酸杆菌减少，酸性降低。

（6）促进乳腺腺泡发育，大剂量孕激素对乳汁分泌有一定抑制作用。

（7）兴奋下丘脑体温调节中枢，有使体温轻度升高的作用，排卵后基础体温可上升0.3~0.5℃。

（8）在月经中期具有增强雌激素对垂体LH排卵峰释放的正反馈作用，在黄体期对下丘脑、垂体有负反馈作用，抑制促性腺激素分泌。

（9）促进水钠排泄。

3. **雄激素**　妇女体内雄激素主要来源于肾上腺皮质，卵泡外膜细胞和卵巢间质细胞可以产生极少量雄激素。雄激素可促使阴毛、腋毛生长，促进蛋白合成，促进肌肉生长和骨骼发育，有促进红细胞生成的作用，使少女青春期生长迅速。雄激素过多会对雌激素产生拮抗作用。

二、子宫内膜及生殖器其他部位的周期性变化

（一）子宫内膜的周期性变化

子宫内膜分为功能层和基底层。功能层受卵巢性激素的影响可发生周期性增生、分泌和脱落变化，为胚胎植入部位。基底层不发生周期性变化，经后能再生并修复子宫内膜创面，重新形成功能层。以一个正常月经周期28日为例，依据其组织学变化一般分为3个阶段。

1. **增殖期**　月经周期第5~14日，相当于卵泡发育成熟阶段。此期在雌激素作用下，子宫内膜上皮、腺体和间质、血管均呈增殖变化。内膜厚度由早期的1~2mm增厚至晚期的3~5mm，表面高低不平，略呈波浪形；腺上皮细胞增生，由低柱状到高柱状，并增殖为假复层上皮，核分裂象增多，腺体数目增多，伸长呈弯曲状；间质由致密变为疏松、水肿；小动脉增生，由直而壁薄向伸长弯曲变化，管壁变厚，管腔增大。

2. **分泌期**　月经周期第15~28日，相当于黄体期，也分早、中、晚3期。此期雌激素使内膜继续增厚，到分泌晚期子宫内膜增厚达10mm，呈海绵状；在孕激素作用下，子宫内膜呈分泌反应，腺体更增长弯曲，腺上皮细胞出现含糖原的核下空泡，腺体内的分泌上皮细胞顶端胞膜破裂，细胞内的糖原排入腺腔（顶浆分泌），内膜腺体开口面向宫腔，有糖原等分泌物溢出。此期间质更加水肿、疏松，螺旋小动脉进一步增生、卷曲，并超出内膜厚度。此期内膜的变化有利于受精卵着床。

3. **月经期**　月经周期第1~4日。子宫内膜功能层从基底层崩解脱离，这是孕酮和雌激素撤退的最后结果。经前24小时，内膜螺旋小动脉持续痉挛性收缩，导致远端血管壁及组织缺血坏死、剥脱，坏死的内膜与血液相混经阴道排出，形成月经。

（二）生殖器其他部位的周期性变化

1. 输卵管的周期性变化　雌激素能促进输卵管发育及输卵管肌层的节律性收缩，使输卵管黏膜上皮纤毛细胞生长，体积增大，非纤毛细胞分泌增加，有利于卵子运输和为其提供种植前的营养物质。孕激素则抑制输卵管肌层的节律性收缩和输卵管黏膜上皮纤毛细胞的生长，并使分泌细胞分泌黏液减少。雌、孕激素相互制约，协同作用，保证了受精卵在输卵管内的正常运行。

2. 阴道黏膜的周期性变化　排卵前，阴道上皮在雌激素作用下，底层细胞增生，逐渐演变为中层细胞与表层细胞，使阴道上皮增厚，表层细胞角化，其程度在排卵期最明显。排卵后，在孕激素的作用下，表层细胞脱落。阴道上段黏膜对性激素最敏感，临床上观察阴道侧壁上1/3段脱落细胞的变化，可了解体内雌激素水平和有无排卵。

3. 宫颈黏液的周期性变化　月经后体内雌激素浓度低，宫颈管分泌的黏液量较少。此后雌激素浓度不断增加，宫颈黏液也随之增加，至排卵期量多，质稀、透明，拉丝度可达10cm以上。月经周期第6~7日，将宫颈黏液涂片检查，干燥后镜下开始见到羊齿植物叶状结晶，至排卵期最典型。排卵后受孕激素影响，黏液分泌量逐渐减少，质变黏稠、浑浊，拉丝易断，涂片检查则结晶渐变模糊，至月经周期第22日左右结晶完全消失，代之以成行排列的椭圆体。雌、孕激素对宫颈黏液的影响对精子穿透发挥着生物阀的作用。临床上根据宫颈黏液检查情况，也能了解卵巢功能。

三、性激素的调节

月经周期（或性周期）的调节是个复杂过程，主要涉及下丘脑、垂体和卵巢。下丘脑分泌促性腺激素释放激素（GnRH），调节垂体促性腺激素的释放，调控卵巢功能。卵巢分泌的性激素又能反馈调节下丘脑、垂体激素的释放。下丘脑、垂体与卵巢之间相互作用、相互影响，形成完整协调的神经内分泌系统，称为下丘脑－垂体－卵巢轴。

下丘脑是下丘脑－垂体－卵巢轴的启动中心，下丘脑弓状核神经细胞呈脉冲式分泌GnRH，脉冲间隔为60~120分钟，GnRH直接通过垂体门脉系统进入腺垂体，调节垂体促性腺激素的合成和分泌。

垂体分泌的与生殖调节直接有关的激素是促性腺激素和催乳素（PRL）。

促性腺激素包括卵泡刺激素（FSH）和黄体生成素（LH），其分泌亦呈脉冲式。FSH是卵泡发育必需的激素，能直接促进窦前卵泡及窦状卵泡的生长发育，促进雌二醇的合成与分泌，调节优势卵泡的选择和非优势卵泡的闭锁，在卵泡期晚期与雌激素协同，诱导颗粒细胞生成LH受体，为排卵及黄素化做准备。LH在卵泡期能刺激卵泡膜细胞合成雄激素，为雌二醇的合成提供底物，排卵前促使卵细胞进一步成熟及排卵，在黄体期维持黄体功能，促进雌、孕激素的合成与分泌。

PRL具有促进乳汁合成的功能，其产生主要受下丘脑分泌的多巴胺（催乳素抑制因子）的抑制性调节。由于多巴胺与GnRH对同一刺激或抑制作用常同时发生效应，因此当GnRH的分泌受到抑制，可出现促性腺激素水平下降，而催乳素水平上升，临床表现为闭经泌乳综合征。促甲状腺激素释放激素（TRH）也能刺激催乳素分泌，TRH升高，也可使一些甲状腺功能减退的妇女出现泌乳现象。

卵巢分泌的雌、孕激素对下丘脑和垂体具有反馈调节作用。

月经周期的调节是下丘脑分泌GnRH，使垂体FSH分泌增加，促进卵泡发育，分泌雌激素，子宫内膜发生增殖期变化。随着卵泡发育，雌激素水平逐渐升高，它对下丘脑的负反馈作用加强，抑制下丘脑GnRH的分泌，使垂体FSH分泌减少。当雌激素浓度升高至200pg/ml以上，并持续48小时，即对下丘脑和垂体产生正反馈作用，刺激GnRH、LH和FSH大量释放，形成排卵前LH/FSH峰，促使成熟卵泡排卵；

排卵后，LH和FSH均急剧下降，在少量LH和FSH作用下，黄体形成并逐渐发育成熟，分泌雌激素和孕激素，使子宫内膜发生分泌期变化。排卵后7~8日，雌、孕激素的分泌达到高峰，两者联合对下丘脑和垂体产生负反馈调节作用，使FSH和LH分泌相应减少，黄体开始萎缩，雌、孕激素水平下降，子宫内膜失去雌、孕激素的支持而坏死、脱落，月经来潮。雌、孕激素的下降解除了对下丘脑和垂体的负反馈抑制作用，FSH分泌增加，卵泡开始发育，新的月经周期开始，如此周而复始。（图3-3、图3-4）。

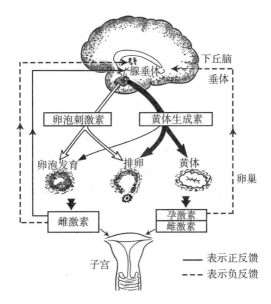

图3-3　月经周期的调节

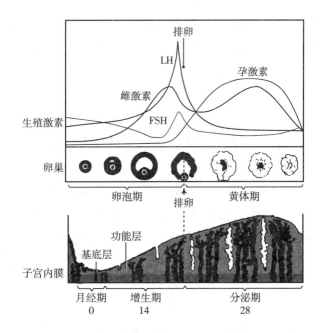

图3-4　卵巢与子宫内膜周期性变化和激素水平关系示意图

四、其他内分泌腺功能对月经周期的影响

（一）甲状腺

甲状腺所分泌的甲状腺素（T_4）和三碘甲状腺原氨酸（T_3）参与机体各种物质的新陈代谢，并对组

织的分化、生长发育、生殖生理等过程起直接作用。甲状腺激素和卵巢甾体激素的分泌同样受下丘脑、垂体的调控。甲状腺激素对于性腺的发育成熟、维持正常的月经和生殖功能均十分必要。

若轻度甲状腺功能亢进，甾体激素的分泌与释放增多，内膜发生过度增生，临床表现为月经过多、过频，甚至发生功能失调性子宫出血。当甲状腺功能亢进发展至中、重度时，甾体激素的分泌、释放及代谢等过程均受抑制，临床表现为月经稀发、月经血量减少甚至闭经。若甲状腺功能低下发生在性成熟后，则影响月经、排卵，临床表现为月经过少、稀发，甚至闭经和不孕，可见自然流产和畸胎发生率增加。胚胎期性腺、生殖器官的发育与分化均需要足量甲状腺激素的作用，如甲状腺功能低下则有可能出现先天性女性生殖器官畸形、先天性无卵巢、原发性闭经、月经初潮延迟等。

（二）肾上腺

肾上腺有合成并分泌甾体激素的功能。其皮质能分泌多种激素，中层束状带分泌糖皮质激素，外层球状带分泌盐皮质激素，内层网状带分泌少量雄激素及微量雌激素、孕激素。肾上腺皮质为女性雄激素的主要来源，雄激素包括睾酮、脱氢表雄酮及雄烯二酮。

若雄激素分泌过多，由于雄激素能抑制下丘脑分泌GnRH，并有对抗雌激素的作用，可使卵巢功能受到抑制而出现闭经，甚至出现男性化表现。此外，肾上腺源性的雄激素过高也是引起多囊卵巢综合征的病因之一。先天性肾上腺皮质增生（CAH）时，由于某些酶缺乏，使皮质激素合成不足，引起促肾上腺皮质激素（ACTH）代偿性增加，促使肾上腺皮质网状带雄激素分泌增多，临床上可导致女性假两性畸形或女性男性化表现。

（三）胰腺

胰岛分泌的胰岛素不仅参与糖代谢，而且对维持正常的卵巢功能有重要影响。1型糖尿病患者常伴有卵巢功能低下。在胰岛素拮抗的高胰岛素血症患者中，过多的胰岛素将促进卵巢产生过多雄激素，从而发生高雄激素血症，导致月经失调，甚至闭经。

第三节　带下生理

带下有广义与狭义之分。广义的带下泛指妇女带脉以下的疾病，即妇女的经、带、胎、产疾病和杂病。据《史记·扁鹊仓公列传》记载："扁鹊过邯郸，闻贵妇人，即为带下医。"这里的带下即指广义的带下。狭义的带下分为生理性带下和病理性带下。如《素问·骨空论篇》说："任脉为病……女子带下瘕聚。"即指病理性带下。

一、带下的生理现象

生理性带下是健康女子润泽于阴户和阴道内的无色无臭，或略显白色，黏而不稠的阴液。如《沈氏女科辑要》引王孟英所说："带下，女子生而即有，津津常润，本非病也。"

1. 带下的量　生理性带下量不多，女性发育成熟后开始分泌明显，且有明显周期性变化，于经行前后、经间期分泌增多，孕初期量也稍有增多，绝经后则明显减少。

2. 带下的色　生理性带下无色透明或略呈白色，故有白带之称。

3. 带下的质地　生理性带下黏而不稠，润滑如膏，无异常气味。经间期带下量多，质清透明，且有韧性，是受孕的良机。

4. 带下的功能　带下属津液，以液为多，具有润泽阴道、阴户及防御外邪的作用。

二、带下的产生机制

带下的产生是脏腑、经络、津液协调作用于胞宫的结果。

1. 脏腑与带下　带下属津液，与脾肾密切相关。《素问·逆调论篇》曰："肾者水脏，主津液。"《景岳全书·妇人规》云："盖白带出于胞中，精之余也。"可见生理性带下是由肾精所化，肾主藏精，带下的产生、施泻与肾有关。脾为气血生化之源，也是津液生化之源，通过脾的运化转输，不仅将胃肠吸收的水谷精气和津液输布全身而灌溉脏腑、形体、诸窍，也同时泌布于胞宫，渗润于阴道，与精之余和合，共同形成生理性带下。

2. 经络与带下　带下由任脉总司，督脉温化，带脉约束。任脉出胞中，循阴器，为阴脉之海，总司人体的精、血、津液，而带下属津液，布露于子宫、阴道、阴户，因此任脉与带下的生理和病理直接相关。如《素问玄机原病式》云："故下部任脉湿热甚者，津液涌溢，而为带下。"督脉为阳脉之海，任、督同起于胞中，交会于龈交穴，任脉所司之阴液离不开督脉的温化作用，若失去督脉的温化则化为湿邪而为病理性带下。带脉则约束诸经，约束带液，使其泌至有常。

第四节　孕期生理

妊娠也称"怀孕""有子""重身"等，是从受孕到分娩的过程。"两神相搏，合而成形"是妊娠的开始，"十月怀胎，一朝分娩"是妊娠的结束。

一、妊娠的生理现象

妊娠期间，血聚养胎，孕妇机体处于阴血不足、阳气偏亢的状态，并出现相应的一些生理特征，主要表现月经停止来潮，脏腑、经络之血下注冲任以养胎元。

1. 停经　女子受孕后，一般月经停止，不再来潮，因阴血下聚冲任胞宫，胞宫藏而不泻，以养胎元，因此妊娠期间机体易出现"阴血不足，阳气偏亢"的状态。临床上，对月经停闭不潮的女性，应首先考虑是否妊娠，尤其是月经一向规律的女性，更需考虑。

2. 脉滑　滑脉是诊断妊娠的重要依据之一。孕后一般六脉滑疾流利，按之不绝，尺脉尤甚。尺脉候肾，肾旺荫胎，故肾脉应指有力，按之有根。但若肾气虚弱，气血不足，或年岁已高的妇女有孕，滑脉常不明显。精血不足者，孕后反可出现沉涩或弦细脉，因此临床上必须结合辅助检查，方能确诊。

3. 早孕反应　孕早期可出现轻度的恶心呕吐、厌食、择食、胃脘烧灼感、嗜睡或晨起头晕等现象，称为早孕反应，一般在孕3个月后逐渐消失。多因血聚冲任，冲气偏盛，胃失和降导致。

4. 乳房变化　孕早期部分孕妇会感觉乳房发胀或触痛，妊娠8周后乳房明显增大隆起，乳头、乳晕着色，乳晕外周有散在性褐色小结节隆起。至妊娠4~5个月后，挤压乳头可有少量乳汁溢出。

5. 子宫增大、小腹膨隆　妊娠6周左右，子宫开始明显增大，3个月后子宫底的高度超出盆腔，在孕妇腹部可以触及，小腹部开始膨隆。妊娠4~5个月后孕妇可自觉胎动。

6. 轻度下肢肿胀　妊娠6个月后因胎体增大，阻滞气机，水道不利，常可出现足踝部及下肢轻度肿胀，一般休息后可自行消退。

7. 尿频、便秘　妊娠晚期，由于胎儿先露部压迫膀胱和直肠，易出现小便频数、大便秘结等现象。此外，孕妇还可出现白带增多、面部黄褐斑等与妊娠有关的变化。

每次妊娠一般一胎。若一孕二胎者称"双胎"或"骈胎"，一孕三胎称"品胎"。

👑 课堂互动 3-2 ————————————————————

月经一贯规则的育龄期女性出现月经推迟，应首先考虑的诊断是什么？需要做哪些检查确定诊断？

答案解析

二、妊娠的产生机制

女子发育成熟后，月经按期来潮，就有了孕育的功能。《女科正宗·广嗣总论》说："男精壮而女经调，有子之道也。"所谓男精壮即为男子的精液及性功能正常，女经调即女性的月经及排卵正常。而男精壮、女经调需要在肾气充盛，天癸成熟的前提下才能实现，这些都是受孕的先决条件。明代王肯堂《证治准绳·女科·胎前门》引袁了凡先生之言："凡妇人一月经行一度，必有一日氤氲之候，于一时辰间……此的候也……顺而施之，则成胎也。"《灵枢·决气》篇说："两神相搏，合而成形。"说明古人认为受孕还需择时而合，即选择"氤氲之时""的候"，即排卵期。在此期间，"两神相搏，合而成形"。

由此可见，受孕的机制是肾气盛，天癸至，女子任通冲盛，月事以时下，男子精壮，精气溢泻，择氤氲之时，阴阳交媾，两神相搏，合而成孕。

三、预产期的计算方法

妊娠全程40周，即280天。临床上预产期的推算方法，一般从末次月经的第一天算起，月数加9（或减3），日数加7（农历加14）。

第五节　妊娠生理

妊娠指胚胎及胎儿在母体内发育及成长的过程。此过程始于卵子受精，终止于胎儿及附属物自母体完整娩出。

一、胎儿的形成和发育

（一）受精

受精是指成熟的卵子和精子相结合的过程。卵子自卵巢排出后被输卵管伞部捡拾，停留在输卵管峡部与壶腹部连接处等待受精。精子进入阴道内，经由宫颈管进入宫腔，与子宫内膜接触，其顶体表面的"去获能因子"被子宫内膜白细胞释放的 α、β 淀粉酶所解除，而具有受精能力，此过程称精子获能。获能的精子与卵子相遇，精子顶体外膜破裂，释放出顶体酶，继而发生顶体反应。借助酶的作用，精子穿透卵子外围的放射冠和透明带，精原核与卵原核融合，形成受精卵，受精过程完成。受精发生在排卵后12小时内，整个受精的过程约需24小时。受精卵的形成标志着新生命的开始。

（二）着床

受精卵借助输卵管的蠕动和纤毛摆动，向宫腔方向移动，同时进行有丝分裂。约在受精后第3日，分裂成16个细胞的实心细胞团，称桑椹胚，也称早期囊胚。受精后第4日，进入宫腔，分裂成晚期囊胚。受精后第6~7日，晚期囊胚植入并被子宫内膜覆盖，称受精卵着床。受精卵着床后，子宫内膜发生蜕膜样变。按蜕膜与囊胚的部位关系，将蜕膜分为底蜕膜、包蜕膜与真蜕膜。

（三）发育

受精后8周以内称为胚胎期，是各个器官分化完成的时期。受精后9周起至分娩称为胎儿，是各器官逐渐发育成熟的时期。描述胚胎，以4周为一个孕龄单位，胚胎、胎儿发育特征如下。

4周末：可以辨认胚盘与体蒂。

8周末：胚胎初具人形，能分辨出眼、耳、鼻、口。四肢已具雏形。B型超声可见早期心脏形成并有搏动。

12周末：胎儿身长约9cm，顶臀长6~7cm，体重约14g，外生殖器已发育，部分可分辨出性别。胎儿四肢可活动。

16周末：胎儿身长约16cm，顶臀长12cm，体重约110g。从外生殖器可确定胎儿性别，部分经产妇已能自觉胎动。

20周末：胎儿身长约25cm，体重约320g，开始出现吞咽、排尿功能。检查时可听到胎心音。

24周末：胎儿身长约30cm，体重约630g。各脏器均已发育，皮下脂肪开始沉积。

28周末：胎儿身长约35cm，体重约1000g，皮下脂肪不多。此孕龄出生后易患特发性呼吸窘迫综合征。

32周末：胎儿身长约40cm，体重约1700g。皮肤深红，出现脚趾甲，睾丸下降，生活力尚可。出生后注意护理，可以存活。

36周末：胎儿身长约45cm，体重约2500g。皮下脂肪较多，胸部、乳房突出，睾丸位于阴囊。指（趾）甲已超出指（趾）端。出生后能啼哭及吸吮，生活力良好。此时出生基本可以存活。

40周末：胎儿身长约50cm，体重约3400g。发育成熟，胎头双顶径值>9.0cm。皮肤粉红色，皮下脂肪多，头发粗，长度>2cm。外观体形丰满，肩、背部有时尚有毳毛。足底皮肤有纹理。男性睾丸已降至阴囊内，女性大小阴唇发育良好。出生后哭声响亮，吸吮能力强，能很好存活。

二、胎儿附属物的形成及功能

胎儿附属物是指胎儿以外的组织，包括胎盘、胎膜、脐带与羊水。

（一）胎盘

胎盘由底蜕膜、叶状绒毛膜、羊膜三部分组成。胎盘是维持胎儿在子宫内发育的重要器官，通过物质交换与转运完成其重要功能。胎盘的功能主要有：维持母体与胎儿间的气体交换；输送给胎儿营养物质；排出胎儿代谢物；防御有害物质感染或损害胎儿；合成激素（人绒毛膜促性腺激素、胎盘催乳素、雌激素、孕激素）和酶。足月胎盘呈圆形或椭圆形，重450~650g，分母体面和胎儿面。

（二）胎膜

胎膜由羊膜和绒毛膜组成。绒毛膜在其发育过程中因缺乏营养而逐渐萎缩退化成平滑绒毛膜，构成胎膜外层。胎膜内层为羊膜，与覆盖胎盘、脐带的羊膜层相连。妊娠14周末，羊膜腔占据整个子宫腔，随着妊娠进展不断增大。胎膜含有能生成游离花生四烯酸的溶酶体和多量含前列腺素前身物质的磷脂，有利于分娩发动。

（三）脐带

脐带由体蒂演变而来，是连接胎儿与胎盘之间的条索状器官。一端连于胎盘的胎儿面，另一端附着于胎儿的脐轮。足月胎儿的脐带长30~100cm，平均约55cm，表面覆盖羊膜。脐带内有两条脐动脉和一条脐静脉。脐静脉在中央，管壁较薄，管腔较大；脐动脉在两侧，管壁较厚，管腔较小。脐带是胎儿与母体之间进行物质交换的重要通道，当脐带受压使血流受阻时，气体交换障碍可引起胎儿宫内窘迫，甚至发生死亡。

（四）羊水

羊水是充满在羊膜腔里的液体。妊娠早期时，羊水主要来自母体血清经胎膜进入羊膜腔的透析液。妊娠中期以后，尿液成为羊水的主要来源。妊娠晚期时，胎肺也参与羊水的生成。羊水量在妊娠8周时为5~10ml，随妊娠周数增加逐渐增多，妊娠38周时羊水量最多，约1000ml。以后逐渐减少，足月时量约800ml。羊水呈弱碱性或中性，妊娠早期时无色澄清，足月时羊水稍混浊、不透明，内有小片状物悬浮。羊水的功能表现在：①保护胎儿。避免胎儿受到挤压发生胎体粘连或畸形；保持羊膜腔适宜的温度环境；维持胎儿体液平衡；防止脐带受压引起胎儿窘迫；临产时，均匀分布宫缩的压力，防止胎儿局部受压。②保护母体。妊娠期减少胎动给母体造成的不适；临产后前羊水囊扩张宫口及阴道，利于产程进展；破膜后羊水流出可润滑和冲洗产道，防止感染。

三、妊娠期母体的变化

妊娠期时，在胎盘产生的激素和神经内分泌作用下，为适应胚胎及胎儿生长发育需要，孕妇体内各系统发生了一系列变化。

（一）生殖系统的变化

1. 子宫

（1）宫体　妊娠时宫体增大变软。子宫由未孕时（7~8）cm×（4~5）cm×（2~3）cm，到妊娠足月时增大到35cm×25cm×22cm。宫腔容量由未孕时约5ml增大到妊娠足月时约5000ml。子宫肌壁厚度由未孕时约1.0cm，到孕中期增厚至2.0~2.5cm，妊娠足月时变薄为1.0~1.5cm。妊娠早期子宫呈球形或椭圆形，左右不对称。妊娠12周后，增大的子宫渐至对称并超出骨盆腔，妊娠晚期的子宫呈不同程度右旋。子宫重量因子宫肌细胞肥大，由未孕时约50g增加至妊娠足月时约1000g。妊娠12~14周时，子宫开始出现不规则无痛性收缩。

（2）子宫峡部　是宫体与宫颈之间最狭窄的部位。未孕时长约1cm，妊娠后变软，逐渐伸展拉长变薄，成为宫腔的一部分，临产后可拉长至7~10cm，成为软产道的一部分，称为子宫下段。

（3）宫颈　妊娠后宫颈充血、水肿、肥大、变软，呈紫蓝色。宫颈管腺体肥大，宫颈黏液分泌量增多，形成黏稠黏液栓，阻塞于宫颈管，防止细菌入侵宫腔。接近临产时，宫颈管短缩并轻度扩张。

2. 卵巢　妊娠期卵巢略增大，一侧卵巢部可见妊娠黄体，并停止排卵。妊娠6~7周前，妊娠黄体分泌雌激素与孕激素。妊娠10周后，黄体萎缩，其分泌功能被胎盘取代。

3. 输卵管　妊娠期输卵管变长，但肌层不增厚。黏膜层上皮细胞变扁平，或发生蜕膜样改变。

4. 阴道　妊娠期阴道黏膜可见充血、水肿、变软，呈紫蓝色。横纹皱襞增多，使伸展性增加。阴道分泌物增多，呈白色糊状。阴道上皮细胞含糖原增加，乳酸含量增加，使阴道内酸度增加，防止发生感染。

5. 外阴　妊娠期外阴部充血，大、小阴唇色素沉着，皮肤增厚，结缔组织变松软，伸展性增加。

（二）乳房的变化

妊娠期间孕妇体内有大量雌激素和孕激素刺激乳腺发育，另外还有垂体催乳素、胎盘生乳素等多种激素参与乳腺发育，为泌乳做准备，故妊娠早期乳房即开始发育增大，有明显充血，孕妇自觉乳房有胀感或偶有刺痛。乳头增大，颜色变黑，易勃起。乳晕色素沉着，其周围皮脂腺肥大形成散在的结节状隆起，称为蒙氏结节。但妊娠期并不分泌乳汁，与大量雌、孕激素抑制乳汁生成有关。正式泌乳发生在分娩后。

（三）循环系统的变化

1. 心脏　妊娠后期随宫底升高，膈肌随之升高，使心脏向左、上、前移位，心尖搏动左移，心浊音界稍增大。心脏移位导致大血管轻度扭曲，加之血流量增加及血流速度加快，多数孕妇心尖区可闻及Ⅰ~Ⅱ级柔和的吹风样杂音，心电图出现电轴左偏，产后逐渐消失。心率在妊娠末期每分钟增加10~15次。

2. 心排出量　心排出量于妊娠10周起开始增加，妊娠32~34周达到高峰，每次心排出量平均为80ml，维持此水平至分娩，临产后尤其第二产程期间，心排出量增加明显。

3. 血压　血压于妊娠早期及中期偏低，妊娠晚期轻度升高。血压受体位影响，坐位高于仰卧位。

4. 静脉压　妊娠主要影响下肢静脉压。自20周开始，孕妇于站立、坐位或仰卧位时股静脉压均明显升高，是因妊娠后盆腔血液回流至下腔静脉的血流增加，但增大的子宫压迫下腔静脉，影响血液回流所致。如孕妇长时间保持仰卧位姿势，可致回心血量减少，心排出量减少，使血压下降，称仰卧位低血压综合征。侧卧位时能解除子宫对下腔静脉的压迫，改善静脉回流，故主张孕妇睡眠时取左侧卧位。在妊娠期因下肢、外阴及直肠静脉压均升高，故易发生下肢及外阴静脉曲张和痔疮。

（四）血液系统的变化

1. 血容量　血容量在妊娠6~8周时开始增加，至孕32~34周时达高峰，平均约增加1450ml。因血浆增加明显多于红细胞的增加，故血液呈稀释状态。

2. 血液成分　因血液稀释，红细胞计数减少，约为3.6×10^{12}/L，血红蛋白值下降，约为110g/L，血细胞比容较未孕时下降，为0.31~0.34。因红细胞增加、孕妇各器官的生理变化及胎儿生长发育均需要铁，故孕妇容易缺铁，应在妊娠中、晚期时注意补铁。白细胞在妊娠7~8周起轻度增加，孕30周时达高峰，为（10~12）$\times 10^9$/L，主要为中性粒细胞增多。妊娠期间血小板变化不明显。绝大多数凝血因子（Ⅱ、Ⅴ、Ⅶ、Ⅷ、Ⅸ、Ⅹ）均增加，纤维蛋白原较未孕妇女增加40%~50%，故血液呈高凝状态。血液稀释使血浆蛋白于妊娠早期即开始降低，至妊娠中期时为60~65g/L，主要为白蛋白减少，维持此水平至分娩。

（五）泌尿系统的变化

妊娠期孕妇肾脏所需排出代谢产物增多，负担加重。肾脏略增大，肾血浆流量（RPF）及肾小球滤过率（GFR）于孕早期即开始增加，在整个孕期维持高水平，故孕期尿量增多。而RPF及GFR受体位影响，仰卧位时增加明显，故夜尿量多于日尿量。因GFR增加，但肾小球对葡萄糖的再吸收不相应增加，约少数孕妇饭后出现尿糖阳性。受孕激素影响，泌尿系统平滑肌松弛，输尿管蠕动减弱，致使尿流缓慢，加之子宫右旋可压迫右侧输尿管，使尿液反流，引起肾盂积水或急性肾盂肾炎，以右侧多见。

（六）呼吸系统的变化

妊娠中期开始，耗氧量增多，肺通气量明显增加，有过度通气现象。胸廓改变表现为肋膈角增宽、肋骨外展、胸廓横径及前后径增大。妊娠晚期因宫底升高，膈肌活动幅度减少，胸廓活动加大，以胸式呼吸为主。肺活量改变不明显。妊娠期时呼吸次数变化不大，每分钟不超过20次，但呼吸较深。上呼吸道黏膜增厚，轻度充血水肿，易于发生感染。

（七）消化系统的变化

妊娠期受雌激素作用，齿龈肥厚，充血水肿，易出现牙齿松动、齿龈出血及龋齿。胃肠道平滑肌张力下降，贲门括约肌松弛，可使胃内容物逆流回食管引起烧灼感。胃排空时间延长，易有上腹饱满感。肠蠕动减弱，易出现便秘或引发痔疮。肝脏大小及功能改变不明显。胆道平滑肌松弛，胆囊排空时间延长，胆汁黏稠而淤积，易发生胆囊炎及胆石症。

（八）皮肤的变化

妊娠期间大量雌激素、孕激素可刺激黑色素细胞，引起孕妇乳头、乳晕、腹白线、外阴等处黑色素增多、色素沉着。孕妇颧面部出现蝶状褐色斑，称为妊娠黄褐斑，产后可逐渐消退。妊娠期间因子宫增大使腹壁皮肤张力增大，加之肾上腺皮质分泌可分解弹力纤维蛋白的糖皮质激素，使孕妇腹壁皮肤弹力纤维断裂，腹壁表面可见不规则略凹陷的条纹，称为妊娠纹，见于初产妇，呈紫色或淡红色，日久呈银白色。

（九）新陈代谢的变化

1. **基础代谢率** 孕早期稍有下降，孕中期逐渐升高，孕晚期时可升高15%~20%。

2. **糖、脂肪、蛋白质代谢** 妊娠期间因胰岛功能旺盛，空腹血糖值较未孕时稍低。但孕期对胰岛素需求量增加。妊娠期肠道吸收脂肪能力增强，脂肪能较多地积存，血脂升高。为适应胎儿生长发育和孕妇各系统变化的需要，孕期对蛋白质的需求量增加，呈正氮平衡状态。

3. **体重** 妊娠12周前体重变化不明显。于第13周起，体重平均每周增加350g，妊娠足月时体重平均增加12.5kg，如体重每周增加500g以上，应注意是否有隐性水肿。

4. **矿物质代谢** 胎儿生长发育需要大量钙、铁、磷，故妊娠期（至少是妊娠最后3个月）应补充维生素D及钙。胎儿造血及合成酶均需要铁，应于妊娠中、晚期适时补充铁剂。

（十）内分泌系统的变化

妊娠期腺垂体增生肥大，分泌促性腺激素减少，使卵巢内卵泡停止发育和排卵。催乳激素分泌增多，促进乳腺发育。甲状腺激素与肾上腺皮质激素分泌均增多，但无甲状腺与肾上腺功能亢进表现。妊娠早期甲状旁腺素分泌减少，妊娠中、晚期分泌逐渐增多。

第六节 分娩、产褥和哺乳期生理

一、分娩期

分娩是指成熟胎儿及胎衣从母体全部娩出的过程。临产时会出现腰腹阵阵作痛，小腹重坠，渐痛渐紧，一阵紧一阵，直至子门开全，阴户窘迫，胎儿、胎衣（亦称胞衣）相继娩出，分娩方结束。

（一）临产先兆

1. **释重感** 妊娠末期胎儿先露部入盆后，孕妇自觉上腹部轻松，如释重物，呼吸变得轻松，但常感到小腹坠胀、行走不便和尿频。《胎产心法》记载："临产自有先兆，须知凡孕妇临产，或半月数日前，胎胚必下垂，小便多频数"，很符合临床实际。

2. **试胎、弄胎** 《医宗金鉴·妇科心法要诀》云："妊娠八九个月时，或腹中痛，痛定仍然如常者，此名试胎……若月数已足，腹痛或作或止，腰不痛者，此名弄胎。"试胎、弄胎均为不规律的宫缩，即假宫缩。腹痛间隔与持续时间均不恒定，也无进行性加强趋势，非正式临产，为临产先兆，临床上应仔细观察鉴别。

3. **见红** 见红是指孕妇在临产前24~48小时内出现阴道少量出血，是即将分娩的可靠征象。若阴道流血量较多，超过平时月经量，或出血时间长而未临产，应考虑其他异常出血。

（二）正产现象

1. **阵痛** 临产时腹部出现的阵发性疼痛，小腹重坠，称阵痛，为分娩正式发动的标志和现象。阵痛时间逐渐延长，间隔时间逐渐缩短，小腹重坠逐渐加重至产门开全，阴户窘迫，胎儿、胎衣依次娩出，分娩结束。正如《十产论》云："正产者，盖妇人怀胎十月满足，阴阳气足，忽腰腹作阵疼痛，相次胎气顿陷，至于脐腹疼痛极甚，乃至腰间重痛，谷道挺进，继之浆破血出，儿子遂生。"又如《达生篇》所言："渐痛渐紧，一阵紧一阵，是正产，不必惊慌"，即指此阶段的表现。同时《达生篇》还总结了"睡、忍痛、慢临盆"的临产调护六字要诀，目的是为了养精蓄锐，以便胎儿转正，宫口开全，顺利娩出胎儿。此六字高度概括了产妇分娩时应有的精神状态，有重要的指导意义。

2. **临产离经脉** 临产时可扪得产妇中指本节有脉搏跳动，称为临产离经脉。《产孕集》则认为："尺脉转急，如切绳转珠者，欲产也。"说明尺脉转急也是临产的征兆之一。《脉经》指出："妇人欲生，其脉离经。夜半觉，日中则生也。"可见离经脉具有一定的参考价值。

二、产褥期

新产后6周内称为产褥期，是从分娩结束到胞宫逐渐恢复到孕前状态的一段时间。主要有以下表现。

1. **低热、自汗** 分娩时用力耗气及产创出血，损伤阴液，使产妇分娩后阴血骤虚，阳气外浮，因此在产后1~2天内，常有轻微的发热、恶寒、自汗等气阴不足的症状，若无其他致病因素，多在短时间内自然消失。

2. **产后宫缩痛** 产后数日内，子宫收缩复旧，可出现轻微下腹阵痛，产后1~2日明显，3~5日消失。

3. **排出恶露** 新产后不断有余血浊液从子宫及阴道排出，称为"恶露"。恶露先是黯红的血液，量稍多，称为红色恶露，持续3~4天，之后转为淡红色，量渐少，称为浆液性恶露，7~10天干净，最后转为不含血液的白色，称为白恶露，持续2~3周。如果血性恶露持续10天以上仍未干净，应考虑子宫复旧不良或感染。

新产后失血耗气出现微热多汗、畏寒怕冷等虚象，分娩后子宫缩复而有腹痛及排出余血浊液等瘀候，故产褥期具有多虚多瘀的生理特点。

三、哺乳期

产妇新产后即有乳汁分泌，一般产后30分钟便可开始哺乳。新生儿吸吮乳头能刺激乳汁分泌，能促进母体子宫收缩，减少产后出血，促进胎粪排出。一般认为产后7日内分泌的乳汁为初乳，7~14日分泌的为过渡乳，14日之后为成熟乳。初乳的免疫价值极高，应早哺乳，有利于增强新生儿抗病能力，增进母子感情。

母乳是婴儿最理想的食物，其质和量会随着婴儿的需要而变化。薛立斋曰："血者，水谷之精气也，和调于五脏，洒陈于六腑，妇人则上为乳汁，下为月水。"在哺乳期，气血上化为乳汁，哺乳的前几个月一般无月经来潮，也不易受孕，但少数人可有排卵，故仍需采取工具避孕，以免受孕。

《胎产心法》有云："产妇冲任血旺，脾胃气壮则乳足。"哺乳期内，产妇保持心情舒畅，饮食营养充足，乳房清洁，按需哺乳，对保证乳汁的质量有重要意义。现提倡纯母乳喂养4~6个月后，逐渐添加辅食。断乳的最佳时间以产后8~10个月为宜，最好选择在气候温凉适宜的季节进行。

月经、带下、妊娠、产育、哺乳是妇女的生理特点，都是脏腑、经络、气血、天癸协同作用于胞宫的生理现象。各环节正常，且相互协调，才能促使经孕功能正常实施。

第七节　正常分娩

妊娠满28周及以后，胎儿及其附属物自临产发动至从母体内完整娩出的过程，称为分娩。分娩发生在妊娠满28周至不足37周末之间，称为早产；妊娠满37周至不满42足周间分娩，称为足月产；妊娠满42周及以后分娩，称为过期产。

一、影响分娩的四个因素

影响分娩的四个因素是产力、产道、胎儿及孕妇精神心理因素。如四要素均正常且能相互适应，胎儿从阴道自然顺利娩出，为正常分娩。

（一）产力

产力指促使胎儿及附属物从产道内娩出的力量。包括子宫收缩力、腹肌和膈肌收缩力及肛提肌收缩力三部分。

1. 子宫收缩力　是临产后的主要产力，可使宫颈管短缩、消失，宫颈口扩张，胎先露部下降，胎儿胎盘及胎膜娩出。正常宫缩具有节律性、对称性、极性和缩复作用等特点。

2. 腹肌和膈肌收缩力（腹压）　为第二产程胎儿娩出的重要辅助力量。宫口开全后，胎先露部于宫缩时压迫骨盆底组织及直肠，产妇不自主屏气向下用力，腹肌和膈肌强有力收缩使腹内压升高，协助胎儿娩出。

3. 肛提肌收缩力　可协助胎先露部在骨盆腔内进行内旋转。分娩时当胎头枕骨下降于耻骨弓下时，可协助胎头仰伸和娩出。胎盘降至阴道时，可协助胎盘娩出。

（二）产道

产道是胎儿娩出的通道，由骨产道与软产道两部分组成。

1. **骨产道**　即真骨盆，其大小、形态与分娩关系密切。为便于了解骨盆腔的形态，临床上将其分为3个假想平面。

（1）入口平面　呈横椭圆形，为真、假骨盆的交界面。有3条径线（图3-5）。

①前后径：是耻骨联合上缘中点到骶岬上缘中点的连线，平均值为11cm。

②横径：是两侧髂耻缘之间最大的距离，平均值为13cm。

③斜径：左、右各一，为一侧骶髂关节至对侧髂耻隆突间的距离，平均值为12.75cm。

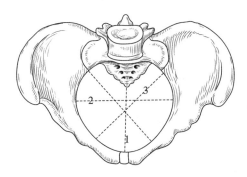

图3-5　骨盆入口平面各径线

1.前后径；2.横径；3.斜径

（2）中骨盆平面　呈前后径长的椭圆形，是骨盆腔的最狭窄平面，亦是产科临床上非常重要的平面。有2条径线（图3-6）。

①前后径：是耻骨联合下缘中点通过两侧坐骨棘连线中点到骶骨下端的连线，平均值为11.5cm。

②横径：为两侧坐骨棘之间的距离，也称坐骨棘间径，平均值为10cm，其长短与分娩关系密切，且是临产后判断胎头下降的重要标志。

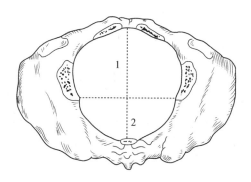

图3-6　中骨盆平面

1.前后径11.5cm；2.横径10cm

（3）骨盆出口平面　由两个不同平面的三角形构成。有4条径线（图3-7）。

①前后径：是耻骨联合下缘中点到骶尾关节的连线，平均值为11.5cm。

②横径：两侧坐骨结节内侧缘的距离，也称坐骨结节间径，平均值为9cm。

③前矢状径：是耻骨联合下缘到坐骨结节连线中点的距离，平均值为6cm。

④后矢状径：骶尾关节到坐骨结节连线中点的距离，平均值为8.5cm。若出口横径稍短，出口后矢

状径较长，两径线之和>15cm，胎头可经后三角区娩出阴道。

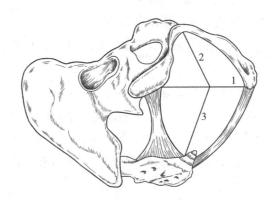

图3-7   骨盆出口平面各径线

1.前后径；2.横径；3.前矢状径

（4）骨盆轴   指连接骨盆各平面中点的径线。代表胎儿娩出的方向，此轴线上段向上、向后，中段向下，下段向下、向前（图3-8）。

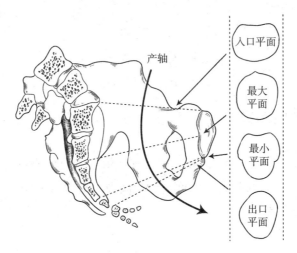

图3-8   骨盆轴

2. 软产道   为子宫下段、宫颈、阴道及骨盆底软组织共同组成的弯曲管道。

（1）子宫下段   未孕时的子宫峡部在妊娠后被伸展拉长，逐渐形成子宫下段。临产后进一步拉长至7~10cm，成为软产道的一部分（图3-9）。因缩复作用，子宫上段肌壁逐渐增厚，下段被牵拉，逐渐变薄，在厚薄之间的子宫内侧面形成一环状隆起，称生理缩复环。

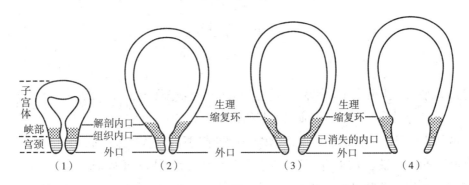

图3-9   子宫下段形成及宫口扩张

（2）宫颈变化 临产后规律且逐渐增强的宫缩及胎先露部下降，牵拉宫颈内口，使宫颈管逐渐短缩、消失，继而宫颈口扩张。经产妇宫颈管消失与宫口扩张常同时进行。胎膜多在宫口接近开全时自然破裂。破膜后胎先露部下降压迫宫颈，对宫口的扩张作用更明显。宫口开全10cm时，妊娠足月胎头方能通过。

3. 骨盆底、阴道及会阴变化 破膜后胎先露部下降压迫骨盆底，使软产道下段形成向前弯的筒状，阴道外口开向前上方，阴道黏膜横纹皱襞展平，使阴道腔增宽。肛提肌向两侧和下方扩展，肌束被分开拉长，使会阴体变薄，利于胎儿娩出。但分娩时如会阴保护不当，也容易造成会阴撕裂。

（三）胎儿

胎儿大小、胎位及胎儿畸形均可直接影响胎儿能否顺利通过产道。

1. 胎儿大小 胎头是胎体的最大部分，是通过产道最困难的部分，也是影响分娩难易的重要因素。如胎头径线过大，尽管骨盆大小正常，也可引起相对骨盆狭窄，导致难产。

（1）胎头颅骨 胎头颅骨由两块额骨、颞骨、顶骨及一块枕骨组成（图3-10）。颅骨间的缝隙称为颅缝，有冠状缝、矢状缝、人字缝。两颅缝空界处较大空隙称为囟门，有前囟和后囟。颅缝与囟门均有软组织遮盖，使颅骨有一定活动余地和胎头具有一定的可塑性，在分娩时可变形缩小体积，利于胎头自产道娩出。

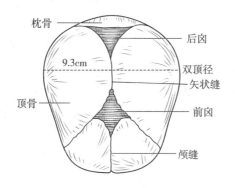

图3-10 胎儿颅骨、颅缝、囟门及双顶径

（2）胎头径线 共4条径线（图3-11）。

①双顶径：指两顶骨隆突间的距离，是胎头最大横径，妊娠足月时的平均值约为9.3cm，临床上常用B超检查测量此值大小以判断胎儿发育情况或推算妊娠周数。

②枕下前囟径：指前囟中央至枕骨隆突下方间的距离，是胎头最小径线，妊娠足月时平均值约为9.5cm。

③枕额径：指鼻根上方至枕骨隆突的距离，分娩时胎头以此径衔接，妊娠足月时平均值约为11.3cm。

④枕颏径：指颏骨下方中央至后囟顶部间的距离，是胎头最大的径线，妊娠足月时平均值约为13.3cm。

2. 胎位 因产道为纵行管道，若为纵产式，如头先露或臀先露时，易于通过产道。头先露较臀先露易娩出，因头先露时，颅骨可重叠，使周径缩小，胎头颅骨较硬，可充分扩张产道，易于分娩，矢状缝和囟门可确定胎位。臀先露时，因胎臀较胎头软且周径小，不能充分扩张阴道，当胎头后娩出时又无变形机会，造成胎头娩出困难。当横产式肩先露时，妊娠足月胎儿不能通过产道。

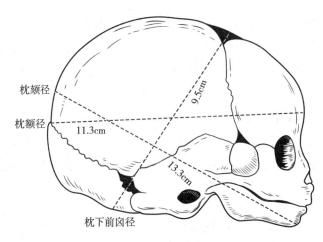

图3-11 胎头径线

3. **胎儿畸形** 胎儿的某些发育异常,如脑积水、联体儿等,因胎体或胎头周径过大,造成娩出困难。

(四)精神心理因素

分娩虽是生理现象,但对产妇来说是一种持久而强烈的应激原,这种应激既有生理上的,也有精神心理上的。大多数产妇会担心和害怕分娩的过程,如怕疼痛、怕出血、怕难产、担心新生儿的健康、担心胎儿性别不理想、担心胎儿畸形、担心自己或胎儿有生命危险等,使临产精神紧张、不安、焦虑和恐惧,加上待产室的环境较陌生,产房内或周围的噪音及逐渐加强的宫缩引发的阵痛,都可增加产妇的紧张、恐惧情绪。产妇的这种紧张的情绪状态可引起呼吸急促、心率加快、肺内气体交换不足等,导致宫缩乏力,宫口扩张迟缓,胎先露部下降受阻,产程延长,还可改变产妇的神经内分泌调节机制,使交感神经兴奋,儿茶酚胺释放增多,血压升高,使胎儿缺氧、呼吸窘迫。

分娩过程中,应使产妇了解分娩是生理过程,掌握分娩时的呼吸和躯体放松技巧,开展家庭式产房,允许亲人陪伴,尽量消除产妇的焦虑、紧张和恐惧心理,有利于顺利分娩。

二、枕先露的分娩机制

分娩机制为胎儿先露部为适应骨盆腔各平面的不同形态,而被动进行的一系列旋转动作,以通过产道的过程。临床上正常分娩以枕先露最多,占95%以上,现以枕左前位为例说明。

1. **衔接** 衔接指胎头双顶径进入骨盆入口平面,颅骨最低点接近或达到坐骨棘水平。胎头呈半俯屈状态,以枕额径衔接,因此径大于骨盆入口平面前后径,故胎头矢状缝落在骨盆入口的右斜径上,胎头枕骨位于骨盆左前方。

2. **下降** 下降指胎头沿骨盆轴向下的动作。下降贯穿于分娩全过程,与其他动作同时进行。临床上观察胎头下降程度,是判断产程进展的重要标志之一。

3. **俯屈** 当胎头以枕额径下降到骨盆底时,原处于半俯屈状态的胎头枕骨遇到肛提肌阻力进一步发生俯屈,由衔接时的枕额径变为枕下前囟径,有利于胎头继续下降。

4. **内旋转** 胎头下降至骨盆底时,为适应中骨盆及骨盆出口前后径较横径长的特点,胎头向母体前方旋转45°,使胎头矢状缝与中骨盆及骨盆出口前后径相一致的动作称为内旋转。此动作在第一产程末期完成。

5. **仰伸**　胎头完成内旋转后，降至阴道外口，宫缩和腹压迫使胎头不断下降，加上肛提肌收缩力将胎头向前推进，两者共同作用使胎头向下、向前，到达耻骨联合下缘时，以耻骨弓为支点促使胎头仰伸，其顶、额、鼻、口、颏相继娩出。同时胎儿双肩径沿左斜径进入骨盆入口。

6. **复位和外旋转**　胎头仰伸后，为恢复胎头与胎肩正常关系，枕部向左旋转45°，称为复位。胎肩在骨盆腔内继续下降，右（前）肩向前中线旋转45°，使胎儿双肩径与出口前后径相一致，为保持胎肩与胎头的垂直关系，胎头枕部在外向左旋转45°，称为外旋转。

7. **娩出**　外旋转后，胎儿右（前）肩在耻骨弓下娩出，继而左（后）肩在会阴前缘娩出，随后胎体及下肢顺利娩出。

三、分娩的临床经过及处理

（一）先兆临产

先兆临产指分娩发动前孕妇出现预示不久将临产的症状，包括假临产、胎儿下降感及见红。分娩发动前，孕妇常出现不规则宫缩，即为假临产，其特点是宫缩时间短而不恒定，间歇时间长且不规律，宫颈管不缩短，宫口不扩张，常在夜间出现，清晨消失，宫缩强度不增强，镇静剂可抑制宫缩。胎儿下降进入骨盆入口后，因宫底下降，产妇可有上腹部轻松感，呼吸轻快，进食量增多。因膀胱受胎儿压迫，可有尿频症状。临产发动前24~48小时内，宫颈内口附近胎膜与附着处子宫壁分离，毛细血管破裂引起少量流血，与宫颈黏液相混排出，称见红，是分娩即将开始的比较可靠的征象。

（二）临产

出现持续30秒或以上，间歇5~6分钟的有规律且逐渐增强的子宫收缩，同时有进行性宫颈管消失、宫口扩张和胎先露部下降，是临产的重要标志。

（三）总产程分期

总产程是指从临产开始至胎儿胎盘娩出的过程。分为3个产程。

1. **第一产程**　又称宫颈扩张期，为临产开始至宫口开全，初产妇需11~12小时，经产妇需6~8小时。

2. **第二产程**　又称胎儿娩出期，为宫口开全至胎儿娩出，初产妇需1~2小时，经产妇需数分钟至1小时，不应超过1小时。

3. **第三产程**　又称胎盘娩出期，为胎儿娩出至胎盘娩出，需5~15分钟，不超过30分钟。

（四）第一产程的临床经过及处理

1. **临床表现**

（1）规律宫缩　临产后开始出现，为持续30秒、间歇5~6分钟的节律性子宫收缩。随产程进展，收缩时间延长至50~60秒，间歇时间缩短为2~3分钟。宫口接近开全时，持续时间可延长到1分钟或更长，间歇时间仅为1~2分钟。

（2）宫口扩张　逐渐增强的子宫收缩使宫颈管发生缩短并消失，宫口逐渐扩张至开全。

（3）胎头下降　定时阴道检查和肛查可明确胎头下降程度，是决定能否经阴道分娩的重要观察指标。

（4）破膜　胎先露部衔接后，将羊水阻断成前后两部分，前羊水囊在宫缩时楔入宫颈管，可扩张宫口。随宫缩加强，羊膜腔内压力升高到一定程度时，胎膜自然破裂。破膜多发生在宫口接近开全时。

2. 产程观察及处理

（1）子宫收缩   可由助产人员以手掌放于产妇腹壁，宫缩时子宫体部变硬隆起，间歇时松弛变软。连续定时观察并记录子宫收缩的持续时间、间歇时间、收缩强度及规律性。也可用胎儿监护仪描记宫缩曲线，较全面地观察宫缩强度、宫缩持续时间及宫缩频率等客观指标。

（2）宫口扩张及胎头下降   为产程途中重要的两项，是观察产程进展及指导产程处理的重要指标和依据。宫口扩张程度与胎头下降可通过阴道检查与肛门检查了解。阴道检查适用于肛查不明、疑有脐带脱垂或脐带先露、宫口扩张及胎头下降程度不清、轻度头盆不称、经试产4小时进展缓慢者。阴道检查应严格消毒且控制检查次数。肛门检查可了解宫颈厚薄与软硬、宫口扩张程度、骨盆腔大小、破膜与否，确定胎方位及胎头下降程度。

宫口扩张曲线：第一产程分潜伏期和活跃期。潜伏期指从临产开始至宫口扩张3cm，宫口扩张速度较慢，约需8小时，超过16小时称潜伏期延长。活跃期指宫口扩张3cm到宫口开全，宫口扩张速度明显加快，约需4小时，超过8小时称活跃期延长。

胎头下降曲线：胎头下降的程度以胎头颅骨最低点与坐骨棘平面的关系来判断。胎头颅骨最低点平坐骨棘平面，记为"0"；在坐骨棘平面上1cm，记为"-1"；坐骨棘平面下1cm时，记为"+1"。

（3）胎心   可用听诊器或胎儿监护仪等观察胎心情况，在潜伏期每1~2小时应听胎心1次，活跃期应15~30分钟听胎心1次。正常胎心率为120~160次/分钟，如胎心率超过160次/分钟或不足120次/分钟，提示胎儿缺氧，应迅速查找原因对症处理。

（4）破膜   破膜后应立即听胎心，观察羊水的量、性状和颜色，记录破膜时间。破膜后防止发生脐带脱垂。头先露者，羊水呈黄绿色且混有胎粪，提示胎儿缺氧，应立即行阴道检查并紧急处理。

（5）饮食   鼓励产妇少量多次进食，摄入充足的水分和高热量易消化食物。

（6）活动与休息   宫缩不强且未破膜者，可于病室内走动，加速产程进展。如初产妇宫口接近开全，经产妇宫口扩张4cm，应卧床待产。

（7）血压   宫缩时血压可升高5~10mmHg，间歇时恢复。应每隔4~6小时测量血压1次。对血压升高者，应增加测量次数，并给予相应处理。

（8）排尿与排便   临产后应鼓励产妇2~4小时排尿1次，以免膀胱充盈影响胎儿下降。初产妇宫口扩张不足4cm，经产妇不足2cm时，宜行温肥皂水灌肠，可避免分娩时排便引起污染，又可刺激宫缩加速产程进展。但胎膜早破、阴道流血、会阴陈旧性三度撕裂、胎位异常、严重心脏病、妊娠高血压综合征、头盆不称、瘢痕子宫及宫缩强估计1小时内分娩者均属灌肠禁忌证，不适宜灌肠。

（五）第二产程的临床经过及处理

1. 临床表现   宫口开全后，胎头降到骨盆出口，压迫骨盆底软组织，产妇有排便感，不自主地屏气向下用力。宫缩时胎头露出于阴道口，间歇时胎头又缩回阴道内，称胎头拨露。当胎头进一步下降，双顶径超出骨盆出口，宫缩间歇时也不再回缩，称胎头着冠。此时会阴极度扩展，胎头出现仰伸、复位及外旋转，胎肩及胎体依次娩出。

2. 产程观察及处理

（1）密切监测胎心   因此时宫缩频而强，需密切监测胎心，5~10分钟听胎心1次。发现异常应立即行阴道检查，并尽快结束分娩。

（2）指导产妇屏气   指导产妇正确运用腹压，让其宫缩时深吸气屏住，然后如排便样向下用力屏气，增加腹压，间歇时呼气且全身放松。

（3）接产准备 初产妇宫口开全、经产妇宫口开大4cm且宫缩规律有力时，应送至产室，做接产准备。让产妇仰卧于产床，两腿屈曲分开，用消毒纱球蘸肥皂水擦洗外阴，顺序是大阴唇、小阴唇、阴阜、大腿内侧上1/3、会阴及肛门周围，用温开水冲去肥皂水，用5%碘伏液消毒，臀下铺消毒巾，接产者做接产前准备。

（4）接产 接产人员于胎头拨露时开始保护会阴，用手掌大鱼际垫以纱布托住会阴部，宫缩时向内向上托压会阴部，同时左手协助胎头俯屈、下降、仰伸。胎头仰伸完成后，以左手挤出胎儿口腔与鼻腔内的羊水和黏液，并协助胎头复位、外旋转及胎肩娩出。胎肩娩出后方可停止保护会阴。于距胎儿脐轮10~15cm处剪断脐带。如有胎儿过大、会阴过紧，估计分娩过程中会阴撕裂不可避免者，或母儿有急性病理情况急需结束分娩者，可行会阴切开术。

（六）第三产程的临床经过及处理

1. 临床表现 胎儿娩出后，宫底下降至脐平。宫腔容积急骤缩小，胎盘不能缩小，与子宫壁错位剥离，剥离面出血，胎盘后形成血肿，使胎盘剥离面积增大直至娩出。

胎盘剥离的征象：①胎盘降至子宫下段，宫体被推上移，使宫底上升。②阴道口外露的脐带自行向外伸长。③阴道有少量出血。④于产妇耻骨联合上缘按压子宫下段时，宫底上升，外露的脐带不回缩。

2. 产程观察及处理

（1）新生儿处理 断脐后应立即用吸痰管或导管清理呼吸道内羊水和黏液，以免发生吸入性肺炎。给新生儿行阿普加评分（表3-1），根据出生后1分钟内的心率、呼吸、肌张力、喉反射及皮肤颜色，判断有无新生儿窒息及严重程度。每项0~2分，8~10分为正常新生儿，4~7分为轻度窒息，4分以下为重度窒息，需紧急抢救，气管内插管并给氧。继而做脐带处理，以75%乙醇消毒脐带根部及周围，在距脐根部0.5cm、1cm处结扎第一和第二道无菌粗线，第二道线外0.5cm处剪断脐带，挤出残血，消毒断面。打足印及拇指印在新生儿病历上，标明新生儿性别、出生时间、体重、身高、母亲姓名及床号。详细体检无异常后抱给母亲，首次进行哺乳。

表3-1 阿普加评分

	0分	1分	2分
皮肤颜色	全身苍白	躯干红，四肢青紫	全身粉红
心率（次/分钟）	0	<100	≥100
呼吸	无呼吸	细弱，不规则	规律而平稳
肌张力	松弛	四肢稍屈曲	四肢屈曲，活动好
喉反射	无反应	有些反应	咳嗽、恶心

（2）协助胎盘娩出 胎盘剥离后，可一手轻压宫底，一手牵拉脐带协助胎盘娩出。如胎膜部分破裂，应以血管钳夹住断裂胎膜上端，继续向原方向旋转牵拉，直到胎盘完全排出。

（3）检查胎盘胎膜 铺平胎盘，检查胎盘母体面有无小叶缺损，将胎盘提起，检查胎膜是否完整及有无副胎盘。如有副胎盘或部分胎盘及大块胎膜残留，应在无菌操作下以大号刮匙取出或徒手取出。

（4）检查软产道 仔细检查软产道有无裂伤，有裂伤者，应立即缝合。

（5）预防产后出血 正常分娩时多数产妇宫缩良好，出血量多不超过300ml。对有产后出血史或宫缩乏力史，或胎盘娩出后出血量多时，可将麦角新碱0.2mg直接注入宫体或肌内注射，也可将缩宫素

20U加入5%葡萄糖500ml内静脉滴注，加强宫缩，减少出血。若胎盘未完全剥离导致出血过多时，应于无菌环境下徒手剥离胎盘。

（6）产后观察　在产房观察产妇2小时，注意子宫收缩、子宫底高度、膀胱充盈情况、阴道出血量、会阴及阴道有无血肿等，并测量血压、脉搏等。

目标检测

答案解析

单项选择题

A1型选择题

1. 月经产生的主要机制在于（　　）

    A. 肾气作用于子宫　　　　　　　　　　　　B. 天癸、气血作用于子宫

    C. 肾气、天癸、气血作用于子宫　　　　　　D. 脏腑、经络、气血作用于子宫

    E. 天癸、脏腑、气血、经络协调作用于子宫

2. 关于初潮年龄，不正常的是（　　）

    A. 12岁　　　　B. 14岁　　　　C. 15岁　　　　D. 16岁　　　　E. 20岁

3. 下列不属于妊娠生理表现的是（　　）

    A. 乳房增大，乳晕部着色　　　B. 月经不潮　　　　C. 脉象滑疾流利

    D. 尿少便溏　　　　E. 恶心呕吐，厌食油腻

4. 育龄期妇女，月经一贯正常，突然停经者，应考虑（　　）

    A. 闭经　　　　B. 妊娠　　　　C. 绝经　　　　D. 癥瘕　　　　E. 月经后期

5. 下列不属于月经生理现象的是（　　）

    A. 月经14岁初潮　　　　B. 经期3~7天　　　　C. 周期28天左右

    D. 行经总量为50~80ml　　　　E. 经血黏稠、凝结，有血块

6. 妊娠八九个月时，或腹中痛，痛定仍然如常者，此名（　　）

    A. 试胎　　　　B. 正产　　　　C. 临产　　　　D. 分娩　　　　E. 激经

7. 受孕之初，按月行经而量少无损于胎儿的，称为（　　）

    A. 激经　　　　B. 试胎　　　　C. 堕胎　　　　D. 分娩　　　　E. 弄胎

8. 预产期的计算方法（阳历）是（　　）

    A. 末次月经第一天，月份加9，日数加7

    B. 末次月经干净后的最后一天，月份加9，日数加7

    C. 末次月经干净的最后一天，月份加9，日数加15

    D. 末次月经的第一天，月份加9，日数加15

    E. 末次月经第一天，月份加9或者减3，日数加7

9. 产褥期是指在新产后（　　）

    A. 4周内　　　　B. 6周内　　　　C. 10周内　　　　D. 5周内　　　　E. 9周内

10. 下列错误的是（　　）

    A. 妇女49岁左右月经自然停止　　　　B. 妇女经绝前后诸证可迁延数年

    C. 妊娠早期反应在3个月后多能自然消失　　　　D. 血性恶露正常在产后3周左右干净

E．孕后脉象多滑利，尺脉按之不绝

11．妊娠后会出现的生理变化不包括（　　）

A．月经停止来潮

B．初期出现饮食偏嗜、恶心作呕、晨起头晕等

C．妊娠3个月后，白带稍增多，乳头乳晕的颜色加深

D．妊娠5个月后，孕妇可以自觉胎动，小腹部逐渐膨隆

E．妊娠中晚期，由于胎儿先露部压迫膀胱与直肠，可见小便频数、大便秘结等

12．产褥期产妇的表现不正常的为（　　）

A．产后1~2日内，常有轻微发热，自汗

B．产后数日内，胞宫尚未复常而有阵缩，故小腹常有轻微阵痛

C．在产后2周内，小腹按之有包块

D．产后6~8周，产妇胞宫逐渐恢复到孕前状态

E．产后4周内阴道不断有血液流出，为正常"恶露"

13．关于绝经是指（　　）

A．女子在35岁左右，月经停止2个月　　　　B．女子在38岁左右，月经停止6个月

C．女子在39岁左右，月经停止1年以上　　　D．女子在49岁左右，月经停止1年以上

E．女子在49岁左右，月经停止6个月

书网融合……

知识回顾　　　微课1　　　微课2　　　微课3　　　微课4　　　习题

PPT

学习目标：

知识要求：

1. 掌握妇科疾病发生的主要病机。

2. 熟悉导致妇科疾病的主要病因。

技能要求：

1. 具有辨别致病因素的能力。

2. 能分辨脏腑功能失常、气血失调、直接因素导致冲任损伤引起妇科病症的机制。

　　由于女性特殊的生殖脏器和生理特点，决定了妇科疾病以经、带、胎、产、杂病为主。六淫之邪、情志内伤、生活失度、环境因素、体质因素等诸多病因，导致女性脏腑功能失常、气血失调，直接或间接损伤冲任督带和胞宫、胞脉及胞络，影响肾-天癸-冲任-胞宫轴，从而引起妇科疾病的发生。

第一节　病　因

　　病因，即导致疾病发生的原因。导致妇科疾病的因素有淫邪因素、情志因素、生活因素及体质因素等。这些因素属于条件性致病因素，作用于机体后是否发病及发病的表现形式、程度、转归及预后，均由脏腑、经络、气血功能活动的盛衰来决定。疾病过程中产生的病理产物也是致病因素，影响冲任，导致妇科疾病的发生。

知识拓展

陈无择——中医三因学说奠基人

　　陈无择是一位以儒治医、医儒兼通，又精于临证的医学家，在宋代极有影响。他因著有《三因极一病证方论》（以下简称《三因方》），从而确立了在中医学中的崇高地位。《三因方》对中医病因学贡献极大。陈无择在继承《黄帝内经》和张仲景的《金匮要略》基础上，认为"医事之要，无出三因"，将复杂的疾病分为"内因"，即伤于七情，喜、怒、忧、思、悲、恐、惊，"外因"，即外感于六淫，风、寒、暑、湿、燥、火，"不内外因"，包括饮食饥饱、叫呼伤气及虎、狼、毒虫、金疮等之类。主张以因辨病，按因论治，这不但是中医理论上的一大创新，也是中医方法论上的一大进步。

【淫邪因素】

自然界中的风、寒、暑、湿、燥、火六种不同的气候变化，正常情况下称为"六气"。一方面，若非其时而有其气，或其气太过超出了人体的适应或承受能力，或人体正气不足时，六气则成为致病因素，称为"六淫"，从肌表、口鼻侵犯人体，又称为外邪。另一方面，由于体内阴阳盛衰、脏腑、气血、津液调节失常而产生的类似于风、寒、湿、燥、热外邪致病特征的病理状态。因其表现出类似六淫的特点，但病起于内，为了与外邪有所区别，称为"内生五邪"。

各种淫邪因素皆可导致妇科疾病的发生，但由于妇女的经、孕、胎、产均以血为用，而寒、热、湿邪尤易与血相搏而发生妇科疾病，故妇科疾病病因中以寒、热、湿三邪较为常见。

1. **寒邪** 寒为阴邪，易伤阳气；寒性凝滞，可使血脉凝滞，气血运行不通。《素问·举痛论篇》："寒气入经而稽迟，泣而不行，客于脉外则血少，客于脉中则气不通，故卒然而痛。"根据寒邪致病部位不同，有外寒与内寒之分。外寒因寒邪由外入里，或由阴户入侵，直中胞宫，影响冲任，或素体虚弱，腠理疏松，天气寒冷，当风受凉，以致感受寒邪，或值经期产后，血室正开，衣着不足，以致寒邪由阴户上客，与血搏结，使胞脉阻滞，而发生月经后期、月经过少、闭经、痛经、经行发热、经行身痛、产后身痛、产后发热等。内寒多因脏腑阳气虚衰，温煦气化功能减退，虚寒内生，或过服寒凉之品，阻遏阳气，使阴寒内盛，血脉凝滞，冲任虚寒。内寒的产生多与脾肾阳虚有关。由于命门火衰，失于温煦，出现各种虚寒和血脉凝滞之象；另外，气化功能减退，阳不化阴，水液代谢障碍，产生水湿、痰饮，若阻滞气机，气血运行不畅，则瘀血内停，进而导致月经后期、闭经、崩漏、痛经、带下过多、经行泄泻、经行浮肿、不孕症等。

2. **热邪** 热为阳邪，其性炎上，易生风动血，迫血妄行，上扰神明。热邪也有外热与内热之分。外热在经期、孕期或产后，因正气不足，易乘虚而入，直中胞宫，损伤冲任，导致月经先期、月经过多、崩漏、经行发热、产后发热等；若热邪结聚冲任、胞宫，气血壅滞，热致肿疡，热盛肉腐，则发为产后发热、阴疮等。内热多因脏腑阴阳失调，阴血津液不足，阴不维阳，或素体阳盛，或过食辛热温补之品，或情志过激而化火，火热炽盛，伤及冲任，迫血妄行，导致月经先期、月经过多、经行吐衄、经行头痛、经行情志异常、胎漏、子痫、产后发热、产后恶露不绝、阴疮等。

3. **湿邪** 湿为阴邪，易伤阳气，阻碍气机；湿性趋下，易袭阴位。《素问·太阴阳明论篇》指出："伤于湿者，下先受之。"湿邪致病有外湿和内湿之分。外湿多与气候环境有关，如气候潮湿，阴雨连绵，或久居湿地，或经期产后冒雨涉水，湿邪内渗。湿邪留于体内日久，又可随体质的阴阳盛衰而发生寒化或热化。湿与寒并，则成寒湿；湿郁日久，转化为热，则为湿热；湿聚成痰，则成痰湿；湿热化火成毒，则为湿毒。湿邪易下客阴户，直中胞宫，下注任带，易引起带下病、阴痒等。内湿，又称湿浊内生，因脾的运化水液功能失常，引起水湿在体内蓄积停滞而致病。《素问·至真要大论篇》指出："诸湿肿满，皆属于脾。"脾生湿，湿困脾，脾伤及肾，肾阳虚衰，不能化气行水，亦可致湿邪内生。湿为有形之邪，痰湿停滞，流注冲任，伤及带脉，可导致闭经、经行浮肿、经行泄泻、带下病、子肿、子满、产后身痛、不孕症等。

【情志因素】

喜、怒、忧、思、悲、恐、惊七种正常的情志活动，一般情况下不会导致疾病发生，若人受到强烈、持久或突然的精神刺激，七情太过，可导致脏腑功能紊乱，气血失常，伤及冲任，则发生妇科疾病。除了中医辨证施治外，还需要进行心理治疗。情志致病主要影响脏腑气机，使气机升降失常，气血紊乱。在七情致病中，以怒、思、恐对妇科病症的影响较大。

1. **怒**　肝藏血，主疏泄，"怒伤肝""怒则气上"。抑郁忿怒，则肝失疏泄，可致月经不调、闭经、崩漏、痛经、经行吐衄、胎动不安、堕胎、缺乳、癥瘕等。肝气横逆犯胃，则胃失和降，导致妊娠恶阻。

2. **思**　脾主运化，统血，为气血生化之源，"思伤脾""思则气结"。思虑过度伤脾，脾的运化失常，气血生化乏源，可致月经过少、闭经、缺乳等。脾虚不能运化水液，则水湿内停，流注冲任，可致经行泄泻、经行浮肿、子肿、胎水肿满、带下病等。脾虚血失统摄，则可引起月经过多、月经先期、崩漏、胎漏、胎动不安、产后恶露不绝等。

3. **恐**　肾主封藏，藏精，主水，司开合，"恐伤肾""恐则气下"。惊恐过度可导致气下、气乱，伤及于肾，肾失封藏，冲任不固，可导致崩漏、闭经、经行泄泻、经行浮肿、带下病、胎动不安、滑胎、子肿、不孕症等。

【生活因素】

生活失于常度，或生活环境突然改变，也可使脏腑、气血、冲任的功能失调而导致妇科疾病。常见的有饮食失调，房劳多产，劳逸失常，跌仆、金刃损伤等。

1. 饮食失调

（1）饥饱失常　若饮食不足、厌食，气血生化乏源，后天不能充养先天，肾精不足，天癸、冲任失养，则导致月经过少、闭经、胎萎不长等。若饮食过度，膏脂厚味，损伤脾胃，脾运化水液失常，痰饮内蕴，可引起月经后期、闭经、不孕症等。

（2）饮食偏嗜　若过食辛辣燥热之品，则热伏冲任，迫血妄行，导致月经先期、月经过多、崩漏、经行吐衄、胎漏、产后恶露不绝等。若过食生冷之品，可致寒凝冲任，气血运行不畅，导致痛经、月经过少、闭经。妊娠期饮食过度偏嗜，或烟酒过量，或药食不慎，可致冲任损伤，胎元不固，甚至引起堕胎、小产。

2. 房劳多产　妇女早婚、房事不洁或不节、生育过多或堕胎、小产过频，可耗损肾精，或邪留胞宫，损伤冲任，从而引起各种月经病、带下病、胎动不安、胎漏、滑胎、盆腔炎等病症。

3. 劳逸失常　由于女性特殊生理，在经期、孕期劳力过度，或剧烈运动，易耗气动血致冲任不固，引起月经过多、经期延长、崩漏、胎动不安、堕胎小产等；产后过早过度劳动，可致恶露不绝、阴挺等。反之，过度安逸，冲任胞脉气血不畅，可导致月经不调或难产。

4. 跌仆、金刃损伤　跌仆及手术创伤会直接损伤胞宫、胞脉，导致冲任不固，出现月经过多、胎动不安、堕胎等。若遇意外撞伤，损伤冲任，可引起痛经、闭经或崩漏；若跌仆损伤阴户，可致外阴血肿。

【体质因素】

体质是禀受于先天，受后天生活环境和条件等因素的影响而形成。体质因素不可忽视，体质的差异往往影响某种致病因素的易感性，亦可影响发病后的证候表现及疾病的传变与转归。

妇科疾病与体质关系密切。《灵枢·五音五味》指出："妇人之生，有余于气，不足于血，以其数脱血也。"高度概括了女性特殊的体质特点，但也有个体差异。如先天禀赋不足，可发生月经不调、崩漏、闭经、胎动不安、滑胎、不孕症等；素性抑郁者，易发生肝郁、脾虚，引起月经先后无定期、痛经、月经前后诸证、不孕症、绝经前后诸证等。由于阴阳失调而导致的体质偏寒或偏热，亦可影响疾病的发生发展和转归。

另外，父母的体质对其后代亦有一定影响，因此，临床工作中需同时了解患者家族的体质情况，对分析病因病机、协助诊断、指导用药均有参考价值。

第二节　病　机

病机是疾病发生、发展、变化的机制。妇科疾病的发生，是淫邪、情志、生活、体质等因素在一定的条件下，导致脏腑、气血功能失常，直接或间接损伤冲任的结果。妇科疾病的病机以冲任（督带）及胞宫的损伤为核心，是与其他各科病机的区别所在。

【脏腑功能失常影响冲任】

中医学认为，脏腑功能失常，可导致气血失调，影响冲任（督带）和胞宫的功能，从而导致妇科疾病的发生，其中以肾、肝、脾与妇科疾病的关系尤为密切。

1. 肾的病机　先天禀赋不足，或房劳多产，或久病大病，均可引起肾虚，冲任受损。主要有肾精不足、肾气虚、肾阳虚、肾阴虚和肾阴阳两虚等病机。

（1）肾精不足　先天肾精不足或后天失养，天癸不能按期而至，冲任不盛，血海不充，胞宫失于濡养，可发生月经过少、闭经、痛经、不孕、胎萎不长等。

（2）肾气虚　肾气的盛衰与天癸的至竭直接关系到月经和妊娠。肾气不足，冲任不固，则封藏失职，胞宫藏泻失常，可致月经先期、月经过多、崩漏、产后恶露不绝等；冲任不固，胎失所系，可致胎漏、胎动不安、滑胎，不能摄精成孕，可致不孕症；任脉不固，带脉失约，可致带下过多。

（3）肾阳虚　肾的阳气不足，温煦气化功能减弱，不能温养冲任胞宫，可致月经后期、闭经、妊娠腹痛、胎萎不长、不孕症等；阳气虚衰，冲任不固，则可致崩漏、带下病等；肾阳虚，气化失司，水湿停聚，湿聚成痰，痰浊阻滞冲任、胞宫，可致闭经、不孕症；若肾阳不足，不能上温脾土，致脾肾阳虚，可发生经行浮肿、经行泄泻、子肿等。

（4）肾阴虚　肾阴亏虚，精亏血少，冲任亏虚，胞宫、胞脉失养，可致月经后期、月经过少、闭经、胎萎不长、绝经前后诸证等；若阴虚生内热，热伏冲任，迫血妄行，则可致月经先期、经间期出血、崩漏、经行吐衄、胎漏、胎动不安等；若肾阴虚不能上制心火，亦可致心肾不交，出现绝经前后诸证。

（5）肾阴阳两虚　阴损及阳，阳损及阴，日久可导致肾阴阳两虚，冲任气血不调，可发生崩漏、绝经前后诸证、带下病等。

2. 肝的病机　肝主疏泄，藏血，体阴而用阳。妇人"以血为本"，经、孕、产、乳均"以血为用"。肝的病机主要有肝气郁结、肝郁化火、肝经湿热、肝血不足和肝阳上亢等。

（1）肝气郁结　肝失疏泄，冲任气机不畅，可发生月经先后无定期、痛经、闭经、经行乳房胀痛、经行情志异常、缺乳、产后郁证、不孕症等；若肝气横逆犯脾，致肝郁脾虚，可发生月经过多或过少等；肝气上逆，经期、孕期冲脉之气较盛，挟胃气上逆，可发生经行呕吐、妊娠恶阻。

（2）肝郁化火　肝郁气滞，日久化火，迫血妄行，可引起月经过多、崩漏、经行吐衄、胎动不安、胎漏等。

（3）肝经湿热　肝气横逆犯脾，脾失健运，水湿内蕴，日久化热，湿热下注任带，任脉不固，带脉失约，导致带下病、阴痒、阴疮等。

（4）肝血不足　肝血耗损，冲任失养，可致月经过少、闭经、不孕症等；肝血不足，经期、孕期阴血不足，冲任血海空虚，以致妊娠腹痛、产后腹痛；血虚化燥生风，则发生经行风疹、妊娠身痒等。

（5）肝阳上亢　肝阴不足，阴不制阳，则肝阳上亢，可发生经行头痛、经行眩晕、子晕、乳汁自出等；肝阴不足，肝风内动，则发为子痫。

3. **脾的病机**　脾主运化，为后天之本，气血生化之源。脾主升，主统血。若素体虚弱，或饮食不节，或劳倦、思虑过度，则可导致脾虚而引起妇科疾病。

（1）脾气虚弱　脾气虚弱，统摄无权，冲任不固，可引起月经先期、月经过多、崩漏等；冲任不固，胎失所系，可引起胎漏、胎动不安、堕胎、小产等；冲任不固，不能固摄，可引起产后恶露不绝、乳汁自出等；冲任不固，气机下陷，系胞无力，可致阴挺。

（2）脾阳不振　脾阳不足，不能升清降浊和运化水湿，导致水湿下注冲任，可致经行泄泻、经行浮肿、带下病、子肿等；若湿聚成痰，痰饮壅滞冲任，可导致月经过少、闭经、不孕症、癥瘕等；若脾阳不足，后天不能温养先天，损及肾阳，亦可致脾肾阳虚而发生妇科疾病。

（3）脾失健运　脾虚不能运化水谷，气血生化乏源，气亏血少，冲任失养，血海蓄溢不足，可引起月经过少、月经后期、闭经；冲任亏虚，胎失所养，可致胎动不安、堕胎、小产、胎萎不长等；产后乳汁化源不足，可出现缺乳。

4. **心的病机**　心主血脉，藏神。胞脉属于心而络于胞中，心的功能失常可表现为心气虚与心阴虚。

（1）心气虚　若忧思不解，积念在心，暗耗心气，无力推动血液运行，则冲任不足，可导致月经后期、月经过少、闭经等。

（2）心阴虚　心阴不足，心火偏亢，心火与肾水不能相济，可导致经行口糜、绝经前后诸证、产后郁证等；阴虚则虚热内生，蒸津外泄则导致产后盗汗等。

5. **肺的病机**　肺主气，司呼吸，主宣发肃降，通调水道，肺朝百脉。妊娠期间，肺失肃降，气机上逆导致子嗽；如肺阴不足，正值经期阴血下注冲任，肺阴愈虚，虚火上炎，损伤肺络，导致经行吐衄；如肺气失宣，水道不利，可导致子肿、妊娠小便不通等。

【气血失调影响冲任】

《妇人大全良方》提出"妇人以血为本"，女子的经、孕、产、乳均易耗伤阴血，导致机体常处于血分不足、气偏有余的状态，因此，气血失常是导致妇科疾病的重要病机。因气血之间相互依存，互生互化，故临证时应分清是以气为主或以血为主的不同病机。

1. **气分病机**

（1）气虚　与肺、脾、肾三脏关系密切。素体羸弱，或久病重病、忧思劳倦等，均可导致气虚。气虚冲任不固，则出现月经过多、月经先期、崩漏、胎漏、带下病、产后恶露不绝等；气虚卫外不固，可致产后发热、产后自汗等；若气虚推动无力，血脉滞涩，可产生血瘀诸证。

（2）气滞　与肝关系密切。肝气郁结，气血运行迟滞，冲任不畅，则出现月经先后无定期、闭经、痛经、不孕、癥瘕等；气机郁滞，水湿不化，则痰湿内生，可发生经行浮肿、子肿等；若气郁化火，火扰神明，可发生经行情志异常、产后郁证等；火热下迫冲任、血海，则可致月经先期、月经过多、崩漏、胎漏等。

（3）气逆　与肺、胃、肝关系密切。情志所伤，肝气疏泄太过，则肝气横逆犯胃，胃失和降，胃气上逆，可致妊娠恶阻；上扰于肺，肺失肃降，则肺气上逆，可出现子嗽；怒则气上，血随气逆，可致经行吐衄；直冲犯脑则经行头痛等。

（4）气陷　在气虚的基础上发展为中气下陷，冲任失于固摄，可导致阴挺。

2. 血分病机

（1）血虚　素体虚弱，久病失血，或饮食偏嗜，化源不足，则冲任失养，胞宫失于濡养，血海不能按时满溢，可发生月经后期、月经过少、闭经、痛经、胎动不安、胎萎不长、妊娠腹痛、产后血晕、产后身痛、缺乳、不孕症等。

（2）血瘀　经期、产后余血未尽，离经之血留滞冲任、胞宫，或情志所伤，气机郁结，气滞血瘀，或气虚运血无力而成瘀，或手术而留瘀，瘀血阻滞冲任，使气血运行不畅，甚或阻塞不通，则可致痛经、闭经、异位妊娠、胎死不下、产后腹痛、不孕症等；若瘀阻胞脉，新血不得归经，则月经过多、经期延长、崩漏、胎动不安、产后恶露不绝等；若瘀积日久，可结成癥瘕。

（3）血热　素体阳盛或阴虚，或过食辛辣，或误服温补之品，或肝郁化火，则热伏冲任，迫血妄行，可致月经先期、月经过多、崩漏、经行吐衄、胎漏、胎动不安、产后发热、产后恶露不绝；火性炎上，热扰头目心神，可致经行头痛、经行情志异常等。

（4）血寒　经期、产后感受寒邪，或素体阳虚，寒从内生，寒邪客于冲任、胞宫，寒凝血瘀，冲任不畅，则发生月经后期、月经过少、闭经、痛经、妊娠腹痛、产后腹痛、产后身痛、不孕症等。

气血相互资生、相互依存，故往往气病及血，血病及气，或气血同病，虚实错杂。临证常见气血两虚、气滞血瘀、气虚血瘀等病机导致的妇科疾病。

【胞宫损伤影响冲任】

经期产时，忽视卫生，感染邪毒，搏结胞宫，损伤冲任，可致月经不调、崩漏、带下病、产后发热等；久居湿地，或冒雨涉水，寒湿之邪侵袭胞宫，客于冲任，血为寒湿凝滞，可致痛经、闭经、癥瘕等；外伤（含宫腔手术创伤）或房事不节，可直接伤及胞宫，冲任失调，导致月经不调、崩漏、胎动不安、堕胎、小产等。

综上所述，脏腑、气血、经络之间具有密切的关系。气血来源于脏腑，脏腑又需要气血的濡养，经络是气血运行的通道，因此，脏腑功能失调、气血失常、冲任损伤亦可相互影响，进而出现气血同病、多脏受累、诸经受损的病机。临证时需要根据女性经、孕、产、乳等不同阶段的生理变化与病机特点，把握主要病因病机，全面辨析，才能做出正确的判断。

目标检测

答案解析

单项选择题

（一）A1型选择题

1. 妇产科疾病的常见病因是（　　）

A. 寒、热、湿邪　　B. 生活因素　　　　C. 情志因素　　　　D. 体质因素　　　　E. 以上都是

2. 导致妇科疾病之情志因素中常见的是（　　）

A. 怒、思、恐　　　B. 喜、悲、怒　　　C. 怒、思、悲　　　D. 悲、忧、恐、惊　E. 悲、恐、惊

3. 导致妇科疾病之淫邪因素中多发的是（　　）

　　A．风、寒、湿　　　B．风、湿、热　　　C．寒、湿、热　　　D．暑、湿、热　　　E．燥、湿、热

4．中气不足所致妇科病症，错误的是（　　）

　　A．阴挺　　　　　B．月经过多　　　　C．产后腹痛　　　　D．带下病　　　　E．崩漏

5．生活失度可导致妇科疾病，下列错误的是（　　）

　　A．七情内伤　　　B．房劳多产　　　　C．饮食不节　　　　D．劳逸失常　　　　E．跌仆损伤

6．肾阴虚导致的妇科病，下列错误的是（　　）

　　A．崩漏　　　　　B．闭经　　　　　　C．经间期出血　　　D．子晕　　　　　E．子肿

7．下列病证中，与气虚统摄无权有关的是（　　）

　　A．月经过多　　　B．痛经　　　　　　C．月经过少　　　　D．经行吐衄　　　E．癥瘕

8．寒、热、湿邪导致妇科疾病，主要易引起的病变为（　　）

　　A．气分病变　　　B．血分病变　　　　C．肾　　　　　　　D．肝　　　　　　E．脾

（二）B1型选择题

　　A．月经先期　　　B．月经后期　　　　C．月经先后无定期　D．痛经　　　　　E．闭经

1．肾虚肝郁，血海蓄溢失常，可发生（　　）

2．肾气虚，封藏失司，冲任不固，可发生（　　）

　　A．痛经　　　　　B．带下过少　　　　C．胎动不安　　　　D．子晕　　　　　E．滑胎

3．肝气郁结，血为气滞，冲任不畅，可发生（　　）

4．肝阴不足，肝阳偏亢，可发生（　　）

书网融合……

知识回顾　　　　　微课　　　　　习题

第五章

妇科疾病的诊断与辨证概要

PPT

学习目标

知识要求：

1. 掌握四诊在妇科临床上的运用；早、中期及晚期妊娠的诊断方法；妇科病史的采集及书写特点；产前检查的步骤及方法。

2. 熟悉妇科检查的方法；产前检查的时间、内容。

3. 了解产前检查和建立围产医学的重要意义。

技能要求：

1. 能正确运用中医四诊方法，全面搜集患者妇科病史资料。能根据经、带、胎、产的临床特征，运用八纲辨证的原则，诊断妇科常见证型。

2. 会进行妇科病史的采集及妇科检查。

3. 具备诊断早、中期及晚期妊娠的能力。

妇科疾病的诊法与临床其他各科大体相同，主要是望、闻、问、切四诊。医生通过四诊收集患者就诊时的病因、病机、病位、病性、病势等病史资料，通过辨证分析，找出疾病的发病机制，全面了解患者经、带、胎、产、杂病的疾病特点和全身表现，并进行综合分析，从而做出诊断。由于望、闻、问、切四种诊法各有侧重和特点，因此，具体运用时应四诊合参。

第一节 四诊要点

一、望诊

望诊是观察患者的神志、形态、面色、唇色、舌质、舌苔等，以了解脏腑、气血变化的诊法。另外，根据妇科特点，尚需观察乳房、阴户形态，以及月经、带下、恶露及乳汁的量、色、质的变化。

（一）望形神

形为形态，神为神情、神志。望形可以了解发育是否正常及脏腑的虚实，望神可以了解精气的盛衰。形神合参，对明确妇科疾病的性质和病情的轻重有重要参考价值。如神志清楚，面色青白，表情痛苦，捧腹屈背，多为妇科痛证；若头晕眼花，甚至昏不知人，面色苍白，多为妇科血证；若面赤唇红，高热烦躁或谵语，多为妇科热证；若神情淡漠，向阳而卧，欲得衣被，面色白或青白，多为妇科寒证；孕晚期、产时或产后突然四肢抽搐、角弓反张、神昏口噤，多为子痫、产后痉证；形体肥胖者，多有月经不调、闭经、不孕症等。望形体还要注意体格发育及第二性征发育情况。

（二）望面色

望面部颜色和光泽的变化，可了解脏腑气血盛衰以及邪气消长的情况。面色白，多为气虚、阳虚；面色苍白，多为失血或气血两虚；面色萎黄无华，多为脾虚；两颧潮红，多为阴虚火旺；满面通红，多为阳盛实热或血热；面色青紫，多为血瘀；面色晦暗或有暗斑，或兼眼眶黧黑者，多为肾气虚衰等。

（三）望唇舌

望唇舌包括望口唇、望舌质、望舌苔。

1. 望口唇 望口唇的颜色、润燥等变化可以了解脾胃的情况。唇色淡白，多是急性大失血，或气血两亏；唇色淡红，多为血虚、脾虚，或阳虚内寒；唇色深红，多属血热；兼见口唇干裂，甚或肿胀生疮，多属热毒或肝火；口唇紫黯，多属血瘀；唇色青紫，多属血寒。

2. 望舌质 望舌质的颜色、形态、荣枯，对判断正气盛衰、病邪性质和进退有重要价值。舌质深红多为血热；舌边尖红多为肝火或心火；舌质红绛为热入营血；舌色淡多为血虚、气虚；舌质淡黯多为阳虚内寒；舌质黯红多为气血郁滞；舌质紫黯，或有瘀斑、瘀点多为血瘀。齿痕舌且舌胖大多为脾虚湿盛；舌形瘦小多属津亏血少；裂纹舌多是热邪伤阴，或血虚不荣。

3. 望舌苔 望舌苔的颜色、厚薄和润燥，可了解邪气的性质、深浅以及津液的盛衰。苔白多为寒证；苔腻多为痰湿；苔黄为热证，苔黄腻为湿热；苔黑而润为阳虚有寒，苔黑而燥为火炽伤津；舌绛红而干，无苔或花剥苔，多属热入营血，阴虚火炽。灰苔多为湿证、里证，苔灰而润者，多为寒湿内阻或痰饮内停；苔灰而干，舌质出现黑苔，多为热盛伤津，或肾阴亏虚，或阴虚火旺。

（四）望月经

望月经，主要观察月经的量、色、质变化。若经量过多，多属血热或气虚；经量过少，多属血虚、肾虚或血寒；经量时多时少，多属气郁。经色红多属血热；经色淡多属气虚、血虚；经色紫黯多属瘀滞。经质稠黏多属瘀、热；经质稀薄多属虚、寒；经血有块多属血瘀。

（五）望带下

临床上，观察带下量、色、质的变化来辨别病位及病性。带下量过多、过少，皆为病态。带下色白，多属脾虚、肾虚；带下色黄，多属湿热或湿毒；带下色赤或赤白相兼，多属血热或邪毒。带质清稀，多属脾虚、肾虚；带质稠黏，多属湿热蕴结。

（六）望恶露

恶露的异常变化是诊断产后病的依据之一。恶露的量、色、质、气味是辨证的依据。恶露量多、色淡、质稀者，多为气虚；色鲜红或紫红、稠黏者，多属血热；色紫黑有块者，多为血瘀；色黯如败酱，伴臭秽，多为感染邪毒。

（七）望乳房和乳汁

女性在月经初潮前开始乳房发育，出现第二性征。妊娠期乳房增大，乳晕着色；若月经初潮后仍乳房平坦，乳头细小，多为肝肾不足、精亏血少；妊娠期乳房松弛缩小，可能是胎死不下；哺乳期通过乳房胀或软及乳汁清稀或稠浓辨虚实；产后乳房红肿疼痛，应警惕乳痈；乳头挤出血性分泌物或溢液，要注意乳房恶性肿瘤。

（八）望阴户和阴道

主要观察阴户、阴道的形态、色泽。阴户、阴道如螺、纹、鼓、角，属先天解剖异常；阴户皮肤变白，干萎枯槁，粗糙皲裂者，多为肾精亏虚、肝血不足；阴户、阴道潮红，甚或红肿，伴带下量多、色黄，多为湿热下注或湿毒蕴结所致；阴户生疮，甚则溃疡，脓水淋漓，此属阴疮；阴户一侧或两侧肿大，痛或不痛者，为阴肿；阴道有物脱出，多为阴挺。

（九）望毛发

观察毛发可了解肾精营血的盛亏情况。毛发脱落、枯槁者，多为精血亏虚，可见于产后血晕；体毛增多、阴毛浓密，甚至如男性化分布者，多为痰湿壅盛，可见于月经后期、闭经等。

二、闻诊

闻诊包括听声音、嗅气味两个方面。

（一）听声音

通过听语音、呼吸、嗳气、叹息、痰喘、咳嗽等声音的高低和强弱，来判断病位和病性。如语音低微，多属中气不足；寡欢少语，时欲太息，多属肝郁气滞；声高气粗，甚或语无伦次，多属实证、热证；嗳气频作，或恶心呕吐，多属脾胃不和、胃气上逆；喘咳气急，多属饮停心下，或肺气失宣。妊娠期还要听胎心音，妊娠18~20周可用听诊器经腹壁听诊胎心音，正常每分钟110~160次。根据胎心音的频率、节律、音量的大小等判断胎儿发育情况及有无胎儿窘迫等危急情况。

（二）嗅气味

正常月经、带下、恶露无特殊气味。若气味腥臭，多属寒湿；气味臭秽，多属血热或湿热蕴结；气味恶臭难闻，多属邪毒壅盛，或瘀浊败脓等病变，警惕妇科恶性肿瘤。

三、问诊

问诊是诊断妇科疾病的重要方法之一。通过详细问诊，为诊断提供重要依据。问诊的内容包括疾病的发生、发展、治疗经过、现在症状及其他与疾病有关情况，以及患者的起居、饮食、特殊生活习惯等。问诊时应注意围绕主诉进行询问，以便在寒热虚实、错综复杂等证候中找到主要问题，有利于最终诊断。

在问诊时，应该熟练掌握与女性经、带、胎、产相关的内容。

（一）问年龄

妇科疾病的发生与年龄密切相关。不同年龄的妇女，由于生理上的差异，表现在病理上也各有特点。一般来说，青春期因肾气未充，易导致月经疾患。中年妇女经、孕、产、乳屡伤于血，易致脏腑功能损伤、气血失调、冲任损伤，而出现经、带、胎、产诸病。老年妇女脾肾虚衰，易发生绝经前后诸证、癥瘕等。因此，问年龄在妇科诊断上具有较大的参考价值。

（二）问主诉

主诉包括主要症状、严重程度和病程，是患者就诊最主要的原因，也是诊断疾病的主要依据。书写要简练、精确，如有两项以上主诉，可按先后顺序列出。如"停经50天后，阴道流血3天，腹痛1天"。如患者本人无自觉不适，因体检时发现右侧附件肿块而就诊，主诉可写为"体检发现右附件包块多少天"。

（三）问现病史

现病史是问诊的重要内容，包括发病原因、诱因、起病缓急，从发病到就诊时疾病的发生、发展、诊疗经过与效果，以及现在有何症状等。询问时结合妇科疾病的诊断和辨证，注意中医证候特点，边问边辨。另外，对患者的一般情况，如饮食、睡眠、二便、体重变化及有无形寒发热等，均应问明。

（四）问月经史

接诊妇科患者必须详细询问月经情况，包括初潮年龄，月经周期、经期、经量、经色、经质及气味，经期前后的症状，末次月经情况。绝经后妇女，应了解绝经年龄及绝经前后有无不适，绝经后有无异常阴道流血和阴道分泌物增多及下腹肿块等情况。

（五）问带下

问带下包括问带下的量、色、质、气味及伴随症状，如阴痒、阴肿、阴疮、阴痛等。如带下量多，需询问出现量多时的时间，若在月经前或月经中期、妊娠期出现带下量多，无色、质、气味的异常，为生理性带下。

（六）问婚产史

了解婚姻和性生活情况、孕育史等。应问婚育年龄、婚次、孕次及妊娠结局，如足月顺产、早产、难产、剖宫产、自然流产、人工流产、异位妊娠等情况，末次妊娠的时间和结局，孕期有无妊娠病，产后出血量、恶露和哺乳情况等。还要注意问配偶的健康状况，以及避孕措施等。

（七）问既往史

了解患者以往健康情况，与现病史有关的既往病史，尤其是妇科疾病、内分泌疾病、结核病、血液病、高血压等，以及手术史（特别是腹部、子宫、宫颈等部位的手术史）、外伤史、预防接种史、输血史、药物过敏史等。

（八）问个人史

了解患者工作和生活的环境，从事的职业和工种，出生地与居住地情况，生活环境的变迁，有无饮食、烟酒等嗜好。

（九）问家族史

了解患者家族中有无遗传性疾病及可能与遗传有关的疾病（如糖尿病、高血压、肿瘤等）、传染病（如结核）等。

四、切诊

妇科切诊包括切脉、按诊（按肌肤、胸腹）。

（一）切脉

一般情况下，妇人之脉较男子柔弱，沉细而柔软，这是由妇人生理特点决定的，但至数均匀，尺脉较盛。若逢月经、带下、妊娠、临产、产后等变化，脉象随之变化。

1. 月经脉　一般情况下月经将至，或正值经期，脉多滑利有力。若脉缓弱者，多属气虚；脉细而无力者，多属血虚；脉沉细者，多属肾气虚；脉细数者，多属肾阴虚或虚热；脉沉细而迟或沉弱者，多属肾阳虚或虚寒；脉弦者，多属气滞、肝郁；脉涩者，多属血瘀；脉滑者，多属痰湿；脉沉紧者，多属血寒；脉沉濡者，多属寒湿；脉滑数、洪数者，多属血热；脉弦数有力者，多属肝郁化热。

2. 带下脉　带下常脉与一般常脉无异。若带下量多，脉缓滑者，多属脾虚湿盛；脉沉弱者多属肾气虚衰；脉滑数或弦数者，多见湿热；脉濡缓者，多见寒湿。

3. 妊娠脉　妊娠后六脉平和而滑利，按之不绝，尺脉尤甚，此属妊娠常脉。若妊娠脉沉细而涩或尺弱，多属肾气虚衰；若妊娠晚期脉弦劲急，或弦细而数，多属肝阴不足、肝阳偏亢，警惕子晕、子痫的可能。

4. 临产脉　又称离经脉，临产时六脉浮大而滑，即产时则尺脉转急，如切绳转珠，同时可扪及中指本节、中节甚至末节两侧的动脉搏动，有一定临床意义。

5. 产后脉　产后常脉多见虚缓平和。若脉浮滑而数，多属阴血未复，虚阳上泛，或外感实邪；若脉沉细涩弱，多夹瘀证；若脉浮大虚数，多属气虚血脱。

（二）按诊

1. 按肌肤　通过肌肤的温凉、润燥、肿胀或压痛等来辨别寒、热、虚、实。

2. 按胸腹　按胸部主要是了解乳房形态、大小、质地软硬，有无结节、肿块及其大小、性质、活动度，有无触痛，表面是否光滑等，并挤压乳房，观察有无溢乳、溢血。

按腹部可以了解腹部的软硬、温凉、有无压痛，有无包块及其大小、部位、性质、活动度，有无疼痛，与周围脏器的关系等。腹部扪之不温或冷者，多为阳气不足或寒邪内客，扪之灼热而痛，则为热盛；小腹疼痛拒按，多属实证，隐痛喜按，多属虚证；小腹结块坚硬，推之不移，多属血瘀，如结块不硬，推之可移，多属气滞、痰湿。

妊娠期腹部按诊，主要了解子宫大小及胎位是否正常。如腹形过小，不足孕月，考虑胎萎不长或胎死腹中，或末次月经记忆不准确；如腹形过大，超出孕月，考虑双胎、多胎、胎水肿满或胎儿过大等。

总之，临床中需要四诊合参，抓住主症，必要时配合妇科检查和辅助检查，以便做出正确的判断。

● 实训实练一　妇科问诊 ●

【教学目标】

1. 通过问诊练习，掌握问诊的内容、方法及注意事项。
2. 熟悉中医执业助理医师实践技能考试第二站的考核内容及答题技巧。
3. 培养良好的医疗道德和严谨的工作作风；具有高度的责任心，关心、体贴患者。
4. 培养勤奋好学、刻苦认真、善于思考的学习精神。

【教学重点难点】

重点：问诊的内容。

难点：医患沟通的技巧。

【实训内容】

主诉：行经腹痛3年。

请叙述如何围绕患者的主诉采集病史资料。

参考答案　　　答题技巧

参考答案

【重点知识巩固】

（1）问诊的方法有哪些？

（2）问诊包括哪些内容？

第二节　妊娠诊断

妊娠期从末次月经的第1日开始计算，约为280日（40周）。临床上将妊娠分为3个时期：妊娠13周末之前称为早期妊娠，第14~27周称为中期妊娠，第28周及其后称为晚期妊娠。

【早期妊娠诊断】

（一）症状与体征

1. 停经　生育期、有性生活史的健康妇女，平时月经周期规则，一旦月经过期，应首先考虑妊娠，过期10日以上，尤应高度怀疑妊娠。

2. 早孕反应　在停经6周左右出现恶寒、头晕、流涎、乏力、嗜睡、食欲缺乏、喜食酸物、厌恶油腻、恶心、晨起呕吐等症状，称为早孕反应，部分患者有情绪改变。多在停经12周左右自行消失。

3. 尿频　由前倾增大的子宫在盆腔内压迫膀胱所致，当子宫增大超出盆腔后，尿频症状自然消失。

4. 乳房变化　自觉乳房胀痛。检查乳房体积逐渐增大，有明显的静脉显露，乳头增大，乳头、乳晕着色加深。乳晕周围皮脂腺增生，出现深褐色结节，称为蒙氏结节。哺乳妇女妊娠后乳汁明显减少。

5. 妇科检查　阴道黏膜和宫颈阴道部充血，呈紫蓝色。妊娠6~8周时，双合诊检查子宫峡部极软，感觉宫颈与宫体之间似不相连，称为黑加征（Hegar sign）。子宫逐渐增大变软，呈球形。妊娠8周时，子宫为非孕时的2倍，妊娠12周时为非孕时的3倍，宫底超出盆腔，可在耻骨联合上方触及。

（二）辅助检查

1. 妊娠试验　受精卵着床后不久，即可用放射免疫法测出受检者血液中HCG水平升高。临床上多用早早孕试纸法检测受检者尿液，结果阳性结合临床表现可诊断妊娠。但要确定是否为宫内妊娠，尚需超声检查。

2. 超声检查　妊娠早期超声检查的主要目的是确定宫内妊娠，排除异位妊娠、滋养细胞疾病、盆腔肿块等，确定胎数。估计孕龄，停经35日时，宫腔内见到圆形或椭圆形妊娠囊；妊娠6周时，可见到胚芽和原始心血管搏动。停经12~14周测量胎儿头臀长度能较准确地估计孕周，矫正预产期。

【中、晚期妊娠诊断】

（一）病史与症状

妊娠中期以后，孕妇自觉腹部逐渐增大，自觉有胎动。

（二）体征与检查

1. **子宫增大**　腹部检查触及增大的子宫，手测子宫底高度或尺测耻上子宫长度可估计胎儿大小及孕周（表5-1）。子宫底高度因孕妇的脐耻间距离、胎儿发育情况、羊水量、单胎、多胎等有差异。正常情况下，子宫高度在妊娠36周时最高，至妊娠足月时因胎先露入盆略有下降。

表5-1　不同孕龄的子宫高度和子宫长度

妊娠周数	手测宫底高度/尺测耻上子宫长度（cm）
12周末	耻骨联合上2~3横指
16周末	脐耻之间
20周末	脐下1横指/18（15.3~21.4）
24周末	脐上1横指/24（22.0~25.1）
28周末	脐上3横指/26（22.4~29.0）
32周末	脐与剑突之间/29（25.3~32.0）
36周末	剑突下2横指/32（29.8~34.5）
40周末	脐与剑突之间或略高/33（30.0~35.3）

2. **胎动**　指胎儿的躯体活动。初孕妇在妊娠20周自觉有胎动，经产妇自觉胎动的时间出现得略早些。胎动随妊娠进展逐渐增强，妊娠32~34周最强，妊娠38周后逐渐减弱。胎动夜间和下午较为活跃，常在胎儿睡眠周期消失。妊娠28周以后，正常胎动次数≥10次/12小时。

3. **胎体**　妊娠20周后，经腹壁能触到子宫内的胎体。妊娠24周后触诊能区分胎头、胎背、胎臀和胎儿肢体。胎头圆而硬，有浮球感；胎背宽而平坦；胎臀宽而软，形状不规则；胎儿肢体小且有不规则活动。随妊娠进展，通过四步触诊法能够查清胎儿在子宫内的位置。

4. **胎心音**　听到胎心音能够确诊为妊娠且为活胎。于妊娠12周用多普勒胎心听诊仪能够探测到胎心音；妊娠18~20周用一般听诊器经孕妇腹壁能够听到胎心音。胎心音呈双音，似钟表"滴答"声，速度较快，正常时每分钟110~160次。胎心音应与子宫杂音、腹主动脉音、脐带杂音相鉴别。妊娠24周前，胎心音多在脐下正中或偏左、偏右听到。妊娠24周以后，胎心音多在胎背近胎头处听得最清楚，听到胎心音即可确诊为妊娠且为活胎。

（三）辅助检查

1. **超声检查**　超声检查不仅能显示胎儿数目、胎产式、胎先露、胎方位、有无胎心搏动、胎盘位置及其与宫颈内口的关系、羊水量、评估胎儿体重，还能测量胎头双顶径、头围、腹围和股骨长等多条径线，了解胎儿生长发育情况。在妊娠20~24周，可采用超声进行胎儿系统检查，筛查胎儿结构畸形。

2. **彩色多普勒超声**　可检测子宫动脉、脐动脉和胎儿动脉的血流速度和波形。妊娠中期子宫动脉血流舒张期早期切迹可评估子痫前期的风险，妊娠晚期的脐动脉搏动指数和阻力指数可评估胎盘血流，胎儿大脑中动脉的收缩期峰值流速可判断胎儿贫血的程度。

【胎产式、胎先露、胎方位】

妊娠未达28周时胎儿小，羊水相对较多，胎儿在子宫内活动范围较大，胎儿位置不固定。妊娠达32周及以上后胎儿生长迅速，羊水相对减少，胎儿与子宫壁贴近，胎儿的姿势和位置相对恒定，但亦有极少数胎儿的姿势和位置在妊娠晚期发生改变，胎方位甚至在分娩期仍可改变。胎儿位置的诊断需要根据腹部四步触诊、阴道或肛门检查、超声检查等综合判断。

1. 胎姿势　胎儿在子宫内的姿势。正常胎姿势为胎头俯屈，颏部贴近胸壁，脊柱略前弯，四肢屈曲交叉于胸腹前，其体积及体表面积均明显缩小，整个胎体成为头端小、臀端大的椭圆形。

2. 胎产式　胎体纵轴与母体纵轴的关系。胎体纵轴与母体纵轴平行者，称为纵产式，占足月妊娠分娩总数的99.75%；胎体纵轴与母体纵轴垂直者，称为横产式，仅占足月分娩总数的0.25%；胎体纵轴与母体纵轴交叉者，称为斜产式。斜产式是暂时的，在分娩过程中多转为纵产式，偶尔转成横产式。

3. 胎先露　最先进入骨盆入口的胎儿部分。纵产式有头先露和臀先露，横产式有肩先露。根据胎头屈伸程度的不同，头先露又分为枕先露、前囟先露、额先露和面先露；臀先露分为单臀先露、完全臀先露、不完全臀先露，不完全臀先露可以分为单足先露、双足先露等；横产式时最先进入骨盆入口平面的是胎儿的肩部，偶见胎儿头先露或臀先露与胎手或胎足同时入盆，称为复合先露。

4. 胎方位　胎儿先露部的指示点与母体骨盆的关系，称为胎方位。枕先露以枕骨为指示点，面先露以颏骨、臀先露以骶骨、肩先露以肩胛骨为指示点。每个指示点与母体骨盆前、后、左、右、横的不同位置关系构成不同的胎方位。头先露、臀先露各有6种胎方位，肩先露有4种胎方位。枕先露时，枕骨位于母体骨盆的左前方，称为枕左前，余类推。

胎产式、胎先露和胎方位的关系及种类如下（图5-1）。

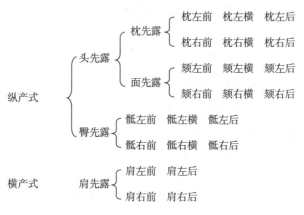

图5-1　胎产式、胎先露和胎方位的关系及种类

第三节　妇科检查

妇科检查，也称盆腔检查，包括外阴阴道、宫颈、宫体及双侧附件检查。

【检查方法及内容】

一、检查的基本要求

（1）医生应关心体贴和尊重患者，做到态度严肃认真、语言亲切温和、检查仔细、动作轻柔。检查前告知患者妇科检查可能引起不适，不必紧张并尽可能放松腹肌。

（2）除尿失禁患者外，检查前应排空膀胱，必要时导尿。大便充盈者应于排便或灌肠后检查。

（3）检查时置于臀部下面的垫单或纸单应一人一换，一次性使用，以免引起交叉感染。

（4）患者取膀胱截石位。臀部置于台缘，头部略抬高，两手平放于身旁，以使腹肌松弛。检查者面向患者，立在患者两腿之间。不宜搬动的危重患者，可在病床上检查。

（5）月经期一般不做妇科检查。若为阴道异常流血则必须检查。检查前消毒外阴，使用无菌手套及器械，以防发生感染。

（6）对无性生活史者，禁行阴道窥器检查及双合诊检查，应行直肠-腹部诊。确有必要检查时，应先征得患者及其家属同意后，方可行阴道窥器检查或双合诊检查。

（7）疑有盆腔内病变的腹壁肥厚、高度紧张不合作患者，若双合诊检查不满意时，应行超声检查，必要时可在麻醉下进行检查。

二、检查方法及内容

1. **外阴部检查**　观察外阴发育及阴毛多少和分布情况，有无畸形、炎症、溃疡、赘生物或肿块。注意皮肤和黏膜色泽或色素减退及质地变化，有无增厚、变薄或萎缩。分开小阴唇后暴露阴道前庭，观察尿道口和阴道口，查看尿道口周围黏膜色泽及有无赘生物。无性生活的处女膜一般完整未破，其阴道口勉强可容食指；已有性生活的阴道口能容两指通过；经产妇的处女膜仅余残痕或可见会阴后侧切瘢痕。检查时还应让患者用力向下屏气，观察有无阴道前后壁膨出、子宫脱垂或尿失禁等。

2. **阴道窥器检查**　使用阴道窥器检查阴道和宫颈时，要注意阴道窥器的结构特点。临床常用鸭嘴形阴道窥器，可以固定，便于阴道内治疗操作。阴道窥器有大小之分，根据阴道宽窄选用。当放置窥器时，应先将其前后两叶前端合拢，表面涂润滑剂以利插入，避免损伤。若拟做宫颈细胞学检查或取阴道分泌物做涂片检查时，不应用润滑剂，改用生理盐水润滑，以免影响涂片质量。放置窥器时，检查者用一手拇指、食指将两侧小阴唇分开，另一手将窥器避开敏感的尿道周围区，斜行沿阴道侧后壁缓慢插入阴道内，边推进边将窥器两叶转正并逐渐张开，暴露宫颈、阴道壁及穹窿部，然后旋转窥器，充分暴露阴道各壁。观察阴道前后壁和侧壁及穹窿黏膜颜色、皱襞多少，是否有阴道隔或双阴道等先天畸形，有无溃疡、赘生物或囊肿等。注意阴道内分泌物量、性质、色泽，有无臭味。阴道分泌物异常者应做滴虫、假丝酵母菌、淋病奈瑟菌及线索细胞等检查。暴露宫颈后，观察宫颈大小、颜色，宫颈外口形状，有无出血、肥大、糜烂样改变、撕裂外翻、腺囊肿、息肉、赘生物，宫颈管内有无出血或分泌物。同时可采集宫颈外口鳞-柱交接部脱落细胞做宫颈细胞学检查和HPV检测。取出窥器前，先将前后叶合拢再沿阴道侧后壁缓慢取出。

3. **双合诊**　是妇科检查中最重要的项目。检查者一手戴手套，将两指或一指放入阴道，另一手在腹部配合的检查方法，称为双合诊。目的在于检查阴道、宫颈、子宫体、输卵管、卵巢、宫旁组织以及骨盆腔内壁有无异常。

检查方法：检查者戴无菌手套，一手食、中两指蘸润滑剂，顺着阴道后壁轻轻插入，检查阴道通畅度、深度、弹性，有无畸形、瘢痕、肿块及阴道穹窿情况。再扪触宫颈大小、形状、硬度及外口形状，有无接触性出血。随后检查子宫体，阴道内的两手指放在宫颈后方，另一手掌心朝下，手指平放在患者腹部平脐处，当阴道内手指向上向前抬举宫颈时，腹部手指向下向后按压腹壁，并逐渐向耻骨联合部位移动，通过内外手指同时抬举和按压，相互协调，即能扪清子宫位置、大小、形态、质地、活动度及有无压痛。扪清子宫后，接下来检查附件区，将阴道内的两指由宫颈后方移至一侧穹窿部，尽可能向上往盆腔深部扪触，与此同时，另一手从同侧下腹壁髂嵴水平开始，由上向下按压腹壁，与阴道内手指相互对合，以触摸该侧附件区有无肿块、增厚或压痛。若扪及肿块，应查清楚其位置、大小、形状、软硬度、活动度与子宫的关系以及有无压痛等。正常卵巢偶可扪及，触后稍有酸胀感，正常输卵管不能扪及。

4. 三合诊　经直肠、阴道、腹部联合检查，称为三合诊。检查方法是双合诊结束后，一手食指放入阴道，中指插入直肠，其余检查步骤与双合诊时相同，是对双合诊检查不足的重要补充。通过三合诊能扪清后倾或后屈子宫大小，发现子宫后壁、宫颈旁、直肠子宫陷凹、宫骶韧带和盆腔后部病变，估计盆腔内病变范围，及其与子宫或直肠的关系，特别是癌肿与盆壁间的关系，以及扪诊阴道直肠隔、骶骨前方或直肠内有无病变。所以三合诊在生殖器肿瘤、结核、子宫内膜异位症、炎症的检查时尤显重要。

5. 直肠—腹部诊　检查者一手食指伸入直肠，另一手在腹部配合检查，称为直肠–腹部诊。适用于无性生活史、阴道闭锁或有其他原因不宜行双合诊的患者。

三、记录方法

盆腔检查结束后，检查结果按照生殖器解剖部位顺序记录。

1. 外阴　发育情况，婚产式，有异常情况应详细描述。
2. 阴道　阴道是否通畅，黏膜情况，分泌物量、色、性状及有无气味。
3. 宫颈　宫颈的大小、硬度，有无撕裂，是否光滑，有无糜烂样改变及其程度，有无息肉、囊肿、接触性出血、宫颈举痛等。
4. 宫体　位置，大小，质地，活动度，表面是否光滑，有无压痛及其他异常发现。
5. 附件　有无增厚、压痛及包块，如有包块，描述包块的位置、大小、质地、活动度及与周围组织的关系。

第四节　产前检查

【产前检查的内容和方法】

规范的产前检查能及时防治妊娠合并症或妊娠并发症，及时发现胎儿异常，评估孕妇及胎儿的安危，确定分娩时机和分娩方式，保障母儿安全。

（一）产前检查的时间

针对发展中国家无合并症的孕妇，世界卫生组织（2016年）建议产前检查次数至少8次，分别为：妊娠<12周、20周、26周、30周、34周、36周、38周和40周。根据我国《孕前和孕期保健指南（2018年）》，目前推荐的产前检查孕周分别是：妊娠6~13^{+6}周，14~19^{+6}周，20~24周，25~28周，29~32周，33~36周，37~41周（每周1次），高危孕妇应酌情增加产前检查次数。

（二）首次产前检查的内容

首次产前检查应详细询问病史，进行全身体格检查、产科检查、必要的辅助检查及健康教育指导。

1. 病史

（1）年龄　年龄<18岁或≥35岁妊娠为高危妊娠，≥35岁妊娠者为高龄孕妇。

（2）职业　接触有毒物质及放射线的孕妇，应查血常规及肝功能，其母儿不良结局的风险增加，应在妊娠前或妊娠后调换工作。

（3）本次妊娠过程　了解妊娠早期有无早孕反应、病毒感染及用药、发热及出血史，胎动开始时间和胎动变化，饮食营养、运动（劳动）、睡眠及大小便情况。

（4）推算预产期　按末次月经来潮第1天算起，月份减3或加9，日数加7。如末次月经第1日为2021年11月8日，预产期为2022年8月15日。若孕妇的末次月经是农历，应先换算成公历后再推算预产期。实际分娩日期与推算的预产期可相差1~2周。若孕妇的末次月经记不清或哺乳期无月经来潮而妊娠者，可根据早孕反应出现的时间、胎动开始时间、子宫底高度、子宫长度推算预产期；妊娠早期超声检测胎儿头臀长是估计孕周最标准的指标。

（5）月经史及孕产史　询问初潮年龄，了解月经周期、经量及伴随症状。月经周期延长者，其预产期需相应推迟。了解孕妇孕次、流产史、死胎、死产史、难产史及原因、分娩方式、有无产后出血及新生儿出生时情况等。凡属高危妊娠应转高危门诊诊治。

（6）既往史及手术史　了解有无心脏病、高血压、肺结核、糖尿病、血液病及肝肾疾病等，并询问发病时间及治疗情况。了解做过何种手术，对有剖宫产史及子宫肌瘤剔除者应及早制订治疗方案。

（7）家族史　了解家族中有无精神病史，有无结核病、高血压、糖尿病、双胎妊娠及其他与遗传有关的疾病。对有遗传病家族史的孕妇应行染色体核型分析，以降低遗传病患儿的出生率。

（8）配偶状况　询问健康情况及有无遗传疾病等。

2. **体格检查**　观察孕妇发育、营养、精神状态及体态。身高在145cm以下者，常伴有骨盆狭窄。测量体重（包括生长速度），妊娠晚期孕妇每周体重增加不超过0.5kg，若超过应考虑有隐性水肿。测量血压，孕妇正常血压不应超过140/90mmHg。检查心、肺有无异常；检查脊柱及下肢有无畸形；检查乳房发育、大小及有无乳头凹陷；观察下肢及腹壁有无水肿，妊娠晚期孕妇下肢水肿休息后能消退，属正常情况；常规妇科检查了解生殖道发育及是否畸形。

3. **腹部检查**

（1）腹部检查　嘱孕妇排尿后仰卧于检查床上，头稍垫高，暴露腹部，双腿屈曲稍分开，使腹肌放松。检查者站在孕妇右侧进行检查。

①视诊：注意腹部的形状、大小、妊娠纹、有无水肿及手术瘢痕等。腹部过大、宫底过高者，应考虑多胎妊娠、巨大胎儿、羊水过多；腹部过小、宫底过低者，应考虑胎儿生长受限、孕周推算错误等；腹部横径较宽、子宫底位置较低者，横位可能性大；尖腹（初孕妇常见）或悬垂腹（经产妇常见）者有骨盆狭窄可能。

②触诊：先用软尺测子宫长度和腹围。耻骨联合上端到宫底的距离为子宫长度。腹围为绕脐1周的距离。然后运用四步触诊法检查子宫大小、胎产式、胎先露、胎方位以及胎先露是否衔接。前3步手法是面向孕妇的头端，第4步手法是面向孕妇的足端。

第1步：检查者两手置子宫底部，手测宫底高度，估计胎儿大小与妊娠周数是否相符。然后两手指腹交替轻推，辨别宫底部的胎儿部分，若圆而硬且有浮球感的是胎头，柔软宽大且不规则的是胎臀。

第2步：检查者两手分别置于腹部左、右两侧，一手固定，一手轻轻深按，两手交替，触及平坦饱满部分为胎背，并确定胎背向前方、向侧方或向后方，触及高低不平可变形、能活动部分为胎儿肢体。

第3步：单手操作，检查者右手拇指与其余4指分开，置于耻骨联合上方握住胎先露部，进一步查清先露是胎头或是胎臀，左右推动以确定是否衔接。若胎先露仍可左右晃动，表示尚未衔接；若胎先露不能推动，则已衔接。

第4步：检查者两手分别置于先露部的两侧，向骨盆入口处深按，进一步核实胎先露部及其衔接的程度。

③听诊：胎心在靠近胎背上方的孕妇腹壁处听得最清楚。枕先露时，胎心在脐右（左）下方；臀先露时，胎心在脐右（左）上方；肩先露时，胎心在靠近脐部下方听得最清。

（2）阴道检查　妊娠期可行阴道检查，特别是有阴道流血和阴道分泌物异常时。分娩前阴道检查可协助确定骨盆大小、宫颈口大小和宫颈口开大程度，进行宫颈Bishop评分。

（3）辅助检查

①实验室检查：常规进行血常规、血型、肝肾功能、糖耐量、尿常规、阴道分泌物、梅毒螺旋体、HIV筛查等检查。发现有并发症者还需进行有关检查，如出凝血时间、血液化学、电解质测定等，必要时做胸部X线透视、心电图、乙肝表面抗原体等检查。

②B型超声检查：早期行B超检查以确定宫内妊娠和孕周、胎儿是否存活、胎儿数目等；孕妇在20~24周进行一次B超检查主要了解胎儿是否畸形等；孕妇在预产期前1~2周进行一次B超检查，了解有无脐带绕颈、羊水、胎盘、胎位、胎心等情况，以决定分娩方式。

【骨盆测量】

骨盆的大小和形状对分娩有直接影响，是决定胎儿能否经阴道分娩的重要因素。骨盆测量分为外测量和内测量。

1. **骨盆外测量**　间接了解骨盆大小及形态。用骨盆测量器测以下径线。

（1）髂棘间径　孕妇取伸腿仰卧位，测量两髂前上棘外缘间的距离，正常值为23~26cm。

（2）髂嵴间径　孕妇取伸腿仰卧位，测量两髂嵴之间外缘间最宽的距离，正常值为25~28cm。

（3）骶耻外径　孕妇取左侧卧位，左腿屈曲，右腿伸直，测量第5腰椎棘突下至耻骨联合上缘中点的距离，正常值为18~20cm。第5腰椎棘突下相当于米氏菱形窝的上角。此径可间接推测骨盆入口前后径的长度，是骨盆外测量中最重要的径线。

（4）坐骨结节间径或称出口横径　孕妇取仰卧位，双手抱双膝，测量两坐骨结节内侧缘间的距离，正常值为8.5~9.5cm。也可用检查者的手拳估计，若能容纳成人一横拳则属正常。此径线直接测量出骨盆出口横径长度。若此径<8cm，应加测骨盆出口后矢状径。

（5）出口后矢状径　为坐骨结节间径中点至骶骨尖端的长度。检查者戴手套，右手食指伸入孕妇肛门向骶骨方向，拇指置于孕妇体外骶尾部，两指共同找到骶骨尖端，用骨盆出口测量器一端放在坐骨结节间径的中点，另一端放在骶骨尖端处，测量器标出的数字即为出口后矢状径值，正常值为8~9cm。出口后矢状径值与坐骨结节间径值之和>15cm时，表明骨盆出口狭窄不明显。

（6）耻骨弓角度　两手拇指尖斜着对拢放在耻骨联合下缘，左、右两拇指平放在耻骨降支上，两拇指间的角度即为耻骨弓角度，正常值为90°，小于80°为异常，此角度反映骨盆出口横径的宽度。

2. **骨盆内测量**　能较准确地经阴道测量骨盆大小，适用于骨盆外测量有异常者。于妊娠24~30周进行，过早测量阴道较紧，近预产期测量易引起感染。孕妇取截石位，消毒外阴，检查者戴消毒手套并涂以润滑油，动作宜轻柔。主要测量的径线如下。

（1）对角径　耻骨联合下缘至骶岬上缘中点的距离，正常值为12.5~13cm，此值减去1.5~2cm，即为骨盆入口前后径长度，又称真结合径，真结合径正常值约为11cm。检查者将一手中、食指伸入阴道，用中指指尖触到骶岬上缘中点，食指上缘紧贴耻骨联合下缘，另一手食指标记此接触点，抽出阴道内手指，测量中指指尖到接触点距离，即为对角径。若测量时阴道内的中指指尖触不到骶岬上缘，表示对角径值>12cm。

（2）坐骨棘间径　测量两坐骨棘间的距离，正常值约为10cm。测量方法是一手食、中指放入阴道内，触及两侧坐骨棘，估计其间的距离。也可用中骨盆测量器，所得数值较精确。坐骨棘间径是中骨盆最短的径线，若此径线过小，在分娩过程中将影响胎头下降。

（3）坐骨切迹宽度 代表中骨盆后矢状径，其宽度为坐骨棘与骶骨下部间的距离，即骶棘韧带宽度。将阴道内的食指置于韧带上移动，若能容纳3横指为正常，否则属中骨盆狭窄。

【复诊的内容和方法】

复诊可了解前次产前检查后有何不适，以及时处理。复诊产前检查应包括如下。

（1）询问孕妇前次产前检查后，有无特殊情况出现，如头痛眼花、水肿、阴道流血、胎动异常等，经检查后给予相应处理。

（2）测量孕妇体重及血压，检查有无水肿及其他异常，复查有无尿蛋白。

（3）复查胎位，听胎心，并注意胎儿大小，测宫高及腹围，判断与妊娠周是否相符等。

（4）进行孕期卫生宣教，并预约下次复诊时间。

第五节 辨证要点与常见证型

妇科疾病的辨证，主要以八纲辨证为纲领，以脏腑辨证和气血辨证为主要辨证方法，个别疾病如产后发热的感染邪毒证采用卫气营血辨证。临床上应根据经、带、恶露等期、量、色、质、气味的临床特征，结合全身证候表现以及舌脉征象进行综合分析，以辨清疾病的病性、病势、病位、病因和病机，为正确论治、选方用药提供可靠依据。

一、脏腑辨证

（一）肾病辨证

肾病主要表现为虚证，包括肾精亏虚、肾气虚、肾阴虚、肾阳虚、肾阴阳两虚，可导致多种妇科疾病，如月经先期、月经后期、月经先后无定期、崩漏、闭经、绝经前后诸证、带下病、胎漏、胎动不安、堕胎、小产、滑胎、子肿、阴挺、不孕症等。肾虚证必有头晕耳鸣、腰酸腿软等证候；肾精亏虚常兼经闭不孕、早衰、发脱齿摇等表现；肾气虚常兼小便频数，精神不振，舌淡苔薄，脉沉细弱；肾阴虚常兼口燥咽干，手足心热，舌红苔少，脉细数；肾阳虚常兼畏寒肢冷，小便清长，夜尿多，舌淡苔白，脉沉细而迟或沉弱。

（二）肝病辨证

肝病主要表现为实证和虚中夹实证，包括肝气郁结、肝郁化火、肝经湿热、肝血不足、肝阳上亢等，可引起月经先期、月经先后无定期、痛经、闭经、崩漏、带下病、阴痒、妊娠恶阻、子晕、子痫、缺乳、不孕症等疾病。肝实证多有胸胁、乳房、少腹胀痛，烦躁易怒等症状；肝气郁结者常兼时欲太息，食欲不振，脉弦；肝郁化火者常兼头晕胀痛，目赤肿痛，或头晕目眩，口苦咽干，舌红苔薄黄，脉弦数；肝经湿热者常兼口苦咽干，便秘溲赤，带下色黄、臭秽，舌红苔黄腻，脉弦滑而数；肝阳上亢为虚中夹实证，可见头晕头痛，目眩心烦，舌红苔少，脉弦细或弦而有力；肝风内动是肝阳上亢进一步发展，常兼四肢抽搐，角弓反张，甚至昏厥，舌红或绛，无苔或苔花剥，脉弦细而数。

（三）脾病辨证

脾病主要表现为虚证或虚中夹实证，包括脾气虚弱、脾阳不振等，可导致月经先期、月经后期、月经过多、崩漏、闭经、经行泄泻、带下病、妊娠恶阻、胎动不安、子肿、阴挺、不孕症等。脾虚证多有脘腹胀满、不思饮食、四肢无力等表现。脾气虚常兼口淡乏味，面色淡黄，舌淡，脉缓弱；脾阳虚常兼畏寒肢冷，大便溏泻，甚则浮肿，舌淡，苔白腻，脉缓滑无力；若脾虚湿盛者常兼头晕头重，形体肥胖，舌淡胖嫩，苔腻，脉滑。

（四）心病辨证

心病常见证型有心气虚、心阴虚、心火偏亢等，但心病在妇科临床上的证型较少见。心病多有心悸心烦、失眠多梦、神志失常等证候。证型不同而有不同的兼证及舌脉。

（五）肺病辨证

肺病有肺阴虚证、肺气失宣、肺失肃降等，但肺病在妇科临床上证型也较少见。肺病多有咳嗽喘满的证候，依证型不同而有不同的兼证和舌脉。

二、气血辨证

妇科疾病有病在气分和病在血分，由于气和血关系密切，两者的病变也互相影响，故可出现气病及血，或血病及气，或气血同病。

（一）气病辨证

1. 气虚证　以全身功能活动低下为主要特征，常见面色白、气短懒言、神疲乏力、自汗、舌淡苔薄、脉缓弱等症状。气虚可导致月经先期、月经过多、崩漏、胎动不安、产后恶露不绝等。若气虚进一步发展可引起升举无力而下陷，出现头晕目眩、小腹空坠、阴挺等。

2. 气滞证　以全身或局部的气机不畅甚至阻滞不通为主要特征。气滞可引起月经后期、痛经、经行乳房胀痛、子肿、难产、缺乳、癥瘕等。气滞证常见胸闷不舒、小腹胀痛、脉弦或弦涩有力等表现。若气滞证进一步发展可引起气机升降失常，出现气逆证则兼见咳逆喘息，或恶心呕吐，或头晕胀痛等症。

3. 气逆证　气滞进一步发展可引起气机升降失常，出现气逆证，兼见咳逆喘息，或头晕胀痛，或恶心呕吐等。

4. 气陷证　气虚进一步发展可引起升举无力而下陷，出现下陷证，兼有头晕目眩、小腹空坠等。

（二）血病辨证

1. 血虚证　以血虚不荣、全身虚弱为主要特征。血虚可导致月经后期、月经过少、闭经、胎动不安、胎萎不长、产后腹痛、不孕症等。血虚证常见头晕眼花、心悸少寐、皮肤不润、面色萎黄或苍白、舌淡苔少、脉细无力等证候。

2. 血瘀证　血瘀可引起崩漏、闭经、痛经、产后腹痛、产后恶露不绝、癥瘕等。常见局部刺痛拒按，痛有定处，腹内积块，舌紫黯或有瘀斑、瘀点，脉沉涩或弦涩等证候。

3. 血热证　血热可导致月经先期、月经过多、崩漏、胎动不安、产后恶露不绝等。常见心胸烦闷、渴喜冷饮、小便黄赤、大便秘结、舌红苔黄、脉滑数等证候。

4. 血寒证　血寒可引起月经后期、月经过少、痛经、闭经、不孕症、癥瘕等。常见小腹冷痛、得温痛减，畏寒肢冷，面色青白，舌黯苔白，脉沉紧等证候。

三、常见妇科疾病辨证

（一）月经病辨证

月经病的辨证，主要依据月经的期、量、色、质、气味及伴随月经周期出现的突出症状特点，结合全身证候与舌脉征象进行分析。一般情况下，周期先期、量多、色深红或紫红、质稠者，多为血热。月经先期、量多、色淡、质稀者，多属气虚。月经后期、量少、色黯、小腹冷痛者，多属血寒。月经后期、量少、色淡、质稀者，多属血虚。周期先后不定、量多或量少、色淡、经行腰酸者，多属肾虚。色黯、腹胀不舒、乳房胀痛者，多属气滞。月经量多或淋漓不净、血块多、下腹疼痛、血块排出腹痛减轻者，多属血瘀。经前或经期小腹疼痛拒按者，多属实证。经后小腹隐痛而喜按者，多属虚证。经前或经期小腹冷痛，得热痛减者，多属寒证。经前或经期小腹胀痛，痛甚于胀者，多属血瘀；胀甚于痛者，多属气滞。

（二）带下病辨证

带下病的辨证，主要是依据带下的量、色、质、气味的特点，结合阴户、阴道的局部症状和全身症状、舌脉进行分析。一般带下量多，色白质稠，如唾如涕，绵绵不断，多属脾虚；量多质薄，清稀如水，兼腰膝酸软，多属肾虚；量多质稠，色黄，有臭味，多属湿热；兼阴中瘙痒，属湿热蕴结，酿虫生风；带下量多，色黄如脓，臭秽难闻，多为湿毒；赤白相兼者，多属湿热或虚热为患；带下五色杂见，如脓如酱，秽液下注者，应警惕恶性肿瘤；带下量明显减少，甚至阴道干涩，多为肾精亏虚，天癸早竭，任带虚损。

（三）妊娠病辨证

妊娠病关系母体和胎元两个方面。首先要辨清是胎病及母还是母病动胎；其次要辨明胎儿的情况，以明确是继续安胎，还是应下胎益母；再结合病因、体质等因素，以脏腑辨证和气血辨证方法进行辨证。

（四）产后病辨证

产后病的辨证，应注重"三审"：先审小腹痛与不痛，以辨有无恶露停滞；次审大便通与不通，以验津液的盛衰；再审乳汁行与不行和饮食多少，以察胃气的强弱。并注意询问妊娠期有无妊娠病、临产和分娩时有无异常、产时出血量等情况，同时也需结合脏腑、气血进行辨证。

目标检测

答案解析

单项选择题

（一）A1型选择题

1. 望舌苔颜色可了解（　　）

　　A. 病变之寒热　　B. 邪气之深浅　　C. 津液之盛衰　　D. 气血之变化　　E. 脏腑之强弱

2. 望舌苔的厚薄可了解（　　）

A. 病变之寒热　　　B. 邪气之深浅　　　C. 津液之盛衰　　　D. 气血之变化　　　E. 脏腑之强弱

3. 经色紫黯的主要病机为（　　）

A. 气虚　　　　　B. 血瘀　　　　　C. 血热　　　　　D. 血寒　　　　　E. 阴虚

4. 引起经量过少的因素最全面的是（　　）

A. 血虚、阴虚、肾虚或寒凝血瘀　　　　　　　B. 血虚、血热、气虚、血瘀

C. 血寒、血瘀、气虚　　　　　　　　　　　　D. 气虚、血瘀、血虚、血热

E. 血虚、阴虚、肾虚

5. 带下气味腥臭，多属（　　）

A. 湿热　　　　　B. 寒湿　　　　　C. 血热　　　　　D. 血寒　　　　　E. 阴虚

6. 妊娠常脉的特点是（　　）

A. 沉细　　　　　　　　　　　　　　B. 缓滑

C. 六脉平和滑利，按之不绝，尺脉尤甚　　　D. 滑利

E. 弦滑

7. 肾虚证必有的证候是（　　）

A. 头晕耳鸣，腰膝酸软　　　B. 失眠盗汗，精神不振　　　C. 烦躁易怒

D. 脘腹胀满，不思饮食　　　E. 四肢乏力，失眠多梦

8. 下列可以准确诊断早期妊娠的是（　　）

A. 尿频　　　　　　　　　　　　　　B. 子宫增大，宫颈充血，呈紫蓝色

C. B超探及子宫内有妊娠囊回声　　　D. 尿妊娠试验阳性

E. 停经伴嗜酸恶心

9. 中期妊娠是指（　　）

A. 妊娠12~28周　　　B. 妊娠14~27周　　　C. 妊娠12~27周

D. 妊娠13~28周　　　E. 妊娠11~28周

10. 头先露中最常见的是（　　）

A. 前囟先露　　　B. 枕先露　　　C. 面先露　　　D. 额先露　　　E. 颏先露

（二）A2型选择题

1. 一孕妇，宫底在脐上3横指，胎心听诊在脐下左侧听得最清楚，耻骨联合上扪及圆而硬浮球样物，若胎头枕部在骨盆左前，下列诊断正确的是（　　）

A. 妊娠24周末，头先露，胎位LOA

B. 妊娠24周末，臀先露，胎位LSA

C. 妊娠28周末，臀先露，胎位RSA

D. 妊娠28周末，头先露，胎位ROA

E. 妊娠28周末，头先露，胎位LOA

2. 25岁孕妇，月经周期规律，周期35日，末次月经为2003年4月1日，预产期是（　　）

A. 2004年1月7日　　　B. 2004年1月8日　　　C. 2004年1月13日

D. 2004年1月12日　　　E. 2004年1月11日

3. 四步触诊法，用于检查（　　）

A. 子宫大小、胎姿势、胎先露、胎方位及胎先露是否衔接

B. 子宫大小、胎产势、胎先露、胎方位及胎先露是否衔接

C. 子宫大小、胎姿势、胎先露、胎方位及胎先露入盆的程度

D．子宫大小、胎产势、胎先露、胎方位及胎先露入盆的程度

E．子宫大小、胎姿势、胎方位及胎先露入盆的程度

（三）B1型选择题

（1~4题共用备选答案）

A．28周末　　　　B．32周末　　　　C．20周末　　　　D．36周末　　　　E．16周末

1．宫底高度在脐耻之间，妊娠周数应是（　　）

2．宫底高度在脐下1横指，妊娠周数应是（　　）

3．宫底高度在脐上3横指，妊娠周数应是（　　）

4．宫底高度在剑突下2横指，妊娠周数应是（　　）

书网融合……

微课　　　　习题

第六章　妇科疾病的治法概要

学习目标

知识要求：

1. 掌握妇科常用的内治法和代表方药。

2. 熟悉妇科常用的外治法及药物。

3. 了解妇科外治法注意事项。

技能要求：

1. 具有依据妇科病常见证候，正确制订治疗原则，选用相应方药的能力。

2. 能根据病情，选取相应外治法，并能进行正确的操作。

妇科疾病的治疗，是在运用中医四诊八纲进行辨证分析的基础上，针对妇科疾病的病因病机而确立的治疗法则。遵循《黄帝内经》"必伏其所主，而先其所因""谨守病机""谨察阴阳所在而调之，以平为期"的治疗原则，常用的内治法有调补脏腑、调理气血等。临床上，全身病变多以内治法为主。在某些以局部证候为主要表现的疾病治疗中还可借助外治法，以发挥药物从局部祛除病因的治疗优势，使药物直达病所，提高疗效。妇科急危重症，如热证、痛证、血证等，则应遵循"急则治其标，缓则治其本"的治疗原则。另外，情志因素也会影响疾病的发生、发展，故调节情志也很重要。

第一节　内治法

【调补脏腑】

女性生殖功能以血为用，以气为摄。五脏之中，肾藏精，精血相生，是人体生长、发育及生殖的根本；肝藏血，主疏泄，体阴而用阳，司血海，参与月经周期的调节；脾为气血生化之源，主统血。肾、肝、脾功能正常，则天癸至竭有序，冲任通盛有节，胞宫藏泻有时，女性经、带、胎、产正常；肾、肝、脾功能失调，则冲任蓄溢失常，从而导致妇科疾病的发生。因此，补肾滋肾、疏肝养肝、健脾和胃是妇科疾病的常用治法。

1. **补肾滋肾**　肾为先天之本，元阴元阳之所，是人体生长、发育和生殖之本，肾气的盛衰主宰着天癸的至与竭、冲任的盛与衰、月经的行与止、胎孕的成与殒，与女性经、带、胎、产密切相关。肾气虚，冲任不足，则易产生经、带、胎、产、杂诸病，所以补肾滋肾已成为妇科疾病最重要的治疗方法。

（1）补益肾气　肾气亏虚，冲任不固，可致月经先期、月经先后无定期、崩漏、胎漏、胎动不安、阴挺等妇科疾病，治宜补益肾气，代表方剂有肾气丸、归肾丸、寿胎丸、大补元煎、固阴煎、补肾固冲丸等，常用药物有山茱萸、菟丝子、山药、续断、桑寄生等，可加人参、黄芪、炙甘草等补脾益气之药，补后天以助先天。

（2）温补肾阳　肾阳不足，命门火衰，冲任胞宫失于温煦，阴寒内盛，导致带下病、崩漏、不孕症、胎动不安等妇科疾病，治宜温补肾阳，补益冲任，即所谓"益火之源，以消阴翳"，代表方剂有温胞饮、右归丸、右归饮等，常用药物有锁阳、肉苁蓉、巴戟天、菟丝子、胡桃肉、鹿茸、蛤蚧、紫河车、补骨脂、仙茅、淫羊藿、海狗肾、杜仲、续断、益智仁等。若肾阳虚衰，不能化气行水，水湿内停，或下注冲任，或泛溢肌肤，导致带下病、子肿等，在温补肾阳的同时，可配伍利水祛湿药物，如白术、苍术、茯苓、泽泻、猪苓、车前子、薏苡仁等。

（3）滋补肾阴　肾阴不足或肾精亏虚，冲任血少，导致月经过少、闭经、不孕等妇科疾病，治宜滋肾益阴，补益冲任，代表方剂有左归丸、六味地黄丸等，常用药物有女贞子、墨旱莲、黄精、天冬、石斛、桑椹、枸杞子、龟甲、鳖甲等。肾阴不足，阴虚化热导致的月经先期、崩漏等病证，治宜配伍滋阴降火药物，如知母、黄柏、青蒿、白薇等，即所谓"壮水之主，以制阳光"。

滋肾补肾时，临证用药应注意滋阴不忘补阳，补阳不忘滋阴，阴阳双补的要点在于分清虚实关系的主次而调之，或温肾助阳佐以滋阴补肾，或滋阴补肾佐以温肾助阳。《景岳全书》曰："善补阳者，必于阴中求阳，则阳得阴助而生化无穷；善补阴者，必于阳中求阴，则阴得阳升而泉源不竭。"

2. 疏肝养肝　肝藏血，主疏泄，调畅气机。女子肝血充足，疏泄有制，则冲任通畅，血海无恙，经、孕、产、乳正常。女性在生理上数伤于血，易"有余于气，不足于血"，每因郁怒伤肝，疏泄失常，冲任不调，产生经、带、胎、产、杂诸病。因此，疏肝养肝是妇科疾病的常用治疗方法。

（1）疏肝解郁　情志不舒，郁怒伤肝，肝失疏泄，冲任阻滞，可导致月经后期、痛经、闭经、经行情志异常、不孕等妇科疾病，治宜疏肝解郁，代表方剂有逍遥散、柴胡疏肝散等，常用药物有香附、柴胡、青皮、玫瑰花、郁金、川楝子、荔枝核、佛手、香橼、绿萼梅、青木香等。若肝郁化火，热伤冲任，迫血妄行，导致月经先期、崩漏、经行吐衄，当佐以清肝泄热之品，如栀子、夏枯草、牡丹皮、黄芩、龙胆草等；若肝气横逆犯脾，导致妊娠恶阻，当佐以健脾养胃之品，如砂仁、白术、茯苓、山药、扁豆等。

（2）疏肝清热利湿　肝郁乘脾，脾失健运，水湿内生，肝郁化热，热与湿相合，或肝经湿热下注冲任二脉或任带二脉，治宜疏肝清热利湿。常用龙胆草、车前子、柴胡、黄芩、黄柏、栀子、泽泻、茵陈等药。代表方如龙胆泻肝汤、四逆散、清肝止淋汤、四妙散等。

（3）养血柔肝　肝血不足，冲任血少，导致月经过少、月经后期、闭经、痛经、胎动不安、不孕症等妇科疾病，治宜养血柔肝，代表方剂有养精种玉汤、小营煎、滋血汤等，常用药物有白芍、何首乌、当归、熟地黄、阿胶等。肝肾同源，可酌加补肾之品，如桑寄生、菟丝子、杜仲等。若肝阴不足，肝阳上亢，导致子晕、产后痉证等，可酌加平肝潜阳之品，如龟甲、鳖甲、牡蛎、珍珠母、石决明、代赭石、紫贝齿、刺蒺藜、罗布麻等；若阳亢火旺，肝风内动，导致子痫，急当镇肝息风，可酌加僵蚕、羚羊角、钩藤、天麻、地龙等。

3. 健脾和胃　脾主运化，胃主受纳，是气血化生之源；脾气主升，胃气主降，是气机升降之枢纽；脾主统血。脾胃健运，气血充盈，统摄有权，气机条达，则血海藏泻有时，经候如期，胎孕正常；若脾胃失调，后天气血生化乏源，脾不统血，冲任失司，则可发生经、带、胎、产、杂诸病，治宜健脾和胃，资其化源。

（1）健脾益气　脾胃虚弱，气血生化之源不足，冲任亏虚，导致经、带、胎、产、杂诸病，治宜健脾益气，代表方剂有四君子汤、补中益气汤等，常用药物有党参、白术、山药、茯苓、黄芪、大枣等。若气虚下陷而致阴挺，可加升麻、柴胡升阳举陷。若中气不足，气不摄血，冲任不固，导致经、带、胎、产等出血诸疾，宜补脾摄血，代表方剂有固本止崩汤、归脾汤、安冲汤等，常于健脾益气药中酌加姜炭、煅龙骨、煅牡蛎、五倍子、赤石脂等固涩止血之品。若脾阳不振，水湿内停，导致经行泄泻、子肿、带下病等，宜健脾祛湿，代表方剂有完带汤、参苓白术散等，常于健脾益气药中酌加防风、苍术、白芷、升麻、柴胡等燥湿升阳之品。

（2）和胃降逆　胃气以降为顺，脾胃虚弱，脾胃虚寒或胃中郁热，均可导致胃失和降而致妊娠恶阻，治宜和胃降逆。因虚而逆者，香砂六君子汤主之，常用药物有陈皮、姜半夏、砂仁、甘草、竹茹、枳实、香附等；因寒而逆者，干姜半夏人参汤主之，常用药物有干姜、砂仁、吴茱萸、丁香、苏叶等；因热而逆者，橘皮竹茹汤主之，常用药物有黄连、黄芩、竹茹、代赭石等。呕吐日久伤阴者，可酌加石斛、麦冬之类。

【调理气血】

妇人以血为本，经、孕、产、乳以血为用。气为血之帅，血为气之母，二者相互协调，相互为用。气血和调，则五脏安和，冲任通盛，经、孕、产、乳正常。若血气失调，影响冲任，则导致妇科疾病。气血失调既是妇科疾病的病因病机，又常是妇科疾病的结果，因此，调理气血是治疗妇科疾病的重要方法。调理气血首先要分辨病在血还是在气，辨其虚、实、寒、热，然后确定补、消、温、清等具体治法。一般来说，寒、热、湿邪主要引起血分病，七情内伤多引起气分病。

1. 补益气血　经、孕、产、乳以血为用，又易耗血，加之病因病机影响冲任，导致血海空虚，胞宫、胞脉、胞络失养或冲任匮乏。气随血泄，或脾气亏虚，冲任不固，治宜补益气血。偏血虚者，治宜补血、养血为主，佐以补气，代表方剂有四物汤、当归补血汤，常用药物有当归、黄精、阿胶、白芍、熟地黄、鸡血藤。妇女体质阴柔，补血药又多滋腻，若脾胃功能欠佳，往往难以消化吸收，此时则应用健脾益气以化生气血的间接补血法，代表方剂有当归补血汤、人参养荣汤、滋血汤等。又因精血同源，对于精亏血少所致的生殖功能减退，可补肾益精以生血，常用方剂有大营煎、小营煎、归肾丸、调肝汤、养精种玉汤等。偏气虚者，治宜健脾益气，或补益肾气，佐以养血，代表方剂有四君子汤等，常用药物有人参、黄芪、党参、白术、茯苓、山药等。若中气下陷，治宜补中益气，升提固脱，代表方剂有补中益气汤、举元煎等。

2. 理气行滞　七情内伤易伤气，使气机不畅，郁滞不行，治宜疏肝解郁，理气行滞，代表方剂有逍遥散、柴胡疏肝散等，常用药物有柴胡、枳壳、香附、合欢皮、青皮、佛手、木香、乌药、川楝子等。若出现气机逆乱，多涉及肝、胃及冲脉，治宜行气降逆，代表方剂有顺经汤、香砂六君子汤等，常用药物有沉香、法半夏、苏子、枇杷叶、降香、枳壳、厚朴、代赭石、柿蒂等。

3. 活血化瘀　血瘀而冲任阻滞，血海蓄溢失常，引起月经后期、月经过少、经间期出血、崩漏、闭经等疾病，治宜活血化瘀，气滞、气虚、寒凝、血热均可引起血瘀，临证应辨证调治，常用药物有赤芍、丹参、红花、桃仁、牡丹皮、益母草、五灵脂、蒲黄、泽兰、山楂等。病程日久，血瘀益甚者，可酌加三棱、莪术等破血行气之品，或加水蛭、虻虫等搜剔脉络。若血结成瘀，可酌加昆布、海藻、鳖甲、穿山甲等软坚散结。若瘀血不去，新血难安，出血不止，可酌加三七、蒲黄、花蕊石等祛瘀止血。

4. 温经散寒　寒邪客于冲任、胞宫、胞脉、胞络，寒性收引、凝滞，引起经脉出现拘挛、蜷缩等病理改变，影响气血运行，形成瘀血，治宜温经散寒，常用药物有附子、肉桂、桂枝、吴茱萸、艾叶、干姜、小茴香、花椒等。然而寒亦有内外、虚实之分，外寒、实寒从肌肤入侵或从阴部上客，使脉道收引，血为寒凝，以致胞脉阻滞，治宜温经散寒，活血化瘀，代表方剂有温经汤、吴茱萸汤等。若脏腑功能不足，阳虚阴寒内盛，冲任虚寒，治宜温肾扶阳或温补命门。又因寒易与血结，影响气血运行及化生，可于补血活血药中酌加温养冲任之品，代表方剂有温经汤、艾附暖宫丸等。若寒邪与风、湿之邪合并，则风寒、寒湿为患，治当温经散寒与祛风、除湿法合用。

5. **清热凉血**　素体阳盛血热或感受热邪，或热邪入血，血中蕴热，热伤冲任，迫血妄行者，治宜清热凉血，代表方剂有清热固经汤、保阴煎、清经散、黄芩四物汤、清热调血汤等，常用药物有金银花、黄芩、黄连、连翘、夏枯草、栀子、黄柏、蒲公英、败酱草、鱼腥草、白薇、紫花地丁、生地黄、牡丹皮、赤芍等。若热邪炽盛，可蕴积成毒，热毒与血结，治宜清热解毒，活血化瘀，代表方剂有解毒活血汤、五味消毒饮、托里消毒散、大黄牡丹汤等，常用药物有紫花地丁、牡丹皮、桃仁、赤芍、虎杖、败酱草、白花蛇舌草、野菊花、半枝莲、土茯苓、毛冬青、益母草、大黄等。

第二节　外治法

【治疗原则】

外治法是中医妇科疾病的一种常用治法，已有悠久的历史，《金匮要略·妇人杂病脉证并治》有外洗阴户、阴中纳药等不同的外治法治疗妇科病症的记述。近代妇科临床又有所发展，如外敷、热熨、阴道冲洗、宫腔注入、肛门导入、针灸、推拿等治法，为中医药治疗妇科病开辟了多方法、多途径的新思路，不仅可以达到清热解毒、杀虫、止痒、止血、止带、祛寒、消肿、排脓生肌等功效，也减少了药物对胃肠和肝肾损害。对某些局限于外阴、阴道、宫颈或乳房等外露部位的疾病，应用各种外治法，使药物直达病所，除解病邪，常能取得较好临床疗效。若局部病变影响或累及全身，或局部病变是全身病变在局部的反应时，又需外治用药和内服方药合用，进行整体调治。

行外治法时要注意，一般在非行经期进行，凡阴道出血或患处出血、溃疡者禁用，妊娠期慎用。外洗、阴道冲洗等治疗期间应避免性生活，浴具需消毒，必要时应同时治疗性伴侣，以免交叉感染而影响疗效。肛门导入、下腹部敷熨前最好排空直肠和膀胱，以利于病位对药物的吸收渗透。

> 🖋 知识拓展
>
> ## 中医妇科外治法发展历史
>
> 我国医学历史源远流长，先哲们通过实践，中医学不断进步发展。《五十二病方》首次记载了妇科外治法，诸如熨、砭、熏、灸等。《医宗金鉴》记录了诸如纳药法等多种外治法。清代《理瀹骈文》明确提出外治法须辨证用药。中医妇科外治法在其发展过程中，不断得到传承和创新，现代中医妇科外置法有药物离子导入法、宫腔注入法等。

【常用外治法】

经过历代医家的创新，中医妇科外治法内容不断丰富，目前临床上常用的外治法有外阴熏洗法、阴道冲洗法、阴道纳药法、宫腔注入法、肛门导入法、中药离子导入法和贴敷法等，药物可直达病所，疗效显著，此外亦有针灸法、推拿法。

1. **外阴熏洗法** 外阴熏洗法是指将煎好的药液倒入盆中，趁热熏蒸患部，待温度适宜时洗涤患部或坐浴，即先熏后洗，起到清热解毒、杀虫止痒作用的方法。常以清热解毒药物为主，如苦参、黄柏、土茯苓、地肤子、蛇床子、白花蛇舌草等，代表方剂有蛇床子散、狼牙汤、塌痒汤等。此法主要用于阴痒、阴疮、带下病、外阴白色病变等。

使用方法：药物包煎，煮沸20~30分钟后，将药液倒入专用盆内，趁热熏蒸患部，先熏后洗，待温度适宜时用药液洗涤外阴或坐浴，每次10分钟。

2. **阴道冲洗法** 阴道冲洗法是指借助阴道冲洗器将煎好的药液注入阴道，对阴道进行冲洗的方法。该方法在清洁阴道的同时，药液直接作用于阴道，主要用于阴道及宫颈病变，如带下病、阴道炎、宫颈炎等。常用药物有苦参、白鲜皮、蛇床子、蒲公英、黄柏、荆芥、防风、薄荷等清热解毒、利湿杀虫和祛风止痒药。另外，阴道冲洗法也可用于术前准备，药液选用消毒剂。

使用方法：药物包煎，煮沸20~30分钟后，待药液温度适宜，约与人体体温相同时，进行阴道冲洗。月经期禁用，妊娠期慎用。

3. **阴道纳药法** 阴道纳药法是指将中药研为细末或制成栓剂、片剂、泡腾片、胶囊、膏剂或粉剂等剂型，放置于阴道穹窿部，使药效直接作用于阴道或宫颈外口，起到清热解毒、杀虫止痒、除湿止带、祛腐生肌作用的方法。主要用于带下病、阴痒、阴道炎、宫颈炎、宫颈疾病等。常用药物有黄连、黄柏、虎杖等清热解毒药物，百部、蛇床子、五倍子、硼砂、白矾等解毒祛腐药物，白及、珍珠粉、炉甘石等收敛生肌药物。多为栓剂、片剂和胶囊剂，患者可清洗外阴后自行放入阴道中；粉剂、膏剂等不便自己操作的剂型，则需要医务人员协助。

使用方法：若为片剂、栓剂、胶囊，可清洁外阴后，患者自行放置于阴道后穹窿；粉剂及药液可蘸在带线的棉球上，由医务人员按常规操作置于创面上，棉线尾露出于阴道口2~3cm，在24小时内要及时取出。若带下量过多，可先行阴道冲洗，然后再行纳药为佳。

4. **宫腔注入法** 宫腔注入法是指将中药制成注射液，常规消毒外阴、阴道和宫颈后，将注射液注入子宫及输卵管，起到改善局部血液循环、抗菌消炎、促进粘连松解和吸收以及加压推注钝性分离等作用的方法。通过该方法可以了解输卵管的通畅情况，治疗由输卵管和宫腔的粘连、阻塞等引起的不孕症、月经不调、痛经、妇人腹痛等病证。常用药物多以清热解毒、化瘀消癥为主，常用复方丹参注射液、复方当归注射液等。

使用方法：一般于月经干净后3~7天内进行，每隔2~3天1次，2~3次为1个疗程。每次药量20~30ml，注射时注意观察有无阻力、药液回流、患者有无腹痛等情况，术前和术后禁止性生活。

5. **肛门导入法** 肛门导入法是将药物制成栓剂纳入肛内，或者将药物浓煎后保留灌肠，以起到清热解毒、活血化瘀作用的方法。主要用于盆腔炎、痛经、癥瘕、不孕、陈旧性宫外孕等病证。常用药物有当归、川芎、红花、三棱、莪术、红藤、败酱草、黄柏、金银花、毛冬青、丹参、赤芍等。

使用方法：若是栓剂，患者可于每晚睡前自行放入肛内。若是中药保留灌肠，嘱患者用药前排空二便，将药物浓煎至100~150ml，待温度降至40℃左右时，用一次性灌肠管插入肛内14cm左右，缓慢注入药液，保留30分钟以上，临睡前注入，保留至次日清晨效果更佳。

6. **中药离子导入法** 中药离子导入法是借助药物离子导入仪的直流电场作用，将中药药液以离子形式经皮肤或黏膜导入盆腔或胞中，使给药局部保留较高的药物浓度，充分发挥药效的方法。主要适用于盆腔炎、输卵管堵塞、癥瘕、痛经、陈旧性宫外孕、外阴炎等。药物多采用清热解毒、活血化瘀类，如红藤、败酱草、红花、川芎等，也可选用复方丹参注射液、小檗碱（黄连素）等。

使用方法：用纸吸透药液，置于消毒的布垫上，放在外阴，接通阳极，另用无药的湿布垫放在腰骶部，接通阴极，开动治疗仪，调节电流强度，一般为5~10mA，药物离子从阳极导入。每次20分钟，每日1次，根据病情拟定疗程。

7. 贴敷法　贴敷法是指将药物制成水剂、散剂、膏剂、糊剂等，借助纱布或胶贴直接贴敷于患处、脐部或局部穴位，起到解毒、消肿、生肌等作用的方法。本法主要用于外阴血肿、溃疡、脓肿、乳痈、回乳、痛经、盆腔炎、输卵管堵塞、癥瘕、不孕症等。常用清热解毒、行气活血、温经散寒、消肿散结、通络止痛、生肌排脓类中药。

使用方法：水剂多以无菌纱布浸透药液贴敷；散剂可直接撒于创面；膏剂常先涂于无菌纱布再贴敷患处，如痛经贴、麝香壮骨膏等中药，橡胶膏贴可直接贴于患处，或者将药物制成粗末，加入致热物质，袋装密封，制成热敷剂，或者将药物粗末装入棉布口袋后，隔水蒸15~20分钟，趁热敷于患处或借用热水袋、电热器、理疗仪等作为热源，起到热敷的效果。

8. 针灸　针灸是在人体经络腧穴上施行针刺、艾灸、埋线、通电、注药及激光照射等，取其疏通经络、调和气血、扶正祛邪、调和阴阳的作用，以达到治病目的的方法。针灸治疗妇科疾病已有悠久的历史，《针灸甲乙经》叙述了53种妇科疾病的针灸治疗方法，如"乳子下赤白，腰俞主之"，"女子阴中寒，归来主之"。现代研究表明，针灸有多方面、多环节、多水平和多途径的调节作用，具有抗感染、抗休克、止疼、镇痛等效果，常用于治疗痛经、月经不调、崩漏、闭经、胎位不正、胎死不下、产后小便不通、产后缺乳、盆腔炎、不孕症、阴挺等妇科疾病。

使用方法：妊娠期慎用，禁针合谷、三阴交、缺盆及腹部、腰骶部腧穴。大怒、大惊、过劳、过饥、过渴、房事、醉酒时禁针。

9. 推拿　推拿手法主要作用于体表局部，通过行气活血祛瘀、健运脾胃，达到调整脏腑阴阳功能的目的。现代医学认为，推拿是机械作用、热作用、生物电作用和生物场的综合作用，可用于治疗妇科疾病，如乳痈、产后耻骨联合分离、产后腹痛、胎位不正、痛经、带下病、阴挺、绝经前后诸证等。

使用方法：在临床应用中影响疗效的因素主要是手法的熟练程度、辨证施治的准确程度。

外治法种类繁多，上述常用的妇科外治法，各有特点，难以互相取代，临床上可交替应用，或2~3种一组，或外治法与内治法配合运用，对某些疾患会有相得益彰的功效。

第三节　急证治疗

妇科急证包括急腹证、血崩证、高热证，急证的治疗在于要快速而正确地做出判断，依据患者的症状、体征，结合病史及相关检查，确定引起急证的原因或疾病，采取急则治标，或标本同治，或辨病与辨证相结合。若不及时治疗或治疗不当，均可出现厥脱证，必要时可采取中西医结合治疗。

【急腹证】

妇科急腹证以下腹部急性疼痛为主要症状，在采取止痛法之前，必须要先明确诊断并进行必要的鉴别诊断，不能随意使用镇痛剂，以免掩盖病情，造成误诊。妇科急腹证常见于痛经、异位妊娠、卵巢囊肿蒂扭转、黄体破裂、盆腔炎性疾病等。

一般而言，痛经者，可使用止痛法，达到缓解或消除疼痛的目的。血瘀而痛，治宜化瘀止痛，可选用田七痛经胶囊、散结镇痛胶囊、膈下逐瘀汤口服或丹参注射液、川芎嗪注射液静脉滴注，亦可选用三七、当归、川芎、延胡索、没药、乳香、五灵脂、王不留行等；寒凝而痛，治宜温经止痛，可用少腹逐瘀汤口服，当归注射液肌内注射，或参附注射液静脉滴注，亦常选用吴茱萸、高良姜、艾叶、小茴香、肉桂、乌药、荔枝核、细辛、白芷等；湿热壅滞而痛，可用清开灵注射液静脉滴注；气滞而痛，治宜行气止痛，可用元胡止痛胶囊口服，亦常选用香附、川芎、木香、郁金、青皮、沉香、佛手等；血热而痛，治以清热止痛，常选用牡丹皮、赤芍、红藤、败酱草、川楝子、薏苡仁等。

针灸有迅速止痛之效，体针常选取足三里、三阴交、关元、中极、太溪等穴，予中等强度刺激；耳针可选子宫、交感、肾等穴，均予中等强度刺激；必要时以止痛药剂注射于上髎、次髎穴。

必要时采用中西医结合治疗。异位妊娠破裂、卵巢囊肿蒂扭转等不宜保守治疗的妇科急腹证，需手术进行救治。

【血崩证】

妇科血崩证以阴道急剧而大量出血为主要症状，大量出血可导致亡血厥脱，甚至危及生命，是妇科常见的危急重症。常见于月经异常出血、妊娠出血、产后出血、杂病出血等。

血崩证应辨病与辨证相结合选用方药。血热者，治宜凉血止血，可选用断血流片、十灰散、贯众注射液等，亦可选用仙鹤草、地榆、茜草等；血瘀者，治宜祛瘀止血，常选用三七注射液，亦可选用蒲黄、三七、血竭、云南白药等；脾气亏虚或肾阳不足者，补气止血或温经止血，选用参附注射液或生脉注射液，亦常用黄芪、人参、党参或补骨脂、艾叶炭、煅龙骨、煅牡蛎、阿胶等。血崩证常用方如清热固经汤、胶艾汤、独参汤、生脉饮、举元煎、固本止崩汤等。

针灸在止血方面有很好的疗效，起效快，使用方便。体针常选用断红、子宫、阴陵泉、血海、中极、关元、三阴交、太溪等穴位；耳针可选取子宫、卵巢、心、肝、脾、肾上腺等穴，隔日1次，血止后可每周1次，双耳交替，以巩固疗效。

必要时采用中西医结合治疗。针对不同病因，采取相应措施。例如，排卵障碍性异常子宫出血应采取性激素止血；堕胎、小产，当"下胎益母"，行清宫术止血；不同原因造成的产后出血，针对不同的病因止血。

【高热证】

高热，通常指体温升高达39℃及以上，妇科疾病中出现高热常见于经期、产后房事不洁，或分娩、流产后感染邪毒，甚至热入营血。

一旦出现高热，应首先明确诊断，辨证求因，并尽快查明病原体种类或做出病原学诊断。"退热"是治疗的当务之急。中成药注射液、口服液起效较迅速。表热证可用感冒清热冲剂口服，柴胡注射液肌内注射；热入气分，可选用穿琥宁注射液静脉滴注以清热解毒；热入营分，烦躁口干，夜寐难安，可用清营汤、紫雪丹口服；神昏谵语者用犀角地黄汤鼻饲；痰盛气热，昏迷者加安宫牛黄丸、至宝丹化水鼻饲，或选用醒脑静注射液加入生理盐水静脉滴注；风寒高热证，可采用荆芥、薄荷等煎水擦浴降温。

针灸退热常选用大椎、曲池、合谷等穴位，予强刺激，或用推拿降温。邪毒热盛者，兼取太冲、中极、三阴交、曲骨等。

必要时采用中西医结合治疗。体温持续升高达40℃以上者，予氯丙嗪静脉滴注，同时配合物理降温；高热持续不退者，在抗生素控制感染的同时，加用肾上腺皮质激素；脓肿所致高热者，需行脓肿切开引流术，并结合抗生素控制感染。

附：妊娠忌服药歌

蚖斑水蛭及虻虫，乌头附子配天雄；
野葛水银并巴豆，牛膝薏苡与蜈蚣；
三棱芫花代赭麝，大戟蝉蜕黄雌雄；
牙硝芒硝牡丹桂，槐花牵牛皂角同；
半夏南星与通草，瞿麦干姜桃仁通；
硇砂干漆蟹爪甲，地胆茅根都失中。

——《珍珠囊补遗药性赋》

答案解析

单项选择题

（一）A1型选择题

1. 以右归丸（《景岳全书》）为代表方的治法是（　　）
　　A. 滋肾益阴　　　　B. 补益肾气　　　　C. 温补肾阳　　　　D. 滋肾填精　　　　E. 补肾扶脾
2. 以柴胡疏肝散（《景岳全书》）为代表方的治法是（　　）
　　A. 疏肝清热　　　　　　　　B. 疏肝解郁　　　　　　　　C. 养血柔肝
　　D. 育阴潜阳　　　　　　　　E. 疏肝清热利湿
3. 以龙胆泻肝汤（《医宗金鉴》）为代表方的治法是（　　）
　　A. 疏肝清热　　　　B. 疏肝解郁　　　　C. 育阴潜阳　　　　D. 疏肝清热利湿　　　　E. 养血柔肝
4. 以举元煎（《景岳全书》）为代表方的治法是（　　）
　　A. 健脾养血　　　　B. 健脾除湿　　　　C. 补气摄血　　　　D. 健脾升阳　　　　E. 健脾和胃
5. 下述情况须禁用坐浴及阴道冲洗的是（　　）
　　A. 阴道炎　　　　　　　　B. 外阴炎　　　　　　　　C. 宫颈炎
　　D. 月经期　　　　　　　　E. 外阴白色病变

（二）A2型选择题

1. 余某，32岁，素性多郁，复为情志所伤，致月经紊乱，经量或多或少，乳房胀痛不适，嗳气食少，苔薄，脉弦，辨证属肝郁。宜采用（　　）
　　A. 滋肾养肝法　　　B. 疏肝和胃法　　　C. 疏肝清热法　　　D. 养血柔肝法　　　E. 疏肝解郁法
2. 郑某，36岁，诊断带下病，辨证属脾虚。宜采用（　　）
　　A. 健脾养血法　　　　　　　B. 健脾益气，升阳除湿法　　　　　　　C. 健脾摄血法
　　D. 健脾升阳法　　　　　　　E. 健脾益胃法
3. 孕妇邵某，28岁，因反复恶心呕吐，诊断为妊娠恶阻，辨证属脾胃虚弱。宜采用（　　）
　　A. 清热和胃法　　　B. 健脾和胃法　　　C. 抑肝和胃法　　　D. 温中和胃法　　　E. 养阴和胃法

（三）B1型选择题

（1~2共用答案）

　　A．四物汤　　　　　B．桃红四物汤　　　C．两地汤　　　　　D．补血定痛汤　　　E．身痛逐瘀汤

1．补血养血的代表方为（　　）

2．活血化瘀的代表方为（　　）

（3~4共用答案）

　　A．四物汤　　　　　B．桃红四物汤　　　C．两地汤　　　　　D．补血定痛汤　　　E．身痛逐瘀汤

1．补血养血的代表方为（　　）

2．活血化瘀的代表方为（　　）

书网融合……

　　知识回顾　　　　　微课1　　　　　微课2　　　　　微课3　　　　　习题

第七章 预防与保健

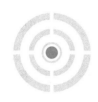

学习目标

知识要求：

了解月经期、妊娠期、产褥期、临产与产时、产褥与哺乳期、围绝经期的卫生保健知识。

技能要求：

具有向不同年龄和不同生理期的妇女开展卫生宣传教育、提供健康指导的能力。

女性由于自身的解剖和生理特点，随着生殖系统的发育、成熟和衰老，在不同的年龄阶段有不同的身体变化。在经、孕、产、乳各期，整个机体发生急骤变化，做好预防保健工作，防止外邪侵袭和内因干扰，对于预防和减少妇产科疾病的发生，提高女性身体素质以及优生优育均具有重大意义。以下按不同的生理时期叙述预防保健重点内容。

一、月经期卫生

女性在月经期间，冲脉血海由满而溢，子宫泻而不藏，全身气血变化急骤，加之子门正开，血室空虚，邪气容易入侵，此时若调摄不当，易致疾病。《妇人大全良方》记载："若遇经行，最宜谨慎，否则与产后症相类。若被惊恐劳役，则血气错乱，经脉不行，多致痨瘵等疾。"为避免发生妇科疾病，月经期保健应注意以下几方面。

1. 保持清洁　要保持外阴清洁，用纸柔软洁净，使用合格的消毒卫生用品。避免盆浴、游泳、房事及阴道灌洗。若非必要，一般不做妇科检查或宫腔操作，若确有病情需要，应严格消毒，动作轻柔，谨慎操作。

2. 劳逸适度　经期要避免重体力劳动和剧烈体育运动。经期出血体力下降，过度劳累耗气动血，脾气损伤则统摄无权，气虚下陷则血随气陷，可致月经过多、经期延长，甚至崩漏。若非月经量过多或严重痛经，也不宜久坐久卧。久坐久卧气机郁滞、血行不畅，又可引起痛经或经期延长。

3. 避免寒凉　月经期间要避免冒雨涉水、冷水洗浴，注意保暖，防止感受寒凉或寒湿之邪。

4. 饮食有节　注意合理饮食，宜食清淡而富于营养的食品。忌食生冷瓜果、冷饮以及辛辣助阳之品，不宜饮酒。

5. 调畅情志　防止情志损伤，注意化解矛盾，疏通思想，保持心情舒畅，避免精神刺激。

二、妊娠期卫生

妊娠后，为适应胚胎及胎儿生长发育的需要，母体会发生一系列生理上的特殊变化，如胚胎初结，根基浅薄，阴血下注冲任、胞宫以养胎，母体常感血不足，气偏盛。做好妊娠期保健，对于保护孕妇身体健康和胎儿正常发育，达到优生优育及预防产科病的发生都具有重要意义。妊娠期保健应注意以下几方面。

1. 定期检查　定期产前检查是孕期保健的重要措施。应及时发现并确定早孕。首次产前检查未发现异常者，应在妊娠第20、24、28、32、36、37、38、39、40周定期进行产前检查；若发现异常者，应当适当增加产检次数或及时治疗处理。

2. 劳逸结合　孕期要保持适当的劳动和休息，利于气血通畅。孕期不宜过持重物，或攀高涉险，以免伤胎。睡眠要充分，又不宜过于贪睡，以免气滞。

3. 合理饮食　饮食宜清淡平和、富于营养而易消化，保持脾胃调和，大便通畅。孕期宜饥饱适度，不宜过食寒凉，以免损伤脾胃。妊娠后期，饮食不宜过咸，以预防子肿、子满。

4. 谨慎房事　妊娠期须慎房事，尤其在孕早期3个月和产前2个月，以防导致胎漏、胎动不安、堕胎、早产及感染邪毒。

5. 用药宜慎　妊娠期要防止滥用药物及随意进补，凡峻下、滑利、破血、祛瘀、耗气、散气及有毒有害之品，应该禁用或慎用，谨防对胎儿的不良影响。

6. 注意胎教　妊娠期要调节情志，静心养性，保持良好的心态，言行端正，以感化教育胎儿，促进胎儿健康发育。

7. 乳头护理　妊娠后期注意用温水擦洗乳头、乳房，防止产后哺乳时出现乳房皲裂。如发现有乳头内陷，应经常牵拉矫正。

8. 衣着舒适　妊娠期间衣着宜宽松舒适，腹部及乳房不宜紧束。

三、临产与产时卫生

（一）临产准备

妊娠足月时，孕妇本人及家属要做好临产准备。

1. 认识分娩　要正确认识分娩是一种自然生理现象，尽量避免恐惧和焦虑情绪。

2. 清洁阴部　临产前要清洁外阴及灌肠，防止邪毒感染，并促进宫缩，以利分娩。

3. 养精蓄力　有临产征兆时，借鉴《达生篇》提出的"睡、忍痛、慢临盆"，忍痛勿慌，养精蓄力，不宜用力过早，以防难产。

4. 产室要求　安静整洁，不宜喧哗，以利于分娩顺利进行。

（二）产时卫生

此时产妇精神紧张，宫缩频繁发作，腹痛剧烈，应注意监护与指导。

1. 观察产程　观察产程进展，了解宫缩情况，监听胎心，记录破膜时间，测量血压。切忌子门未开全，临盆过早。

2. 正确助产　子门开全，胎头着冠之时，指导产妇正确运用腹压，配合医生的接生操作。

3. 处理新生儿　在胎儿娩出后，应立即清理呼吸道，使其建立呼吸并啼哭，处理脐带。

4. 娩出胎盘　应检查胎盘、胎膜是否完全剥离娩出，注意观察其形态是否完整。

5. 减少出血　胎盘娩出后，可例行肌内注射催产素，及时缝合产创部位，减少出血，继续观察阴道流血情况。

四、产褥期与哺乳期卫生

（一）产褥期卫生

产妇分娩结束，到全身各器官（除乳房外）恢复至未孕状态时的一段时间，称产褥期，需6~8周，一般为6周。由于分娩时用力、出汗和产创出血，产后阴血骤虚，卫表不固，抵抗力下降，恶露排出，血室正开，胞脉空虚，因而产褥期妇女处于"多虚多瘀"的生理状态中，此时若护理不当，将息失宜，每易引起疾病。因此，必须加强产褥期保健，以利于母婴健康。

1. 保持清洁　注意会阴部产创的消毒和护理。产褥期有恶露排出，血室正开，要避免邪毒感染。若产创已愈，可用温开水擦洗外阴，勤换洗内裤，做好卫生垫的清洁、更换。

2. 寒温适宜　产妇居室应注意空气流通，寒温适宜。产后正气不足，汗出较多，腠理空虚，不可当风坐卧，以免外邪侵袭。室温不宜过高或过加衣被，特别是夏日暑天，更不可关闭门窗或衣着过厚，以免中暑。

3. 劳逸适度　产妇要充分休息，保证睡眠时间，劳动不宜过早过累。产褥期不宜站立过久，少做蹲位及手提重物等使腹压增加的活动，以防子宫脱垂。分娩后腹壁及盆底肌肉组织比较松弛，应在医护人员指导下进行适当的腹肌运动与提肛肌收缩运动。运动方式与运动量因人制宜，以不超过其耐受限度为宜。

4. 调节饮食　产后一方面存在气血耗伤，另一方面又须化生乳汁哺育婴儿，极需加强营养。饮食宜选营养丰富而易消化的食物，忌生冷、肥甘及辛辣炙煿之品，避免饥饱失常，以免损伤脾胃。

5. 调畅情志　由于生理及躯体的突然变化，产妇往往情绪不稳定，产生敏感而易受暗示的心理反应，常表现出悲喜无常、易郁易怒的特点。当这些强烈的情绪变化或心理反应作用于机体，易致病变，比如产后焦虑影响乳汁分泌，产后抑郁影响产妇食欲以及子宫复旧等。因此要对产妇进行正确的产褥期心理、生理变化知识的宣传普及，保证产妇精神愉快，切忌暴怒或忧思。作为家庭、亲属及社会而言，对产妇不仅要从生活上加以关心、爱护，更要从心理方面深层次地加以体贴、理解、照护，使她们处于一种安全、温馨、愉悦的生活环境与氛围之中。作为产妇来说，不要被动地接受外界信息刺激，要有意识地提高心理修养，调控情绪，使自己能顺利渡过产褥期。

6. 严禁房事　产褥期内禁止房事，以避免或减少产后病的发生。

7. 产后检查　产后3天、14天以及28天进行产后访视，产后6周去医院常规随诊，包括全身检查和妇科检查，以了解母婴健康、哺乳及产妇生殖器官恢复情况。

（二）哺乳期卫生

母乳是婴儿的最佳营养品，含有各种易于消化吸收的营养素，而且初乳中含有较多免疫球蛋白，有利于提高新生儿抵御病邪的能力。因此，产后提倡母乳喂养。为了保持哺乳的顺利进行，应注意以下几个问题。

1. 清洁乳房　每次哺乳前乳母先要洗手，并以温开水清洗乳头和乳晕，特别是第一次哺乳更要彻底清洗，以免乳头污染，将不洁之物带入婴儿口内。同时按摩乳房，避免乳汁壅积成痈。乳头皲裂应及时处理。

2. **正确哺乳**　产妇分娩后30分钟即可开始哺乳。哺乳时，母亲及新生儿均应选择最舒适位置，一般可采用侧卧式或坐式，一手拇指放在乳房上方，余4指放在乳房下方，将乳头和大部分乳晕放入新生儿口中，用手扶托乳房，要注意乳房不能堵塞婴儿鼻孔。让婴儿吸空一侧乳房后，再吸吮另一侧乳房。哺乳后佩戴合适棉质乳罩。每次哺乳后，应将孩子抱起轻拍背部1~2分钟，排出胃内空气以防溢乳。哺乳后婴儿宜右侧卧位，头略垫高。母乳喂养提倡按需哺乳，不规定哺乳时间和次数。每次哺乳时间10~15分钟，时间过长会增加乳头的浸软程度，而易发生皲裂。每次哺乳最好完全吸空，以使下次泌乳量增加。哺乳期一般为8~10个月，在此期间乳汁确实不足时，应及时补充奶粉。哺乳4~6个月后应及时增加辅食。断奶时应用药物回乳，以防发生乳腺疾病。

3. **保持乳量**　保持乳汁的质和量，调节饮食、加强营养为第一要务。其次，心情舒畅，精神愉快，睡眠充足，避免过劳，按需哺乳等也是重要的条件。哺乳期间用药宜谨慎，防止药物通过乳汁影响婴儿。

五、围绝经期卫生

围绝经期是女性从生殖旺盛期到绝经期的过渡时期，受月经、妊娠、分娩、哺乳等特殊生理阶段数伤于血的影响，在这一时期肾气渐衰，肝肾精血亏虚，天癸逐渐耗竭，主司全身精血津液的任脉和冲脉逐渐虚衰，胞宫行月经和主胎孕的功能逐渐衰退，内、外生殖脏器逐渐丧失其功能，肾之阴阳易失平衡，常会自觉不适，一般无须治疗。严重者会出现月经紊乱和阴阳平衡失调的一些全身症状，如烘热汗出、面红潮热、眩晕耳鸣、心悸失眠、腰膝酸软、情绪不宁等。为使女性能顺利渡过这一时期，应注意以下几个方面。

1. **健康教育**　通过科普读物、录音录像、开设讲座等形式广泛宣传围绝经期卫生知识，使处于围绝经期的女性了解此期间的生理变化、心理特点及好发病症，主动进行心理调节，消除不必要的思想顾虑。加强家庭、社会对此期女性工作和生活的关心，使之能轻松适应此期生理、心理变化。

2. **调理生活**　生活规律，适寒温起居，以避免外邪侵袭；坚持适当的运动和体育锻炼，促进血脉流通；合理调配饮食结构，不宜偏食嗜食，饮食要荤素、粗细搭配，适当增加钙、矿物质及微量元素的摄入，提高抗病能力。

3. **定期检查**　生殖器肿瘤好发于这一时期，应每半年或一年定期进行全面体检。对发生特殊腹痛、异常阴道出血、带下异常增多等情况，要及时检查，确定疾病性质，以便及时发现问题并进行处理。

目标检测

答案解析

单项选择题

A1型选择题

1. 月经期的卫生保健，下列错误的是（　　）
   A. 保持外阴清洁　　　　　　　　　　　　B. 注意保暖，以免受寒
   C. 参加各种体育活动，以利气血畅达　　　D. 不宜过食辛辣燥热及寒凉生冷之品
   E. 保持心情舒畅

2. 下列不是产褥期卫生保健的是（　　）
   A. 充分休息　　　　　B. 保持外阴清洁　　　　　C. 饮食要富于营养且易消化

D．产后按时进行检查　　　　　　　E．性生活时注意避孕

3．关于哺乳期的卫生保健，下列说法不准确的是（　　）

A．哺乳前要用温开水清洗乳房、乳头　　　B．哺乳期月经未复潮者，可以不避孕

C．乳母要保持心情舒畅　　　　　　　　　D．哺乳期间用药要谨慎

E．产后30分钟后即可开始哺乳

书网融合……

知识回顾

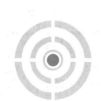

第八章　月经病

学习目标

知识要求：

1. 掌握月经先期、月经后期、月经先后无定期、月经过少、月经过多、经期延长、经间期出血、崩漏、闭经、痛经、月经前后诸证、绝经前后诸证、经断复来的定义及辨证论治。

2. 熟悉以上疾病的病因病机、诊断及鉴别诊断。

3. 了解以上诸病的其他疗法和预防调护。

技能要求：

1. 熟练掌握运用中医学基础知识进行上述疾病辨证论治的技能。

2. 学会应用本章知识对上述疾病进行诊断和治疗。

月经病是以月经的周期、经期、经量、经色、经质等发生异常改变，或伴随月经，或于经断前后出现明显不适症状为特征的疾病。是妇科临床的多发病。

月经病常见的有月经先期、月经后期、月经先后无定期、月经过多、月经过少、经期延长、经间期出血、崩漏、闭经、痛经、经行乳房胀痛、经行头痛、经行泄泻、经行浮肿、经行发热、经行口糜、经行吐衄、绝经前后诸证等。

月经病的病因病机：主要病因是寒热湿邪侵袭、内伤七情、房劳多产、饮食不节、劳倦过度和体质因素。主要病机是脏腑功能失常，气血失调，冲任二脉损伤。另外，还有一些月经病与经期前后冲任气血变化急骤，绝经前后肾气渐衰、天癸渐竭的特殊生理变化密切相关。

月经病的诊断：月经病的诊断多依据主证和主要症状进行诊断和命名。诊断时应注意与相关生理现象和疾病的鉴别，如月经后期、闭经等与生理性停经（如妊娠）相鉴别，经期延长、月经过多、崩漏等与妊娠病、产后病、杂病等引起的下血证相鉴别，并要注意与发生在月经期间的内、外科病证相鉴别。

月经病的辨证：着重月经的期、量、色、质的异常变化及伴随月经或经断前后出现的症状，同时结合全身证候，运用四诊八纲进行综合分析。

月经病的治疗原则：一是重在治本调经。治本即是消除导致月经病的病因，调经是通过治疗使月经恢复正常，遵循《黄帝内经》"谨守病机""谨察阴阳所在而调之，以平为期"的宗旨，主要采用补肾、扶脾、疏肝、调理气血、调理冲任等法调治。月经的产生和调节以肾为主导，即"经水出诸肾"，所以调经以补肾为主，用药注意"阴中求阳""阳中求阴"。扶脾在于益血之源或健脾益气，使血海充盈，统摄有权，则月经的期、量可正常。疏肝在于通调气机，以开郁行气为主，佐以养肝柔肝，使肝气得疏，肝体得养，血海蓄溢有常，则经病可愈。调理气血当辨气病、血病。病在气者，以治气为主，佐以理血；病在血者，以治血为主，佐以理气。调理冲任，在于使冲任通盛，功能正常，可借肝、脾、肾之治，或气血之调理以调冲任，或直接调理冲任。冲任气血运行正常，自无经病之患。调经诸法，又以补肾扶脾为要，正如《景岳全书·妇人规》所说："故调经之要，贵在补脾胃以资血之源，养肾气以安血之室，知斯二者，则尽善矣。"二是分清先病和后病的论治原则。如因经不调而后生他病者，当先调经，经调则他病自除；若因他病而致经不调者，当先治他病，病去则经自调。三应本着"急则治其标，缓则治其本"的原则。如正值经期痛经剧烈，应以止痛为主，若经血暴下不止，急以止血为先，症状缓解后则审证求因治本，使经病得以彻底治疗。

此外，治疗月经病还应顺应规律调治：一是顺应月经周期中的阴阳气血变化规律。经期血室正开，经血下行，宜因势利导，理气和血，引血下行，不宜用大辛大热、大寒大散之品，以免滞血留瘀或动血伤血，经期用药总宜平和；经后血海空虚，宜补肝肾益精血，使阴血渐盈，经血有源，不宜克伐，即所谓"经后宜补、经后勿滥攻"；絪缊期阳气萌动，重阴转阳，宜助阳通络，理气活血，促进阴阳转化；经前期阳气渐长，宜补肾助阳，使阴生阳长；阳长末期，月经将至，血海满盈易壅滞，宜予疏导，理气活血，引血下行，此即"经前勿滥补"，正如《素问·八正神明论篇》所言："月生无泻，月满无补。"二是顺应年龄规律调治，此即金元四大家之一之刘完素提出的青春年少重治肾、中年育龄重治肝、绝经老年重治脾的学术观点。女性年龄阶段不同，病理生理特点各异，宜顺而施治。三是顺应虚实补泻规律。月经病再复杂，不过虚、实两大类，虚证以补肾扶脾养血为主，实证多以疏肝理气活血为要。

总之，月经病临床上复杂多样，甚则寒热虚实错杂，临证时既要遵循上述治疗原则和常用治法，顺应规律，又要具体问题具体分析，因人而异，辨证论治，二者有机结合，灵活运用，以获得最佳调经效果。

PPT

第一节　月经先期

月经周期提前7天以上，2周以内，连续2次以上者，称为月经先期，亦称"经早""经期超前""经行先期"。月经先期进一步发展可成为崩漏。

西医常见相关疾病：功能失调性子宫出血病的黄体功能不足、盆腔炎、甲状腺功能轻度亢进等皆可引起月经先期。

【病因病机】

本病的主要病因病机是气虚，血失统摄；血热，迫血妄行，伤及冲任，冲任不固，经血失于制约，月经先期而至。

1. 气虚

（1）脾气虚　体质素虚，或饮食不节，或思虑劳倦过度，损伤脾气，中气虚弱，统摄无权，冲任不固，经血失统，以致月经先期而至。《景岳全书·妇人规》指出："若脉证无火，而经早不及期者，乃心脾气虚，不能固摄而然。"

（2）肾气虚　先天禀赋不足，或年届七七肾气渐衰，或多产房劳，或久病伤肾，肾气虚弱，封藏失职，冲任不固，不能制约经血，以致月经提前而至。

2. 血热

（1）阳盛血热　素体阳盛，或过食辛辣、温燥助阳之品，或感受热邪，热扰冲任，迫血妄行，遂致月经提前而至。《万氏妇人科·调经章》曰："如曾误服辛热暖宫之药者，责其冲任伏火也。"

（2）肝郁化热　素体抑郁，或情志内伤，郁怒伤肝，肝气郁结，郁久化热，下扰血海，热伤冲任，使月经先期而至。《万氏妇人科·调经章》曰："如性急躁，多怒多妒者，责其气血俱热，且有郁也。"

（3）阴虚血热　素体阴虚，或久病阴亏，或失血伤阴，或多产房劳耗伤阴血，阴亏血少，虚热内生，热扰冲任，血海不宁，月经先期而至。《傅青主女科》说："先期而来少者，火热而水不足也。"

> ⊛ **知识拓展**
>
> 　　临床上最容易忽视的地方就是病因，如嗜食辛辣、经常熬夜、喜服温补之品、素性抑郁等等，这些常常是月经先期血热型的主要成因，如不仔细询问，不知劝解患者改变不良生活习惯，不予心理疏导，则不易速愈，愈后也易复发。及时消除这些病因，也是治病求本，《黄帝内经》"上工治未病"思想的具体体现，重视预防，既能减少疾病的发生和复发，也有助于患者身体素质的提高，减轻患者经济负担，促进社会进步、和谐发展。

【诊断与鉴别诊断】

（一）诊断要点

1. 病史　有血热病史，或有情志内伤史或盆腔炎病史或慢性疾病等病史。

2. 症状　月经周期提前7天以上、2周以内，连续发生2个周期以上，经期与经量基本正常。

3. 检查

（1）妇科检查　患者的黄体功能不足和甲状腺功能亢进时，盆腔脏器无异常；盆腔炎子宫体多有压痛，双附件压痛或有增粗增厚感及盆腔包块等。

（2）B超检查　盆腔炎可能有包块，黄体功能不足和甲状腺功能亢进患者为正常盆腔脏器。

（3）基础体温测量及诊断性刮宫　黄体功能不足者，基础体温呈双相，但高温相短于11天，高温期上升缓慢，上升幅度小于0.3~0.5℃；月经来潮见红6小时内子宫内膜诊断性刮宫结果为子宫内膜分泌功能不足。

（4）甲状腺功能测定（即甲功三项或五项）　甲状腺功能轻度亢进患者血清总三碘甲状腺原氨酸（总T_3）可升高，血清总（游离）甲状腺素（总T_4）可升高，促甲状腺激素（TSH）则减低。

（二）鉴别诊断

月经先期半月一行者，应注意与经间期出血相鉴别（详见经间期出血）。

【临床辨病思路】

一月两潮者，一般应考虑上述鉴别诊断。月经先期病程较久者，应结合其他症状和体征，选择性做上述相关检查，了解有无西医相关疾病，中西医结合辨病，必要时采用中西医结合治疗。

知识拓展

　　黄体功能不足不仅引起月经先期，还可导致不孕和自然流产，甚至习惯性流产，临床发病率较高，对于不孕症和曾因孕酮偏低发生自然流产者，应在孕前进行基础体温测定，判断其是否有黄体功能不足，如有则予孕前和孕后及时补充孕酮调治，并注意有无高催乳素血症、多囊卵巢综合征等疾病，中西医综合调理以减少不孕症和不良孕产的发生。

【辨证论治】

　　月经先期的辨证，主要根据月经的期、量、色、质的变化，结合全身兼症及舌脉，综合分析，辨清虚实。本病的治疗原则是虚者补之、热者清之。其治疗大法为或补或清，固冲调经。

1. 气虚证

（1）脾气虚证

证候：月经周期提前7天以上，2周以内，月经量多，色淡红，质清稀；气短懒言，神疲体倦，小腹空坠，纳少便溏，面色㿠白；舌淡红，苔薄白，脉细弱。

分析：脾气虚弱，统摄无权，冲任不固，故月经周期提前，量多；脾虚化源不足，气虚血少，故经色淡红而质清稀；脾气虚弱则面色㿠白；脾虚中气不足则气短懒言，神疲体倦，小腹空坠；脾虚失运则纳少便溏；舌淡红、苔薄白、脉细弱均为脾虚气血不足之征。

治法：补脾益气，摄血调经。

方药：补中益气汤（《脾胃论》）。

人参　黄芪　白术　陈皮　升麻　柴胡　当归　甘草

方义：方中以人参、黄芪益气为君；白术、甘草补中健脾为臣；当归补血，陈皮理气为佐；升麻、柴胡升阳为使。诸药合用，共奏益气补中、升阳举陷、摄血归经之功。

　　若月经量过多者，应减少失血量，以防伤阴，故去当归，重用人参、黄芪，酌加血余炭、棕榈炭、煅龙骨、煅牡蛎等固涩止血之品；便溏者，宜健脾祛湿止泻，可去当归润肠之品，酌加山药、砂仁、茯苓以健脾和胃利湿；若为脾肾两虚伴腰骶酸痛者，可兼补肾气，酌加杜仲、菟丝子、鹿角胶以温肾益气固冲。

　　若兼心悸怔忡、失眠多梦者，为心脾两虚，治宜健脾益气，补血养心，方用归脾汤（《校注妇人良方》）。

白术　茯神　黄芪　龙眼肉　酸枣仁　人参　木香　当归　远志　甘草　生姜　大枣

　　方中人参、白术、黄芪、甘草、生姜、大枣甘温补脾益气；茯神、龙眼肉、酸枣仁甘平养心安神；远志交通心肾而定志宁神；当归温养心肝之血；木香理气醒脾，防补益之品滋腻滞气。全方补脾与养心并进，益气与养血相融，使气固血宁，血有所归，经调如期。

（2）肾气虚证

证候：月经周期提前7天以上，2周以内，经量或多或少，色淡黯，质清稀；腰膝酸软，头晕耳鸣，小便频数，面色晦暗；舌淡黯，苔薄白，脉沉细。

分析：肾气虚弱，封藏失职，冲任不固，不能制约经血致周期提前，月经量多；肾虚精血不足则月经量少；肾虚血失温煦则经色淡黯，质清稀；腰为肾之外府，肾虚外府失养则腰膝酸软，不能充髓填精、荣养脑窍则头晕耳鸣；肾司二便，肾气虚，不能化气行水，则小便频数；面色晦暗、舌淡黯、脉沉细均为肾虚之象。

治法：补肾益气，固冲调经。

方药：固阴煎（《景岳全书》）。

菟丝子　熟地黄　山茱萸　人参　山药　五味子　远志　炙甘草

方义：方中菟丝子补肾气、益肾精；熟地黄、山茱萸滋肾填精；人参、炙甘草健脾益气；山药固肾培脾；五味子益气敛阴；远志交通心肾。诸药合用，共奏补肾益气，固冲调经之功。

若月经量过多者，应温经固冲止血，酌加姜炭、乌贼骨之类；若腰痛甚者，宜增强补肾壮腰止痛之功效，酌加续断、杜仲、制乳香；夜尿频数者，应固肾缩小便，酌加益智仁、金樱子。

2. 血热证

（1）阳盛血热证

证候：月经周期提前7天以上，2周以内，月经量多，色深红或紫红，质稠；心烦，口渴，溲黄便结，面色红赤；舌红苔黄，脉滑数。

分析：阳盛则热，热扰冲任，迫血妄行而致周期提前，月经量多；血为热灼，故经色深红或紫红，质稠；热邪扰心则心烦；热盛伤津则口渴、溲黄、便结；面色红赤，舌红，苔黄，脉滑数，均为热盛于里之征象。

治法：清热凉血调经。

方药：清经散（《傅青主女科》）。

牡丹皮　青蒿　黄柏　地骨皮　熟地黄　白芍　茯苓

方义：方中牡丹皮、青蒿、黄柏清热泻火凉血；地骨皮清虚热；熟地黄滋肾水；白芍养血敛阴；茯苓行水泻热。全方清热、凉血、养阴之品合用，使热去而阴不伤，血安而月经自调。

若月经量过多或经期过长者，应凉血固经止血，酌加仙鹤草、地榆、茜草、阿胶、续断，并去淡渗之茯苓，以免伤阴；烦渴甚者，宜清热生津止渴，酌加石膏、知母、天花粉；因热致瘀而伴少腹疼痛者，应活血化瘀止痛，酌加益母草、生蒲黄、泽兰。

🎓 课堂互动 8-1

清经散为阳盛实热而设，为何要用熟地黄、地骨皮、白芍这些生水敛阴之品？

答案解析

（2）肝郁化热证

证候：月经周期提前7天以上，2周以内，经量或多或少，经色深红或紫红，质稠有块，或经行不畅；胸胁、乳房胀痛，或少腹胀痛，心烦易怒，口苦咽干；舌质红，苔薄黄，脉弦数。

分析：肝郁化热，热扰冲任，血海不宁，故月经先期而至；肝郁疏泄失司，故经量或多或少；血为热灼则经色深红或紫红，质稠；肝郁气滞血瘀，故见经行不畅，有块，胸胁、乳房、或少腹胀痛；心烦易怒，口苦咽干，舌红，苔薄黄，脉弦数，均为肝郁化热之征。

治法：疏肝清热，凉血调经。

方药：丹栀逍遥散（《女科撮要》）。

柴胡　牡丹皮　栀子　当归　白芍　白术　茯苓　薄荷　煨姜　炙甘草

方义：方中柴胡疏肝解郁清热；栀子、牡丹皮清肝泄热凉血；当归、白芍养血柔肝；白术、茯苓、炙甘草健脾和中，培土疏木；薄荷助柴胡疏达肝气；煨姜温胃行气以免为丹、栀寒凉所伤。诸药合用，使肝疏而条达，热清而血宁，则经水如期。

若月经量过多者，宜凉血固冲止血，酌加茜草、地榆、乌贼骨、煅牡蛎；经行不畅，有血块者，宜活血化瘀，酌加泽兰、益母草；胸胁、乳房、少腹胀痛甚者，宜疏肝理气，通络止痛，酌加夏枯草、川楝子、王不留行、制香附、延胡索、路路通；乳房灼热感者，宜咸寒清热，酌加蒲公英、山慈菇、昆布。

（3）阴虚血热证

证候：月经周期提前7天以上，2周以内，经量或少或多，色红质稠；咽干口燥，心烦不眠，手足心热，两颧潮红；舌红少苔，脉细数。

分析：阴虚内热，热扰冲任，迫经妄行，故月经先期而至，量多，色红，质黏稠；阴虚血少则月经量少；虚热上浮则见两颧潮红；虚热扰心则心烦不眠；手足心热，咽干口燥，舌红少苔，脉细数，均为阴虚内热之象。

治法：养阴清热调经。

方药：两地汤（《傅青主女科》）。

生地黄　玄参　麦冬　白芍　地骨皮　阿胶

方义：方中生地黄、玄参、麦冬养阴清热凉血；地骨皮清骨中之热，泻肾中之火；白芍敛阴养血；阿胶滋阴养血。全方壮水制火，水盛而火自灭，阴生而阳自秘，则经水自调。

潮热者，应滋阴退虚热，酌加青蒿、地骨皮、银柴胡、鳖甲；虚热不眠者，应清热除烦，养心安神，酌加黄连、酸枣仁、钩藤；月经量过多者，应滋阴清热止血，酌加女贞子、墨旱莲、仙鹤草、地榆；月经量少者，可滋肾养精，酌加枸杞子、制首乌。

【其他疗法】

1. 经验方

（1）牡丹皮、地骨皮、大枣各10g，冰糖适量，水煎服。适宜血热证。

（2）熟地黄30g，墨旱莲15g，水煎服。适宜虚热证。

（3）人参、枸杞子、大枣、粳米各10g，红糖适量，水煎服。适宜脾气虚证。

2. 中成药

（1）人参归脾丸　每次1丸，每日2次。适宜脾气虚证。

（2）加味逍遥丸　每次6g，每日2次。适宜肝郁血热证。

3. 针灸治疗　太冲、三阴交、足三里、血海、关元、肾俞，每次取3~4穴，平补平泻。

【预防调护】

（1）调整心态，关注美好，忘却烦恼，积极向上，乐观豁达。

（2）饮食有节，勿过偏嗜，定时定量，粗细混搭，营养均衡。

（3）起居有常，生活规律，养成良好的生活习惯。

　岗位情景模拟 1

　　韦某，女，31岁，1977年1月30日初诊。婚后3年，迄今未孕育，常以嗣续为念。1年来，月事不经，一月二三至，颜色紫红，时夹血块，量一般。素多白带，间或色黄。刻诊正值经期，腰酸背楚，小腹胀坠，头晕，心烦，口干不欲饮，舌淡少津，脉弦细数。（《哈荔田妇科医案医话选》）

问题与思考

1. 请做出诊断（病名、证型）。

2. 该患者正值经期，经期用药和平时有何不同？请给出相应的治法、方药及药量。

3. 仔细分析"答案解析"中哈荔田的治疗大法、遣方用药和随证加减思路，与之比较找差距。

答案解析

附：黄体功能不足

黄体功能不足属排卵性月经失调的一种常见类型，月经周期中有卵泡发育及排卵，也有黄体形成，但若黄体期孕激素分泌不足或黄体过早衰退，则会导致子宫内膜分泌反应不良和黄体期缩短。

【发病机制】

足够水平的FSH和LH及卵巢对LH良好的反应，是黄体健全发育的必要前提。黄体功能不足有多种因素：神经内分泌调节功能紊乱可导致卵泡期FSH缺乏，使卵泡发育缓慢，雌激素分泌减少，从而对垂体及下丘脑正反馈不足；LH脉冲峰值不高及排卵峰后LH低脉冲缺陷，使排卵后黄体发育不全，孕激素分泌减少；卵巢本身发育不良，卵泡期颗粒细胞LH受体缺陷，也可使排卵后颗粒细胞黄素化不良，孕激素分泌减少，从而使子宫内膜分泌反应不足。有时黄体分泌功能正常，但维持时间短。部分黄体功能不足可由高催乳素血症引起。此外，生理性因素如初潮、分娩后、绝经过渡期、内分泌疾病、代谢异常等，也可出现黄体功能不足。

【病理】

子宫内膜形态一般表现为分泌期内膜腺体分泌不良，间质水肿不明显或腺体与间质发育不同步。内膜活检显示分泌反应落后2日。

【临床表现】

一般表现为月经周期缩短。有时月经周期虽在正常范围内，但卵泡期延长、黄体期缩短，以致患者不易受孕或在孕早期流产。

【诊断】

根据月经周期缩短、不孕或早孕时流产，妇科检查无引起异常出血的生殖器官器质性病变。基础体温双相型，但高温相小于11日（图8-1），子宫内膜活检显示分泌反应至少落后2日，可做出诊断。

【治疗】

1. 促进卵泡发育　针对其发生原因，促使卵泡发育和排卵。

（1）卵泡期使用低剂量雌激素　低剂量雌激素能协同FSH促进优势卵泡发育，月经第5日起每日口服结合雌激素0.625mg或戊酸雌二醇1mg，连续5~7日。

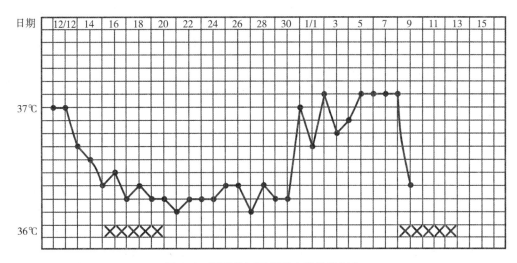

图8-1 基础体温双相型（黄体期短）

（2）氯米芬 氯米芬通过与内源性雌激素受体竞争性结合，促使垂体释放FSH和LH，达到促进卵泡发育的目的。月经第5日起每日口服氯米芬50mg，连服5日。

2. 促进月经中期LH峰形成 在监测到卵泡成熟时，用绒促性素5000~10000U一次或分两次肌内注射，以加强月经中期LH排卵峰，达到不使黄体过早衰退和提高其分泌孕酮的功能。

3. 黄体功能刺激疗法 于基础体温上升后开始，隔日肌内注射绒促性素1000~2000U，共5次，可使血浆孕酮明显上升，延长黄体期。

4. 黄体功能替代疗法 一般选用天然黄体酮制剂，自排卵后开始每日肌内注射黄体酮10mg，共10~14日，以补充黄体孕酮分泌不足。

5. 黄体功能不足合并高催乳素血症的治疗 使用溴隐亭，每日2.5~5.0mg，可使催乳素水平下降，并促进垂体分泌促性腺激素及增加卵巢雌、孕激素分泌，从而改善黄体功能。

6. 口服避孕药 有避孕需求者可口服避孕药3个周期，反复者可延至6个周期。

第二节 月经后期

PPT

月经周期延后7天以上，6个月以内，连续2个周期以上者，称为"月经后期"，亦称"经期错后""经迟"或"月经延后"。月经后期进一步发展可成为闭经。

西医常见相关疾病：甲状腺功能亢进、甲状腺功能减退、卵泡生长期长、高催乳素血症、高雄激素血症、多囊卵巢综合征、胰岛素拮抗等均可出现月经后期。

【病因病机】

本病的发病机制主要有虚、实两大类。虚者精血不足，冲任不充；实者邪气阻滞，冲任不畅。无论虚实，均可导致血海不能按时满溢而引起月经周期向后推迟，使月经延期而至。

1. 肾虚 先天肾气不足，或早婚房劳多产，以致肾虚精亏血少，冲任不充，血海不能按时满溢，月经延期而至。

2. 血虚 素体营血不足，或长期慢性失血，或大病久病，或产乳众，或节食减肥，慢性腹泻，化源不足，均可致营血亏虚，冲任不足，血海不能按时满溢，遂致月经延期而至。

3. **虚寒**　素体阳虚，或久病伤阳，阳虚则内寒，脏腑失于温养，生血运血失职，波及冲任，冲任不足、不畅，血海不能按时满溢而致月经延期而至。

4. **实寒**　经期产后，感受寒邪，或过食寒凉，寒伤冲任、胞宫，血行凝滞，冲任、胞脉不畅，血海不能按时满溢而致月经周期延后。

5. **气滞**　素多抑郁，或忿怒过度，气机不畅，肝失条达，气郁血滞，冲任受阻，血海不能按时满溢，故月经后期而至。

6. **痰湿**　素体肥胖，或脾虚运化失职，痰湿内生，阻于冲任，冲任气血不畅，血海不能按时满盈致月经后期而至。

【诊断与鉴别诊断】

（一）诊断要点

1. **病史**　禀赋不足，或感寒饮冷、情志不遂、慢性失血、节食减肥、慢性腹泻、甲状腺功能亢进、甲状腺功能减退等病史。

2. **症状**　月经周期延后7天以上，6个月以内，连续2个周期以上，经期正常。

3. **检查**

（1）尿妊娠试验或血HCG检测　有性生活史者，需排除妊娠及妊娠相关疾病。

（2）妇科检查　有助于排除妊娠，了解内生殖器官有无病变。甲状腺功能亢进、甲状腺功能减退、卵泡生长期长、高催乳素血症、高雄激素血症、多囊卵巢综合征、胰岛素拮抗均为正常盆腔脏器。

（3）B超检查　有助于排除妊娠，了解内生殖器官有无病变。

（4）基础体温测量　卵泡生长期长者基础体温呈双相，但低温相过长；甲状腺功能低下、高催乳素血症、高雄激素血症、多囊卵巢综合征、肾上腺功能亢进患者基础体温可能呈单相，或呈双相，或伴黄体功能不足。

（5）胰岛素和C肽释放实验　胰岛素拮抗者空腹胰岛素或C肽异常升高。

（6）性激素六项测定　甲状腺功能减退者，卵泡刺激素（FSH）、黄体生成素（LH）、催乳素（PRL）等均减少；高催乳素血症患者催乳素（PRL）升高，而且应进一步排除原发性甲状腺功能减退；高雄激素血症患者雄激素（T）升高；多囊卵巢综合征患者多表现为T升高或LH/FSH ≥ 2.5，或可兼见PRL升高。

（7）甲状腺功能测定（即甲功三项或五项）　甲状腺功能亢进患者血清总三碘甲状腺原氨酸（总T_3）升高，血清总（游离）甲状腺素（总T_4）升高，促甲状腺素（TSH）则降低。甲状腺功能减退患者，血清总甲状腺素（T_4）和游离总三碘甲状腺原氨酸（T_3）均降低，而总T_3、游离T_4可正常或降低，TSH降低。

（二）鉴别诊断

月经后期应特别注意与早期妊娠及并月、居经和与妊娠有关的异常出血相鉴别。

1. **早期妊娠**　二者均为月经周期错后7天以上，6个月以内未至。但月经后期无妊娠的症状、体征，辅助检查无妊娠特征；早期妊娠或有妊娠的症状、体征，辅助检查有相应的妊娠特征。

2. **并月、居经**　都表现为月经周期后错，2个月或3个月一行。但月经后期为病理状态，并月、居经为健康妇女月经生理的特殊现象。

3. **与妊娠有关的异常出血**　常见的有流产、异位妊娠、葡萄胎。这些疾病都表现为月经周期错后

7天以上，6个月以内经潮。但月经后期无妊娠的症状、体征，辅助检查无妊娠特征；早期妊娠或有妊娠的症状、体征，辅助检查有相应的妊娠特征，出血量多有异常，或伴有腹痛等其他症状。

【临床辨病思路】

青春期初潮后1年内或围绝经期月经周期时有延后，不伴其他症状者，不作病论。

有性生活者，应结合妊娠试验和B超等检查排除妊娠。

偶尔月经周期错后7天~6个月，排除妊娠后也可按月经后期进行辨证施治，但对有生育意愿者，需谨慎用药。

病程长，需排除并月、居经及月经周期错后但有规律且生育功能正常者，并结合其他症状和体征选择性做上述内分泌检查，了解是否有西医常见相关性疾病，以便中西医结合辨病辨证治疗。

⊘ 知识拓展

育龄期女性进入排卵期后都有可能妊娠，如果患者有生育意愿，那么我们在排卵期后用药就需慎之又慎，因为血清绒促性素定量测定虽是目前诊断早孕最常用、最敏感的方法，也需到受孕10天后才能测出。在受孕时间不足10天时，即使用了现代检查手段，也无法知道患者是否妊娠，此即绪论里金元四大家之一张子和所说的"凡治妇人病，不可轻用破气行血之药，恐有娠在疑似之间"。月经后期虽然患者看病时月经多在35天以上，但患者有时可能会排卵晚或出现意外排卵，受孕较晚，所以月经后期患者即使早孕试验阴性、B超检查未见孕囊，也不能排除妊娠，对于有可能有生育要求的患者，用药仍需谨遵妊娠禁忌，以免后患，临床上常有医生犯此忌讳，不可不知。

【辨证论治】

月经后期的辨证主要根据月经的量、色、质及全身证候辨其虚实。

本病的治疗原则是虚者补之，实者泻之，以温经、养血、行滞、活血为法，重在平时调理。慎用辛燥、苦寒、破血之品，以免劫伤阴津，耗伤气血。

1. 肾虚证

证候：月经周期延后，量少，色淡黯，质清稀，腰酸腿软，头晕耳鸣，面色晦暗，带下清稀，舌质淡，苔薄白，脉沉细。

分析：肾虚精亏血少，冲任不足，血海不能按时满溢，则周期延后，量少；肾虚血失温煦，故见经色淡黯、质清稀；腰为肾之府，肾虚外府失所养则腰酸腿软；肾虚上不能荣面、奉养清窍，下不能温任带二脉，故见面色晦暗、头晕耳鸣、带下清稀；舌淡、苔薄、脉沉细亦为肾虚精血不足之象。

治法：补肾养血调经。

方药：当归地黄饮（《景岳全书》）。

当归　熟地黄　山茱萸　山药　杜仲　怀牛膝　甘草

方义：方中以当归、熟地黄、山茱萸养血益精；山药、杜仲补肾气以固命门；牛膝强腰膝，通经血，使补中有行；甘草调和诸药。全方重在补益肾气，益精养血。

若肾气不足，日久伤阳而见腰膝酸冷者，宜温肾阳、强腰膝，酌加仙茅、淫羊藿、巴戟天等；经量少者，宜养血益精，酌加紫河车、肉苁蓉等；带下量多者，应温肾固涩止带，酌加鹿角霜、金樱子、芡实等。

2. 血虚证

证候：月经周期延后，量少，色淡红，质清稀，小腹空痛，头晕眼花，心悸少寐，面色苍白或萎黄，舌质淡，苔薄白，脉细弱。

分析：营血亏虚，冲任不充，血海不能按时满盈，故周期延后；营血不足，血海不充则量少；赤色不足则色淡红；精微不充则质清稀；血虚气少，胞脉失养故小腹空痛；血虚不能上荣，面失所养则萎黄或苍白；脑失所养则头晕眼花；心失所养则心悸失眠；舌淡、苔薄、脉细无力，均为血虚之象。

治法：补血益气调经。

方药：大补元煎（《景岳全书》）。

人参　山药　熟地黄　杜仲　当归　山茱萸　枸杞子　甘草

方义：方中人参大补元气；熟地黄、当归、山茱萸养血益精；杜仲、山药补肾气以固命门；枸杞子养血调肝；甘草调和诸药。全方补肾养血，气旺血充，则经水如期。

若血虚阴亏，兼见潮热盗汗、五心烦热者，酌加养阴清虚热之品，如地骨皮、女贞子、墨旱莲等；若久病伤肾，兼有腰腹冷痛、经色黯黑有块者，酌加补肾暖宫之药，如艾叶、菟丝子、杜仲等。

3. 虚寒证

证候：月经周期延后，经色淡红而量少，质清稀，小腹隐隐作痛，喜温喜按，腰酸无力，小便清长，大便溏薄，舌质淡，苔薄白，脉沉迟无力。

分析：阳虚寒盛，脏腑失于温养，不能化气生血，冲任不充，血海满溢失时而致月经后期、量少；血失温煦，故经色淡红、质清稀；阳虚不能温煦胞宫则小腹隐隐作痛、喜温喜按；阳虚肾气不足，外府失养，故见腰酸无力；肾阳虚，上不能温煦脾阳则大便溏薄，下不能温暖膀胱则小便清长；阳虚不能生血，不能鼓动血脉，故见舌质淡，苔薄白，脉沉迟。

治法：扶阳祛寒调经。

方药：温经汤（《金匮要略》）。

当归　吴茱萸　桂枝　白芍　川芎　牡丹皮　法半夏　麦冬　人参　阿胶　生姜　甘草

方义：方中吴茱萸、桂枝温经散寒，暖宫通脉；当归、白芍、川芎、阿胶养血活血调经；牡丹皮祛瘀；法半夏、麦冬、生姜润燥降逆和胃；人参、甘草补气和中。全方以温经散寒、养血调经为主，却又寒热虚实并用，为调经之要方。

若阳虚寒甚，见腰膝冷痛者，宜温肾助阳，酌加巴戟天、补骨脂、淫羊藿等；溲清便溏者，去润肠通便之当归，酌加补益脾肾之品，如补骨脂、山药等。

4. 实寒证

证候：月经周期延后，量少，色黯有块，小腹冷痛拒按，得热痛减，畏寒肢冷，面色青白，舌质淡黯，苔白，脉沉紧。

分析：寒凝血滞，冲任不畅，血海不能按时满溢而致经行延后、量少；寒凝血滞则经色黯有块；寒客胞中，气血不畅，不通则痛，故见小腹冷痛拒按；得热则气血稍畅，故痛减；寒邪伤阳，阳不外达，故畏寒肢冷，面色青白；舌淡黯苔白、脉沉紧，均为实寒之象。

治法：温经散寒调经。

方药：温经汤（《妇人大全良方》）。

人参　当归　川芎　白芍　桂心　莪术　牡丹皮　牛膝　甘草

方义：方中当归、川芎养血活血，桂心温经散寒，三药配伍有温经散寒调经的作用；人参温阳补气，气旺则邪易去而血易行；莪术、牡丹皮、牛膝活血祛瘀；白芍、甘草缓急止痛。全方温而不燥，补而不滞，攻邪而不伤正，共奏温经散寒、祛瘀调经之功。

若寒凝血瘀见腹痛拒按明显者，加蒲黄、五灵脂活血化瘀止痛；如经量多，去莪术、牛膝，酌加炮姜炭、艾叶炭以温经止血。

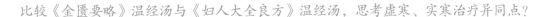

👥 课堂互动 8-2

比较《金匮要略》温经汤与《妇人大全良方》温经汤，思考虚寒、实寒治疗异同点？

答案解析

5. 气滞证

证候：月经周期延后，量正常或少，色黯红有血块，少腹胀痛，或胀甚于痛，胸胁乳房胀痛，时欲太息，舌质正常或偏红，苔薄白或微黄，脉弦或弦数。

分析：肝气郁结，血为气滞，冲任受阻，血海满溢失时，故周期延后，量少色黯有块；胸胁、乳房、少腹为肝经所布，气机不畅，肝气不达，经脉壅滞，故胸胁、乳房、少腹胀痛；时欲太息、舌苔正常、脉弦为肝郁气滞之征；若肝郁化热则出现舌偏红、苔微黄、脉弦数之象。

治法：理气行滞调经。

方药：乌药汤（《兰室秘藏》）。

乌药 香附 木香 当归 甘草

方义：方中乌药理气行滞为君；香附疏肝理气止痛，木香行脾胃之滞为臣；当归养血活血调经为佐；甘草调和诸药为使。诸药合用，共奏行气活血调经之功。

若经量少，有瘀块者，宜活血化瘀，酌加丹参、益母草等；若小腹胀痛甚者，应酌加理气止痛之品，如延胡索、青皮等；若胸胁、乳房胀痛明显者，应疏肝解郁，理气止痛，酌加柴胡、郁金、王不留行等；若肝郁化火而见月经量多色红，心烦，舌红，苔薄黄，脉弦数者，应清肝凉血止血，酌加牡丹皮、焦山栀、墨旱莲、地榆等。

6. 痰湿证

证候：月经周期延后，量少，色淡，质黏，形体肥胖，胸脘满闷，恶心纳呆，白带量多，舌淡胖，苔白腻，脉滑。

分析：痰湿停聚，阻于冲任，血行不畅，血海不能按时满溢故周期延后，经量过少，色淡红，质黏；痰湿内阻，中阳不振则胸脘痞闷，纳呆呕恶；湿邪下注，伤及任带二脉则白带量多，质黏腻；苔白腻、脉滑为痰湿内停之征。

治法：燥湿化痰，活血调经。

方药：芎归二陈汤（《叶天士女科》）。

陈皮 茯苓 半夏 生姜 甘草 当归 川芎

方义：方中用二陈汤燥湿化痰；当归、川芎养血活血调经。全方共奏燥湿化痰、活血调经之功效。

【其他疗法】

1. 经验方

（1）刘寄奴30g，红花10g，炒王不留行15g，益母草30g，水煎服。适宜血瘀证。

（2）益母草30g，红花10g，乌药10g，水煎服。适宜血瘀气滞证。

2. 中成药

（1）六味地黄丸　水丸，每次6g，每日2次，适用于肾阴虚证。

（2）八珍益母丸　蜜丸，每次9g，每日2次，适用于血虚证。

（3）艾附暖宫丸　蜜丸，每次9g，每日2次，适用于虚寒证。

3. 针灸治疗　关元、血海、肾俞、子宫、足三里、三阴交，每次取3~4穴，虚证补法加灸，实证平补平泻。

【预防调护】

（1）经期、产后注意保暖，避免感寒和贪凉饮冷。

（2）合理节食，适当运动，循序渐进，科学减肥。

（3）宽容大度，心态平和，关注美好，忘却烦恼，积极乐观。

（4）积极治疗慢性失血、慢性腹泻等慢性疾病。

岗位情景模拟2

柴某某，女，26岁，已婚，2010年10月26日初诊。

主诉：月经量明显减少1年余，未避孕而未孕。

现病史：患者孕3产2，均为女婴，末次妊娠时间为2009年7月，于孕40多天时行人工流产手术，之后一直未避孕而未孕，月经量逐渐减少，现在经量不足以前的一半，色淡质稀，偶有小血块，经期3天，周期30天一行，行经第1天腹部隐痛，轻度腰酸，无其他不适症状，末次月经时间为2010年9月4日，患者停经36天时曾到某乡镇卫生院妇产科就诊，B超检查提示子宫内膜厚度为5mm，妊娠试验结果为阴性，当时医生说患者子宫内膜太薄，所以月经量少，予调经活血片、大黄䗪虫丸服用，月经至今未潮，现已停经53天。患者要求继续服药，调理经量，并渴望再生1个孩子。

既往史：无特殊。（冯冬兰医案）

问题与思考

1. 依据主诉和现病史，该患者的诊断可能有哪些？

2. 首先应考虑排除的诊断是什么，为什么？

3. 患者需要进一步做哪些检查以协助诊断和鉴别诊断？

4. 从现病史来看，前医对患者的诊断和处理是否恰当，为什么？

答案解析

第三节　月经先后无定期

PPT

月经周期时或提前时或延后7天以上，连续3个周期以上者，称为"月经先后无定期"，又称"经水先后无定期""月经愆期""经乱"等。

本病以月经周期紊乱，超过7天以上为特征，如仅提前或错后三五天不作病论；青春期初潮后1年内，或围绝经期绝经前出现行经先后不定现象，若无其他不适者，不作病论。本病可向崩漏或闭经转化，若伴有经量增多、经期延长，则可发展为崩漏，若伴有经量减少、经行延后，则可发展为闭经。

【病因病机】

本病的主要发病机制是肝、肾功能失调，冲任功能紊乱，血海蓄溢失常。

1. 肝郁 肝藏血，主疏泄，司血海。情志抑郁，或忿怒伤肝，可致肝气逆乱，疏泄失司，冲任失调，血海蓄溢失常。若疏泄太过则月经先期而至；疏泄不及则月经后期而来，遂成愆期。

2. 肾虚 肾主封藏，为冲任之本，又主经血之施泄。青春期肾气未充，更年期肾气渐衰，或房劳多产，或大病久病，损伤肾气，藏泄失职，冲任失调，血海蓄溢失常，则致月经先后无定期。

【诊断与鉴别诊断】

（一）诊断要点

1. 病史 有七情内伤、房劳多产、久病等病史。

2. 症状 月经不按周期来潮，提前或错后7天以上，并连续出现3个周期或以上，一般经期正常，经量基本正常。

3. 检查 多为正常盆腔脏器。

（二）鉴别诊断

本病需与崩漏相鉴别，月经错后时尚需排除妊娠。

崩漏 二者周期均发生紊乱，但崩漏完全无规律，且经期、经量也发生严重紊乱，月经先后无定期则经期、经量正常。

【临床辨病思路】

月经周期提前或错后7天以上，连续出现3个周期或以上，经期、经量基本正常，生殖器官无明显病变者可考虑本病。

【辨证论治】

本病辨证主要根据月经的量、色、质及全身证候、舌脉进行综合分析。治疗原则是疏肝或补肾，调理冲任，随证施治。

1. 肝郁证

证候：经行或先或后，经量或多或少，色黯红，有血块，或经行不畅，胸胁、乳房、少腹胀痛，精神抑郁，时欲叹息，易怒，苔薄白，脉弦。

分析：郁怒伤肝，疏泄失常，冲任功能紊乱，血海蓄溢失常故经行或先或后，量或多或少；肝郁则气滞，气滞则血行不畅，故经色黯红，有血块；肝脉过胸胁、乳房、少腹，肝郁气滞，经脉不利故胸胁、乳房、少腹胀痛；气郁不舒则情志抑郁、时欲叹息；苔薄白、脉弦乃肝气郁滞之象。

治法：疏肝理气调经。

方药：逍遥散（《太平惠民和剂局方》）。

柴胡　白术　茯苓　当归　白芍　甘草　薄荷　煨姜

方义：方中柴胡疏肝解郁；薄荷助柴胡疏达之力；当归、白芍养血调经；白术、茯苓、甘草和中健脾；煨姜温胃行气。全方使肝气得舒，脾气得健，气血和调，经行归期。

若经行少腹胀痛明显，应理气化瘀止痛，酌加丹参、益母草、制香附、延胡索；若肝郁化热而月经量多、色红、质稠者，宜清热疏肝，凉血调经，宜用丹栀逍遥散（《女科撮要》）。

柴胡　牡丹皮　栀子　当归　白芍　白术　茯苓　薄荷　煨姜　炙甘草

2. 肾虚证

证候：经行或先或后，量少，色淡黯，质清稀，面色晦暗，腰骶酸痛，或头晕耳鸣，或夜尿频数，舌淡，苔薄白，脉沉弱。

分析：肾气虚弱，封藏失职，冲任功能紊乱，血海蓄溢失常，以致经行先后无定期；肾为水火之脏，肾气虚弱，水火两亏，水不足则经量少，火不足则经色淡、质清稀；肾虚精血不足，面失荣润，故面色晦暗；腰为肾之外府，肾虚失养，故出现腰骶酸痛；肾主骨生髓，开窍于耳，脑为髓之海，肾虚则髓海不足，孔窍不利，故头晕耳鸣；肾虚气化失司故夜尿频数；舌淡苔薄、脉沉弱皆为肾气不足之象。

治法：补肾调经。

方药：固阴煎（《景岳全书》）。

菟丝子　熟地黄　山茱萸　人参　山药　五味子　远志　炙甘草

若腰骶酸痛甚，宜补肾强腰，酌加杜仲、补骨脂、续断；尿频者，宜固肾缩小便，酌加益智仁、补骨脂、覆盆子。

若肝郁肾虚，则宜疏肝补肾调经，用定经汤（《傅青主女科》）。

柴胡　炒荆芥　当归　白芍　山药　茯苓　菟丝子　熟地黄

本方中柴胡、荆芥疏肝解郁；菟丝子、熟地黄补肾气、滋肾阴；山药固肾培脾；茯苓和中健脾；当归、白芍养血柔肝。诸药合用，使肝疏、肾充、脾健，气血和调，冲任得养，血海蓄溢有常，则经水定期来潮。

📋 课堂互动 8-3 ————————————————————

比较逍遥散和定经汤的组成和功效。

答案解析

【其他疗法】

1. 经验方

（1）益母草30g，当归10g，醋香附10g，白芍10g，水煎服。适宜肝郁证。

（2）熟地黄30g，山茱萸20g，怀牛膝15g，醋香附10g，水煎服。适宜肝郁肾虚证。

2. 中成药

（1）逍遥丸　水丸，每次6g，每日3次。适合肝郁证。

（2）乌鸡白凤丸　蜜丸，9g，每次1丸，每日2次，经后服用，连服2周。适宜肝肾两虚证。

3. 针灸治疗　关元、血海、脾俞、足三里、三阴交，每次取2~3穴，平补平泻。

【预防调护】

（1）调整心态，关注美好，忘却烦恼，积极向上，乐观豁达。

（2）房事有节，做好避孕防护，注意适度生育。

PPT

第四节　月经过少

月经周期正常，经量明显减少，或行经期不足2天，甚或点滴即净者，称为"月经过少"，亦称"经水涩少""经量过少"。

本病的特点是经量明显减少，一般认为月经量少于20ml者为月经过少。月经过少常伴月经后期，并可发展为闭经。

西医常见相关疾病及常见因素：甲状腺功能亢进、甲状腺功能减退、子宫发育不良、性腺功能低下、高催乳素血症、高雄激素血症、多囊卵巢综合征、子宫内膜结核、长期服用避孕药、带含孕酮宫内节育器、子宫内膜炎、计划生育手术后子宫内膜损伤或宫腔部分粘连等均可出现月经过少。

【病因病机】

本病的发病机制有虚有实，虚者多因精亏血少，血海不盈，实者则多因痰湿、瘀血阻滞冲任，冲任不畅，故致血海溢泻不足引起月经过少。

1. 肾虚　禀赋素弱，肾气不足，或久病、多产、房劳伤肾，精血亏虚，冲任失养，血海溢泻不足以致月经过少。

2. 血虚　素体血虚，或久病伤血，营血亏虚，或饮食劳倦伤脾，化源不足，血少冲任空虚，血海溢泻不足以致经量过少。

3. 血瘀　经期产后，寒客胞宫，血为寒凝，或情志失调，气郁血滞，瘀阻冲任，血行不畅，血海溢泻不足以致月经量少。

4. 痰湿　素体肥胖，或脾虚不运，痰湿内生，痰阻阻滞，冲任不通，血行不畅，经血受阻而量少。

【诊断与鉴别诊断】

（一）诊断要点

1. 病史　可有宫腔手术史、失血史及结核病、甲状腺功能亢进、甲状腺功能减退、多囊卵巢综合征等病史及长期服避孕药等。

2. 症状　经量明显减少，甚或点滴即净，月经周期一般正常。

3. 检查

（1）尿妊娠试验或血HCG检测　有性生活史者，需排除妊娠及妊娠相关疾病。

（2）妇科检查　多为正常盆腔脏器；子宫发育不良者子宫偏小；子宫内膜炎者子宫体压痛。

（3）B超检查　多为正常盆腔脏器；子宫发育不良者子宫偏小。

（4）宫腔镜检查和宫腔镜下诊断性刮宫　对子宫内膜结核、子宫内膜炎或宫腔粘连有诊断价值。

（5）子宫造影　对子宫内膜结核、宫腔粘连有诊断价值。

（6）女性激素六项测定　甲状腺功能减退者，一般卵泡刺激素（FSH）、黄体生成素（LH）、催乳素（PRL）等均减少；高催乳素血症患者催乳素（PRL）升高；高雄激素血症患者雄激素（T）升高；多囊卵巢综合征患者多表现为T升高或LH/FSH≥2.5，或可兼见PRL升高。

（7）甲状腺功能测定　甲状腺功能亢进患者血清总三碘甲状腺原氨酸（总T_3）升高，血清总（游离）甲状腺素（总T_4）升高，促甲状腺素（TSH）则减低。甲状腺功能低下患者，血清总甲状腺素（T_4）和游离总三碘甲状腺原氨酸（T_3）均降低，而总T_3、游离T_4可正常或降低，TSH减低。

（二）鉴别诊断

首先，月经过少应特别注意与妊娠有关的少量出血（激经、异位妊娠、胎漏）相鉴别，其次要注意与经间期出血相鉴别（详见经间期出血）。

1. **激经**　二者均是经血按时来潮且量少。激经或有早孕的症状、体征，血HCG定量测定、尿妊娠试验和B超检查等有相应的妊娠特征，月经过少则无上述症状、体征和特征。

课堂互动 8-4

如何鉴别胎漏和月经过少？

答案解析

2. **异位妊娠**　异位妊娠若无明显停经史时，易与本病混淆。二者均为阴道少量出血，但异位妊娠的出血多为不规则少量的黯褐色血液，一般不会自行停止，月经过少出血一般不超过7天；异位妊娠或有早孕的症状，体征以及血HCG定量测定及尿妊娠试验和B超检查等有相应的妊娠和异位妊娠的特征，且多伴有下腹部一侧隐痛、坠胀或突发下腹部一侧撕裂样疼痛，腹部有压痛、反跳痛等特征，或可见晕厥、休克，腹腔内出血时阴道后穹窿穿刺多可抽到黯红色不凝固的血液，月经过少则无这些妊娠和异位妊娠的症状、体征和特征。

【临床辨病思路】

本病诊断应先做妊娠试验和B超检查排除与妊娠有关的少量出血；注意询问避孕措施；初潮即量少者应排除家族遗传；月经半月一行者要排除经间期出血。宫腔手术和结核史后继发月经过少者应考虑宫腔镜检查，排除以上因素且病程稍长者，可结合其他症状和体征选择性做上述内分泌检查，了解是否属于西医常见相关性疾病，以便中西医结合辨病辨证治疗。

【辨证论治】

月经过少应从月经的色、质变化及兼症、舌脉辨其虚实。

治疗应首辨虚实，虚则补之，以补肾滋肾、养血调经为主，实则泻之，以活血通利为主，佐以温经、行气、祛痰。但临床上常虚多实少，故凡辛燥、攻破之品均宜慎用，通利不宜过量或久用，以免重伤气血，致经血难复。

1. **肾虚证**

证候：经行量少，甚则点滴即净，色淡黯，质清稀，腰酸腿软，足跟痛，头晕耳鸣，或小腹冷，或夜尿多，舌淡，苔薄，脉沉弱。

分析：肾虚精血不足，冲任亏虚，故经来量少；肾阳虚血不化赤故经色淡黯、质清稀；腰为肾府，足跟为肾经的走行部位，肾主骨生髓通于脑，脑为髓海，肾虚则外府、经络失养，髓海不足，故腰酸膝软，足跟痛，头晕耳鸣；若肾阳不足胞脉失于温煦则小腹冷，膀胱之气不固则夜尿多；舌淡，苔薄，脉沉弱，均为肾虚阳气不足之象。

治法：补肾益精，养血调经。

方药：归肾丸（《景岳全书》）。

熟地黄 山药 山茱萸 茯苓 当归 枸杞子 杜仲 菟丝子

方义：方中菟丝子、杜仲补益肾气；熟地黄、山茱萸、枸杞子滋肾益精养肝；山药、茯苓健脾益气；当归养血调经。全方补肾兼顾肝脾，重在益精养血。

若形寒肢冷，夜尿多，宜温肾助阳，固肾缩尿，酌加桑螵蛸、补骨脂、益智仁；若见潮热，手足心热，咽干口燥者，宜养阴清热，酌加生地黄、地骨皮、玄参；气短神疲者，宜补气，酌加人参、黄芪。

2. 血虚证

证候：经行量少，甚则点滴即净，色淡质稀，伴头晕眼花，心悸怔忡，小腹空痛，面色萎黄，唇舌色淡，苔薄，脉细弱。

分析：阴血衰少，冲任不足，血海不盈，故经行量少；血虚则精微不充，赤色不足故经色淡、质稀；血虚胞脉失养故小腹空痛；血虚不能上荣于脑则头晕眼花，不能上营于心则心悸怔忡，不能上荣于面则面色萎黄、唇舌色淡；苔薄、脉细弱均为血虚之象。

治法：养血益气调经。

方药：滋血汤（《证治准绳》）。

人参 黄芪 山药 茯苓 熟地黄 当归 川芎 白芍

方义：方中人参、黄芪、山药、茯苓健脾益气以资生化之源，四物汤补血养血、调经。诸药合用，使气生血长，血海充盈则经水自调。

若心悸失眠者，宜养心安神，酌加炒酸枣仁、五味子；经来过少，点滴即止者，宜滋养肝肾，填精益血，酌加枸杞子、山茱萸、何首乌。

3. 血瘀证

证候：经来量少，色紫黯，有血块，小腹胀痛拒按，血块排出后胀痛减轻，舌紫黯，或有瘀斑、瘀点，脉沉涩。

分析：血瘀于内，阻于冲任，血海溢泻不足故经量少而有块，小腹胀痛拒按；血块排出，瘀滞稍通，故疼痛减轻；舌紫黯，或有瘀斑、瘀点，脉沉涩，乃瘀血内停之象。

治法：活血化瘀调经。

方药：桃红四物汤（《医宗金鉴》）。

桃仁 红花 熟地黄 当归 川芎 白芍

如小腹胀痛甚，或兼胸胁胀痛者，宜理气行滞止痛，酌加香附、乌药；如小腹冷痛，得热痛减者，宜温通血脉，酌加肉桂、小茴香。

4. 痰湿证

证候：经量过少，色淡红，质黏腻如痰，形体肥胖，胸脘满闷，纳呆呕恶，白带量多，质黏腻，舌淡胖，苔白腻，脉滑。

分析：痰湿停聚，阻于冲任，血行不畅，血海溢泻不足故经量过少，色淡红，质黏腻；痰湿内阻，中阳不振则胸脘痞闷，纳呆呕恶；湿邪下注，伤及任带二脉则白带量多，质黏腻；苔白腻、脉滑为痰湿内停之征。

治法：化痰燥湿调经。

方药：苍附导痰丸（《叶天士女科》）。

苍术 香附 陈皮 茯苓 半夏 胆南星 枳壳 生姜 甘草 神曲

方义：方中二陈汤健脾和胃、燥湿化痰；胆南星清热化痰；苍术健脾祛湿；生姜、神曲散湿和胃；

香附、枳壳理气行滞。全方共奏燥湿化痰之功。

> **✏ 知识拓展**
>
> 　　外周组织对胰岛素的敏感性降低，胰岛素的生物效能低于正常称胰岛素抵抗。胰岛素抵抗代偿性的高胰岛素血症可导致过量的胰岛素作用于垂体的胰岛素受体，增强黄体生成素（LH）释放并促进卵巢和肾上腺分泌雄激素，又通过抑制肝脏性激素结合球蛋白合成，使游离睾酮增加，从而引起月经稀少，甚至闭经、不孕。这类疾病多见于肥胖患者，因此临床上对于月经稀少、闭经、不孕的肥胖患者，尤其是腹部肥胖型患者应查性激素六项、胰岛素及C肽释放实验，如存在胰岛素抵抗之高胰岛素血症、高雄激素状态，应服用胰岛素增敏剂二甲双胍，每日2~3次，每次口服500mg，以增强外周组织对胰岛素的敏感性，通过纠正高胰岛素血症达到纠正高雄激素状态，同时要求患者合理控制饮食，增加运动，逐渐降低体重，缩小腰围，采用中西医结合治疗，有助于月经恢复正常和促进生育。

【其他疗法】

1. 经验方

（1）鸡血藤30g，怀牛膝20g，红花10g，路路通15g，水煎服。适宜血瘀证。

（2）熟地黄15g，当归、川芎、赤芍各9g，牛膝6g，甘草3g，水煎服。适宜血虚证。

2. 针灸治疗

主穴：关元、三阴交。

配穴：中极、血海、阴陵泉、太冲。

方法：每次取3~4穴，虚证补法加灸，留针30分钟；实证平补平泻，留针15分钟。

【预防调护】

（1）经期、产后注意摄生调护，避免感寒、贪凉饮冷，保持心情舒畅，出血期忌洗浴。

（2）采取合适的避孕措施，做好防护，避免反复人流、药流。

（3）积极治疗慢性失血、结核等慢性疾病。

（4）不过食肥甘滋腻之品，多参加体育锻炼，合理运动，避免肥胖。

> **🧑‍⚕ 岗位情景模拟3**
>
> 　　刁某，女，36岁，2013年10月6号初诊。
>
> 　　主诉：月经量少2年，极少2个月。
>
> 　　现病史：患者孕3产1，2003年2月剖腹产一男婴，2004年6月孕40多天时行人工流产术，之后带环避孕，4年前取环后月经量逐渐减少，一直未避孕未孕，曾服中西药治疗，效果不明显。近2年经量减少更为明显，尤其近2个月更少，呈稀水样，点滴即净，色淡黯，无血块，周期32~45天，经期3天，无其他明显不适，末次月经2013年9月10日。平素带下量多。
>
> 　　既往史：宫颈糜烂，无药物过敏史。
>
> 　　家族史及个人：无特殊情况。（冯冬兰医案）

第五节　月经过多

PPT

月经量较正常明显增多，而周期基本正常者，称为"月经过多"，亦称"经水过多"或"月水过多"。

本病的特点是月经量和既往相比明显增多，经期和周期基本正常。一般认为正常月经量为20~60ml，超过80ml者为月经过多。

西医常见相关疾病及常见因素：子宫肌瘤、子宫内膜异位症、子宫腺肌病、子宫肥大症、子宫内膜炎、慢性盆腔炎、子宫内膜息肉、带宫内节育器、血液病（再生障碍性贫血、白血病、血小板减少等）、严重的肝肾疾病、排卵性功能失调性子宫出血、轻度甲亢等均可引起月经过多。

【病因病机】

本病的主要发病机制为气虚，血失统摄，波及冲任，血热，热迫血行，伤及冲任；血瘀，瘀阻冲任，新血不能归经，导致冲任不固，经血失于制约引起月经过多。

1. 气虚　素体气虚，或久病大病，或饮食劳倦，中气不足，统摄无权，冲任不固，以致月经过多。

2. 血热　素体阳盛，或外感热邪，或过食辛燥，或肝郁化火，热扰冲任，迫血妄行，导致月经过多。

3. 血瘀　素多抑郁，气郁血滞，或经期产后，余血未尽，感受外邪，或不禁房事，邪与血搏而血瘀，瘀血阻滞冲任，新血不得归经而妄行，导致月经过多。

【诊断与鉴别诊断】

（一）诊断要点

1. 病史　可有大病久病，精神刺激，饮食不节，经期、产后感邪或不禁房事史，或宫内节育器避孕史等。

2. 症状　月经量和既往相比明显增多，或超过80ml，月经周期和经期基本正常。病程长者，可有血虚之象。

3. 检查

（1）妇科检查　有助于判断生殖器官有无明显病变，子宫肌瘤可有子宫增大、质地较硬、形态不规则，或可触及肿瘤结节等体征；盆腔炎可有宫体压痛，附件增粗、压痛或有炎性包块等体征；子宫内膜异位症子宫多呈后倾固定，子宫骶骨韧带、主韧带等处可触及痛性结节，或有卵巢囊肿等体征；子宫腺肌病子宫均匀性增大或局限性隆起，质硬且有压痛；子宫肥大症子宫均匀性增大，无结节、包块。

（2）B超检查　可判断生殖器官有无明显病变，有助于子宫肌瘤、子宫内膜异位症、子宫腺肌病、子宫肥大症、盆腔包块的诊断。

（3）宫腔镜检查、诊断性刮宫、子宫碘油造影　有助于功能失调性子宫出血、子宫内膜息肉、子宫内膜炎、黏膜下子宫肌瘤等疾病的诊断。排卵性月经过多经前或经潮6小时内子宫内膜活检显示分泌反应，无特殊病变；子宫内膜息肉和炎症病理检查结果分别呈息肉样变或炎性改变。

（4）甲状腺功能测定　有助于了解有无甲状腺功能亢进。

（5）凝血功能检查　凝血酶原时间、部分促凝血酶原激酶时间、血小板计数、出凝血时间，有助于排除凝血功能障碍性疾病。

（6）血常规　确定有无贫血、贫血程度及行血小板计数。

（7）肝肾功能测定　了解肝肾功能有无严重损伤。

（二）鉴别诊断

月经过多注意与崩漏相鉴别。

崩漏　崩中和月经过多的出血量均明显多于正常月经量，但月经过多的周期和经期基本正常，崩漏则周期和经期严重紊乱。

【临床辨病思路】

详细询问病史和发病诱因，初步做妇科检查和B超，必要时行宫腔镜和诊断性刮宫，以排除局部生殖器官的病变和异物，结合其他临床表现排除其他全身病变和内分泌失常，中西医结合辨病辨证治疗。

【辨证论治】

月经过多的辨证着重结合月经的色、质变化及全身症状来辨其虚、热、瘀。

治疗以益气清热、化瘀止血为原则，经期以止血为主，平时宜治病求本。无论何型，均需滋阴养血、固冲止血，慎用温燥动血之品。

1. 气虚证

证候：月经量过多，色淡红，质清稀，面色㿠白，神疲体倦，气短懒言，小腹空坠，舌淡，苔薄，脉细弱。

分析：气虚冲任不固则经血量多；气虚火衰不能化血为赤，故经色淡红而质清稀；气虚阳失敷布，故面色㿠白；气虚中阳不振故气短懒言、神疲体倦；气虚不能提摄，故小腹空坠；舌淡、苔薄、脉细弱均为气虚之象。

治法：补气摄血固冲。

方药：举元煎（《景岳全书》）。

人参　黄芪　白术　升麻　炙甘草

方义：方中人参、黄芪、白术、甘草补中益气；升麻升阳举陷，助气升提。全方共奏补气升提、摄血固冲之功。

出血过多，可温经养血止血，酌加艾叶炭、姜炭、阿胶、乌贼骨等；经期过长，淋漓不断，宜化瘀止血，酌加蒲黄、茜草、益母草；腰腹冷，宜温肾固冲止血，酌加炒续断、炒杜仲、炒艾叶。

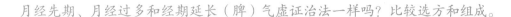

课堂互动 8-5

月经先期、月经过多和经期延长（脾）气虚证治法一样吗？比较选方和组成。

答案解析

2. 血热证

证候：经量过多，色深红或紫红，质稠，或有小血块，心烦口渴，溲黄便结，舌红，苔黄，脉滑数。

分析：热盛于里，热扰冲任，迫血妄行，故经行量多；血为热灼故经色深红或紫红；热灼血瘀故质稠有块；热扰心神则心烦；热盛伤津故口渴、溲黄便结；舌红、苔黄、脉滑数均为热盛之象。

治法：清热凉血，固冲止血。

方药：保阴煎（《景岳全书》）加地榆、茜草。

生地黄　熟地黄　黄芩　黄柏　白芍　山药　续断　甘草

方义：方中生地黄清热凉血；熟地黄、白芍养血敛阴；黄芩、黄柏清热泻火；山药、续断补肾固冲；甘草调和诸药；加地榆、茜草清热凉血，化瘀止血。全方共奏清热凉血、固冲止血之效。

外感热邪化火成毒，经量多而臭秽，伴发热恶寒，少腹疼痛拒按，宜清热解毒，化瘀止痛，酌加金银花、蒲公英、败酱草、红藤；兼见倦怠乏力，气短懒言，宜健脾益气，酌加黄芪、党参、白术；口渴甚，宜养阴清热，生津止渴，酌加玄参、麦冬、芦根、天花粉。

3. 血瘀证

证候：经量过多，色紫黯，有血块，小腹疼痛拒按，舌质紫黯，有瘀点，脉沉涩。

分析：瘀血内停，阻于冲任，新血不得归经而妄行，导致经行量多；瘀血停滞则经色紫黯，有血块；瘀阻胞脉，不通则痛，故小腹疼痛拒按；舌质紫黯有瘀点、脉涩均为血瘀之象。

治法：活血化瘀止血。

方药：失笑散（《太平惠民和剂局方》）加三七、茜草、益母草、乌贼骨。

蒲黄　五灵脂

方义：方中蒲黄、五灵脂祛瘀止血；加三七、茜草、益母草、乌贼骨增强化瘀止血作用。诸药合用共奏化瘀止血之效。

瘀久化热，经量多而臭秽，小便短赤，宜凉血解毒，酌加牡丹皮、金银花、败酱草；小腹疼痛剧烈，应活血理气止痛，酌加延胡索、枳壳、乌药。

【其他疗法】

1. 经验方

（1）仙鹤草20g，墨旱莲20g，茜草15g，水煎服。适宜虚热证。

（2）侧柏叶20g，椿根皮30g，水煎服。适宜血热证。

（3）黄芪12g，当归6g，仙鹤草10g，益母草10g，水煎服。适宜气虚证。

2. 针灸治疗

主穴：隐白、三阴交。

配穴：气海、血海、足三里、太冲。

方法：每次取3~4穴，虚证补法加灸，留针30分钟，实证平补平泻，不留针。

【预防调护】

（1）经期、产后忌房事、剧烈运动和过于劳累。

（2）饮食有节，勿过食辛辣、暖宫、滋补之品。

（3）生活规律，起居有常，不要经常熬夜。

（4）心态平和，不被琐事烦恼，豁达乐观，保持心情愉快。

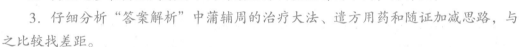 岗位情景模拟4

　　韦蔡某，女，25岁，已婚，干部，于1956年6月28日初诊。患者月经过多约1年，经某医院用黄体酮等治疗无效。最近七八个月来经期尚准，惟经量逐渐增多，每次经行7~8日，夹有血块，经期有腰痛及腹痛。旧有胃病未愈，平时食纳欠佳，睡眠不好，梦多，大便时干时溏，小便黄热，并有头晕，面不华，久站或头向下垂之过久则有恶心或呕吐现象。右下腹部有压痛。妇科内诊：外阴正常，子宫体后倒，质软，圆滑，能动，约有小广柑大小，无压痛，后穹窿穿刺阴性，宫颈下唇有少许糜烂。脉象弱软，舌淡无苔。（《中国女科验案精华·蒲辅周》）

　　问题与思考

　　1. 请做出诊断（病名、证型）。

　　2. 月经过多在月经周期的不同时期治疗侧重点有何不同，为什么？

　　3. 仔细分析"答案解析"中蒲辅周的治疗大法、遣方用药和随证加减思路，与之比较找差距。

答案解析

附：排卵性月经过多

排卵性月经过多指月经周期规则，经期正常，但经量增多。

【发病机制】

本病发病机制复杂，不十分明确。

【病理】

子宫内膜形态一般表现为分泌期内膜，可能存在间质水肿不明显或腺体与间质发育不同步。

【临床表现】

一般表现为月经周期规则，经期正常，但经量增多，>80ml。

【诊断与鉴别诊断】

根据月经周期规则，经期正常，但经量增多，>80ml，妇科检查无引起异常子宫出血的生殖器官器质性病变，经前期或月经来潮6小时内子宫内膜活检显示分泌反应，无特殊病变，血清基础性激素测定结果正常可做出诊断。

【治疗】

1. 止血药　如氨甲环酸1g，2~3次/日。其他如酚磺乙胺、维生素K等以减少经量。
2. 口服复方短效避孕药　抑制内膜增生，减少出血量。
3. 宫腔内孕激素释放系统　常用于治疗严重月经过多。在宫腔内放置含孕酮或左炔诺孕酮的宫内节育器，使孕激素直接作用于子宫内膜以减少经量，能减少经量80%~90%，甚至出现闭经。

第六节　经期延长

PPT

月经周期正常，经期超过7日以上，甚或淋漓半个月方净者，称为"经期延长"，又称"月水不断"或"经事延长"。

西医常见相关疾病及常见因素：子宫内膜炎、慢性盆腔炎、子宫肌瘤、子宫内膜异位症、子宫腺肌病、子宫肥大症、子宫内膜息肉、子宫颈息肉、子宫憩室、带宫内节育器、排卵性功能失调性子宫出血之子宫内膜不规则脱落等均可引起经期延长。

【病因病机】

本病的主要发病机制是气虚冲任不固；虚热血海不宁；血瘀冲任，血不循经，使冲任不固，经血失于制约而致经期延长。

1. 气虚　素体脾虚，或劳倦伤脾，中气不足，统摄无权，冲任不固，不能制约经血而致经期延长。
2. 虚热　素体阴虚，或多产房劳，或久病伤阴，阴血亏耗，虚热内生，热扰冲任，血海不宁故致经期延长。
3. 血瘀　素性抑郁，或郁怒伤肝，气郁血滞，或经期产后，摄生不慎，邪与血搏，结而成瘀，瘀阻胞脉，经血妄行，以致经期延长。

【诊断与鉴别诊断】

（一）诊断要点

1. 病史　可有起居或情志失调、带宫内节育器、剖宫产、盆腔炎等情况。
2. 临床表现　行经时间超过7天以上，甚至淋漓半个月始净，月经周期、经量基本正常。
3. 检查

（1）尿妊娠试验或血HCG检测　有性生活史者，需排除妊娠及妊娠相关疾病。

（2）妇科检查　有助于判断生殖器官有无明显病变，子宫肌瘤可有子宫增大、质地较硬、形态不规则，或可触及肿瘤结节等体征；盆腔炎者可有宫体压痛，附件增粗、压痛或有炎性包块等体征；子宫内膜异位症者子宫多呈后倾固定，子宫骶骨韧带、主韧带等处可触及痛性结节，或有卵巢囊肿等体征；子宫腺肌病子宫均匀性增大或局限性隆起，质硬且有压痛；子宫肥大症子宫均匀性增大，无结节、包块。

（3）B超检查　可判断生殖器官有无明显病变，有助于子宫肌瘤、子宫腺肌病、子宫肥大症、子宫憩室、子宫内膜息肉、盆腔包块的诊断。

（4）宫腔镜检查、诊断性刮宫、子宫碘油造影　有助于排卵性功能失调性子宫出血之子宫内膜不规则脱落、子宫内膜息肉、子宫内膜炎、黏膜下子宫肌瘤等疾病的诊断。子宫内膜不规则脱落者月经期第5~6日子宫内膜病理检查仍可见部分呈分泌反应的子宫内膜；子宫内膜息肉和炎症病理检查结果分别呈息肉样变或炎性改变。

（5）BBT测定　功能失调性子宫出血子宫内膜不规则脱落的基础体温呈双相型，但下降缓慢。

（二）鉴别诊断

经期延长注意与崩漏和异位妊娠相鉴别。

1. 崩漏　二者的出血时间均超过7天。漏下与经期延长的出血时间均超过7天，均表现为量少淋沥，但经期延长的出血时间不超过半个月，其周期和经量也基本正常，漏下则出血时间常在半个月以上，同时周期和经量也发生严重紊乱。

2. 异位妊娠　二者的出血时间均超过7天，且淋漓不止。经期延长的经量正常，出血一般不超过半个月，且无妊娠特征，异位妊娠多为不规则的少量黯褐色血液，淋漓不止，且有妊娠特征，并多有异位妊娠特征，即子宫腔内空虚，一侧附件有包块，下腹部一侧隐痛、坠胀或突发撕裂样疼痛，或可见晕厥、休克及腹部压痛、反跳痛等特征，阴道后穹窿穿刺或可抽到黯红色不凝固的血液。

【临床辨病思路】

经期延长应详细询问病史和起病诱因，尿妊娠试验或血HCG检测排除妊娠，初步做妇科检查和B超，必要时行宫腔镜和诊断性刮宫，以排除局部生殖器官病变和异物，同时结合BBT测定，中西医结合辨病辨证治疗。

【辨证论治】

经期延长应根据月经量、色、质的不同分辨虚、热、瘀。

治疗以固冲止血调经为大法，重在缩短经期，以经期服药为主。常用养阴、清热、补气、化瘀等法治之，不宜过用寒凉之品，亦不可概投固涩之剂，以免致瘀。

1. 气虚证

证候：行经时间延长，量多，色淡，质稀，神疲体倦，气短懒言，面色㿠白，纳少便溏，舌淡，苔薄白，脉缓弱。

分析：气虚冲任不固，经血失于制约，故行经时间延长、量多；气虚火衰，血失气化，故经色淡、质稀；气虚阳气不布故神疲体倦、气短懒言、面色㿠白；气虚运化失职则纳少便溏；舌淡、苔薄白、脉缓弱为脾虚气弱之象。

治法：补气摄血调经。

方药：举元煎（《景岳全书》）加阿胶、艾叶、乌贼骨。

人参　黄芪　白术　升麻　炙甘草

失眠多梦，宜养心安神，酌加炒酸枣仁、龙眼肉；腰膝酸痛，头晕耳鸣，宜补肾益精，酌加炒续断、杜仲、熟地黄。

2. 虚热证

证候：经行时间延长，量少，质稠，色鲜红，两颧潮红，手足心热，咽干口燥，舌红，少苔，脉细数。

分析：阴虚内热，热扰冲任，血海不宁则经行时间延长；阴虚津亏故经量少；火旺则经色鲜红、质稠；阴虚阳浮故两颧潮红、手足心热；虚火灼津，津不上承，故见咽干口燥；舌红、少苔、脉细数均为阴虚内热之象。

治法：养阴清热调经。

方药：两地汤（《傅青主女科》）合二至丸（《医方集解》）。

生地黄　玄参　麦冬　白芍　地骨皮　阿胶

墨旱莲　女贞子

月经量少，宜养血调经，酌加枸杞子、丹参、鸡血藤；潮热不退，宜滋阴退虚热，酌加白薇、麦冬；口渴甚，宜生津止渴，酌加天花粉、葛根、芦根；倦怠乏力，气短懒言，宜气阴双补，酌加太子参、五味子。

3. 血瘀证

证候：经行时间延长，经量或多或少，色紫黯有块，小腹疼痛拒按，舌质紫黯或有瘀斑，脉弦涩。

分析：瘀血内阻，冲任不通，血不归经，而致经行时间延长，量或多或少；瘀阻冲任，气血不畅，不通则痛，故经色紫黯，有血块，经行小腹疼痛拒按；舌质紫黯或有瘀斑、脉涩为血瘀之象。

治法：活血祛瘀止血。

方药：桃红四物汤（《医宗金鉴》）合失笑散（《太平惠民和剂局方》）。

桃仁　红花　熟地黄　当归　川芎　白芍

蒲黄　五灵脂

方义：方中桃仁、红花活血祛瘀；熟地黄、白芍、当归、川芎养血活血调经；蒲黄、五灵脂化瘀止血。诸药合用，瘀去血止。

经行量多，宜固涩止血，酌加乌贼骨、茜草；口渴心烦，溲黄便结，舌黯红，苔薄黄，为瘀热之征，宜清热生津，化瘀止血，酌加天花粉、牡丹皮、马齿苋、黄芩。

🖥 **课堂互动 8-6** ―――――――――――――――――――――――――

月经过多和经期延长血瘀证治法一样吗，选方为什么不同？

答案解析

【其他疗法】

1. 中成药

（1）补中益气丸　每次1丸，每日2次，适宜气虚证。

（2）归脾丸　每次1丸，每日2次，适宜气虚证。

（3）宫血宁胶囊　每服1~2粒，每日3次，适宜血热证。

（4）云南白药　每服0.25~0.5g，每日3次，适宜血瘀证。

2. 针灸治疗

主穴：关元、子宫、三阴交。

配穴：肾俞、血海、足三里、太溪。

方法：每次取3~4穴，虚证补法加灸，留针30分钟；实证平补平泻，留针15分钟。

【预防调护】

（1）经期产后忌房事、剧烈运动和过于劳累。

（2）饮食有节，勿过食辛辣、暖宫、滋补之品。

（3）生活规律，起居有常，不要经常熬夜。

（4）心态平和，不被琐事烦恼，豁达乐观，保持心情愉快。

> 🧑‍⚕️ 岗位情景模拟5
>
> 　　沈某，42岁，已婚。初诊：1992年12月2日。正产1胎，人流2次，放置宫内节育环，经事素调。近2个月经期延长，每转旬余方止，经量偏多。刻下经行10天未止，伴神疲乏力，腰脊酸楚，两腹侧抽痛，夜寐欠安，平素则带下多、色黄，纳可便调。妇科检查：子宫正常，右侧附件增厚。舌质黯红，苔薄腻，脉细。（《朱南孙妇科临床秘验》）
>
> 　　**问题与思考**
>
> 　　1. 请做出诊断（病名、证型）。
>
> 　　2. 谈谈你的治疗思路。
>
> 　　3. 仔细分析"答案解析"中朱南孙经期用药和平时有何不同，为什么？
>
>
> 答案解析

附：子宫内膜不规则脱落

子宫内膜不规则脱落又称黄体萎缩不全，月经周期有排卵，黄体发育良好，但萎缩过程延长，导致子宫内膜不规则脱落。

【发病机制】

由于下丘脑–垂体–卵巢轴调节功能紊乱，或溶黄体机制失常，引起黄体萎缩不全，内膜持续受孕激素影响，以致不能如期完整脱落。

【病理】

正常月经第3~4日时，分泌期子宫内膜已全部脱落。黄体萎缩不全时，月经期第5~6日仍能见呈分泌反应的子宫内膜，常表现为混合型子宫内膜，即残留的分泌期内膜与出血坏死组织及新增生的内膜混合共存。

【临床表现】

表现为月经周期正常，但经期延长，长达9~10日，且出血量多。

【诊断】

临床表现为经期延长，基础体温呈双相型，但下降缓慢（图8-2）。在月经第5~6日行诊断性刮宫，病理检查作为确诊依据。

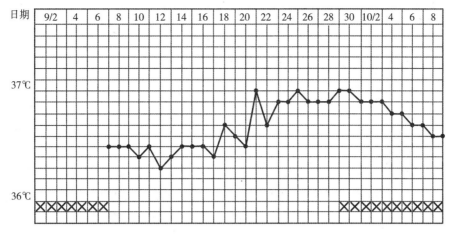

图8-2 基础体温双相型（黄体萎缩不全）

【治疗】

1. **孕激素** 孕激素通过调节下丘脑-垂体-卵巢轴的反馈功能，使黄体及时萎缩，内膜按时完整脱落。方法：排卵后第1~2日或下次月经前10~14日开始，每日口服醋酸甲羟孕酮片10mg，连服10日。有生育要求者肌内注射黄体酮注射液。

2. **绒毛膜促性腺激素（HCG）** 用法同黄体功能不足，HCG有促进黄体功能的作用。

3. **复方短效口服避孕药** 自月经周期第5日始，每日1片，连续21日为1个周期。

PPT

第七节 经间期出血

两次月经中间，即氤氲之时，出现周期性少量阴道出血者，称为"经间期出血"。

西医常见相关疾病：围排卵期出血。

> **知识拓展**
>
> 明代医家王肯堂在《女科证治准绳》中引用袁了凡先生云："天地生物，必有氤氲之时。万物化生，必有乐育之时。此天然之节候，生化之真机也。"又引用丹溪翁云："凡妇人一月经行一度，必有一日氤氲之候，于一时辰间气蒸而热，昏而闷，有欲交接不可忍之状，此的候也……顺而施之则成胎矣。"可见，前人认为两次月经中间是"氤氲期""的候期"，即西医学之"排卵期"。

【病因病机】

经间期为重阴转阳、阳气内动之时，若素有肾阴虚或湿热内蕴或瘀血内阻，两者相加，则可导致阴阳转化不利，平衡失调，损及冲任，使血海失藏，血溢于外。

1. **肾阴虚** 肾阴素虚，或多产房劳，耗伤肾阴，或思虑过度，阴精暗耗，值氤氲之时，阳气内动，虚火内灼，虚火与阳气相搏，损伤冲任，血海不固，因而出血。

2. **湿热** 外感湿热之邪，或肝郁脾虚，湿热内生，蕴于冲任，于氤氲之时，阳气内动，引动内蕴之湿热，扰动冲任胞宫，迫血妄行，遂致出血。

3. 血瘀　经产之时感寒，寒凝血瘀，或情志内伤，气郁血滞成瘀，瘀阻冲任、胞宫，氤氲之时，阳气内动，引动瘀血，血不循经，以致出血。

【诊断与鉴别诊断】

（一）诊断要点

1. 病史　有青春期月经不调，数堕胎或小产，经期、产后不慎摄生调护，不孕等病史。

2. 症状　两次月经中间，在月经周期的第12~16天出现规律性的少量阴道出血，出血时间可短至数小时，或持续2~3日，一般不超过7天，出血同时或伴有腰酸，少腹两侧或一侧胀痛、乳胀，或伴透明蛋清样白带。月经的周期、经期、经量正常。

3. 检查

（1）基础体温测量　月经期出血时，基础体温由高走低，经间期出血时基础体温由低走高（图8-3）。

（2）妇科检查　正常盆腔脏器，或见少量出血，或见宫颈口有透明蛋清样分泌物混有血液。

（3）B超检查　正常盆腔脏器。

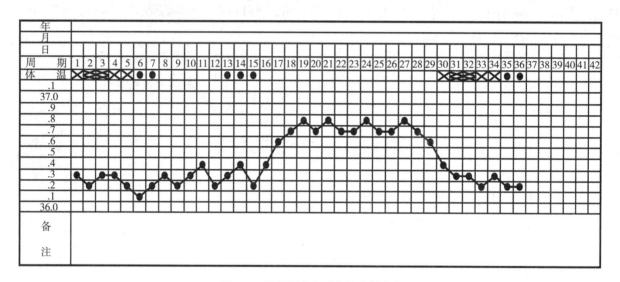

图8-3　经间期出血时体温由低走高

（二）鉴别诊断

本病应与月经先期、赤带、月经过少相鉴别。

1. 月经先期　月经先期半月一行者易与本病混淆。虽然二者都为每半月出血1次，但二者量的变化规律不同，月经先期者，每次出血量基本一致，经间期出血则呈现一多一少的变化规律；二者发生出血时基础体温的高低交替规律也不相同，月经先期每次出血都发生在基础体温由高走低时，经间期出血则是量多时基础体温由高走低，量少时基础体温由低走高，二者轮番交替。

2. 赤带　赤带与经间期出血都是血液与带混杂而下，但二者发作规律不同，赤带排出无规律，常反复发作，或持续很长时间，经间期出血则一月一次，周期性发作，时间较短；二者妇科检查情况可能不同，赤带或有宫颈糜烂样变，或有子宫颈息肉、子宫颈肌瘤等赘生物，或有子宫及附件区增粗、压痛等盆腔炎性疾病后遗症表现，或有阴道分泌物异常等急、慢性阴道炎等生殖器官的病变，经间期出血则生殖器官无明显病变。

课堂互动 8-7

如何鉴别月经过少与经间期出血？

答案解析

【临床辨病思路】

出血半月一行，一次量多，一次量少，规律发作，且生殖器官无明显病变者，应考虑经间期出血，临床常借助基础体温测定进一步确诊。

【辨证论治】

经间期出血应根据出血的量、色、质及伴随症状进行辨证。

治疗重在经后期，以调摄冲任、平衡阴阳为大法，出血时可在辨证论治的基础上，适当加固冲止血之药，以治其标。

1. 肾阴虚证

证候：两次月经中间阴道出血，量少质稠，色鲜红，腰酸膝软，头晕耳鸣，手足心热，两颧潮红，舌红少苔，脉细数。

分析：肾阴亏损，氤氲之时，阳气内动，损伤冲任，因而出血；虚火灼络故量少质稠；阴虚阳动故色鲜红；肾阴虚则腰酸膝软，头晕耳鸣；阴虚生内热故见手足心热，两颧潮红；舌红少苔、脉细数均为阴虚内热之象。

治法：滋肾养阴，固冲止血。

方药：两地汤（《傅青主女科》）合二至丸（《医方集解》）。

生地黄　玄参　麦冬　白芍　地骨皮　阿胶

女贞子　墨旱莲

方义：方中两地汤滋阴壮水以平抑虚火；女贞子、墨旱莲滋肾养肝止血。

若出血较多者，宜固涩止血，酌加仙鹤草、血余炭、乌贼骨；若阴虚内热明显者，则滋阴退虚热，酌加青蒿、鳖甲、白薇。

2. 湿热证

证候：两次月经中间阴道出血，量少偶多，色红质黏，无块，或如赤带、赤白带，胸闷纳呆，小腹时痛，神疲体困，小便短赤，平素带下量多，色黄质黏，舌质红，苔黄腻，脉滑数或濡数。

分析：湿热内蕴，阻于冲任，氤氲之时，阳气内动，引动湿热，扰动血海，故而出血；湿热与血相搏结，故出血量少、色红；湿浊与血俱下则质黏，或如赤带、赤白带；湿热搏结，瘀滞不通，则小腹作痛；湿热下注，任带失约则带下量多，质黏色黄；湿热互结，热重于湿者则出血量多，小便短赤；湿重于热则神疲体困，胸闷纳呆；舌质红、苔黄腻、脉滑数均为湿热之征。

治法：清热利湿止血。

方药：清肝止淋汤（《傅青主女科》）。

当归　白芍　生地黄　牡丹皮　黄柏　牛膝　制香附　黑豆　阿胶　红枣

方义：方中白芍、当归、生地黄、阿胶、红枣、黑豆补肾养血柔肝；牡丹皮清泻肝火；香附疏肝解郁；黄柏清热燥湿；牛膝引药下行。

可于上方加小蓟清热止血，茯苓健脾利水渗湿；若热重于湿者，应增强清热解毒之力，酌加败酱草、金银花；湿重于热者，则加大利湿力度，酌加薏苡仁、车前子；出血多时宜减增加出血量的药物，去牛膝、当归，加大止血效果，酌加墨旱莲、仙鹤草、侧柏叶。

3. 血瘀证

证候：两次月经中间阴道出血，量少偶多，色紫黯有血块，少腹疼痛拒按，情志抑郁，胸闷烦躁，舌紫黯或有瘀斑，脉涩。

分析：瘀血阻滞冲任、胞络，氤氲之时，阳气内动，引动瘀血，血不归经，溢于脉外，故而出血，色紫黯而有血块；瘀阻胞络故见少腹疼痛拒按；瘀血内阻，气机不畅，故情志抑郁，胸闷烦躁；舌紫黯或有瘀斑、脉涩均为血瘀之象。

治法：化瘀止血。

方药：逐瘀止血汤（《傅青主女科》）。

生地黄　大黄　赤芍　牡丹皮　当归尾　枳壳　桃仁　龟甲

方义：方中生地黄、当归尾、赤芍养血活血；桃仁、大黄、牡丹皮活血祛瘀；枳壳行气散结；龟甲养阴止血。

若出血量多者，去赤芍、当归尾以减少出血，酌加止血而不留瘀之三七、炒蒲黄；腹痛较剧者，行气止痛，酌加延胡索、香附；若兼湿热者，清利湿热，酌加茯苓、薏苡仁、败酱草；若兼脾虚者，去生地黄、大黄、桃仁伤脾之品，酌加健脾行气之陈皮、砂仁、白术；若兼肾虚者，补肾益气，酌加续断、山药、菟丝子。

【其他疗法】

1. 经验方

（1）益母草30g，红糖15g，水煎服。适宜血瘀证。

（2）山茱萸15g，女贞子、墨旱莲、侧柏炭、当归身、白芍各10g，水煎服。适宜肾阴虚证。

2. 针灸治疗

主穴：关元、肾俞、三阴交。

配穴：血海、气海、关元、足三里、阴陵泉。

方法：补法，留针30分钟。

【预防调护】

（1）出血期忌房事、淋浴，避免过劳；饮食忌过于辛辣、生冷。

（2）经期、产后注意摄生调护，避免冒雨涉水，防止各种邪气乘虚而入。

（3）避免晚睡迟起、饥饱无度，养成良好生活习惯。

（4）宽容大度，心态平和，积极乐观，阳光向上。

👤 岗位情景模拟 6

　　韦某，33岁，已婚，教师，1984年6月5日初诊。1年来经行周期正常，量多，色红，持续1周左右干净。每于经净之后10~15天，阴道即有少量出血，色红，持续3~4天自止。现值经后12天，心烦易躁，夜寐欠佳，腰膝酸软，今早阴道少量出血，色红，无血块，无腹痛，舌苔薄白，舌质边尖红，脉象细数。（《妇科奇难病论治》班秀文）

问题与思考

1. 请做出诊断（病名、证型）。

2. 给出相应的治法和方药（包含药量）。

3. 仔细分析"答案解析"中班秀文的治疗大法、遣方用药和随证加减思路，在病情的不同阶段，治法和用药上有何不同，为什么？把你的诊治方案与之比较，看有何收获。

答案解析

附：围排卵期出血

围排卵期出血是在两次月经中间，即排卵期，由于雌激素水平短暂下降，使子宫内膜失去激素的支持而出现部分子宫内膜脱落引起有规律性的阴道流血，称围排卵期出血。

【发病机制】

原因不明，可能与排卵前后激素水平波动有关。

【临床表现】

围排卵期出血多数持续1~3日，量少，时有时无，一般不超过7天。

【治疗】

可用复方短效口服避孕药，抑制排卵，控制周期。

第八节　崩　漏

PPT

经血非时暴下不止或淋漓不尽，称为"崩漏"。其中量多势急者又称"崩"，也称"崩中"，量少势缓，淋漓不断者又称"漏"，也称"漏下"。崩中和漏下的血量多少与病势缓急虽然不同，但二者病机一致，在发展过程中常相互转化，崩久成漏，漏久变崩，故统称"崩漏"。正如《济生方》所说："崩漏之病，本乎一证。轻者谓之漏下，甚者谓之崩中。"本病属常见病，也是失血重症，常常引起不同程度的血虚，出血严重时可虚脱、休克，甚至长期崩、漏交替或崩、闭交替，因果相干，缠绵难愈，反复发作，并可继发不孕、感染邪毒等，是妇科的疑难急重病症。

崩漏的周期、经期、经量严重紊乱，出血完全没有规律性，临床有广义与狭义之分。广义的崩漏是指"血非时而下者"，正如《诸病源候论》所说："血非时而下，淋漓不断，谓之漏下"，"忽然暴下，谓之崩中"。主要涉及以下西医疾病：妊娠期异常子宫出血（流产、异位妊娠、葡萄胎）、生殖器官炎症、生殖器官肿瘤、无排卵性功能失调性子宫出血、外伤、血液病、严重的肝肾疾病、带宫内节育器不适应、性激素使用不当、其他内分泌腺体功能失调等。狭义的崩漏则指无排卵性功能失调性子宫出血，正如《景岳全书》所言："崩漏不止，经乱之甚者也。"

崩漏对应西医妇产科学中的多种出血性疾病，其中常见的是无排卵性功能失调性子宫出血，简称无排卵性功血，本节主要讨论此病。

【病因病机】

本病的主要病机是冲任不固，经血失于制约，子宫藏泻失常。临床上常见的病因有脾虚、肾虚、血热和血瘀。

1. **脾虚**　素体脾虚，或饮食不节，或久病伤脾，或忧思不解，或劳倦过度，损伤脾气，以致脾失健运，气血生化不足，气不摄血，血失统摄，冲任不固，不能制约经血而致崩漏。

2. **肾虚**　素体肾气不足，年少肾气初盛，或围绝经期肾气渐衰，或育龄期早婚多产，房事不节，损伤肾气，肾气虚则封藏失职，冲任不固，不能制约经血，故见崩漏；或素体阴虚，多产房劳耗伤肾阴，阴虚生内热，虚火扰动冲任，迫血妄行，以致经血非时而下，出现崩漏；或素体阳虚，肾阳虚损，命门火衰，封藏失职，冲任不固，不能制约经血，亦可致经血非时而下而成崩漏。

3. **血热**　实热多因素体阳盛，或过食辛辣温补之品，或情志内伤，郁久化火，或感受热邪，邪热内盛，热伤冲任，迫血妄行，以致崩漏。虚热多因素体阴虚，或久病伤阴，或房劳伤阴，阴虚生内热，热伤冲任，迫血妄行而致崩漏。

4. **血瘀**　经期、产后余血未尽，摄生不慎，感受病邪致瘀，或七情内伤，气滞血瘀，或气虚无力运血，气虚血滞，久而为瘀，瘀阻冲任，新血不归经，发为崩漏。

崩漏为病，虽与所有血证一样，可概括为虚、热、瘀的机制，但由于其缠绵难愈，反复发作，病程较久，常因果相干，气血同病，多脏受累，形成虚、热、瘀并见的复杂病机。无论病起何脏，"四脏相移，必归脾肾"，"五脏之伤，穷必及肾"，加之青春期肾气初盛，经断前后肾气渐衰的生理基础，本病的病本应在肾，病位在冲任，变化在气血，表现为子宫藏泻无度。

【诊断与鉴别诊断】

（一）诊断要点

1. **病史**　注意患者的年龄、孕产史、月经史及目前的避孕措施，关注既往月经的周期、经期、经量是否异常，有无停经史、崩漏史，治疗过程中是否服用避孕药或其他激素，这些药是否按要求规范服用。此外，还要询问有无肝病、血液病、高血压、糖尿病、多囊卵巢综合征、甲状腺功能亢进或减退等容易引起子宫异常出血的常见疾病。

📝 **知识拓展**

李某某，女，37岁。初诊时间：2017年7月2日。

主诉：阴道出血时多时少，1月余未净。

现病史：患者既往月经规律，月经7/33，色鲜红，有血块，量多持续1~2天，之后减少，7天干净，无其他明显不适。此次月经错后10天，于2017年5月26开始来潮，持续5天量多如崩，之后时多时少，时有血块，现月余未净，曾用中西药治疗，药物不详，效果不好。2017年6月26日在某县妇幼保健院做B超发现宫腔靠底部有12mm×9mm偏高回声，B超提示：宫腔靠底部异常回声——息肉？黏膜下子宫肌瘤？现腰膝酸软，头晕，气短，心慌，眠差，大便4~5日一次。面色苍白，舌质淡，口唇、爪甲淡白，苔白，脉细弱。

既往史：健康，无药敏史。

> 婚产史：孕4产3，末次妊娠2014年1月，现用避孕套避孕。
>
> 患者要求做宫腔镜清除息肉或黏膜下子宫肌瘤。（冯冬兰医案）
>
> 妇科书中常提示"关注既往月经的周期、经期、经量是否有异常，有无停经史，有无崩漏史"，学生时代觉得这句话无足轻重。临床偶遇上述病例，方知其深意。上述患者乍一看，疑似是息肉或黏膜下子宫肌瘤导致的崩漏，但是在临床上，当我们自己没有明确诊断以前，是不能按患者的意思处理病情的，明确诊断至关重要。仔细分析整个病史就会发现疑点重重，患者既往月经规律，周期、经期、经量均正常，若素有息肉或黏膜下子宫肌瘤存在，既往月经应该或有月经过多，或有经期延长，或有崩或漏这样的病史，怎么可能突然就出现出血量多，而且月余不净呢？患者正值育龄期，用避孕套避孕，又有短暂停经史，高度怀疑有其他原因，建议患者做早孕试验，结果是阳性，最终证实患者是不全流产引起的反复出血。正确的诊断源自详细的病史资料和对病史资料的仔细分析！书本上的知识，需要我们用很多年的临床实践和回看才能熟记于心，活学活用，尤其是中医理论往往言简意赅，回味无穷，妙不可言！正所谓："旧书不厌百回读，熟读深思子自知。"此外，临床上初学者容易过度依赖现代检查仪器，无论科学再发达、仪器再先进，它也有局限性，偶尔也会出错，在诊断疾病时，检查结果对我们来说只是个参考，只有学会详细地采集病史资料，不放过每一个细节，全面分析，综合判断，才不会被假象迷惑。医生的手上承载着患者的健康、生命乃至幸福，不可不细！

2. 症状　月经周期紊乱，行经时间超过半个月以上，甚或数月断续不休，亦有停闭数月又突然暴下不止或淋漓不尽，常有不同程度的贫血。

3. 检查

（1）尿妊娠试验或血HCG检测　有性生活史者，应除外妊娠及妊娠相关疾病。

（2）妇科检查　初步诊断生殖器官有无病变。无排卵性功血为正常盆腔脏器。

（3）B超检查　可明确子宫内膜厚度及回声，生殖器官有无病变。无排卵性功血多提示子宫内膜增厚。

（4）诊断性刮宫　了解卵巢和黄体功能应在经前或经潮6小时内刮宫；不规则阴道流血或大量出血时，可随时刮宫；疑有子宫内膜癌者应分段诊刮；刮出的子宫内膜进行病理检查可明确子宫内膜病变。无排卵性功血多为子宫内膜增生症。

（5）宫腔镜检查　在宫腔镜直视下诊断性刮宫，标本阳性率更高，可诊断子宫内膜息肉、黏膜下子宫肌瘤、子宫内膜癌等各种宫腔病变。

（6）基础体温测定　有助于功血分类。无排卵性功血基础体温呈单相型。

（7）血清性激素测定　适时测定孕激素水平有助于无排卵性功血的诊断，但因不规则出血无法选择时间，血睾酮和催乳素水平的测定有助其他内分泌疾病的诊断。

（8）凝血功能检查　凝血酶原时间、部分促凝血酶原激酶时间、血小板计数、出凝血时间，有助于排除凝血功能障碍性疾病。

（9）血常规　确定有无贫血、贫血程度及血小板计数。

（二）鉴别诊断

崩漏应与各种引起子宫异常出血的月经病、赤带、妊娠出血性疾患、生殖器炎症及肿瘤引起的出血、外阴阴道外伤性出血以及内科出血性疾病相鉴别。

1. **月经先期、月经过多、经期延长、月经先后无定期**　以上各病均可引起子宫异常出血。但月经先期只是周期缩短，月经过多仅是经量异常，经期延长则是经期失常，出血时间仍在半个月以内，月经先后无定期虽然周期或先或后，但波动在1~2周内。这种周期、经期、经量各自某一方面的失常，使其出血仍有各自的规律，即有规可循，它们与崩漏的周期、经期、经量的同时严重失调，出血完全没有规律性是明显不一样的。

2. **经间期出血**　崩漏与经间期出血都是非时而下，但经间期出血发生在两次月经中间，出血时间仅2~3天，最多不超过7天，有规律，能自停。而崩漏则是周期、经期、经量的严重失常，出血时间长，无规律，且不能自止。

3. **赤带与漏下**　都是没有规律的出血，但赤带者月经周期、经期、经量均正常，以带中有血丝、非经期不定时发作为特点，崩漏则是月经周期、经期、经量的严重紊乱。

4. **早期妊娠出血性疾患**　崩漏应与发生在妊娠早期的出血性疾病如流产、异位妊娠和葡萄胎相鉴别。上述诸病均可表现为不规则出血，量或崩或漏，或崩与漏交替出现，但崩漏无妊娠症状和体征，上述疾病则多有妊娠的症状和体征，尿妊娠试验、血HCG检测、B超检查可资鉴别。

5. **生殖器肿瘤**　临床可表现如崩似漏的阴道出血，需通过妇科检查、B超、诊断性刮宫、病变组织活检、CT或磁共振（MRI）检查予以鉴别。

6. **生殖器官炎症**　宫颈息肉、子宫内膜息肉、子宫内膜炎、盆腔炎等引起的子宫异常出血常表现为漏下不止，偶尔似崩，主要借助妇科检查或诊断性刮宫或宫腔镜检查以资鉴别。

7. **外阴阴道外伤**　出血可如崩似漏，据外伤史，如跌仆损伤、暴力性交等，结合妇科检查可鉴别。

8. **内科血液病**　再生障碍性贫血、血小板减少，在阴道出血期可由原发内科血液病导致血量过多，甚至暴下如注，或淋漓不尽。通过病史、血液分析、凝血因子的检查或骨髓细胞的分析不难鉴别。

【临床辨病思路】

本病月经的周期、经期、经量严重紊乱，出血完全没有规律，这种无规律的出血状况可见于很多疾病，常见的疾病如上所述，简记如下：

妊娠炎症或肿瘤，功血外伤血液病，

节育措施性激素，分泌失调常见因。

崩漏属无排卵性功血，其辨病思路主要采用排除法。结合病史、妇科检查、B超、妊娠试验，必要时行宫腔镜和诊断性刮宫，可排除局部生殖器官的病变和异物；其他全身病变和内分泌失常主要通过凝血功能检查、性激素测定、甲状腺功能测定和血常规检查等予以排除。

【治则】

辨证应根据出血的色、质的变化，结合全身症状、舌脉，辨其虚、热、瘀。

崩漏易反复发作，病程较久，故临证时应依据出血期还是血止期，再结合患者出血量的多少、病势的缓急、体质和病程新久，本着"急则治其标，缓则治其本"的原则，灵活掌握和运用塞流、澄源、复旧三法。

治崩应升提固涩，不宜辛温行血，以免失血过多，阴竭阳脱；治漏宜养血理气，不可偏于固涩，以免血止留瘀。崩与漏的塞流程度是不一样的。

塞流、澄源、复旧三法源于明代医家方约之对崩漏治法的论述，他在《丹溪心法附余》中提出："初用止血以塞其流，中用清热凉血以澄其源，末用补血以还其旧。"后世医家继承并发展了三法的内涵，推陈出新，概述为塞流、澄源、复旧治崩三法。

（一）塞流

即止血。暴崩之际，急当止血以塞其流，以防厥脱。下列常用止崩救急之法及方药，以供临床选用。

1. **补气摄血止崩** "气为血之帅"，"有形之血不能速生，无形之气所当急固"，暴崩下血之际，补气摄血止崩最常用。常用独参汤频服或丽参注射液静脉推注或滴注。丽参注射液10ml，加入50%葡萄糖液40ml，静脉推注；或丽参注射液20~30ml，加入5%葡萄糖液250ml，静脉滴注。

2. **温阳止崩** 若阴损及阳，血无阳气固护则见血崩如注，动则大下，卧不减势，神志昏沉，头仰则晕，胸闷泛恶，四肢厥冷，脉芤或脉微欲绝，血压下降之阴竭阳亡危象，此时急需中西医结合抢救。中药宜回阳救逆，温阳止崩，急投参附汤（《伤寒论》），人参、熟附子，急煎频服。亦可选六味回阳汤（《景岳全书》）：人参、制附子、炮姜、炙甘草、熟地黄、当归。原方治中寒或元阳虚脱，危在顷刻者。

3. **滋阴固气止崩** 使气固阴复血止。急用生脉二至止血汤（《中医妇科验方集锦》）煎水频服或生脉注射液或参麦注射液20ml加入5%葡萄糖液250ml静脉滴注。

4. **祛瘀止崩** 使瘀祛血止，用于瘀阻血海，血不归经，下血如注。

（1）田七末3~6g，温开水冲服。

（2）云南白药1支，温开水冲服。

（3）宫血宁胶囊，每次2粒，日3次，温开水送服。此胶囊为单味重楼（七叶一枝花）研制而成。

5. **针灸止血** 艾灸百会穴、大敦穴（双）、隐白穴（双）。（详见《针灸治疗学》）

6. **西药或手术止血** 主要是输液、输血补充血容量以抗休克或激素止血（见功血）。对于顽固性崩漏，不论中年或更年期妇女，应进行诊刮，行内膜病理检查，以排除子宫内膜恶变。

（二）澄源

即正本清源，亦是求因治本，是治疗崩漏的重要阶段。一般用于出血量明显减缓后的辨证论治。切忌不问缘由，概投寒凉或温补之剂，或专事炭涩，致犯虚虚实实之戒，常采用补肾、健脾、清热、理气、化瘀等法，求因治本。

（三）复旧

即固本善后，是巩固治疗崩漏的重要阶段，用于血止后恢复健康，调整月经周期，或促排卵。治法或补肾，或扶脾，或疏肝，或补血等，还应结合各年龄阶段生理特点的差异：对青春期患者，宜补肾气、益冲任为主；对生育期患者，重在疏肝扶脾以调理冲任；对更年期患者，则主要滋肾补脾以调固冲任。然月经之本在于肾，故总宜益肾固冲调经，本固血充则月经可恢复正常。

治崩三法，各有侧重，临证时塞流需结合澄源，澄源需兼顾塞流，复旧不忘澄源。三法互为前提，相互为用，不可截然分开，必须灵活运用。

【辨证论治】

崩漏的辨证，主要根据出血量的多少及色、质的变化，结合全身兼症、舌脉、病程久暂、发病年龄，审证求因，辨其虚、热、瘀。

（一）出血期（塞流为主，结合澄源；或澄源为主，结合塞流）

1. 脾虚证

证候：经血非时暴下不止，或淋漓日久不尽，色淡，质稀，神疲体倦，气短懒言，四肢不温，或面浮肢肿，纳少便溏，面色㿠白，舌淡胖，边有齿痕，苔薄润，脉缓弱或沉弱。

分析：脾虚中气不足，冲任不固，经血失于制约，故经血非时暴下不止，或淋漓不断；神体失养，故神疲体倦，气短懒言；脾虚血少，故经血色淡、质稀；脾虚中阳不振，四肢失于温养，运化失司，水湿不运，则四肢不温，纳呆便溏，甚或水湿泛溢肌肤发为面浮肢肿。面色㿠白，舌淡胖，边有齿痕，苔薄润，脉缓弱或沉弱，皆为脾虚之象。

治法：补气摄血，固冲止血。

方药：固本止崩汤（《傅青主女科》）或固冲汤（《医学衷中参西录》）。

人参　黄芪　白术　当归　　炮姜　熟地黄

白术　黄芪　白芍　山茱萸　龙骨　牡蛎　海螵蛸　茜草　陈棕炭　五倍子

方义：方中人参、黄芪、白术健脾益气，固冲摄血；熟地黄、当归补血养阴；炮姜温经止血。全方共奏补气摄血、固冲止血之功。

腰膝酸痛，小便清长，宜补肾壮骨，酌加续断、杜仲、菟丝子；心悸怔忡、失眠健忘，宜养心安神，酌加五味子、酸枣仁、炙远志、龙眼肉。

> **知识拓展**
>
> 　　血之与气，如影随形。津可入血，血可为津。精能化血，血能生精。气属阳，精津属阴，阴能涵阳，阴津与阳气互依互用，失血过多则不仅损及有形之血，其暗含的阴精、阴津、无形的阳、气也随之流失，即所谓一荣俱荣，一损俱损。失血重症常需兼顾各方损失。清代医家傅山创制的固本止崩汤、明清民国时期医家张锡纯创制的固冲汤、安冲汤就是典范，三方均主治气虚引起的子宫异常出血，用药虽不相同，其法则一。气虚或用参、芪、术或用芪、术补气摄血。血与阴津、阴精之亏，固本止崩汤用当归、熟地黄，安冲汤用白芍、生地黄，固冲汤用白芍、山茱萸。亡阳，固本止崩汤用炮姜温阳止血，安冲汤和固冲汤用龙骨及牡蛎育阴潜阳。此外，安冲汤以生龙骨、生牡蛎、海螵蛸和茜草，止中有化，固冲汤以白芍、山茱萸敛阴，煅龙牡、海螵蛸、茜草、陈棕炭、五倍子增强止血而不留瘀，此即安、固之别，临床上根据病情轻重、缓急之不同，可酌情选用三方治疗脾气虚导致的崩漏、月经过多及经期延长。

2. 肾虚证

（1）肾气虚证

证候：经血非时暴下或淋漓，或交替出现，日久不尽，反复发作，色淡黯，质清稀，腰膝酸软，小腹空坠，面色晦暗，目眶黯，舌淡黯，苔白润，脉沉弱。

分析：此型多见于青春期少女或围绝经期妇女，因肾气未充或肾气渐衰，封藏失职，冲任不固，经血失制，故经血非时暴下或淋漓，或交替出现，日久不尽，反复发作；肾气虚，精血亏，外府失养，封藏失职，故经色淡黯，质清稀，腰脊酸软，小腹空坠；面色晦暗，目眶黯，舌淡黯，苔白润，脉沉弱，均为肾气虚之象。

治法：补肾益气，固冲止血。

方药：加减苁蓉菟丝子丸（《中医妇科治疗学》）加人参、黄芪、阿胶。

肉苁蓉　覆盆子　菟丝子　桑寄生　熟地黄　当归　枸杞子　艾叶

方义：方中肉苁蓉、菟丝子、覆盆子、桑寄生温补肾气；熟地黄、枸杞子补血滋阴益精；当归补血活血；艾叶温经止血；人参、黄芪补气摄血；阿胶增强补血止血之力。

出血量多，宜增强止血作用，酌加仙鹤草、三七。

（2）肾阳虚证

证候：经血非时暴下或淋漓不止，或交替出现，或崩闭交替，色淡黯，质清稀，腰膝酸软，肢冷畏寒，小便清长，夜尿多，面色晦暗，目眶黯，舌淡黯，苔白润，脉沉细无力。

分析：肾阳不足，命门火衰，封藏失职，冲任不固，经血失制，故经血非时暴下或淋漓不止，或交替出现，或崩闭交替；阳虚经血失于温化，机体失于温养，故经色淡黯，质清稀，畏寒肢冷；肾阳虚，膀胱不能化气行水，故小便清长，夜尿多；腰膝酸软，面色晦暗，目眶黯，舌淡黯，苔白润，脉沉细无力，均为肾阳虚弱之象。

治法：温肾益气，固冲止血。

方药：右归丸（《景岳全书》）加党参、黄芪、三七。

熟地黄　山药　山茱萸　枸杞子　制附子　肉桂　鹿角胶　菟丝子　杜仲　当归

方义：制附子、肉桂温肾壮阳，补益命门之火，杜仲、菟丝子、鹿角胶温补肾阳，强壮肾气，固摄冲任；肾为水火之宅、气血之根，独阳不长，当于阴中求阳，熟地黄、山茱萸、枸杞子、当归滋养肝肾，补益精血；山药补脾肾气阴。全方共奏温肾益气、固冲止血之功。加参、芪可补气助阳摄血，三七化瘀止血。

出血多时，可去辛温动血之肉桂、当归。量多色黯有块，小腹痛甚者，宜化瘀止血止痛，酌加乳香、没药、五灵脂；四肢浮肿，纳差泄泻，宜健脾祛湿，酌加茯苓、白术、砂仁；青春期患者，宜增强补肾固冲之力，酌加紫河车、补骨脂、淫羊藿。

（3）肾阴虚证

证候：经乱无期，出血量少，淋漓数月不止，或停经数月又突然暴下不止，血色鲜红，质稍稠，头晕耳鸣，腰膝酸软，五心烦热，夜寐不宁，舌质红，或有裂纹，少苔，脉细数。

分析：肾阴不足，虚热内生，热伏冲任，迫血妄行，经血失制，故经乱无期，淋漓不断而量少，或停经数月又暴下不止；热灼阴血，故血色鲜红，质稍稠；肾阴不足，髓海空虚，外府失养，故头晕耳鸣，腰膝酸软；阴虚内热，热扰心神，故五心烦热，夜寐不宁；舌质红或有裂纹，少苔或无苔，脉细数，均为肾阴亏虚之象。

治法：滋肾益阴，固冲止血。

方药：左归丸（《景岳全书》）合二至丸（《医方集解》）。

熟地黄　山药　山茱萸　枸杞子　鹿角胶　菟丝子　龟甲胶　川牛膝

女贞子　墨旱莲

方义：熟地黄、枸杞子、山茱萸滋肾养肝，补益精血；龟甲胶补阴益精；山药气阴双补；菟丝子、鹿角胶补肾阳，温养精气，阳中求阴；川牛膝补肝肾，引血下行；合二至丸以女贞子、墨旱莲养阴止血。诸药合用，共奏滋肾益阴、固冲止血之效。

出血量多，宜去川牛膝，加强清热凉血、收敛止血之力，酌加炒地榆、仙鹤草。头目眩晕，目涩咽干，烦躁易怒者，为肝肾阴虚，宜养血柔肝、清肝平肝，酌加白芍、石决明、菊花、夏枯草；虚烦不宁，心悸失眠，为心肾不交，宜交通心肾、养心安神，酌加五味子、柏子仁、夜交藤；阴虚发热者，宜滋阴清热，酌加生地黄、天冬、知母、鳖甲。肾阴阳两虚者，宜阴阳双补，可综合上述两法，灵活化裁运用。

3. 血热证

（1）虚热证

证候：经来无期，量少淋漓不尽或量多势急，血色鲜红，质稠，颧红潮热，心烦少寐，口燥咽干，大便干结，舌红，少苔，脉细数。

分析：阴虚血热，热扰冲任，迫血妄行，经血失制，故经来无期，量少淋漓不尽或量多势急；阴虚血热，消灼阴血，故血色鲜红，质稠；阴虚津亏，故口燥咽干，大便干结，小便短赤；阴虚火旺则颧红潮热；热扰心神则心烦少寐；舌红，少苔，脉细数，均为虚热之象。

治法：养阴清热，固冲止血。

方药：上下相资汤（《石室秘录》）。

熟地黄　山茱萸　人参　玄参　麦冬　沙参　玉竹　五味子　车前子　牛膝

方义：熟地黄、山茱萸滋肾养阴；玄参、麦冬、沙参、玉竹养阴增液，清热润肺，上下兼补，金水相生；人参补气摄血，五味子宁心敛阴，车前子利水使滋而不腻，牛膝补肝肾。诸药合用，共奏养阴清热、固冲止血之效。

出血量多，宜增强止血功效，酌加地榆、仙鹤草、乌贼骨、棕榈炭。量少淋漓，宜加化瘀止血药，酌加炒蒲黄、三七、血余炭；心烦少寐，需养心安神，酌加酸枣仁、柏子仁、首乌藤；眩晕耳鸣，头痛目赤，烦躁易怒，烘热汗出，为阴虚阳亢，宜柔肝养血，育阴潜阳，可加白芍、龟甲、牡蛎、石决明等。

（2）实热证

证候：经血非时暴下，量多如崩，或淋漓日久不止，色深红或紫红，质稠，心烦口渴，尿赤便秘，舌红，苔黄，脉滑数。

分析：实热内蕴，热伏冲任，迫血妄行，经血失制，故经血非时暴下，量多如崩，或淋漓日久不止；热灼阴血，故色深红或紫红，质稠；热伤阴津，故口渴，尿赤便秘；热扰心神则烦；舌红，苔黄，脉滑数，皆为实热之象。

治法：清热凉血，固冲止血。

方药：清热固经汤（《简明中医妇科学》）。

黄芩　栀子　生地黄　地骨皮　阿胶　龟甲　牡蛎　地榆　藕节　棕榈炭　生甘草

方义：方中黄芩、栀子、地榆清热泻火，凉血止血；生地黄、地骨皮、阿胶养阴清热，凉血止血；龟甲、牡蛎育阴潜阳；藕节、棕榈炭收涩止血；生甘草清热解毒，调和诸药。全方寓滋阴潜阳、收敛止血于清热凉血之中，共奏清热凉血、固冲止血之效。

胸胁、乳房或少腹胀痛，心烦易怒，时欲叹息，口苦咽干，脉弦数，属肝郁化热，伤及冲任，迫血妄行所致，宜清肝泻火，固经止血，用丹栀逍遥散去煨姜，酌加夏枯草、生地黄、香附、茜草、蒲黄炭、血余炭等；少气懒言，神疲乏力，汗多口渴，为实热耗气伤阴，宜益气生津，敛阴止汗，酌加党参、沙参、五味子。

答案解析

👥 **课堂互动 8-8**

月经先期、月经过多和崩漏实热证治法一样吗？比较其选方和组成。

4. 血瘀证

证候： 经血非时而下，量时多时少，时下时止，或淋漓不净，或停闭数月又突然崩中，继而漏下不止，经色紫黯有血块，小腹疼痛或胀痛，舌质紫黯或边尖有瘀点，脉弦细或涩。

分析： 瘀血阻滞冲任，新血不归经，经血失制，故经血非时而下，淋漓不净，时下时止，或停闭数月又突然崩中，继而漏下不止，经色紫黯有血块；瘀血阻滞冲任，气血运行不畅，故小腹疼痛或胀痛，舌质紫黯或边尖有瘀点、脉弦细或涩均为瘀血阻滞之象。

治法： 活血化瘀，固冲止血。

方药： 逐瘀止血汤（《傅青主女科》）或逐瘀止崩汤（《安徽中医验方选集》）。

生地黄　大黄　赤芍　牡丹皮　当归尾　枳壳　桃仁　龟甲

精神抑郁，胸闷胁胀，少腹胀痛，宜疏肝行气，酌加香附、延胡索、川楝子；口干，下血量多，苔薄黄，为瘀久兼有化热之象，宜清热凉血止血，酌加地榆、茜草、栀子。

📝 **知识拓展**

常用止血药选择

治疗崩漏时，可选择相应的止血药，增强止血效果。补气升提摄血药：人参、党参、黄芪、白术、炙甘草、升麻等，简记为参芪术草升。清热凉血止血药：黄芩、墨旱莲、焦栀子、黄柏、侧柏（炭）、仙鹤草、地榆（炭）、大蓟、小蓟，简记为芩莲栀柏鹤地榆大小蓟。养血止血药：龟甲胶、阿胶、鹿角胶、炒白芍、当归炭、生地黄炭等，简记为三胶、四物炭。化瘀止血药：益母草、蒲黄、炒五灵脂、茜草（炭）、三七、贯众（炭）、血余炭、山楂炭、马齿苋等，简记为坤蒲茜七贯血楂马齿苋。温经止血药：炒艾叶、炮姜炭、炒续断、伏龙肝、补骨脂、赤石脂等，简记为艾姜断龙肝故纸赤石脂。固涩止血药：五倍子、乌梅、龙骨、牡蛎、乌贼骨、山茱萸、棕榈炭等，简记为五乌龙牡蛸萸棕炭。养阴止血药：墨旱莲、女贞子、阿胶、龟甲胶等，简记为二至胶。

（二）血止期（以复旧为主，结合澄源）

崩漏血止之后的治疗是治愈崩漏的关键，但临证中个体化治疗要求较高。对青春期患者，有两种治疗目标：一是调整月经周期，并建立排卵功能以防复发；二是调整月经周期，不强调有排卵。因青春期非生殖最佳年龄，可让机体在自然状态下逐渐去健全排卵功能；对生育期患者，多因崩漏而导致不孕，故治疗要解决调经种子的问题；至于更年期患者，主要是解决因崩漏导致的体虚贫血和防止复发及预防恶性病变。临床常用的治疗方法有如下几种。

1. **辨证论治**　寒、热、虚、实均可导致崩漏，针对病因病机进行辨证论治以复旧。可参照出血期各证型辨证论治，但应去除各方中的止血药。

2. **中药人工周期疗法**　由于"经本于肾"，"经水出诸肾"，月经病的治疗原则重在治本以调经，故对青春期、生育期患者的复旧目标，主要是调整肾-天癸-冲任-胞宫生殖轴，以达到调整月经周期或同时建立排卵功能。常采用中药人工周期疗法：分别按卵泡期、排卵期、黄体期、行经期，设计以补肾为主的促卵泡汤、促排卵汤、促黄体汤、调经活血汤进行序贯治疗，一般连用3个月经周期以上，可望恢复或建立正常的月经周期，有的可建立或恢复排卵功能。

3. **先补后攻法**　根据月经产生的机制，同样以补肾为主，多从止血后开始以滋肾填精、养血调经为主，常选左归丸或归肾丸、定经汤等先补3周左右，第4周在子宫蓄经渐盈的基础上改用攻法，即活血化瘀通经，多选桃红四物汤加香附、枳壳、益母草、川牛膝等。这是传统的调经法，同样可达到调整月经周期或促进排卵的治疗目的。

4. **补肾健脾养血法**　主要适用于更年期崩漏患者，尽快消除因崩漏造成的贫血和虚弱症状。可选大补元煎（方见月经后期）或人参养荣汤（方见闭经）。

5. **手术治疗**　对于生育期和更年期久治不愈的顽固性崩漏，或经诊断性刮宫子宫内膜病理检查结果提示有恶变倾向者，宜手术治疗，手术方法分别选择诊刮术、子宫内膜切除术或全子宫切除术。

6. **促绝经法**　对于年龄超过55周岁仍未绝经，崩漏反复发作又无须手术者，可选用中药或西药促其绝经。

崩漏即无排卵性功血，是体内性激素水平异常，导致内膜状态失衡而引起的异常子宫出血性疾患。而妇科大病莫过失血，本病在妇科上属失血严重的一类疾患，且反复发作，难以速愈，是妇科的疑难、急重症，临床上尤其病程久、反复发作者难治。西医的激素和手术止血相对迅速可靠，能迅速改善内膜状态，减少失血，且能有效地调控月经周期，中医中药能有效纠正气血阴阳的亏虚、失衡状态，有助体质恢复，二者优势互补，中西医结合治疗顽固性崩漏是一种非常有前景的治疗思路。

【其他疗法】

1. **经验方**　育阴止崩汤：熟地黄、山药、海螵蛸、白芍、龟甲、牡蛎、川断、桑寄生、炒地榆。滋补肝肾，收涩止血，适宜肝肾阴虚之崩漏。（韩百灵经验方）

2. **中成药**

（1）云南白药　每次0.5g，每日2次，化瘀止血，适宜血瘀崩漏。

（2）益母草流浸膏　每次10ml，每日2次，化瘀止血，适宜血瘀崩漏。

3. **针灸治疗**

（1）断红穴　手背第2、3指关节掌骨间，指端下1寸处，先针后灸，留针20分钟，有减少血量的作用。

（2）耳针　针刺子宫、内分泌、卵巢、皮质下等穴位，中等强度刺激，留针15~20分钟，每日1次。也可用埋针法。

（3）体针　神阙、隐白，艾灸20分钟，一般10分钟后，血量可减少。出血量多，甚则虚脱者，可加灸百会。

【预防调护】

（1）计划生育，做好避孕，尽量避免或减少宫腔手术。

（2）及时治疗月经过多、经期延长、月经先期等引起的异常子宫出血，防止发展成崩漏。

（3）重视女性经期卫生，预防感染。

（4）调饮食，增营养，适劳逸，畅情怀，加强锻炼，增强体质，以防复发。

岗位情景模拟 7

　　李某，女，14岁，学生，未婚。

　　因不规则阴道流血30余天，量多1天入院。

　　12岁初潮，平素月经不规则，周期30~90天，经期5~7天，量中，无痛经。末次月经2005年8月13日，开始时量少，无需用卫生垫，9月20日始，量增多似月经量，4天后逐渐减少，淋漓不尽。入院前一晚突然经量增多，有血块，伴头昏，急诊入院。既往体健，平素无牙龈出血等病史，无多饮多食及消瘦等情况。否认性生活史。无肝炎等病史。

　　体格检查：体温37.2℃，脉搏120次/分钟，呼吸28次/分钟，血压120/80mmHg，发育正常，营养良好，贫血貌，神志清，精神可，查体合作，皮肤黏膜无黄染、皮疹及出血点，甲状腺不大，心肺听诊无异常，腹平软，未及压痛及反跳痛。

　　妇科检查：外阴发育正常，未婚式。肛查：子宫后倾后屈位，大小正常，质正常，活动好，无压痛，双附件未触及异常。

　　辅助检查：血常规示白细胞11.1×10^9/L，红细胞2.16×10^{12}/L，血红蛋白70g/L，血细胞压积37.1%，血小板170×10^9/L。B超：子宫形态正常，双侧附件未见异常。尿HCG阴性。血生化正常。（《妇产科学》）

问题与思考

1. 初步应考虑什么诊断？
2. 下一步的处理方案是什么？

答案解析

附：无排卵性功能失调性子宫出血

　　无排卵性功能失调性子宫出血是功能失调性子宫出血（简称功血）的一种。功血是由于调节生殖的神经内分泌机制失常引起的异常子宫出血，而全身及内外生殖器官无器质性病变存在。功血可发生于月经初潮后至绝经间的任何年龄，一般分为无排卵性功血和排卵性功血两大类，约85%的功血属无排卵性功血。

　　无排卵性功血属中医崩漏的范畴，有排卵性功血与中医的月经先期、月经过多、经期延长和经间期出血等病证相类似，前面已有论述。功血常伴见不孕不育。本节主要介绍无排卵性功血。

【病因和病理生理】

　　无排卵性功血好发于青春期和绝经过渡期，但也可以发生于生育年龄。

　　1. **卵巢无排卵机制**　青春期，下丘脑-垂体-卵巢轴激素间的反馈调节尚未成熟；绝经过渡期，卵巢功能不断衰退，卵巢对垂体促性腺激素的反应性低下，当机体受到内部和外界各种因素，如精神紧张、营养不良、饮食紊乱、代谢紊乱、过多运动、慢性疾病、环境及气候骤变、酗酒及其他药物等影响时，易引起下丘脑-垂体-卵巢轴调节功能异常而导致不能排卵。生育年龄妇女有时受到上述因素的干扰，也可发生无排卵。

　　2. **异常子宫出血机制**　正常月经的发生是雌、孕激素协同作用的结果，其周期、经期和经量有明显的规律性和自限性。各种原因引起的无排卵则导致孕酮缺乏，使子宫内膜受单一雌激素刺激而无孕酮拮抗，发生雌激素突破性出血或撤退性出血。

雌激素突破性出血有两种类型：低水平雌激素维持在阈值水平，可发生间断性少量出血，内膜修复慢，出血时间延长；高水平雌激素维持在有效浓度，引起长时间闭经，因无孕激素参与，内膜增厚但不牢固，容易发生急性突破性出血，血量汹涌。

雌激素撤退性出血是子宫内膜在单一雌激素刺激下持续增生，当多数生长卵泡同时退化闭锁时，导致雌激素水平突然急剧下降，内膜失去激素支持而剥脱出血。

无排卵性功血时，异常子宫出血还与子宫内膜出血自限机制缺陷有关。主要表现为：①子宫内膜组织脆性增加，容易自发破溃出血。②子宫内膜不规则和不完整脱落，再生修复困难。③血管结构与功能异常，小血管多处断裂，缺乏螺旋化，收缩不力。④子宫内膜纤溶亢进，凝血功能缺陷。⑤血管舒张因子含量和敏感性增高，血管易于扩张。

【子宫内膜病理改变】

无排卵性功血患者的子宫内膜受雌激素持续作用而无孕激素拮抗，可发生不同程度的增生性改变，少数可呈萎缩性改变。其主要病理变化图示如下（图8-4）。

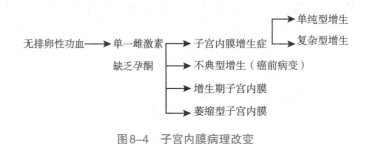

图8-4　子宫内膜病理改变

【临床表现】

无排卵性功血患者可有各种不同的临床表现。临床上最常见的症状是子宫不规则出血，表现为月经周期紊乱，经期长短不一，经量不定或增多，甚至大量出血。出血期间一般无腹痛或其他不适，出血量多或时间长时常继发贫血，大量出血可导致休克。根据出血的特点，异常子宫出血包括：①月经过多，周期规则，经期延长（>7日）或经量过多（>80ml）。②子宫不规则过多出血，周期不规则，经期延长，经量过多。③子宫不规则出血，周期不规则，经期延长而经量正常。④月经过频，月经频发，周期缩短，<21日。

【诊断】

鉴于功血的定义，功血的诊断应采用排除法。需要排除的情况或疾病有妊娠相关出血、生殖器官肿瘤、炎症、血液系统及肝肾重要脏器疾病、甲状腺疾病、生殖系统发育畸形、外源性激素及异物引起的不规则出血等。主要依据病史、体格检查及辅助检查做出诊断。

1. **病史**　详细了解异常子宫出血类型、发病时间、病程经过、出血前有无停经史及以往治疗经过。注意患者的年龄、月经史、婚育史、避孕措施、激素类药物使用史，全身与有无相关疾病如肝病、血液病、糖尿病、甲状腺功能亢进或减退等。

2. **体格检查**　包括妇科检查和全身检查，排除生殖器官及全身性器质性病变。

3. 辅助检查

（1）子宫内膜取样

1）诊断性刮宫：简称诊刮。其目的是止血和明确子宫内膜病理诊断。年龄>35岁、药物治疗无效或存在子宫内膜癌高危因素的异常子宫出血患者，应行诊刮明确子宫内膜病变。为确定卵巢排卵和黄体功能，应在经前期或月经来潮6小时内刮宫。不规则阴道流血或大量出血时可随时刮宫。诊刮时必须搔刮整个宫腔，尤其是两宫角，并注意宫腔大小、形态，宫壁是否平滑，刮出物性质和数量。疑有子宫内膜癌时，应行分段诊刮。无性生活史患者若激素治疗失败或疑有器质性病变，应经患者或其家属知情同意后考虑诊刮。

2）子宫内膜活组织检查：目前国外推荐使用Karman套管或小刮匙等的内膜活检，其优点是创伤小，能获得足够组织标本用于诊断。

（2）超声检查　经阴道B型超声检查可了解子宫大小、形状，子宫内膜厚度及宫腔内病变等。

（3）宫腔镜检查　在宫腔镜直视下，选择病变区进行活检可诊断各种宫腔内病变，如子宫内膜息肉、子宫黏膜下肌瘤、子宫内膜癌等。

（4）基础体温测定　基础体温呈单相型，提示无排卵（图8-5）。

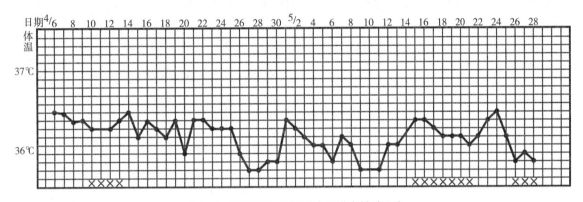

图8-5　基础体温单相型（无排卵性功血）

（5）激素测定　于月经周期黄体期合适时间（第21日）测定血孕酮值，若升高提示近期有排卵。但常因出血频繁，难以选择测定孕激素的时间。测定血睾酮、催乳素水平及甲状腺功能以排除其他内分泌疾病。

（6）妊娠试验　有性生活史者应行妊娠试验，排除妊娠及妊娠相关疾病。

（7）宫颈细胞学检查　排除宫颈癌。

（8）感染病原体检测　对年轻性活跃者，应检测淋病双球菌、解脲支原体、人型支原体和沙眼衣原体。

（9）血红细胞计数及血细胞比容　了解贫血情况。

（10）凝血功能测定　血小板计数、出凝血时间、凝血酶原时间、活化部分凝血酶原时间等。

【鉴别诊断】

在诊断功血前，必须排除生殖器官病变或全身性疾病所导致的生殖器官出血，需注意鉴别的有如下几类。

（1）异常妊娠或妊娠并发症如流产、异位妊娠、葡萄胎、子宫复旧不良、胎盘残留、胎盘息肉等。

（2）生殖器官肿瘤如子宫内膜癌、宫颈癌、滋养细胞肿瘤、子宫肌瘤、卵巢肿瘤等。

（3）生殖器官感染如急性或慢性子宫内膜炎、子宫肌炎和生殖道淋病双球菌、支原体和衣原体感染等。

（4）激素类药物使用不当及宫内节育器或异物引起的子宫不规则出血。

（5）全身性疾病如血液病、肝肾衰竭、甲状腺功能亢进症或减退症等。

【治疗】

1. **一般性治疗**　贫血者应补充铁剂、维生素C和蛋白质，严重贫血者需输血，若出血时间长者给予抗生素预防感染。出血期间应加强营养，避免过度劳累，保证充分休息。

2. **药物治疗**　功血的一线治疗是药物治疗。青春期及生育年龄无排卵性功血以止血、调整周期为主，有生育要求者促排卵；绝经过渡期功血以止血、调整周期、减少经量、防止子宫内膜病变为治疗原则。常采用性激素止血和调整月经周期。出血期可辅以促进凝血和抗纤溶药物，促进止血。

（1）止血　需根据出血量选择合适的制剂和使用方法。对少量出血患者，使用最低有效量激素，减少药物不良反应。对大量出血患者，要求性激素治疗8小时内见效，24~48小时内出血基本停止。96小时以上仍不止血，应考虑更改功血诊断。

1）雌孕激素联合用药：性激素联合用药的止血效果优于单一药物。口服避孕药在治疗青春期和生育年龄无排卵性功血时常常有效。目前使用的是第三代短效复方单相口服避孕药，如去氧孕烯炔雌醇片、复方孕二烯酮片或炔雌醇环丙孕酮片。出血量不多、轻度贫血的青春期和生育年龄功血患者，可口服复方单相口服避孕药，每日1片，一般连服21日停药。急性大出血，病情稳定，用法为每次1~2片，每8~12小时1次，血止3日后开始减量，每3日减量1/3，逐渐减量至维持量，即每日1片，直至血止21日后停药。

2）雌激素：应用大剂量雌激素可迅速促使子宫内膜生长，短期内修复创面而止血，适用于急性大量出血时。①苯甲酸雌二醇：初始剂量3~4mg/d，分2~3次肌内注射，出血量明显减少则维持；否则加大剂量，如从6~8mg/d开始，每日最大量一般不超过12mg。血止3日后开始减量，每3日减量1/3。②口服结合雌激素2.5mg/次，或戊酸雌二醇2mg/次，每4~6小时1次，血止后每3日递减1/3量直至维持量，结合雌激素1.25mg/日，戊酸雌二醇1~2mg/日，使无血期维持21日后停药；间断性少量长期出血者的雌激素水平常较低，多采用生理替代剂量，如结合雌激素1.25mg，每日1次，共21日；所有雌激素疗法的最后7~10日均应加用孕激素，如醋酸甲羟孕酮片10mg，每日1次。血液高凝或血栓性疾病史的患者应禁忌应用大剂量雌激素止血。

3）孕激素：也称"子宫内膜脱落法"或"药物刮宫法"，孕激素能使雌激素作用下持续增生的子宫内膜转化为分泌期，停药后子宫内膜脱落较完全，起到药物性刮宫作用，达到止血效果，适用于体内已有一定雌激素水平的功血患者。常用醋酸甲羟孕酮、甲地孕酮和炔诺酮等。以炔诺酮为例，首剂量5mg，每8小时1次，血止3日后开始减量，每3日减量1/3，直至维持量，即每日2.5~5.0mg，持续用至血止后21日停药，停药后3~7日发生撤药性出血。

4）雄激素：常用丙酸睾酮，有拮抗雌激素、增强子宫平滑肌及子宫血管张力的作用，减轻盆腔充血而减少出血量。适宜于绝经过渡期功血。大量出血时单独应用效果不佳。

5）其他：非甾体类抗炎药和其他止血药有减少出血量的辅助作用，但不能赖以止血。

（2）调整月经周期　应用性激素止血后必须调整月经周期，使月经的周期、经期和经量恢复正常，以防止功血的复发。

1）雌、孕激素序贯法：即人工周期。模拟自然月经周期中卵巢的内分泌变化，序贯应用雌、孕激素，使子宫内膜发生相应变化，引起周期性脱落。适用于青春期及生育年龄功血内源性雌激素水平较低者。雌激素自血止周期撤药性出血第5日起用药，生理替代全量为结合雌激素1.25mg或戊酸雌二醇2mg，每晚1次，连服21日，服雌激素12日起加用醋酸甲羟孕酮，每日10mg，连用10日。连续3个周期为1个疗程。若正常月经仍未建立，应重复上述序贯疗法。若患者体内有一定雌激素水平，雌激素可采用半量或1/4量。

2）雌、孕激素联合法：此法开始即用孕激素，限制雌激素的促内膜生长作用，使撤药性出血逐步减少，其中雌激素可预防治疗过程中孕激素突破性出血，适用于生育年龄功血内源性雌激素水平较高者或绝经过渡期功血。常用口服避孕药，自血止周期撤药性出血第5日起每晚1片，连服21日，1周为撤药性出血间隔，连续3个周期为1个疗程。对停药后仍未能建立正常月经周期者，可重复上述联合疗法。此法可以很好地控制月经周期，但对有血栓性疾病、心脑血管疾病高危因素及40岁以上吸烟的女性不宜应用。

3）后半周期疗法：适用于青春期或活组织检查为增殖期内膜的功血患者。可于月经周期后半期（撤药性出血的第16~25日）服用醋酸甲羟孕酮10mg，每日1次，连用10~14日，酌情应用3~6个周期。

4）宫腔内孕激素释放系统：常用于治疗严重月经过多。在宫腔内放置含孕酮或左炔诺孕酮的宫内节育器，使孕激素直接作用于子宫内膜以减少经量，能减少经量80%~90%，甚至出现闭经。

（3）促排卵　经上述调整周期治疗后，部分患者可恢复自发排卵。对有生育要求而不能恢复排卵的不孕患者，可针对病因促排卵，详见不孕症。

3. 手术治疗

（1）刮宫术　适用于急性大出血或存在子宫内膜癌高危因素的功血患者。

（2）子宫内膜切除术　利用宫腔镜下电切割或激光切除子宫内膜，或采用滚动球电凝或热疗等方法，使子宫内膜凝固或坏死。适用于经量多的绝经过渡期功血和经激素治疗无效且无生育要求的生育年龄功血。术前必须有明确的病理学诊断，以避免误诊和误切子宫内膜癌。术前1个月口服达那唑600mg/日，可减少组织切除量，增加手术安全性。

（3）子宫切除术　经各种治疗效果不佳，可由患者和家属知情选择子宫切除。

● 实训实练二　崩漏 ●

【实训目标】

1. 通过对典型崩漏病案分析，掌握崩漏的诊断及辨证论证方法，进而具有运用中医妇科学基本理论、基本知识和基本技能，正确诊治妇女常见病、多发病的能力。

2. 熟悉中医执业助理医师实践技能考试第一站的考核内容及答题技巧。

3. 培养具有执行国家卫生工作方针，贯彻国家有关计划生育、妇女保健等方面的政策和法规的意识。

4. 培养良好的医疗道德和严谨的工作作风。具有高度的责任心，关心、体贴患者。

5. 培养勤奋好学、刻苦认真、善于思考的学习精神。

【实训重点难点】

重点：崩漏的诊断与治疗，崩漏的辨病辨证依据及证候分析。

难点：崩漏的鉴别，崩漏的辨病辨证依据及证候分析

【实训内容】

李某，女，36岁，干部，已婚。2012年8月10日初诊。

主诉：月经淋漓不尽2个月余。

现病史：既往月经规律,5~6天/28~32天，量中等，色红，无血块。2个月前月经来潮后至今淋漓不止，时而量多如注，时而量少淋漓，色淡质稀，腰痛如折，畏寒肢冷，小便清长，大便溏薄，面色晦暗。

检查：舌淡黯，苔薄白，脉沉弱。

经检查患者全身及生殖器官无明显病变，也无其他内分泌疾病及服用避孕药和激素病史。

既往史、个人史、生活史、家族史无特殊。

根据病例信息，请写出以下内容。

1. 中医疾病诊断。

2. 中医证候诊断。

3. 辨病辨证依据（含病因病机）。

4. 需与哪些疾病进行鉴别。

5. 治法。

6. 代表方。

7. 组成、剂量及煎服方法。

参考答案

答题技巧

【重点巩固】

1. 崩漏的主要临床特征是什么？

2. 肾阳虚型崩漏有何特征？

参考答案

第九节　闭　经

PPT

女子年逾16周岁，虽有第二性征发育但月经尚未来潮，或年逾14岁，尚无第二性征发育及月经，或月经周期已建立后又中断6个月以上，或月经稀发者超过3个月经周期，称为"闭经"。前者为原发性闭经，约占5%；后者为继发性闭经，占95%。妊娠期、哺乳期、绝经期后的月经停闭，以及月经初潮后2年内偶尔停闭不行，无其他不适，均属生理性停经，不作闭经论。

闭经最早记载于《黄帝内经》，《素问·阴阳别论篇》："女子不月。"《素问·评热病论篇》："月事不来。"《素问·阴阳别论篇》记载："二阳之病发心脾，有不得隐曲，女子不月。"为闭经病因病机的最早认识，载有的第一首妇科处方——四乌贼骨一藘茹丸即为"血枯经闭"而设。

西医常见相关疾病：闭经。原发性闭经常见原因有性腺发育障碍、米勒管发育不全及下丘脑功能异常等；继发性闭经常见原因有下丘脑性闭经、多囊卵巢综合征、高催乳素血症及卵巢早衰等。

课堂互动 8-9

如何理解"二阳之病发心脾，有不得隐曲，女子不月"？

答案解析

【病因病机】

月经的产生是脏腑、天癸、气血、冲任共同协调作用于胞宫的结果，任何一个环节发生功能失调都可导致血海不能按时满溢而出现闭经。闭经的病因病机复杂，但归纳起来不外乎虚、实两端。虚者多为精血不足，血海空虚，无血下行；实者为冲任胞宫阻滞，血不得下。

1. **肾气亏虚**　先天禀赋不足，或后天房劳多产，久病伤肾，可致肾气亏损，精血匮乏，冲任不充，血海不能按时满盈，胞宫无血可下，而成闭经。

2. **气血虚弱**　脾胃素弱，或饮食劳倦，或忧思过度，损伤心脾，营血不足，或大病久病，或数脱于血，或哺乳过久，或虫积耗血，以致营血亏损，气血不足，血海空乏，无血可下，故成闭经。

3. **阴虚血燥**　素体阴虚，或失血伤阴，或久病耗血，或过食辛燥，灼烁津血，以致血海燥涩干涸，致成闭经。

4. **气滞血瘀**　素性抑郁，或郁怒伤肝，或突受刺激，或环境改变，精神紧张，以致肝气郁结，血滞不行，胞脉不通，血不得下，而成闭经。

5. **寒凝血瘀**　经、产之时，血室正开，感受风冷寒邪，或内伤生冷，或临经冒雨涉水，血为寒凝而瘀，冲任瘀阻，胞脉不通，血不得下，故成闭经。

6. **痰湿阻滞**　素多痰湿，或脾阳失运，湿聚成痰，或素体肥胖，脂膜痰湿阻滞冲任胞脉，气血运行受阻，血不得下，则经闭不行。

此外，亦有因刮宫术后闭经，有因滥用激素类药物引起闭经，临证应加详察。

【诊断与鉴别诊断】

（一）诊断要点

1. **病史**　原发性闭经者应了解生长发育情况，既往有无急、慢性疾病病史，有无周期性下腹疼痛，直系亲属的月经情况等。继发性闭经应了解停经前月经情况，如月经初潮、周期、经期、经量、经色、经质等，停经前有无精神刺激、学习紧张、体重下降、环境改变、剧烈运动、药物（避孕药、镇静药、激素、减肥药）的影响，有无近期分娩、产后大出血、宫腔手术史及其他内分泌疾病病史。

2. **症状**　年满16岁，月经尚未来潮，或已行经，月经停闭6个月以上，或月经稀发者月经停闭超过3个月经周期。月经停闭同时或伴形体肥胖，或见形体消瘦，或有周期性下腹部胀痛、头痛、视觉障碍、溢乳、厌食、恶心、畏寒、潮热、阴道干涩等症状。

3. **检查**

（1）全身检查　观察患者体质、发育、营养状况、第二性征发育情况。

（2）妇科检查　了解外阴、子宫、卵巢发育情况，有无缺如、畸形。对原发性闭经患者要特别注意外阴发育情况，处女膜有无闭锁，有无阴道、子宫、卵巢缺如或畸形。

（3）辅助检查

1）基础体温测定（BBT）、阴道脱落细胞检查、宫颈黏液结晶检查：有助于诊断卵巢性闭经。

2）血清性激素测定：可协助判断闭经内分泌原因。

3）B超检查：可排除先天性无子宫、子宫发育不良或无卵巢等所致的闭经；可了解子宫、卵巢、卵泡、内膜等情况。

4）头颅蝶鞍X线摄片或CT、MRI检查：以排除垂体肿瘤所致闭经。

5）诊断性刮宫：可了解性激素分泌情况、子宫颈及宫腔有无粘连、子宫内膜有无结核。

6）宫腔镜、腹腔镜检查：宫腔镜检查可直接观察子宫内膜及宫腔情况，以排除宫腔粘连所致闭经。

腹腔镜检查加病理活检可提示多囊卵巢综合征、卵巢不敏感综合征。

7）染色体检查、甲状腺功能检查、肾上腺功能检查：均可协助判断闭经原因。

（二）鉴别诊断

1. **早孕**　继发性闭经应与月经稀发者早孕鉴别，早孕停经后可出现厌食、择食、恶心、脉滑利、乳房增大、乳晕颜色加深等妊娠反应，尿妊娠试验阳性，妇科检查及B超可资鉴别。

2. **避年**　月经一年一行，能正常妊娠者为避年，而闭经往往不孕，伴有全身不适表现。

【临床辨病思路】

临证时首先应询问病史，明确是原发性闭经或继发性闭经。生育年龄女性应先做妊娠试验或B超检查排除妊娠及胎死腹中；同时应注意排除妊娠期、哺乳期、初潮后一至两年内月经暂时性停闭，绝经期停经、避年、暗经等生理性闭经和月经生理特殊现象；排除处女膜闭锁、阴道横隔等假性闭经以及药物因素引起的闭经。结合西医妇产科所讲的闭经诊断步骤，区分闭经类型，明确闭经原因。

知识拓展

闭经类型	闭经原因
子宫性闭经	先天性无子宫或发育不良、子宫内膜炎、子宫切除后或宫腔放射治疗后、子宫内膜损伤
卵巢性闭经	卵巢早衰、先天性无卵巢或发育不良、卵巢切除或组织破坏、卵巢肿瘤、多囊卵巢综合征
垂体性闭经	垂体梗死、垂体肿瘤、空蝶鞍综合征
下丘脑性闭经	精神紧张因素、体重下降和营养缺乏、过剧运动、药物、闭经溢乳综合征等其他内分泌影响
其他内分泌功能异常闭经	甲状腺功能减低或亢进、肾上腺皮质功能亢进、肾上腺皮质肿瘤等

【辨证论治】

闭经的辨证，应在分清经病和他病基础上辨虚实。一般禀赋不足，年逾16岁尚未行经，或月经后期、过少渐至停闭者，多属虚证。平素月经正常而骤然停闭，伴有其他实证表现，多是实证。然而，亦常有虚实错杂、本虚标实之证，须当细辨。

闭经的治疗原则是虚者补而通之，实者泻而通之，虚实夹杂者当攻中有养、补中有通，切不可不分虚实，滥用攻破通经之药，以通经见血为快，亦不可频用滋腻，呆滞脾胃，影响气血生化。至于因他病而致经闭者，又当先治他病，病愈则经可调。此外，闭经治疗的目标不是单纯月经来潮，而是要恢复或建立正常的月经周期。

1. **肾气亏损证**

证候：年逾16周岁尚未行经，或由月经延后、量少逐渐至经闭；素体虚弱，第二性征发育不良，头晕耳鸣，腰膝酸软，倦怠乏力，夜尿频多；舌淡黯，苔薄白，脉沉细。

分析：禀赋素弱，肾气不足，精血虚少，冲任气血不充，血海空虚，不能按时满盈，则月经迟迟不潮，或由月经延后、量少渐至经闭；髓海、腰府失养，则头晕耳鸣，腰膝酸软；肾气虚，膀胱气化失司，则夜尿频多；舌淡黯，苔薄白，脉沉细，为肾气亏损之征。

治法：补益肾气，调理冲任。

方药：加减苁蓉菟丝子丸（《中医妇科治疗学》）加淫羊藿、紫河车。

肉苁蓉 菟丝子 覆盆子 熟地黄 枸杞子 当归 桑寄生 艾叶

方义：方中肉苁蓉、菟丝子、覆盆子补肾气助肾阳；熟地黄、枸杞子养血滋阴，填精益髓；当归养血活血调经；桑寄生、艾叶补肾通络；加淫羊藿补肾气助肾阳，紫河车补精养血。全方既温肾助阳，又益肾养精，使冲任得养，血海满盈，经行复常。

若面色晦暗，畏寒肢冷，腰痛如折，大便溏薄，或性欲淡漠，酌加巴戟天、仙茅、补骨脂温肾壮阳调冲；若面色萎黄，头晕目眩，带下量少，或阴道干涩，毛发脱落，或手足心热，舌红，苔少，脉细数无力或细涩，为肝肾不足，治以补肾养肝调经，方用归肾丸（《景岳全书》）加何首乌、鸡血藤、川牛膝。

熟地黄 山药 山茱萸 茯苓 当归 枸杞子 杜仲 菟丝子

2. 气血虚弱证

证候：月经逐渐后延，量少，经色淡，质稀，渐而停闭不行；面色萎黄，神疲肢倦，食欲不振，头晕目眩，心悸气短，失眠多梦，毛发不泽，唇舌淡而无华；苔少或薄白，脉沉缓或细弱。

分析：血虚气弱，冲任失养，血海空虚，以致月经由稀少渐至停闭不行；血虚不荣于肌肤，则面色萎黄，毛发不泽；脾虚失运，故神疲肢倦，食欲不振；脑髓、心神失养，则头晕目眩，心悸气短，失眠多梦；苔少或薄白，脉沉缓或细弱，为气血虚弱之象。

治法：益气养血调经。

方药：人参养荣汤（《太平惠民和剂局方》）。

人参 黄芪 白术 茯苓 当归 白芍 熟地黄 陈皮 桂心 五味子 远志 炙甘草

方义：方中人参大补元气，配以黄芪、白术、茯苓、甘草补中益气；当归、白芍、熟地黄养血调经；陈皮理气行滞；五味子益气养心，远志宁心安神；桂心温阳和营。全方气血双补，气充血旺，血海充盈则经候自调。

若伴精神淡漠，毛发脱落，阴道干涩，性欲减退，生殖脏器萎缩等，乃精血不足，肾气虚惫，冲任虚衰之证，可加鹿茸、鹿角霜、紫河车等血肉有情之品。

3. 阴虚血燥证

证候：月经量少，色红，质稠，渐至停闭；五心烦热，两颧潮红，盗汗，或骨蒸潮热，或咳嗽唾血；舌红，苔少，脉细数。

分析：阴虚内热，久则热燥血亏，血海渐涸，故月经由少渐至停闭；阴虚火旺，故五心烦热，两颧潮红；虚热内扰，蒸津外泄，则盗汗；阴虚日久，精血亏损，虚火内炽，则骨蒸潮热；阴虚肺燥，则咳嗽唾血等；舌红，苔少，脉细数，为阴虚之候。

治法：滋阴清热调经。

方药：加减一阴煎（《景岳全书》）加女贞子、黄精、丹参、制香附。

生地黄 熟地黄 麦冬 白芍 知母 地骨皮 甘草

方义：方中以生地黄、知母滋肾阴；麦冬养心阴；白芍益肝阴；熟地黄补精养血；地骨皮凉血清虚热；甘草调和诸药。女贞子、黄精补益精血；丹参、制香附理气活血。全方滋阴润燥，益精养血，冲任调畅，月经可通。

若虚烦潮热甚者，酌加青蒿、鳖甲以清虚热；若盗汗不止，酌加煅龙牡、浮小麦以固涩止汗；若因实火灼阴，而致血燥经闭者，宜于方中加玄参、黄柏以清热泻火；若有结核病，同时应予以抗结核治疗。

4. 气滞血瘀证

证候：月经数月不行；精神抑郁，烦躁易怒，嗳气叹息，胸胁、乳房胀痛，少腹胀痛拒按；舌紫黯，或有瘀点、瘀斑，脉沉弦或沉涩。

分析：肝气不舒，气机郁滞，不能行血，冲任不通，故经闭不行；肝气不舒，气机不畅，则精神抑郁，烦躁易怒；气血瘀滞，不通则痛，则胸胁、乳房胀痛，少腹胀痛拒按；舌紫黯，或有瘀点、瘀斑，脉沉弦或沉涩，为气滞血瘀之象。

治法：理气活血，祛瘀通经。

方药：血府逐瘀汤（《医林改错》）。

桃仁　红花　当归　生地黄　川芎　赤芍　牛膝　桔梗　柴胡　枳壳　甘草

方义：方中以桃红四物汤活血祛瘀，养血调经；牛膝引血通经；柴胡、枳壳疏肝理气；桔梗开胸宣气；甘草调和诸药。本方行血分瘀滞，解气分郁结，瘀去气行，则诸症可解。

若少腹痛甚拒按，酌加香附、姜黄、延胡索、三棱以行气化瘀止痛；若小腹疼痛灼热，大便干结，加知母、牡丹皮、败酱草、大黄以清热通便。

5. 寒凝血瘀证

证候：月经数月不潮；小腹冷痛拒按，得热则痛缓，形寒肢冷，面色青白；舌黯，苔白，脉沉紧。

分析：寒邪客于冲任，与血相搏，血为寒凝，则瘀阻冲任，气血不通，血海不能满溢，以致经闭不行；寒客胞中，血行不畅，不通则痛，故小腹冷痛拒按；血得热则行，故腹痛得热暂缓；寒伤阳气，阳气不达，故形寒肢冷，面色青白；舌黯，苔白，脉沉紧，为寒凝血瘀之象。

治法：温经散寒，活血调经。

方药：温经汤（《妇人大全良方》）。

肉桂心　当归　川芎　人参　白芍　莪术　牡丹皮　牛膝　甘草

方义：方中以肉桂心温经散寒，当归养血调经，川芎行血中之气，三药温经散寒，活血调经；人参温补元气，助桂、归、芎宣通阳气而散寒；莪术、牡丹皮活血化瘀；牛膝引血下行，增活血通经之功；白芍、甘草缓急止痛。全方温经散寒，益气通阳，活血调经。

若小腹冷痛剧烈，宜加艾叶、小茴香、姜黄温经散寒止痛；若四肢不温者，酌加制附子、淫羊藿温阳散寒。

6. 痰湿阻滞证

证候：月经由稀发量少，渐至停闭；形体肥胖，胸脘满闷，呕恶痰多，神疲倦怠，或带下量多色白质稀；舌淡，苔白腻，脉滑。

分析：痰湿下注，闭阻胞脉，则月经由稀发量少，渐至停闭；痰湿内盛，故见形体肥胖；痰湿困脾，故胸闷呕恶，神疲倦怠；痰湿下注，则带下量多色白质稀；舌淡，苔白腻，脉滑，为痰湿内盛之象。

治法：健脾燥湿化痰，活血调经。

方药：四君子汤（《太平惠民和剂局方》）合苍附导痰丸（《叶氏女科证治》）。

人参　白术　茯苓　甘草

半夏　苍术　陈皮　甘草　香附　胆南星　枳壳　生姜　神曲

方义：方中以四君子汤补气健脾，脾胃健则痰湿不生；苍附导痰丸燥湿健脾，行气化痰。诸药合用，标本同治，以达健脾燥湿化痰、行气活血调经之功。

若痰湿已化，月经未行，酌加牛膝、卷柏、红花、泽兰等以行血通经；若神疲乏力明显，酌加人参、黄芪以益气健脾；若面浮肢肿，酌加益母草、泽兰、泽泻以活血利水消肿。

【其他疗法】

1. 中成药

（1）乌鸡白凤丸　每次1丸，每日2次。适用于气血两虚、精血不足证。

（2）大黄䗪虫丸　每次1丸，每日2次。适用于血瘀证。

（3）艾附暖宫丸　每次1丸，每日2~3次。适用于寒凝阻滞证。

2. 针灸治疗

（1）体针　肝肾不足证取肾俞、气海、太溪等穴；气血虚弱取足三里、气海、脾俞、胃俞等穴；气滞血瘀证取合谷、三阴交、地机、血海、气冲等穴；痰湿阻滞证取脾俞、三焦俞、次髎、中极、三阴交、丰隆等穴。或酌加艾灸。

（2）耳针　肾、肝、脾、心、内分泌、皮质下等穴。每次选3~5穴，毫针予中度刺激，留针20~30分钟。也可埋针或耳穴埋豆。

【预防调护】

（1）经行前后及经期忌冒雨涉水，忌食生冷及辛辣油腻之物，注意营养。

（2）注意精神调摄，保持情绪乐观、稳定。

（3）增强体质，加强体育锻炼，控制体重，注意劳逸结合。

（4）避免房劳多产，勿哺乳过久，避免不必要的流产及手术损伤，正确掌握避孕药的使用。

（5）积极治疗月经后期、月经过少等病证；及时治疗某些慢性疾病，消除导致闭经的因素。

（6）正确处理产程，避免产后大出血及感染。

岗位情景模拟 8

　余某，女，35岁，1979年5月21日初诊。因人工流产刮宫，夫妇争论，当时有情绪，现停经7个月，腹痛拒按，带下腥臭，精神疲乏，食欲差，胸痞心悸，曾屡治无效，舌质淡，苔薄，脉弦数。（《中医妇科名家医著医案导读·王渭川医案》）

问题与思考

1. 请做出诊断（病名、证型）。

2. 请给出相应的治法、方药及药量。

答案解析

第十节　痛　经

PPT

　妇女正值经期或经行前后，出现周期性小腹疼痛，或痛引腰骶，甚则剧痛昏厥者，称为"痛经"，亦称"经行腹痛"。若经前或经期仅有小腹或腰部轻微胀痛不适，不影响日常工作和生活，属生理现象，不作病论。

痛经的记载最早见于《金匮要略·妇人杂病脉证并治》："带下，经水不利，少腹满痛，经一月再见。"

西医常见相关疾病：痛经。西医学将痛经分为原发性痛经和继发性痛经。原发性痛经又称功能性痛经，指无盆腔器质性病变，常见于青少年女性，占痛经90%，其发生主要与月经时子宫内膜前列腺素含量升高有关。继发性痛经指盆腔器质性病变引起的痛经，如子宫内膜异位症、子宫腺肌病、盆腔炎性疾病、宫腔粘连、宫颈狭窄等病变，多发生于育龄期妇女。

【病因病机】

痛经的主要病机为冲任、胞宫气血阻滞，不通则痛；或冲任胞宫失于濡养，不荣则痛。其所以随月经周期而发作，是与经期冲任气血变化有关。非行经期间，冲任气血平和，致病因素尚不足引起冲任、胞宫气血阻滞或失养，故未发生疼痛。经期或经期前后，血海由满盈而溢泻，气血盛实而骤虚，冲任、胞宫气血变化急骤，致病因素乘时而作，引起冲任、胞宫气血暂时阻滞或失养，而致痛经。

1. **气滞血瘀** 素多抑郁，或恚怒伤肝，肝郁气滞，气滞血瘀，瘀阻胞宫、冲任，每值经前、经期，气血下注冲任，胞宫气血满盈，更加壅滞不畅，不通则痛，发为痛经。

2. **寒湿凝滞** 多因经期产后冒雨、涉水，或贪食生冷，内伤于寒，或久居阴湿之地，风冷寒湿客于冲任、胞宫，或素禀阳虚，阴寒内盛，以致胞宫、冲任气血凝滞，每值经前、经期气血下注冲任，胞宫气血满盈，更加壅滞不畅，不通则痛，导致痛经。

3. **湿热瘀阻** 素有湿热内蕴，或于经期、产后摄生不慎，感湿热之邪，与血相搏结，流注冲任，蕴结于胞宫，阻滞气血，每值经前、经期气血下注冲任，胞宫气血满盈，更加壅滞不畅，不通则痛，发为痛经。

4. **气血虚弱** 脾胃虚弱，化源不足，或大病久病或大失血后，气血亏虚，冲任失养，经期、经后血海空虚，气血更虚，冲任、胞宫失于濡养，不荣则痛，兼之气虚血滞无力流通，亦可发为痛经。

5. **肝肾亏损** 禀赋虚弱，肝肾素虚，或多产房劳，损及肝肾，精亏血少，冲任不足，胞宫失养，加之经期、经后血海空虚，冲任、胞宫失于濡养，不荣则痛，而致痛经。

【诊断与鉴别诊断】

（一）诊断要点

1. **病史** 经行小腹疼痛，伴随月经周期规律性发作，或有盆腔炎性疾病、不孕、宫腔手术史等。

2. **症状** 多于行经第1~2天或经期前1~2天发生腹痛，可呈阵发性、痉挛性，或胀痛下坠感，痛甚可牵引全腹或腰骶部，或外阴、肛门坠痛，可伴恶心、呕吐、腹泻等症状，严重者出现面色苍白、肢冷汗出、晕厥等。偶有腹痛延续至经净或于经净后1~2天始发病者。

3. **检查**

（1）妇科检查 无阳性体征者为功能性痛经，部分可发现子宫体极度屈曲；如盆腔内有粘连、包块、结节、附件区增厚或子宫体均匀增大者，可能是盆腔炎性疾病、子宫内膜异位症、子宫腺肌病等所致。

（2）辅助检查 B超、腹腔镜、宫腔镜检查等有助于明确痛经的原因。

（二）鉴别诊断

1. **异位妊娠** 异位妊娠多有停经史及早孕反应，妊娠试验阳性，妇科检查及B超等可资鉴别。痛经是伴随月经的周期性腹痛，无停经史及妊娠征象。

2. 胎动不安　有停经史及早孕反应，妊娠试验阳性，阴道少量流血，轻微腰酸腹痛或下腹坠胀，妇科检查子宫增大与停经月份相符，B超见宫腔内有孕囊、胚芽或胎心搏动。痛经无妊娠征象。

【临床辨病思路】

临证应结合病史、年龄、妇科检查、B超，必要时行腹腔镜、宫腔镜等检查明确是原发性还是继发性痛经。痛经发作之际还应与发生在经期或于经期加重的内、外、妇诸学科引起腹痛症状的疾病如急性阑尾炎、结肠炎、膀胱炎、卵巢囊肿蒂扭转等鉴别。若育龄期女性有短暂停经史，又见腹痛、阴道流血，应与异位妊娠、胎动不安或堕胎等妊娠病症鉴别。

【辨证论治】

根据痛经发生的时间、性质、部位、程度，结合月经期、量、色、质及兼证、舌脉，参考发病相关因素等辨其寒热虚实。一般痛在经前、经初多属实，痛在月经将净或经后多属虚。疼痛剧烈拒按多属实，隐痛喜按多属虚。痛甚于胀，块下痛减，或持续作痛多为血瘀，胀甚于痛，时痛时止多为气滞。冷痛得热痛减多为寒，灼痛得热痛增多属热。痛在少腹多在肝，痛连腰骶多在肾，痛在小腹中正多为胞宫瘀滞。

痛经的治疗原则，以调理冲任、胞宫气血为主，以止痛为核心。治疗分两步：月经期调血止痛以治标；平时辨证求因以治本。实证应着重在经前5~10天治疗，用药以疏通气血为主，通则不痛；虚证则着重在行经末期和经后3~7天治疗，以养血益精为主，荣则不痛。一般需连续3个周期为1个疗程。

1. 气滞血瘀证

证候：经前或经期小腹胀痛拒按，量少，血行不畅，色紫黯有块，块下痛暂减；胸胁、乳房胀痛，平素抑郁或易怒；舌紫黯，或有瘀点，脉弦涩。

分析：肝失条达，冲任气血瘀滞，经血不利，不通则痛，则经前或经期小腹胀痛拒按，量少，经行不畅，色黯有块；血块排出，瘀滞减轻，气血暂通，则疼痛暂缓；肝郁气滞，经脉不畅，故胸胁、乳房胀痛；舌紫黯有瘀点，脉弦涩，为气滞血瘀之象。

治法：理气行滞，化瘀止痛。

方药：膈下逐瘀汤（《医林改错》）。

当归　川芎　赤芍　桃仁　红花　枳壳　延胡索　五灵脂　牡丹皮　乌药　香附　甘草

方义：方中香附、枳壳、乌药理气调肝；桃仁、红花、川芎、赤芍、牡丹皮活血化瘀；延胡索、五灵脂化瘀止痛；当归养血活血；甘草缓急调和诸药。全方使气顺血调则疼痛自止。

若兼肝郁化热之征，加栀子、夏枯草、黄柏以清泄肝热；若兼前后二阴坠胀，加川楝子、柴胡、升麻以行气升阳；若痛甚恶心呕吐，为肝气挟冲气犯胃，加吴茱萸、法半夏、生姜以和胃降逆。

2. 寒湿凝滞证

证候：经前或经行小腹冷痛，得热则舒，量少，色紫黯有块；形寒肢冷，小便清长；舌黯，苔白腻，脉沉紧。

分析：寒湿之邪客于冲任、胞宫，与经血搏结，使之运行不畅，故于经前或经期小腹冷痛；血为寒凝，故量少，色黯有块；得热则凝滞减，故得热痛减；舌黯，苔白腻，脉沉紧，为寒湿内闭、气血瘀滞之征。

治法：温经除湿，化瘀止痛。

方药：少腹逐瘀汤（《医林改错》）加苍术、茯苓。

肉桂　小茴香　干姜　当归　川芎　赤芍　延胡索　没药　蒲黄　五灵脂

方义：方中肉桂、小茴香、干姜温经散寒除湿；当归、川芎、赤芍养血活血化瘀；延胡索、五灵脂、蒲黄、没药化瘀止痛。加苍术、茯苓健脾燥湿。全方温经散寒除湿，活血祛瘀止痛。

若阳虚内寒，见经期或经后小腹冷痛，喜按，得热则痛缓，经量少，色黯淡，腰腿酸软，小便清长，舌淡胖，苔白润，脉沉，治以温经扶阳、暖宫止痛，方用温经汤（《金匮要略》）加附子、艾叶、小茴香。

吴茱萸　桂枝　川芎　芍药　牡丹皮　当归　生姜　半夏　麦冬　人参　阿胶　甘草

3. 湿热瘀阻证

证候：经前或经期小腹灼热胀痛，拒按，量多，色黯红，质稠有块；平素带下量多，色黄，小便黄赤；舌红，苔黄腻，脉滑数。

分析：湿热之邪，盘踞冲任、胞宫，气血不畅，经前血海充盈，湿热与血胶结，则见小腹灼热胀痛，拒按；湿热扰血，故量多，色黯红，质稠有块；湿热下注，则带下量多，色黄，小便黄赤；舌红，苔黄腻，脉滑数，为湿热瘀阻之征。

治法：清热除湿，化瘀止痛。

方药：清热调血汤（《古今医鉴》）加红藤、败酱草、薏苡仁。

黄连　牡丹皮　当归　川芎　桃仁　红花　香附　延胡索　莪术　生地黄　白芍

方义：本方以黄连清热燥湿；牡丹皮清热凉血化瘀；当归、川芎、桃仁、红花活血祛瘀通经；香附、延胡索、莪术调气化瘀止痛；生地黄、白芍清热凉血，缓急止痛。加败酱草、红藤、薏苡仁以增清热除湿消瘀之力。全方清热除湿，化瘀止痛。

若月经量多或经期延长，宜加地榆、马齿苋、槐花凉血止血；若带下量多，色黄，宜加黄柏、土茯苓、椿根白皮以清热除湿止带。

4. 气血虚弱证

证候：经期或经后小腹隐隐作痛，喜按，或小腹及阴部空坠不适，量少，色淡，质清稀；面色无华，头晕心悸，神疲乏力；舌淡，苔薄，脉细弱。

分析：气血不足，冲任亦虚，经行之后，血海更虚，胞宫、冲任失于濡养，则见经期、经后小腹隐隐作痛，喜按揉，量少，色淡，质清稀；气虚下陷，故小腹及阴部空坠；气血虚不能上荣头面，则面色萎黄不华，头晕；血虚心神失养，则心悸；气血虚弱，则神疲乏力；舌淡，苔薄，脉细弱，为气血两虚之征。

治法：益气养血，调经止痛。

方药：圣愈汤（《兰室秘藏》）去生地黄，加白芍、香附、延胡索。

人参　黄芪　当归　川芎　熟地黄　生地黄

方义：方中人参、黄芪补气；四物养血调血；香附、延胡索调气止痛；白芍既可养血又能缓急止痛。全方使气血充盈，血脉流畅则痛自除。

若血虚肝郁，于上方加川楝子、柴胡、小茴香、乌药以行气止痛。

5. 肝肾亏损证

证候：经期或经后小腹绵绵作痛，喜按，量少，色黯淡，质稀；头晕耳鸣，腰膝酸软；舌淡红，苔薄白，脉沉细。

分析：肝肾亏损，冲任俱虚，精血本已不足，经行后血海空虚，胞宫更失濡养，故经期或经后小腹绵绵作痛，量少，色黯淡，质稀；肝肾精亏，腰膝、清窍失养，则头晕耳鸣，腰膝酸软；舌淡红，苔薄，脉沉细，为肝肾亏损之象。

治法：补肾益精，调肝止痛。

方药：调肝汤（《傅青主女科》）。

山茱萸　巴戟天　当归　白芍　阿胶　山药　甘草

方义：方中山茱萸补肾填精；巴戟天温肾益冲任；当归、白芍养血柔肝；阿胶滋阴养血；山药补脾肾；甘草调和诸药。全方补肾益精，调肝止痛。

若痛及腰骶，酌加川断、杜仲以补肾壮腰；若兼潮热、心烦，宜加青蒿、地骨皮、鳖甲以滋阴清热。

课堂互动 8-10 ————————————

请阐述治疗痛经常用的止痛中药。

答案解析

【其他疗法】

痛经发作时，可选用下述治疗以缓急止痛。

1. 针灸治疗

（1）体针　实证以三阴交、中极为主穴，寒凝血瘀加归来、地机，气滞血瘀加太冲。虚证以三阴交、足三里、气海为主穴，气血亏虚加脾俞、胃俞，肝肾不足加太溪、肝俞、肾俞等穴。可酌加艾灸。

（2）耳针　内分泌、交感、子宫、卵巢、肾、脾、肝等穴。也可用耳穴埋豆。

2. 穴位贴敷　麝香痛经膏外敷子宫、三阴交、气海或腹部痛点，1~3天换1次，直至痛经消失。适用于气滞血瘀证。

3. 中成药　田七痛经胶囊，每次2g，每日3次。

知识拓展

原发性痛经的西药治疗

1. 解痉、镇静及镇痛　前列腺素合成酶抑制剂可抑制前列腺素合成酶活性，减少前列腺素产生，防止子宫过强收缩和痉挛而缓解痛经，如布洛芬、酮洛芬等；氯丙嗪有镇静作用，阻断儿茶酚胺受体，抑制外周副交感神经系统。

2. 口服避孕药　通过抑制排卵，减少经血中前列腺素含量，达到镇痛作用，适用于要求避孕的痛经女性，口服避孕药如去氧孕烯炔雌醇片（妈富隆）、炔雌醇环丙孕酮片（达英-35）等。

【预防调护】

（1）注意经期、产后卫生，减少痛经发生。

（2）经期保暖，避免受寒，忌冒雨涉水，忌食生冷及辛辣油腻之物，注意营养。

（3）调节情绪，保持心情舒畅，消除恐惧、焦虑心理。

（4）经期禁房事，以免发生子宫内膜异位症及盆腔感染。

岗位情景模拟9

车某，女，22岁，未婚，1977年6月3日初诊。16岁月经初潮时，即每发作痛经，迄今已7年，每用止痛药物缓解症状，但病未根除。月经周期尚准，量少，色淡，兼小血块，经中小腹痛胀，按之益甚，伴泛恶纳呆，大便不实。经后白带清稀，腰酸乏力。苔白滑，脉沉细。（《哈荔田妇科医案医话选》）

问题与思考

1. 请做出诊断（病名、证型）。

2. 请给出相应的治法、方药及药量。

答案解析

实训实练三　痛经

【实训目标】

1. 通过对典型痛经病案分析，掌握痛经的诊断及辨证论证方法，进而具有运用中医妇科学基本理论、基本知识和基本技能，正确诊治妇女常见病、多发病的能力。

2. 熟悉中医执业助理医师实践技能考试第一站的考核内容及答题技巧。

3. 培养具有执行国家卫生工作方针，贯彻国家有关计划生育、妇女保健等方面的政策和法规的意识。

4. 培养良好的医疗道德和严谨的工作作风。具有高度的责任心，关心、体贴患者。

5. 培养勤奋好学、刻苦认真、善于思考的学习精神。

【实训重点难点】

重点：痛经的诊断与治疗，痛经的辨病辨证依据及证候分析。

难点：痛经的鉴别，痛经的辨病辨证依据及证候分析。

【实训内容】

张某，女，16岁，学生，2011年12月1日初诊。

主诉：经期小腹冷痛半年。

现病史：患者14岁月经初潮，周期、经期尚准，平时、经时喜冷饮。半年来每至经前、经期小腹冷痛拒按，得热则缓，遇寒则重，经血量少，色黯有块，畏寒肢冷，面色青白。舌黯，苔白，脉沉紧。

妇科检查：外阴正常，内生殖器未查出器质性病变。

既往史、个人史、生活史、家族史无特殊。

根据病例信息，请写出以下内容。

1. 中医疾病诊断。

2. 中医证候诊断。

3. 辨病辨证依据（含病因病机）。

4. 需与哪些疾病进行鉴别。

5. 治法。

参考答案　　答题技巧

6. 代表方。

7. 组成、剂量及煎服方法。

【重点巩固】

1. 痛经的主要临床特征是什么？

2. 寒凝血瘀型痛经有何特征？

参考答案

第十一节　月经前后诸证

PPT

　　女性每值经期或月经前后，周期性反复出现乳房胀痛、发热、头痛、眩晕、身痛、泄泻、吐衄、情志异常、口舌糜烂等症状，影响工作和生活者，称为"月经前后诸证"。以上症状可单独出现，也可三三两两同见，多在月经前1~2周出现，月经来潮后症状即减轻、消失。发病率为30%~40%。

　　西医常见相关疾病：经前期综合征。

【病因病机】

　　本病的发生与经期及其前后冲任气血盈虚变化有关，行经前，阴血下注冲任，血海充盈，冲脉之气较盛，经期血海由满而溢，胞宫泻而不藏，经血下行，全身阴血相对不足。若因体质之差异，阴阳气血之偏盛偏虚，或受情志、生活因素的影响，两因相合易出现肾、肝、脾功能失调，气血失和，导致月经前后诸证发生。体质是引发本病的关键因素。

　　1. 肝气郁滞　素性抑郁，或恚怒伤肝，经前、经期肝失血养，肝气更郁，脉络壅滞，以致经行乳房胀痛、情志异常；肝郁脾虚，水湿内停，溢于肌肤，则为经行浮肿；肝郁日久化热，营卫失调，发为经行发热；冲脉附于肝，经行之际，冲气旺盛，冲气挟肝火上逆，气火上扰清窍，而致经行头痛，灼伤血络，则经行吐衄。

　　2. 阴虚　素体阴虚，或房劳多产，或久病、大病耗伤阴血，经行之际，阴血下注冲任、胞宫，乳络失养，致经行乳房胀痛；阴虚不能制阳，肝阳上亢，则经行头痛、眩晕；阴虚不能敛阳，虚热内生，以致经行发热；阴虚火旺，经行冲脉气盛，夹虚火上犯，灼烧口舌，以致经行口糜；肺肾阴虚，虚火上炎，灼伤肺络，络损血溢，则致经行吐衄。

　　3. 血虚　素体血虚，或久病、大病，或出血，耗伤气血，或脾虚气血乏源，行经时阴血下注冲任、胞宫，血随经外泄益虚，血虚不能上荣于脑，则致经行头痛、眩晕，不能荣养四肢百骸，而致经行身痛；血虚生风，搏于肌肤，发为风疹团块；阴血亏虚，营卫失调，而致经行发热。

　　4. 脾肾亏虚　素体脾肾虚弱，或房劳多产伤肾，或劳倦伤脾，脾虚运化不健，肾失化气行水，则水湿停滞，泛于肌肤，发为经行浮肿；下注大肠，而致经行泄泻；脾虚痰湿内生，上蒙清窍，则经行眩晕。

　　5. 血瘀　经行、产后感寒饮冷，血为寒凝，或跌仆外伤，瘀血阻滞，经前气血欲下注冲任、胞宫，血脉络阻滞，不通则痛，因而经未行而身先痛；足厥阴肝经络胞而过，循颠络脑，瘀血随冲气上逆，阻滞脑络，可致经行头痛。

　　6. 火热　素有痰湿，蕴久化热，或因肝郁乘脾，痰湿内生，痰火互结，经期冲气旺盛，挟痰火上扰清窍，神明逆乱，以致经行情志异常；平素嗜食辛辣香燥，或肥甘厚味，胃中蕴热，经行冲气挟胃热上逆，热灼口舌，因而经行口糜。

　　7. 风热　素体阳盛，或嗜食辛辣，血分蕴热，经行之际气血变化急骤，阴血相对不足，风热之邪乘虚而入，搏于肌肤腠理，发为风疹块。

【诊断与鉴别诊断】

（一）诊断要点

1. 病史　多发生于25~45岁女性。

2. 症状　每随月经周期反复出现乳房胀痛、头痛、身痛、眩晕、发热、肿胀、泄泻、口舌糜烂、吐血衄血、情志异常等。多于月经前1~2周出现症状，经前2~3天症状加重，月经来潮或经净后症状减轻或消失。

3. 检查

（1）体格检查　每随月经周期出现乳房有触痛性结节，或颜面、四肢、全身浮肿，或口腔黏膜溃疡，或见荨麻疹、痤疮等。程度轻重不一，月经干净后逐渐消失。妇科检查一般无器质性病变。

（2）辅助检查　血清性激素测定、BBT、血常规、尿常规、乳腺B超、肝肾功能检查、CT、MRI等，有助于诊断。

（二）鉴别诊断

本病症状复杂，多为内、外科症状伴随月经周期反复发作，故应与内、外科相关疾病进行鉴别，如经行乳房胀痛须与乳癖、乳岩鉴别，经行头痛须与经行外感、脑瘤头痛、偏头风头痛等鉴别，经行吐衄须与内科吐血、衄血等鉴别。一般而言，月经前后诸证的症状、体征具有明显的周期性，与月经密切相关，临证须结合各自病症特点，结合相关检查，予以鉴别。

【临床辨病思路】

症状伴随月经周期性地反复出现与消退是诊断本病的关键。但患者正值经期发病之际，须注意其他疾病也可以出现在经期，而呈现出类似的表现，临床时应结合相关检查予以排除。

经行乳房胀痛

每于行经前后或经期，出现乳房作胀，甚则胀满疼痛，或乳头痒痛，称为"经行乳房胀痛"。

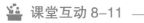 课堂互动 8-11

经行乳房胀痛的发生与哪三个脏腑有关？

答案解析

【辨证论治】

本病有虚实之分，根据乳房胀痛发生的时间、性质、程度，结合全身症状及舌脉进行辨证。一般发生于经前，乳房按之胀满，经后胀痛渐止，多为实证；发生于经期，乳房按之柔软无块，多为虚证。

治以疏肝养肝、通络止痛为主。

1. 肝气郁结证

证候：经前或经行乳房胀满疼痛，或乳头痒痛，甚则痛不可触衣；精神抑郁，时欲叹息，胸闷胁胀，小腹胀痛，经行不畅，色黯红；舌淡红，苔薄白，脉弦。

分析：乳房、乳头、胸胁为肝胃经分布之处，肝气郁滞，气血运行不畅，经前经期阴血下注冲任，冲气偏盛，循肝脉上逆，肝郁更甚，乳络不畅，不通则痛，以致经行乳房胀满疼痛，或乳头痒痛，精神抑郁，时欲叹息，胸闷胁胀；肝气郁滞，冲任阻滞不通，则小腹胀痛，经行不畅，色黯红；舌淡红，苔薄白，脉弦为肝郁之征。

治法：疏肝解郁，理气止痛。

方药：柴胡疏肝散（《景岳全书》）加生麦芽、橘叶、川楝子。

柴胡　香附　芍药　枳壳　陈皮　川芎　炙甘草

方义：方中柴胡、香附疏肝解郁；芍药养血柔肝；枳壳、陈皮理气行滞；川芎活血理气；甘草调和诸药。加麦芽消滞散结；橘叶疏通乳络；川楝子疏肝理气止痛。全方有疏肝解郁、理气止痛之效。

若乳房胀硬，有结节，宜加橘核、夏枯草、王不留行以通络散结；若肝郁化热，治以疏肝清热，方用丹栀逍遥散（《女科撮要》）加减；若胃虚痰滞，见经前或经期乳房胀痛或乳头痒痛，痛甚不可触衣，胸闷痰多，月经量少，色淡，平素带下量多，色白，质黏稠，舌淡胖，苔白腻，脉缓滑，治以健胃祛痰、活血止痛，方用四物汤《仙授理伤续断秘方》合二陈汤（《太平惠民和剂局方》）去甘草。

丹栀逍遥散：柴胡　牡丹皮　栀子　当归　白芍　白术　茯苓　薄荷　煨姜　炙甘草

四物汤：当归　熟地黄　白芍　川芎

二陈汤：半夏　陈皮　茯苓　甘草　生姜　乌梅

2. 肝肾阴虚证

证候：经期或经后两乳胀痛，按之柔软无块；腰膝酸软，目涩咽干，五心烦热，月经量少；舌红，少苔，脉细数。

分析：肝肾同源，精血互生，素体肝肾不足，经期肝血亏虚，乳络失养，以致经期或经后两乳胀痛，按之柔软无块；肝肾精血不足，不能上荣耳目及咽喉，则耳鸣，目涩，咽干；虚热内扰，则五心烦热；阴血虚，则月经量少；舌红，少苔，脉细数，为肝肾阴虚之候。

治法：滋养肝肾，理气通络。

方药：一贯煎（《柳州医话》）加麦芽、鸡内金。

当归　生地黄　沙参　麦冬　枸杞子　川楝子

方义：方中当归养血和血；生地黄、沙参、麦冬、枸杞子滋肾养肝；川楝子疏肝气、通乳络而止痛。加麦芽、鸡内金和胃化滞通乳络。全方滋养肝肾，理气通络，则乳胀则消。

【其他疗法】

针灸治疗　针刺膻中、乳根、期门、肩井等穴。

经行头痛

每值经期或行经前后，出现以头痛为主要症状，称为"经行头痛"。

【辨证论治】

本病有虚实之别，根据头痛发生的时间、性质、程度，结合全身症状及舌脉进行辨证。一般发生于经前或经期、胀满或刺痛，多为实证；发生于行经将净时或经后作痛、隐痛，多为虚证。治以通经活络止痛为主。

1. 肝火证

证候：经行头痛，甚或颠顶掣痛；头晕目眩，烦躁易怒，口苦咽干，月经量稍多，色红，质稠；舌红，苔薄黄，脉弦细数。

分析：素体肝阳偏亢或肝郁化火，经行之际，肝火易随冲气上逆，以致经行头痛，甚或颠顶掣痛；肝火上炎，循经上攻头目，故头晕目眩，口苦咽干；肝失条达，则烦躁易怒；火扰冲任，则月经量稍多，色红，质稠；舌红，苔薄黄，脉弦细数，为阴虚肝热之征。

治法：滋阴清热，平肝息风。

方药：杞菊地黄丸（《医级》）加钩藤、夏枯草、白蒺藜。

熟地黄　山茱萸　山药　茯苓　牡丹皮　泽泻　枸杞子　菊花

方义：方中以六味地黄丸滋肾养肝；枸杞子、菊花养血平肝；加钩藤、夏枯草、白蒺藜以清肝息风。全方使肝肾得养，肝火平息，头痛自愈。

若肝火炽盛，头痛剧烈，面红目赤，方用羚角钩藤汤（《重订通俗伤寒论》）加龙胆、石决明以清泻肝火，平时服杞菊地黄丸以治本。

羚羊角　钩藤　桑叶　菊花　川贝母　竹茹　生地黄　白芍　茯神　甘草

2. 血瘀证

证候：经前、经期头痛剧烈，痛如锥刺；经行不畅，色紫黯有块，小腹疼痛拒按；舌黯或尖边有瘀点、瘀斑，苔薄白，脉细涩或弦涩。

分析：素有瘀血停滞，阻塞清窍，每逢经行，瘀随血动，故头痛剧烈，痛如锥刺；血行不畅，瘀阻于胞宫，则经行不畅，色紫黯有块，小腹疼痛拒按；舌黯或尖边有瘀点、瘀斑，苔薄白，脉细涩或弦涩，为血瘀之象。

治法：活血化瘀，通络止痛。

方药：通窍活血汤（《医林改错》）。

赤芍　川芎　桃仁　红花　老葱　麝香　生姜　大枣

方义：方中赤芍、川芎、桃仁、红花直入血分，以行血中之滞，化瘀通络；老葱、麝香辛香开窍，以通上下之气，气通则血活；生姜、大枣调和营卫。全方活血化瘀，通窍止痛。

3. 血虚证

证候：经期或经后，头部绵绵作痛；面白无华，头晕眼花，心悸少寐，神疲乏力，月经量少，色淡，质稀；舌淡，苔薄白，脉细。

分析：素体血虚，遇经行则血愈虚，不能上荣，故头部绵绵作痛，面白无华，头晕眼花；血虚不养心神，故心悸少寐；血虚气弱，则神疲乏力；血虚冲任失养，故月经量少，色淡，质稀；舌淡，苔薄白，脉细，为血虚之候。

治法：养血益气，通络止痛。

方药：八珍汤（《正体类要》）加枸杞子、何首乌。

熟地黄　当归　白芍　人参　白术　茯苓　炙甘草　川芎

方义：方中熟地黄、当归、白芍养血和血；四君子汤益气健脾；川芎入血分而理气，使熟地黄、当归补而不滞。加枸杞子、何首乌养肝血，滋肾精。全方养血益气，通络止痛。

【其他疗法】

针灸治疗　针刺百会、关元、肾俞、太溪、三阴交、风池、太冲、涌泉等穴。

✎ 知识拓展

经行头痛治疗提示

1. 临床用药时可适当加入引经药。

2. 头为诸阳之会，用药宜以轻清上行之品，不可过用重镇潜阳之剂，以免重伤阳气。

3. 可用阶段性的治疗方法，即平时以疏肝、健脾、固肾为法，随症加减用药；实证于经前期及行经初期，治以疏肝清肝或活血通窍；经期因头痛往往渐缓，可活血调经，以助经血畅行；虚证重在平时调补气血。

经行身痛

每遇经行前后或经期，出现以身体疼痛为主要症状，称为"经行身痛"。

【辨证论治】

本病有虚实之别，一般痛在经后，多血虚；痛在经前或经期，多血瘀。治以通调气血、和经脉为主。

1. 血虚证

证候：经期或经后，肢体酸楚，疼痛麻木；面色无华，肢软乏力，月经量少，色淡，质稀；舌淡红，苔薄白，脉细弱。

分析：平素血虚，经期更虚，四肢百骸失于荣养，则肢体酸楚，疼痛麻木；血虚气弱，则面色无华，肢软乏力；血虚冲任气血不足，故经行量少，色淡，质稀；舌淡红，苔薄白，脉细弱，为气血虚弱之象。

治法：养血益气，柔筋止痛。

方药：黄芪桂枝五物汤（《金匮要略》）加鸡血藤或当归补血汤（《内外伤辨惑论》）加白芍、鸡血藤、丹参、玉竹。

黄芪　白芍　桂枝　生姜　大枣

当归　黄芪

方义：方中以黄芪、白芍益气养血；桂枝和营通痹；生姜、大枣调和营卫；鸡血藤养血通络。全方补益气血，柔筋止痛。

2. 血瘀证

证候：经前或经行时腰膝、肢体、关节疼痛，屈伸不利，得热痛减，遇寒痛甚；月经延后，色黯，或有血块，经行腹痛拒按；舌紫黯或有瘀点、瘀斑，苔薄白，脉沉迟而涩。

分析：经行以气血通畅为顺，寒邪凝滞经络，气血运行不畅，则见腰膝、肢体、关节疼痛，屈伸不利；血得热则行，得寒则凝，故得热痛减，遇寒痛甚；瘀阻冲任，故月经延后，色黯有块，经行腹痛拒按；舌紫黯或有瘀点、瘀斑，苔薄白，脉沉迟而涩，为血瘀之象。

治法：活血通络，散寒止痛。

方药：趁痛散（《校注妇人良方》）。

当归　黄芪　白术　炙甘草　桂心　薤白　独活　生姜　牛膝

方义：方中当归养血活血；黄芪、白术、炙甘草健脾益气；桂心、薤白、独活、生姜温阳散寒，通络止痛；牛膝活血通络。全方益气养血，活血通络，散寒止痛。

若形寒肢冷痛剧，酌加细辛、小茴香以增散寒止痛之效。

经行发热

每值经期或经行前后，出现以发热为主要症状，经后热自退，称为"经行发热"。

【辨证论治】

经前发热多实证，经后发热多虚证；发热无时为实热，潮热有时为虚热，低热怕冷为气虚。治以调气血、和营卫为主。

1. 肝郁化火证

证候：经前或经期身热；烦躁易怒，胸胁、乳房、少腹胀痛，月经提前，量或多或少，色深红；舌红，苔黄或腻、脉弦滑或弦数。

分析：肝郁化火，经前或经行气火交炽，营卫失和，故身热，烦躁易怒；肝经火热扰于胸胁、乳络、少腹，故胸胁、乳房、少腹胀痛；肝火扰于冲任，血海不宁，则月经提前，量偏多，色深红；热灼阴血，则量少；舌红，苔黄或腻，脉弦滑或弦数，为肝郁化火之征。

治法：疏肝解郁，清热泻火。

方药：丹栀逍遥散（《女科撮要》）加黄芩、钩藤。

柴胡　牡丹皮　栀子　当归　白芍　白术　茯苓　薄荷　煨姜　炙甘草

方义：方中柴胡疏肝解郁清热；栀子、牡丹皮清肝泄热凉血；当归、白芍养血柔肝；白术、茯苓、炙甘草健脾和中，培土疏木；薄荷助柴胡疏达肝气；煨姜温胃行气以免为丹、栀寒凉所伤；加黄芩、钩藤增丹栀清肝热。诸药合用，共奏疏肝解郁、清热泻火之功。

若胸胁、乳房胀痛甚，酌加川楝子、香附增疏肝之力；若口苦、便结，上方去白术、煨姜，酌加首乌、玄参、生地黄滋阴润燥。

2. 肝肾阴虚证

证候：经期或经后，午后潮热；五心烦热，颧红，烦躁少寐，月经量少，色红；舌红，苔少而干，脉细数。

分析：经期或经后，阴血即泄，虚热内甚，故午后潮热、五心烦热；虚火上浮，则颧红；热扰心神，故烦躁少寐；阴血不足，则月经量少；虚火燔灼，则色红；舌红，苔少而干，脉细数，为肝肾阴虚内热之征。

治法：滋阴清热，凉血调经。

方药：两地汤（《傅青主女科》）加白薇。

生地黄　玄参　麦冬　白芍　地骨皮　阿胶

方义：方中生地黄、玄参、麦冬养阴清热凉血；地骨皮清骨中之热，泻肾中之火；白芍敛阴养血；阿胶滋阴养血；加白薇以清热。全方共奏滋阴清热、凉血调经之效。

若虚热迫津外泄，盗汗，酌加煅牡蛎、浮小麦固表止汗；若虚热扰心，心慌失眠，宜加首乌藤、柏子仁养心安神。

3. 气血虚弱证

证候：经行或经后发热；面色无华，头晕目眩，乏力自汗，少气懒言，月经色淡，质稀；舌淡，苔白润，脉细弱。

分析：气血亏少，营卫不和，则发热自汗；气血两虚，不能上荣，则面色无华，头晕目眩；气虚中阳不振，故乏力，少气懒言；气血虚弱，故月经色淡，质稀；舌淡，苔白润，脉细弱，为气血虚弱之征。

治法：益气固表，甘温除热。

方药：补中益气汤（《脾胃论》）。

人参 黄芪 白术 陈皮 升麻 柴胡 当归 甘草

方义：方中以人参、黄芪益气为君；白术、甘草补中健脾为臣；当归补血，陈皮理气为佐；升麻、柴胡升阳为使。诸药合用，共奏益气固表、甘温除热之功。

经行口糜

每值经前或行经时，口舌生疮、糜烂，经后渐愈，如期反复发作，称为"经行口糜"。

【辨证论治】

经行口糜多属热证，阴虚火旺为虚热；胃热熏蒸为实热。

虚热治以养阴清热；实热治以清热泻火。若夹脾湿，应利湿清热。用药宜甘寒之品，使热除而无伤阴之弊。

1. 阴虚火旺证

证候：经期口舌生疮、糜烂；五心烦热，口燥咽干，形体消瘦，月经量少，色红；舌红，苔少，脉细数。

分析：阴虚火旺，经期冲脉气盛，夹虚火上犯，灼烧口舌，故经期口舌生疮、糜烂；阴虚生内热，则五心烦热；阴津虚少，滋养濡润不足，则口燥咽干，形体消瘦；阴血不足，则月经量少，色红；舌红，苔少，脉细数，为阴虚内热之象。

治法：滋阴降火。

方药：知柏地黄汤（《医宗金鉴》）。

熟地黄 山茱萸 山药 知母 黄柏 泽泻 茯苓 牡丹皮

方义：方中以熟地黄、山茱萸、山药补肝肾之阴；知母、黄柏清肾中伏火；牡丹皮凉血清热；茯苓、泽泻导热由小便而解。全方具滋养阴津、清降虚火之功。

若兼心经火盛，心烦不宁，酌加莲子心、淡竹叶清心降火。

2. 胃热熏蒸证

证候：经前、经期口舌生疮，糜烂疼痛；渴喜冷饮，或口臭，尿黄便结，月经量多，色深红；舌红，苔黄厚，脉滑数。

分析：胃有伏火，经前、经期冲脉气盛，夹胃热逆上，灼伤口舌，则口舌生疮，糜烂疼痛；热盛灼伤津液，则渴喜冷饮，尿黄便结；胃热熏蒸，则口臭；热盛迫血妄行，则月经量多，色深红；舌红，苔黄厚，脉滑数，为胃热炽盛之征。

治法：清胃泄热。

方药：凉膈散（《太平惠民和剂局方》）。

大黄 朴硝 连翘 栀子 黄芩 竹叶 薄荷 甘草

方义：方中大黄、朴硝清热泻下，荡涤胃肠；连翘、栀子、黄芩清热解毒；竹叶清心利尿；薄荷辛凉散热；甘草调和诸药。全方清上泻下并行，共达清胃泻火之功。

若脾虚湿热内盛，见口糜或口唇疱疹，脘腹胀满，大便溏臭，苔黄腻，脉濡缓，治以芳香化浊，清热利湿，方用甘露消毒丹（《温热经纬》）。

滑石　茵陈　黄芩　射干　石菖蒲　川贝母　木通　藿香　连翘　薄荷　豆蔻

经行吐衄

每逢行经前后或正值经期，出现周期性吐血或衄血，称为"经行吐衄"，亦称"倒经""逆经"。出于口者为吐；出于鼻者为衄。

西医常见相关疾病：代偿性月经。

【辨证论治】

本病因血热气逆而发，但有虚、实之分。治以清热降逆，引血下行，但不可过用苦寒克伐之品，以免耗伤气血。

1. 肝经郁火证

证候：经前或经期吐血、衄血，量较多，色红；月经常提前，量少，甚或不行，乳房、胸胁胀痛，烦躁易怒，口苦咽干，头晕耳鸣；舌红，苔黄，脉弦数。

分析：素性肝郁，郁久化热，伏于冲任，值经前或行经之时，冲气偏盛，挟肝火上逆，灼伤血络，血随气逆，故吐血、衄血，量较多，色红；热扰冲任，则经期提前；血随气逆而不得下行，故经行量少，甚或不行；肝气郁结，气机不利，则乳房、胸胁胀痛；肝郁化火，则烦躁易怒；肝火上攻头目，则口苦咽干，头晕耳鸣；舌红，苔黄，脉弦数，为肝经郁火之象。

治法：疏肝清热，引血下行。

方药：清肝引经汤（《中医妇科学》）。

当归　白芍　生地黄　牡丹皮　栀子　黄芩　茜草　白茅根　川楝子　牛膝　甘草

方义：方中当归、白芍养血柔肝；生地黄、牡丹皮清热凉血；栀子、黄芩清热泻火；茜草、白茅根佐生地黄增清热凉血止血之功；川楝子疏肝理气；牛膝引血下行；甘草调和诸药。全方有疏肝清热、引血下行之效。

2. 肺肾阴虚证

证候：经前或经期吐血、衄血，量少，色红；月经常提前，量少，色红，腰膝酸软，咳嗽少痰，手足心热，颧红盗汗，咽干鼻燥；舌红，少苔或无苔，脉细数。

分析：素体肺肾阴虚，虚火上炎，经期冲脉气盛，气火上逆，损伤肺络，则吐血、衄血；阴虚内扰冲任，迫血妄行，则见月经提前、色红；腰府失养，则腰膝酸软；肺失清肃，则咳嗽少痰；阴虚内热，灼肺伤津，手足心热，颧红盗汗，咽干鼻燥；舌红，少苔或无苔，脉细数，为阴虚内热之征。

治法：滋肾润肺，引血下行。

方药：顺经汤（《傅青主女科》）加牛膝、侧柏叶、白茅根、墨旱莲。

熟地黄　当归　白芍　沙参　牡丹皮　茯苓　黑荆芥

方义：方中熟地黄滋肾养肝；当归、白芍养血调经；沙参滋阴润肺；牡丹皮清热凉血；茯苓健脾宁心；黑荆芥引血归经；加牛膝引血下行，侧柏叶、白茅根、墨旱莲凉血止血。全方滋阴润肺，平冲降逆，凉血止血。

【其他疗法】

出血量多时，应及时止血。

1. 吐血　口服三七粉，或云南白药。
2. 衄血　用纱布压迫鼻腔部止血，或加1%麻黄素滴鼻。

岗位情景模拟 10

周某，女，23岁，1993年7月21日初诊。经期鼻衄及咯血2个月。自6月始每逢经期鼻衄3~4日，咯血1~2次，量少。平时无吐衄。末次月经：7月19日，未净，经行首日咯血数口，色黯红，鼻衄则每日少许，仰头片刻可止，经量偏多，色黯红，有血块，伴下腹痛，经前乳胀，口苦，纳差，舌尖略红，苔微黄，脉弦细。[《中国百年百名中医临床家丛书：罗元恺（妇科专家卷）》]

问题与思考

1. 请做出诊断（病名、证型）。
2. 请给出相应的治法、方药及药量。
3. 仔细分析"答案解析"中的遣方用药和随证加减思路，与之比较找差距。

答案解析

经行泄泻

每值行经前后或经期，即见大便溏薄，甚或清稀如水，日解数次，经净自止，称为"经行泄泻"。若经期偶因饮食不节，或伤于风寒而致泄泻者，则不属本病范畴。

【辨证论治】

本病有脾虚、肾虚之别。治以健脾温肾，除湿止泻。

1. 脾虚证

证候：经前或正值经期，大便溏薄；脘腹胀满，神疲乏力，少气懒言，经行量少或多，色淡，质稀；舌淡红，苔白或白腻，脉濡缓。

分析：脾虚失运，经前或经行气血下注血海，脾气愈虚，水湿内停，下渗大肠，而见大便泄泻，脘腹胀满；脾虚气血化源不足，则神疲乏力，少气懒言，经行量少，色淡，质稀；脾虚不能统血，则经量多；舌淡红，苔白或白腻，脉濡缓，系脾虚湿停之候。

治法：健脾益气，渗湿止泻。

方药：参苓白术散（《太平惠民和剂局方》）。

人参　白术　茯苓　山药　扁豆　薏苡仁　莲子肉　砂仁　桔梗　甘草

方义：方中以人参、白术健脾益气燥湿；茯苓、山药、扁豆、薏苡仁、莲子肉健脾渗湿止泻；甘草益气和中；砂仁和胃理气；桔梗宣肺利气，载药上行。全方共达健脾益气，和胃渗湿，则泄泻可止。

2. 肾虚证

证候：经前或经期大便泄泻，或五更泄泻；腰膝酸软，头晕耳鸣，畏寒肢冷，经色淡，质稀；舌淡，苔白，脉沉迟无力。

分析：素肾阳虚衰，命火不足，经行气血下注冲任，肾虚愈甚，上不能暖脾阳，水湿不运，下注大肠，而成经行泄泻；五更之时，阳气更虚，故五更泄泻；肾虚外府失荣，则腰膝酸软；髓海失养，则头晕耳鸣；阳虚经脉失于温煦，故畏寒肢冷；肾阳虚衰，不能温养脏腑，血失温化，则月经量少，色淡，质稀；舌淡，苔白，脉沉迟无力，系肾阳虚衰之候。

治法：温肾健脾，除湿止泻。

方药：健固汤（《傅青主女科》）合四神丸（《证治准绳》）。

人参　白术　茯苓　薏苡仁　巴戟天

补骨脂　吴茱萸　肉豆蔻　五味子　生姜　大枣

方义：方中补骨脂、巴戟天温肾助阳；人参、白术、茯苓、薏苡仁健脾渗湿止泻；吴茱萸温中和胃；肉豆蔻、五味子固涩止泻；生姜、大枣健脾和胃。全方使肾气得固，脾气健运，湿浊乃化，泄泻自止。

经行浮肿

每逢行经前后，或正值经期，出现头面四肢浮肿，称为"经行浮肿"。

【辨证论治】

一般经行面浮肢肿，按之凹陷不起，多为脾肾阳虚；经行肢体肿胀，按之随手而起，多为气滞血瘀。

虚者，治以温肾健脾利水；实者，治以行气活血利水。

1. 脾肾阳虚证

证候：经行面浮肢肿，按之没指；腹胀纳减，大便溏薄，腰膝酸软，经行量多，色淡，质稀；舌淡胖，苔白滑，脉沉迟或濡细。

分析：脾肾阳虚，水湿内停，经前及经期气血下注冲任，脾肾愈虚，水湿泛溢于肌肤，故面浮肢肿，按之没指；脾阳不振，运化无力，则腹胀纳减，大便溏薄；腰为肾府，肾虚则腰膝酸软；脾肾虚损，经血失固，故经行量多，色淡，质稀；舌淡胖，苔白滑，脉沉迟或濡细，为阳虚不足之候。

治法：温肾化气，健脾利水。

方药：肾气丸（《金匮要略》）合苓桂术甘汤（《伤寒论》）。

桂枝　附子　熟地黄　山茱萸　山药　茯苓　牡丹皮　泽泻

茯苓　白术　桂枝　甘草

方义：肾气丸温肾化气利水，苓桂术甘汤健脾利水。两方合用，具有温肾健脾、化气利水之功。

临证时酌加当归、益母草、丹参等活血调经之品，以达气、血、水同治，使经调肿消。

2. 气滞血瘀证

证候：经行肢体浮胀，皮色不变，按之随手而起；胸胁、乳房胀痛，善叹息，经行不畅，色黯有块；舌黯，苔薄白，脉弦细。

分析：平素气滞，经前、经期气血下注，冲任气血壅盛，气机不畅愈甚，水湿运化不利，泛溢肌肤，则肢体浮胀；气滞湿郁，故皮色不变，按之随手而起；肝郁气滞，故胸胁、乳房胀痛，善叹息；气滞冲任，经血运行不畅，则经行不畅，色黯有块；舌黯，苔薄白，脉弦细，为气滞之征。

治法：理气行滞，养血调经。

方药：八物汤（《济阴纲目》）加泽兰、益母草。

当归 川芎 白芍 熟地黄 延胡索 川楝子 木香 槟榔

方义：方中四物汤养血活血；延胡索行血中之滞；川楝子、木香、槟榔疏肝理气，使气行血畅；加泽兰、益母草活血行水消肿。全方理气活血，行水消肿。

经行眩晕

每值经期或行经前后，周期性出现头晕目眩、视物昏花为主的病证，称为"经行眩晕"。

【辨证论治】

头目眩晕于经期或经后出现，多为虚证；于经前、经期出现，多为实证。

治以调理肝脾，或健脾以养气血，或滋肝肾以潜阳，燥湿化痰以利空窍。

1. 气血虚弱证

证候：经期或经后，头晕目眩；心悸少寐，神疲肢倦，唇甲色淡，月经量少，色淡，质稀；舌淡，苔薄白，脉细弱。

分析：平素气血不足，经期、经后阴血外泄而益虚，气血不能上荣头目，故头目眩晕；气虚，则神疲肢倦；血虚周身失养，不能荣养心神，则唇甲色淡，心悸少寐；血虚冲任灌溉不足，则月经量少，色淡，质稀；舌淡，苔薄白，脉细数，为血虚之征。

治法：益气养血，调经止晕。

方药：归脾汤（《校注妇人良方》）加熟地黄、枸杞子、制首乌。

人参 黄芪 白术 炙甘草 当归 茯神 远志 酸枣仁 龙眼肉 木香 生姜 大枣

方义：方中人参、黄芪、白术、炙甘草健脾益气；当归养血调经；茯神、远志、酸枣仁、龙眼肉宁心安神；木香、生姜、大枣理气和胃；加熟地黄、枸杞子、制首乌增补益精血之功。全方使脾气健运，气血化源充足，眩晕自止。

2. 阴虚阳亢证

证候：经前或经行头晕目眩；烦躁易怒，口干咽燥，颧赤唇红，腰酸耳鸣，月经量少，色鲜红，质稍稀；舌红，苔少，脉弦细数。

分析：肝肾阴虚，阴虚无以敛阳，肝阳上亢，经期阴血下注冲任，冲气偏盛，挟风阳上逆清窍，故头晕目眩；阴血不足，肝体失养，疏泄失职，则烦躁易怒；阴虚内热，则口干咽燥；虚热上浮，则颧赤唇红；肾阴不足，濡养无权，故腰酸耳鸣；阴虚血少，则月经量少，质稍稀；血被热灼，则色鲜红；舌红，苔少，脉弦细数，为阴虚阳亢之象。

治法：滋阴潜阳，息风止晕。

方药：天麻钩藤饮（《杂病证治新义》）。

天麻 钩藤 石决明 杜仲 桑寄生 栀子 黄芩 益母草 川牛膝 首乌藤 茯神

方义：方中用天麻、钩藤、石决明平肝潜阳；杜仲、桑寄生补益肝肾；栀子、黄芩清泻肝火；益母草和血调经；川牛膝引热下行；首乌藤、茯神宁心安神。全方有滋阴潜阳之效。

3. 痰浊上扰证

证候：经前、经期头重眩晕；胸闷泛恶，纳呆腹胀，大便不爽，月经量少，色淡，平素带下量多，色白，质黏；舌淡胖，苔厚腻，脉濡滑。

分析：痰湿内蕴，困阻气机，经前、经期冲气偏旺，气逆而上，挟痰浊上蒙清窍，则见头重眩晕；痰浊阻滞中焦，气机不利，困阻脾阳，运化不良，故胸闷泛恶，纳呆腹胀，大便不爽；痰浊阻于冲任，气血运行不畅，则月经量少，色淡；痰浊下注，损伤任、带，则带下量多，色白，质黏；舌淡胖，苔厚腻，脉濡滑，为痰浊上扰之象。

治法：燥湿化痰，息风止晕。

方药：半夏白术天麻汤（《医学心悟》）加胆南星、白蒺藜。

半夏　茯苓　陈皮　甘草　白术　天麻　蔓荆子　生姜　大枣

方义：方中二陈汤化痰除湿；白术健脾除湿；天麻息风化痰；蔓荆子载药上行，清利头目；生姜温化水湿；大枣和中；加胆南星、白蒺藜化痰息风。全方除湿化痰，息风止晕。

经行情志异常

每值行经前后，或正值经期，出现烦躁易怒，悲伤啼哭，或情志抑郁，喃喃自语，或彻夜不眠，甚或躁狂不安，经后又复如常人，称为"经行情志异常"。

【辨证论治】

本病以经前或经期有规律出现情志异常为辨证要点，以肝气郁结和痰火上扰多见。肝郁者，养血疏肝；痰火者，清热涤痰。

1. 肝气郁结证

证候：经前、经期精神抑郁不乐，情绪不宁，烦躁易怒，甚发狂；胸闷胁胀，不思饮食；苔薄白，脉弦细。

分析：情志所伤，肝失条达，经前冲气旺盛，肝气挟冲气上逆，扰乱心神，致情志异常，而见精神抑郁，情绪不宁，烦躁易怒，甚发狂；足厥阴肝经布胁肋，肝郁气滞，故胸闷胁胀；肝气犯脾，则不思饮食；苔薄白，脉弦，为肝郁之象。

治法：疏肝解郁，养血调经。

方药：逍遥散（《太平惠民和剂局方》）。

柴胡　白术　茯苓　当归　白芍　甘草　薄荷　煨姜

方义：方中柴胡疏肝解郁；薄荷助柴胡疏达之力；当归、白芍养血调经；白术、茯苓、甘草和中健脾；煨姜温胃行气。全方使肝气得舒，脾气得健，气血和调。

若肝郁化火，见经前烦躁易怒，甚狂躁不安，经后复如常人，月经提前，量多，色红，上方加牡丹皮、栀子，即丹栀逍遥散，或用龙胆泻肝汤（《医宗金鉴》）清肝泄热。

龙胆　黄芩　栀子　泽泻　木通　车前子　当归　柴胡　生地黄　甘草

2. 痰火上扰证

证候：经行狂躁不安，语无伦次，头痛失眠，经后复如常人；面红目赤，心胸烦闷，尿黄便坚；舌红，苔黄厚或腻，脉弦滑而数。

分析：素有痰火内蕴，经前、经期冲气旺盛，痰火挟冲气逆上，蒙闭清窍，扰乱神明，则狂躁不安，语无伦次，头痛失眠；经后气火渐平和，则症状逐渐消失，复如常人；痰火上扰头面，则面红目赤；痰火结于胸中，则心胸烦闷；火热伤津，故尿黄便坚；舌红，苔黄厚或腻，脉弦滑数，为痰火内盛、阳气独亢之征。

治法：清热化痰，宁心安神。

方药：生铁落饮（《医学心悟》）加郁金、黄连。

生铁落　胆星　贝母　橘红　石菖蒲　远志　辰砂　钩藤　茯苓　茯神　丹参　天冬　麦冬　玄参　连翘

方义：方中生铁落重镇降逆；胆星、贝母、橘红清热涤痰；石菖蒲、远志、辰砂、钩藤宣窍安神；茯苓、茯神、丹参宁心安神；天冬、麦冬、玄参、连翘养阴清热；加郁金、黄连疏肝清热。全方使热去痰除，则神清志定，而病自除。

若大便秘结明显，宜加生大黄、礞石通腑泻热除痰；痰多，加天竺黄化痰清热。

【预防调护】

（1）调畅情志，避免恼怒忧思；及时心理疏导，消除经前、经期出现症状的紧张、恐惧心理。

（2）饮食宜清淡，营养均衡，忌食辛辣香燥，或生冷寒凉之品。

（3）起居有常，生活规律，劳逸结合。

（4）经期注意卫生，避免剧烈运动。

第十二节　绝经前后诸证

PPT

妇女在绝经前后，出现烘热汗出，烦躁易怒，潮热面红，失眠健忘，精神倦怠，头晕目眩，耳鸣心悸，腰酸背痛，手足心热，或伴有月经紊乱等与绝经有关的症状，称为"绝经前后诸证"。

古医籍本无此病名，多散见于"老年血崩""脏躁""百合病""郁证""老年经断复来"等病证中。如《金匮要略·妇人杂病脉证并治》记载："妇人脏躁，喜悲伤欲哭，像如神灵所作，数欠伸。"

西医常见相关疾病：绝经综合征。

【病因病机】

本病的发生与绝经前后的生理特点有密切关系。七七之年，肾气渐衰，天癸将竭，冲任二脉虚衰，月经将断而至绝经，生殖能力降低而至消失。在此生理转折时期，部分妇女由于体质、产育、疾病、营养、劳逸、环境、精神因素等方面的原因，不能协调此生理变化，使得肾阴阳平衡失调而发病。

"肾为先天之本"，又"五脏相移，穷必及肾"，故肾阴阳失调，每易波及其他脏腑，而其他脏腑病变，久则必累及肾，故本病之本在肾，常累及心、肝、脾等多脏、多经，致使本病证候复杂。因妇女一生经、孕、产、乳，数伤于血，多是"有余于气，不足于血"，故以阴虚证为多。

1. 肾阴虚　若素体阴虚，精血衰少，复加忧思不解，营阴暗损，或房劳多产，精血耗伤；绝经前后，天癸渐竭，肾阴更虚，脏腑失养，遂致绝经前后诸证发生。若肾水不足以涵养肝木，易致肝肾阴虚或肝阳上亢；肾阴亏虚，肝血不足，肝失柔养，疏泄失常，则肾虚肝郁。

2. 肾阳虚　若素体肾阳虚弱，或过用寒凉，或房事不节，经断前后，肾阳虚惫，脏腑失煦，遂致绝经前后诸证发生。若命门火衰而不能温煦脾阳，则脾肾阳虚。

3. 肾阴阳两虚　肾为水火之宅，内藏元阴元阳，阴阳互根，阴损及阳，或阳损及阴，真阴真阳不足，不能濡养、温煦脏腑，冲任失调，而致绝经前后诸证发生。

4. 心肾不交　绝经前后，肾水不足，不能上济心火，心火独亢，热扰心神，心肾不交，而致绝经前后诸证。

【诊断与鉴别诊断】

（一）诊断要点

1. 病史　发病年龄多在45~55岁，若在40岁之前发病，应考虑卵巢早衰。须注意发病前有无工作、生活的特殊改变，以及有无精神创伤史及双侧卵巢切除或放射治疗史等。

2. 症状　月经紊乱或停闭，常见的症状为烘热汗出，潮热面红，烦躁易怒，头晕耳鸣，心悸失眠，腰酸背痛，面浮肢肿，皮肤蚁行感，情志不宁等。

3. 检查

（1）妇科检查　外阴、阴道、子宫不同程度地萎缩，阴道黏膜变薄，阴道分泌物减少。

（2）实验室检查　血清卵泡刺激素（FSH）＞ 40/L，雌二醇（E_2）水平下降，提示卵巢功能降低。

（二）鉴别诊断

绝经前后诸证的临床表现可与某些内科疾病如眩晕、心悸、水肿相似，临证应注意鉴别。

【临床辨病思路】

双侧卵巢切除，或放疗或药物损伤卵巢者，年龄45岁左右，月经紊乱者，有上述症状，单独或三三两两出现，性激素测定提示卵巢功能减退，排除内科相关疾病即可诊断为本病。对月经过多或经断复来，或有下腹疼痛，浮肿，或五色带下，气味臭秽，或身体骤然明显消瘦等，应排除妇科恶性肿瘤。

【辨证论治】

本病以肾虚为本。治疗应重视顾护肾气，平调肾中阴阳。若涉及他脏，则兼而治之。

1. 肾阴虚证

证候：绝经前后，阵发性烘热汗出，头晕耳鸣，腰膝酸痛，足跟疼痛，失眠多梦，五心烦热，口燥咽干，或皮肤瘙痒，月经紊乱，量或多或少，色鲜红；舌红，苔少，脉细数。

分析：肾阴不足，阴不潜阳，虚阳上越，故烘热汗出；头面、腰膝、足跟失养，则头晕耳鸣，腰酸腿软，足跟疼痛；阴虚内热扰神，则失眠多梦；津液不足，故五心烦热，口燥咽干；精亏血少，肌肤失养，血燥生风，则皮肤瘙痒；肾虚天癸渐竭，冲任失调，血海蓄溢失常，故月经周期紊乱，量或多或少，色红；舌红，苔少，脉细数，为肾阴虚之征。

治法：滋肾益阴，育阴潜阳。

方药：左归丸（《景岳全书》）合二至丸（《医方集解》）。

熟地黄　龟甲胶　枸杞子　山茱萸　菟丝子　山药　鹿角胶　川牛膝

女贞子　墨旱莲

方义：方中熟地黄、龟甲胶滋阴养血；枸杞子、山茱萸、菟丝子益肝肾，补精血；山药健脾益精；鹿角胶温养精血；川牛膝引血下行；二至丸补肾滋阴。

若头痛、眩晕甚者，宜加天麻、钩藤增平肝息风之功；皮肤瘙痒明显，酌加蝉蜕、防风、海桐皮以润燥疏风。

2. 肾阳虚证

证候：绝经前后，精神萎靡，面色晦暗，腰酸膝软冷痛，形寒肢冷，小便清长，夜尿频多，月经量多，色淡黯，或崩中漏下；舌淡胖，边有齿痕，苔薄白，脉沉细弱。

分析：肾阳虚，经脉失于温煦，则精神萎靡，面色晦暗，腰酸膝软冷痛；膀胱气化失常，关门不固，则小便清长，夜尿频多；肾虚失于封藏，冲任不固，不能制约经血，则月经量多，色淡黯，或崩中漏下；舌淡，苔白滑，脉沉细而迟，为肾阳虚衰之征。

治法：温肾扶阳。

方药：右归丸（《景岳全书》）。

熟地黄　山药　山茱萸　枸杞子　制附子　肉桂　鹿角胶　菟丝子　杜仲　当归

若脾肾阳虚，症见腰膝酸痛，食少腹胀，四肢倦怠，或四肢浮肿，大便溏薄，舌淡胖，苔薄白，脉沉细缓，治以温肾健脾，方用右归丸合理中丸（《伤寒论》）。

人参　白术　干姜　甘草

3. 肾阴阳两虚证

证候：绝经前后，乍寒乍热，烘热汗出，头晕耳鸣，健忘，腰背冷痛，月经紊乱，量或少或多；舌淡，苔薄，脉沉弱。

分析：阴阳失衡，营卫不和，则乍寒乍热，烘热汗出；肾虚精亏，脑髓失养，则头晕耳鸣、健忘；肾阳不足，失于温煦，则腰背冷痛；肾阴阳两虚，冲任失调，则月经紊乱，量多少不定；舌淡，苔薄，脉沉弱，为肾阴阳俱虚之征。

治法：阴阳双补。

方药：二仙汤（《中医方剂临床手册》）合二至丸加何首乌、龙骨、牡蛎。

仙茅　淫羊藿　当归　巴戟天　黄柏　知母

方义：方中仙茅、淫羊藿、巴戟天温补肾阳；知母、黄柏滋肾阴而泻相火；当归养血和血；二至丸补肝肾阴；加何首乌增补肾阴之功，龙骨、牡蛎滋阴潜阳敛汗。全方阴阳双补，使肾阴、肾阳恢复平衡。

4. 心肾不交证

证候：绝经前后，心烦失眠，心悸易惊，甚则情志失常，头晕健忘，腰酸乏力，月经紊乱，量或少或多，色鲜红；舌红，苔少，脉细数。

分析：肾水不足，不能上制心火，心火过旺，则心烦失眠，心悸易惊，情志失常；天癸渐竭，肾阴不足，精血衰少，髓海失养，可见头晕健忘；腰为肾府，肾主骨，肾之精亏血少，故腰酸乏力。肾虚天癸渐竭，冲任失调，血海蓄溢失常，则月经紊乱，量或少或多，色鲜红；舌红，苔少，脉细数，为心肾不交之象。

治法：滋阴补血，养心安神。

方药：天王补心丹（《摄生秘剖》）。

生地黄　玄参　天冬　麦冬　人参　茯苓　丹参　当归　远志　柏子仁　酸枣仁　五味子　桔梗　朱砂

方义：方中生地黄、玄参、天冬、麦冬滋肾养阴；人参、茯苓补心气；丹参、当归养心血；远志、柏子仁、酸枣仁、五味子养心安神；桔梗载药上行；朱砂为衣，镇心神。全方滋阴补血，养心安神。

🎓 **课堂互动 8-12** ────────────────────────────

天王补心丹可用于治疗心肾不交证，还可以选用什么方进行治疗？

──────────────────────────────── 答案解析

【其他疗法】

1. 中成药

（1）六味地黄丸　每次6g，每日2次。适用于肾阴虚证。

（2）龙凤宝片　每次4片，每日3次。适用于肾阳虚证。

（3）坤泰胶囊　每次4粒，每日3次。适用于心肾不交证。

2. 针灸治疗

（1）体针　关元、三阴交、肝俞、肾俞、太溪为主穴。肾阴虚配照海、太冲等穴；肾阳虚配命门、腰阳关等穴，酌加艾灸；肾阴阳两虚配命门、照海等穴。

（2）耳针　卵巢、内分泌、神门、交感、皮质下、心、肝、脾等穴，每次选4~5个，也可埋针或耳穴埋豆。

> **◎ 知识拓展**
>
> 　　以雌激素为核心的激素补充治疗（hormone replacement therapy，HRT）是缓解绝经前后诸证的合理、有效治疗手段之一。绝经10年以内，60岁以前进行HRT获益最大，风险最小。
>
> 　　1. 治疗原则：最好采用天然雌激素；保留子宫的患者结合孕激素治疗；应用最低有效量；排除禁忌证后使用。
>
> 　　2. 适用证：缓解绝经综合征，预防骨质疏松症。
>
> 　　3. 禁忌证：原因不明的阴道流血；已知或可疑妊娠、性激素依赖性恶性肿瘤、乳腺癌；最近6个月内有活动性静脉或动脉血栓栓塞性疾病；严重的肝肾功能障碍等。
>
> 　　4. 慎用指征：性激素依赖性疾病，如子宫肌瘤、子宫内膜异位症、子宫颈癌、子宫内膜癌、卵巢上皮性癌、子宫内膜增生史；乳腺良性疾病、乳腺癌家族史；尚未控制的糖尿病；严重的高血压、胆囊疾病、偏头痛、哮喘、癫痫、系统性红斑狼疮、高催乳素血症。

【预防调护】

（1）起居有常，睡眠充足，适度锻炼，劳逸结合，保持心情舒畅。

（2）饮食有节，适当限制高脂、高糖类物质的摄入，注意补充钙、钾等矿物质。

（3）定期体检及防癌筛查，发现问题，及早防治。

> **◎ 岗位情景模拟 11**
>
> 　　赵某，女，45岁，教师，1978年8月27日初诊。头晕目眩，频发潮热，入夜尤甚，淋淋汗出，时而烦躁易怒，时而悲伤欲哭，心悸少寐，腰酸背楚，月经后期，量少有块，血压偏高，下肢偶见浮肿，舌红苔薄，根部苔腻，脉沉缓。西医诊为更年期综合征。（《哈荔田妇科医案医话选》）
>
> 　　**问题与思考**
>
> 　　1. 请做出诊断（病名、证型）。
>
> 　　2. 请给出相应的治法、方药及药量。
>
>
> 答案解析

附：绝经综合征

绝经综合征是指妇女绝经前后出现性激素波动或减少导致的一系列躯体及精神心理症状。绝经有自然绝经和人工绝经。前者指卵巢内卵泡生理性耗竭所致的绝经；后者指双侧卵巢被切除，或接受放射治疗后所致的绝经。主要以月经改变、血管舒缩症状、精神神经症状、泌尿生殖道症状、心血管疾病、骨质疏松为临床表现。

【发病机制】

本病发生的主要因素是卵巢功能减退。妇女进入围绝经期，卵巢功能衰退，雌激素对垂体的抑制减弱，于是出现继发性垂体功能亢进，还影响甲状腺、肾上腺皮质与垂体间的相互制约、相互调节，使垂体和下丘脑间的正常关系及神经和内分泌的正常关系受到干扰，内分泌功能紊乱而产生各种症状。

一般认为，其发病是由内分泌因素（卵巢功能衰退，雌激素水平降低）、社会文化因素及精神因素（性格与心理状态）三种因素互相作用而致。

【病理】

1. 雌激素　早期雌激素水平呈波动状态，随着卵泡的逐渐耗竭，激素水平逐渐下降，绝经后卵巢不再分泌雌激素。
2. 孕酮　孕酮分泌减少，绝经后无孕酮分泌。
3. 雄激素　雄激素水平下降。
4. 促性腺激素　围绝经期FSH水平升高，呈波动型，LH可仍在正常范围，FSH/LH<1。绝经后FSH和LH水平升高，其中FSH升高较LH更显著，FSH/LH>1。
5. 催乳素　围绝经期催乳激素水平升高，绝经后催乳激素浓度降低。
6. 促性腺激素释放激素（GnRH）　绝经后GnRH的分泌增加，与LH相平衡。
7. 抑制素　血抑制素水平下降。

【西医治疗】

1. 一般治疗　注意心理疏导，必要时服用适量镇静药、谷维素等。
2. 激素补充治疗（HRT）　如尼尔雌醇、替勃龙、醋酸甲羟孕酮等，可有效缓解绝经相关症状，改善生活质量，治疗期需定期检查。
3. 非激素类药物　钙剂、维生素D等。

实训实练四　绝经前后诸证

【实训目标】

1. 通过对典型绝经前后诸证病案分析，掌握绝经前后诸证的诊断及辨证论证方法，进而具有运用中医妇科学基本理论、基本知识和基本技能，正确诊治妇女常见病、多发病的能力。

2．熟悉中医执业助理医师实践技能考试第一站的考核内容及答题技巧。

3．培养具有执行国家卫生工作方针，贯彻国家有关计划生育、妇女保健等方面的政策和法规的意识。

4．培养良好的医疗道德和严谨的工作作风；具有高度的责任心，关心、体贴患者。

5．培养勤奋好学、刻苦认真、善于思考的学习精神。

【实训重点难点】

重点：绝经前后诸证的诊断与治疗，绝经前后诸证的辨病辨证依据及证候分析。

难点：绝经前后诸证的鉴别，绝经前后诸证的辨病辨证依据及证候分析。

【实训内容】

李某，女，46岁，干部，已婚，孕1产1。

近半年月经先期，劳累后行经日久，有时长达18天。伴见阵发性烘热，头晕耳鸣，失眠多梦，口燥咽干，腰酸腿软，心烦易怒，不能自制，皮肤瘙痒，舌红，少苔，脉细数。

既往史、个人史、生活史、家族史无特殊。

根据病例信息，请写出以下内容。

1．中医疾病诊断。

2．中医证候诊断。

3．辨病辨证依据（含病因病机）。

4．需与哪些疾病进行鉴别。

5．治法。

6．代表方。

参考答案　　　答题技巧

7．组成、剂量及煎服方法。

【重点巩固】

1．绝经前后诸证的主要临床特征是什么？

2．肾阴虚型绝经前后诸证有何特征？

参考答案

第十三节　经断复来

绝经期妇女月经停止1年或1年以上，又出现子宫出血，称为"经断复来"，亦称为"年老经水复行""妇人经断复来"。

根据复潮的月经及全身情况，区别为由"血气有余"所致者，即不需治疗，若属不良病证者，则宜随证医治。

西医常见相关疾病：绝经后出血、生殖器官良性及恶性病变所致的出血。若因生殖器官恶性病变所致者，预后不良，应及时采取相应措施。

【病因病机】

绝经期妇女一生经历了经、孕、产、乳等数伤阴血的阶段，年届七七，肾气虚，天癸竭，太冲脉衰少，地道不通，经水断绝。此阶段，肾阴虚可逐渐影响他脏，或脾虚肝郁冲任失固，或湿热下注、湿毒瘀结损伤冲任，以致经断复来。

1. **脾虚肝郁** 素体脾气不足，加之思虑劳倦，或忧郁过度，使脾气愈虚，脾失统摄，肝失所藏，冲任失固，遂致经断复来。

2. **肾阴虚** 肾阴素虚，加之房劳损伤，复伤肾精，肝失润养，相火妄动，扰及血海，以致经断复来。

3. **湿热下注** 脾虚运化失职，郁久化热则湿热内生，或恣食膏粱厚味，或感受湿热之邪，湿热下注，损伤带脉，迫血妄行，而致经断复来。

4. **湿毒瘀结** 素体虚弱，或房劳多产，或经期、产后不洁，湿毒秽浊之邪乘虚侵及冲任、子宫，日久瘀结，血不得归经，溢于下，而致经断复行。

【诊断与鉴别诊断】

（一）诊断要点

1. **病史** 有早婚、多产或情志内伤史，应询问既往月经情况、绝经年龄、绝经后有无白带增多及异臭味，有无性交出血史或癥瘕病史。

2. **症状** 自然绝经1年后发生阴道出血，出血量多少不一，持续时间长短不定，部分兼带下增多，呈血性或脓血样，有臭味，或伴有下腹痛、下腹部包块、低热等。如出血反复发作，或经久不止，或伴腹胀、消瘦等，须排除恶性病变。

3. **检查**

（1）妇科检查 注意阴道出血及分泌物情况，子宫、附件、包块及疼痛情况，腹股沟及其他浅表淋巴结是否肿大等。

（2）辅助检查 液基细胞学检查（TCT）、B超检查、血清性激素测定、阴道镜检查、宫腔镜检查、诊断性刮宫、CT或MRI、血沉、CA_{125}、CA_{199}、甲胎蛋白肿瘤标志物检查等有助排除恶性病变。

（二）鉴别诊断

经断复来出血原因复杂。宫颈癌、宫颈糜烂或息肉、子宫内膜癌或子宫肉瘤等均可引起，应查明原因，首辨善恶。生殖器官病变者，不属本节讨论范畴。

1. **宫颈癌** 阴道不规则出血，常为接触性出血，或见血性带下，量时多时少，也可大量出血，严重时可有下腹胀痛，腰痛，一侧或两侧下腹痉挛性疼痛，妇科检查见宫颈糜烂严重或呈菜花样改变。液基细胞学检查、阴道镜检查等有助鉴别。

2. **子宫内膜癌或子宫肉瘤** 子宫出血反复量多，子宫增大无压痛等，须行诊断性刮宫等相关检查以资鉴别。

【临床辨病思路】

绝经后再出血，一定要详加审查，查明出血原因，尤应排除恶性变。如反复出血，经检查未发现异常时，仍须定期动态进行追踪观察，防止变生凶险病变。

【辨证论治】

本病辨虚、实证的关键是出血的色质及伴随症状。一般血色淡，质稀，多属脾虚；色鲜红，质稠，多属肾阴虚；色红，夹有白带，质黏稠，有味，多属湿热；色黯，夹有杂色带下，恶臭，多属湿毒。

治疗首分良性或恶性，良性者当以固摄冲任为大法，或补虚，或攻邪，或扶正祛邪。

1. 脾虚肝郁证

证候：经断后阴道出血，量少，色淡，质稀；气短懒言，神疲肢倦，食少腹胀，胁肋胀满；舌淡，苔薄白，脉弦无力。

分析：脾气不足，统摄无权，故经断复来；脾气虚，则量少，色淡，质稀；气虚阳气不布故气短懒言，神疲肢倦；脾失健运，则食少腹胀；肝失条达，气机不畅，则胁肋胀满；舌淡，苔薄白，脉弦无力，为脾虚肝郁之象。

治法：健脾调肝，安冲止血。

方药：安老汤（《傅青主女科》）。

党参　白术　黄芪　熟地黄　山茱萸　当归　阿胶　制香附　木耳炭　黑芥穗　甘草

方义：方中党参、白术补气健脾；黄芪补中气，升清阳；熟地黄、山茱萸、当归滋阴补血，阿胶固冲止血；制香附疏肝理气；木耳炭固涩止血；黑芥穗疏风止血；甘草调和诸药。全方健脾调肝，安冲止血。

若心烦易怒，胁胀明显，酌加牡丹皮、白芍以养血柔肝。

2. 肾阴虚证

证候：经断后阴道出血，量少，色鲜红，质稠；腰膝酸软，潮热盗汗，头晕耳鸣，口咽干燥；舌偏红，苔少，脉细数。

分析：素体阴亏，肾阴不足，相火妄动，下扰血室，迫血妄行，故经断复来；阴虚有热，则量少，色鲜红，质稠；肾虚腰失所养，则腰膝酸软；阴不制阳，阳亢于上，故潮热盗汗；肾阴不足，髓海空虚，清窍失养，则头晕耳鸣；阴虚津液不足，以致口咽干燥；舌红，少苔，脉细数，为阴虚有热之象。

治法：滋阴清热，安冲止血。

方药：知柏地黄丸（《医宗金鉴》）加阿胶、龟甲。

知母　黄柏　熟地黄　山茱萸　山药　泽泻　茯苓　牡丹皮

方义：方中六味地黄丸滋养肾阴；知母、黄柏清肾中伏火；加阿胶、龟甲增滋阴养血止血之功。

若兼心烦急躁，酌加郁金、栀子以疏肝清热；夜尿频者，宜加覆盆子、益智仁、菟丝子以补肾固涩缩泉。

3. 湿热下注证

证候：绝经后阴道出血，色红或紫红，量较多，带下色黄，有味，外阴及阴道瘙痒；口苦咽干，大便不爽，小便短赤；舌红，苔黄腻，脉弦细数。

分析：湿浊下注，热邪伤络，血溢于下，以致经断复行，色红，量较多；湿热互结于任带，则带下色黄，有味，外阴、阴道瘙痒；热盛于内，故口苦咽干，小便短赤；湿邪黏滞，则大便不爽；舌红，苔黄腻，脉弦细数，为湿热下注之象。

治法：清热利湿，凉血止血。

方药：易黄汤（《傅青主女科》）加黄芩、茯苓、泽泻、侧柏叶、大蓟、小蓟。

芡实　山药　白果　黄柏　车前子

方义：方中芡实、山药平补肺脾肾，通利水道而水气自利，白果、山药补任脉之虚，三药重在扶正；黄柏泻肾中之火，清湿热；车前子清热利湿，使湿邪有出路。

若兼心烦急躁，酌加栀子以清热除烦。

4. 湿毒瘀结证

证候：绝经后复见阴道出血，量少，淋漓不断，夹有杂色带下，恶臭；小腹疼痛，低热起伏，形体消瘦；舌黯，或有瘀斑，苔白腻，脉细弱。

分析：家族或体质因素，加之经期、产后摄生不慎，感受湿毒之邪，日久瘀结，损伤胞宫胞络，而致经断复行；瘀滞内阻，则量少，淋漓不断；湿毒下注，故杂色带下，恶臭；湿毒瘀结，阻滞气机，不通则痛，则小腹疼痛；瘀久化热，则低热起伏，形体消瘦；舌黯，或有瘀斑，苔白腻，脉细弱，为湿毒瘀结之征。

治法：利湿解毒，化瘀散结。

方药：萆薢渗湿汤（《疡科心得集》）合桂枝茯苓丸（《金匮要略》）去滑石加黄芪、三七。

萆薢　赤茯苓　泽泻　通草　黄柏　生薏苡仁　牧丹皮　滑石

桂枝　茯苓　芍药　牡丹皮　桃仁

方义：方中萆薢、赤茯苓、泽泻、通草淡渗利湿；黄柏清下焦湿热，解毒；生薏苡仁健脾利湿，清热解毒；桂枝温经通阳以行滞；牡丹皮、赤芍、桃仁活血化瘀散结；加生黄芪健脾益气，利水除湿，三七粉化瘀止血。全方利湿解毒，化瘀散结。

若带下恶臭明显，酌加白花蛇舌草、败酱草以清热解毒；下腹包块，疼痛拒按，宜加三棱、莪术以化瘀消癥，活血止痛。

【其他疗法】

经验方　黄芪15g，党参12g，熟地黄12g，白术10g，当归10g，山茱萸10g，阿胶10g（烊化），芥穗炭10g，酒香附10g，柴胡6g，甘草6g。补益肝脾，摄血归源。（李彦军经验方）

【预防调护】

（1）注意绝经期卫生保健，保持心情舒畅，克服紧张情绪。

（2）定期体检，如出现带下量多，下腹部包块，或阴道出血，应及时就诊。

（3）慎起居，节饮食，忌房事过度，不妄作劳。

> 知识拓展
>
> 《傅青主女科·调经》记载：妇人有年五十外或六七十岁忽然行经者，或下紫血块，或如红血淋，人或谓老妇行经，是还少之象，谁知是血崩之渐乎！夫妇人至七七之外，天癸已竭，又不服济阴补阳之药，如何能精满化经，一如少妇。然经不宜行而行者，乃肝不藏脾不统之故也，非精过泄而动命门之火，即气郁甚而发龙雷之炎，二火交发，而血乃奔矣，有似行经而实非经也。此等之症，非大补肝脾之气与血，而血安能聚止。方用安老汤。

目标检测

答案解析

一、单项选择题

（一）A1型选择题

1. 下列不属于月经先期气虚证临床特点的是（　　）

　　A. 月经量多　　　　　　　　B. 月经色淡　　　　　　　　C. 月经质稀

    D. 舌淡，脉弱   E. 月经提前7天

2. 清经散治疗月经先期的适应证候是（　　）

    A. 脾气虚证   B. 肾气虚证   C. 阳盛血热证   D. 肝郁血热证   E. 阴虚血热证

3. 下列各项，不属月经后期气滞证临床特点表现的是（　　）

    A. 月经减少或正常   B. 经色黯红或有小血块   C. 胸胁乳房胀痛

    D. 小腹隐痛喜按   E. 脉弦数

4. 治疗月经先后无定期肾虚证，应首选的方剂是（　　）

    A. 逍遥散   B. 固阴煎   C. 定经汤   D. 归肾丸   E. 大补元煎

5. 与月经后期、月经过少的发病均有关的病机是（　　）

    A. 肝郁   B. 血热   C. 血寒   D. 血虚   E. 脾虚

6. 下列各项，不属月经过少肾虚证临床表现的是（　　）

    A. 经量减少，色黯淡，质稀   B. 头晕耳鸣，腰酸腿软   C. 头晕目眩，胸胁胀满

    D. 舌质淡，脉沉弱   E. 小腹冷，夜尿多

7. 清热固经汤治疗崩漏的适应证候是（　　）

    A. 湿热证   B. 实热证   C. 虚热证   D. 血瘀证   E. 肝郁证

8. 闭经的治疗原则是（　　）

    A. 补而通之，泻而通之   B. 理气活血，祛瘀通经   C. 益气养血，以益冲任

    D. 补益肝肾，以填精血   E. 补中有通，补而不腻

9. 治疗闭经肾气亏虚证，应首选的方剂是（　　）

    A. 加味一阴煎   B. 人参养荣汤   C. 左归丸

    D. 一贯煎   E. 加减苁蓉菟丝子丸

10. 治疗经行头痛肝火证，应首选的方剂是（　　）

    A. 通窍活血汤   B. 羚角钩藤汤   C. 天麻钩藤饮   D. 镇肝息风汤   E. 加味逍遥散

11. 治疗经行吐衄肺肾阴虚证，应首选的方剂是（　　）

    A. 清肝汤   B. 调肝汤   C. 顺经汤   D. 清肝引经汤   E. 上下相资汤

12. 治疗绝经前后诸证肾阴阳俱虚证，应首选的方剂是（　　）

    A. 知柏地黄丸   B. 左归丸   C. 右归丸   D. 二仙汤   E. 当归丸

（二）A2型选择题

1. 患者月经每月提前8~9天来潮，量多，色深红或紫红，黏稠，伴心烦，面红口干，小便黄短，大便干结，舌质红，苔黄，脉滑数，应选用的方剂是（　　）

    A. 当归地黄饮   B. 大补元煎   C. 丹栀逍遥散   D. 清经散   E. 乌药汤

2. 患者，女，19岁，未婚。经来先期，量少，色红，质稠，手足心热，咽干口燥，舌质红，苔少，脉细数。治疗应首选（　　）

    A. 清经散   B. 丹栀逍遥散   C. 两地汤   D. 固阴煎   E. 归肾丸

3. 患者月经每月提前8~9天来潮，量多，色深红，质黏稠，伴心烦，面红口干，小便短赤，大便秘结，舌红苔黄，脉数。其治法是（　　）

    A. 清热凉血调经   B. 养阴清热调经   C. 舒肝清热调经

    D. 清热利湿调经   E. 补肾固冲调经

4. 患者，女，22岁，未婚。经期延后，量少，色黯，有血块，腹痛喜热，畏寒肢冷，舌黯苔白，脉沉

紧。治疗应首选（　　）

  A．少腹逐瘀汤　　　　　　　　B．温经汤（《妇人大全良方》）　　C．乌药汤

  D．当归地黄饮　　　　　　　　E．温经汤（《金匮要略》）

  5．患者，女，38岁，已婚。近半年月经时而提前10天，时而延后2周，经量时多时少，色黯红，经行不畅，经行乳房胀痛，脘闷不舒，时叹息，苔薄白，脉弦。其辨证是（　　）

  A．肝郁证　　　　B．肝郁肾虚证　　　　C．血瘀证　　　　　D．肝郁脾虚证　　　　E．肾虚证

  6．患者，女，27岁。多次发生经间期出血，此次出血量稍多，色深红，黏腻，无血块，平时带下量多，色黄，时现异味，小腹时痛，神疲乏力，胸闷烦躁，纳呆腹胀，小便短赤，舌红，苔黄腻，脉滑数。其证候是（　　）

  A．脾虚证　　　　B．血瘀证　　　　　C．肝郁证　　　　　D．血热证　　　　　E．湿热证

  7．患者，女，19岁，未婚。月事非时而下，量多如崩，色深红，质稠，伴心烦，口渴欲饮，便干溲黄，面部痤疮，舌红，苔薄黄，脉数。其治法是（　　）

  A．滋阴清热，固冲止血　　　　　B．清热凉血，固冲止血　　　　C．滋水益阴，固冲止血

  D．活血化瘀，固冲止血　　　　　E．益气摄血，固冲止血

  8．患者，女，20岁。经来量少，1天即净，现已停经半年，平时带下量多，色白，形体肥胖，胸脘满闷，时欲呕恶，舌苔腻，脉滑。治疗应首选（　　）

  A．苍附导痰丸　　　B．芎归二陈汤　　　C．启宫丸　　　　D．归肾丸　　　　E．温胆汤

  9．患者，女，27岁，未婚。近半年来常感小腹冷痛，经行腹痛加重，得热痛减，经行错后，经血量少，色黯有瘀块，面色青白，肢冷畏寒，舌黯红，苔白，脉沉紧。治疗应首选（　　）

  A．膈下逐瘀汤　　　　　　　　　B．少腹逐瘀汤　　　　　　　　　C．银甲丸

  D．理冲汤　　　　　　　　　　　E．温经汤（《金匮要略》）

  10．患者，女，40岁，已婚。每值经前1天出现大便溏泄，脘腹胀满，面浮肢肿，神疲肢软，经净渐止，舌淡红苔白，脉濡缓。治疗应首选（　　）

  A．健固汤　　　B．香砂六君子汤　　C．补中益气汤　　D．白术散　　　E．参苓白术散

  11．患者，女，18岁，未婚。每逢经期鼻衄，量中等，经行量少，色鲜，伴心烦易怒，两胁胀痛，舌红，苔黄，脉弦数。治疗应首选（　　）

  A．加味逍遥散　　　B．清肝引经汤　　　C．顺经汤　　　D．清经散　　　E．清热固经汤

  12．患者，女，49岁，已婚。月经紊乱1年，烘热汗出，头晕耳鸣，失眠多梦，烦躁，腰膝酸软，舌红，少苔，脉细数。治疗应首选（　　）

  A．二仙汤　　　B．左归丸合二至丸　C．知柏地黄汤　　D．甘麦大枣汤　　E．固阴煎

（三）B1型选择题

（1~2题共用备选答案）

  A．桃核承气汤　　　　　　　　　B．膈下逐瘀汤　　　　　　　　　C．《金匮要略》温经汤

  D．丹参饮　　　　　　　　　　　E．桃红四物汤合失笑散

  1．患者近1年来经行时间延长，9~11天方尽，量不多，色紫黯，有血块，伴有小腹疼痛拒按，舌黯，脉弦涩。应首选的方剂是（　　）

  2．患者每于经行小腹疼痛，拒按，经行不畅，色紫黯有块，块下痛减，舌黯，脉弦。治疗应首选的方剂是（　　）

（3~4题共用备选答案）

  A．阳盛血热证　　B．气虚证　　　　C．血虚证　　　　D．气滞血瘀证　　　E．肾虚证

3．患者月经一月两行，量多，色深红，质黏稠，口干，舌质红，苔黄，脉滑数。其证候是（　　）

4．患者经行量多，色淡红，四肢倦怠，气短懒言，舌淡，脉细数。其证候是（　　）

二、简答题

1．什么是治崩"三法"？暴崩不止时需采取的应急措施有哪些？

2．简述闭经常见的临床证型、治法及代表方。

3．简述痛经的主要病机与临床分型。

书网融合……

知识回顾　　　微课1　　　微课2　　　微课3　　　习题1

习题2　　　习题3　　　习题4

第九章 | 带下病

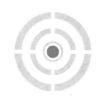

学习目标

知识要求：

1. 掌握带下过多、带下过少的定义及辨证论治。
2. 熟悉带下过多、带下过少的病因病机、诊断及鉴别诊断。
3. 了解带下过多、带下过少的其他疗法和预防调护。

技能要求：

1. 熟练掌握运用中医学基础知识进行上述疾病辨证论治的技能。
2. 学会应用本节知识指导上述疾病的诊断和治疗。

　　带下病，是指带下量明显增多或减少，色、质、气味异常，或伴全身、局部症状的疾病。其中带下量明显增多者为带下过多，量明显减少者为带下过少。妇女在月经期前后、排卵期、妊娠期带下量增多，或在绝经后带下量减少，而无其他不适者，均为特殊时期的生理现象，为生理性带下，不作病论。

　　带下一词首见于《素问·骨空论篇》："任脉为病……女子带下瘕聚。"带下分为广义和狭义。广义带下泛指经、带、胎、产、杂等多发生于带脉以下的妇科疾病，故妇产科医生又称为"带下医"，《史记·扁鹊仓公列传》中即如是称之。而狭义带下又分生理性与病理性。生理性带下为女子阴道内排出的少量阴液，无色透明或白色，无特殊气味，具有润泽阴户、抵御外邪的作用。带下乃肾精所化，与水谷精气、津液和合而成，于肾气盛，天癸至，任脉通，太冲脉盛，月事以时下的同时开始明显分泌，由脾运化、肾闭藏、任脉所司、带脉约束，布露于阴窍。此即《沈氏女科辑要》引王孟英所说："带下，女子生而即有，津津常润，本非病也。"病理性带下是指带下病。《黄帝内经》指出带下病是："任脉为病。"《诸病源候论》开始将其独立为病载入书中，《沈氏女科辑要·带下》具体描述其临床表现为："如其太多，或五色稠杂及腥秽者，斯为病候。"明清时期的妇产科著作对带下记载较详，如《傅青主女科》从带下颜色的不同，详细分析了白、黄、赤、青、黑五色带下的证治。临床上以白带、黄带、赤白带多见。本章主要讨论病理性带下，即带下病。

　　带下病是妇产科的常见病、多发病，多合并月经不调、闭经、阴痒、阴痛、不孕、癥瘕等疾病。历代医家多把带下过多作为专篇论述，因其比较常见，近年来也将带下过少归属于带下病的范畴。

PPT

第一节　带下过多

带下过多是指带下量明显增多，色、质、气味异常，或伴有局部及全身症状者。古代有"白沃""赤沃""赤白沃""白沥""赤沥""赤白沥""下白物"等名称。

西医常见相关疾病：各种阴道炎、宫颈炎、急慢性盆腔炎、内分泌功能失调（尤其是雌激素水平偏高）、生殖器肿瘤等引起的带下增多。

【病因病机】

带下过多的主要致病因素是湿邪，湿性趋下，损伤任带，任脉不固，带脉失约而带下异常增多。正如《傅青主女科》云："夫带下俱是湿证。"湿邪致病有内、外之分，外湿多因久居湿地，或涉水淋雨，或不洁性交等，外感湿邪；内湿主要责之脾肾，多因脾虚失运，肾虚失固而水湿内停所致，也可因肝郁侮脾，肝火挟脾湿下注而成。常见病因病机有脾虚、肾虚（肾阳虚和阴虚夹湿）、湿热下注、湿毒蕴结。

1. **脾虚**　素体脾虚，或饮食不节，或劳倦过度，或忧思过度，损伤脾气，运化失职，水湿内停趋下，伤及任带而带下过多。

2. **肾虚**

（1）**肾阳虚**　禀赋不足，或房劳多产，或年老体虚，或久病伤肾，肾阳虚，命门火衰，或肾气不足，封藏失职，任带失约，精液滑脱而致带下过多。

（2）**阴虚夹湿**　素体阴虚，或年老真阴渐亏，或久病失养，暗耗阴津，相火偏旺，阴虚失守，复感湿邪，伤及任带而致带下过多。

3. **湿热下注**　经行产后，胞脉空虚，摄生不洁，湿热内犯；或淋雨涉水，或久居湿地，感受湿邪，蕴而化热；或脾虚生湿，湿蕴化热酿成湿热；或因肝郁化热，肝气乘脾，脾失健运，湿浊内生，肝火挟脾湿，湿热乃成。湿性趋下，流注下焦，损伤任带二脉而致带下过多。

4. **湿毒蕴结**　阴部手术消毒不严，或洗浴用具不洁，或房事所伤，或经期、产后胞脉空虚，湿毒秽浊之气内侵，直犯阴器、胞宫。或湿热遏久成毒，损伤任带二脉而为带下。

带下过多乃湿邪为患，故其病缠绵难愈，反复发作，日久可致阴液耗损，虚实错杂，或虚者更虚，或影响经孕，故应及早防治。

【诊断与鉴别诊断】

（一）诊断要点

1. **病史**　经期、产后余血未净，摄生不洁，或不禁房事，或妇科手术后感染邪毒病史。

2. **症状**　带下明显增多，伴有带下的色、质、气味异常，或伴有阴部瘙痒、灼热、疼痛，或兼有尿频、尿痛等症状。

3. **检查**

（1）**妇科检查**　可见各类阴道炎、宫颈炎、盆腔炎的炎症体征。

（2）**实验室检查**　阴道炎患者可进行白带常规检查，清洁度多在Ⅲ度以上，或可查到滴虫、白色念珠菌及其他病原体。必要时行宫颈拭子病原体培养、子宫颈细胞学检查、病变局部活组织检查等。

（3）血常规检查　急性或亚急性盆腔炎者，血白细胞计数明显升高。

（4）B超检查　对盆腔炎性包块及盆腔肿瘤有诊断意义。

（二）鉴别诊断

1. 经间期出血　是指月经周期正常，两次月经中间出现周期性少量出血，一般持续3~7天，能自行停止，出血量与月经呈现"一多一少"的现象。赤带者，其出现无周期性，且月经周期正常。

2. 经漏　是经血非时而下，量少淋漓不尽，月经周期、经期、经量均异常，而赤带者月经正常。

3. 阴疮　溃破时虽可出现赤白色分泌物，但伴有阴户红肿热痛，或阴户结块，带下病无此症。分泌物的部位亦大不相同。

4. 白浊　是指尿窍流出混浊如米泔样液体的一种疾患，多随小便排出，可伴有小便淋沥涩痛，而带下过多，出自阴道。

【临床辨病思路】

带下过多是一种症状，常见于各种阴道炎、宫颈炎、急慢性盆腔炎、内分泌功能失调（尤其是雌激素水平偏高）、生殖器肿瘤等诸多疾病。临床上应根据情况，选择做妇科检查、阴道分泌物涂片、宫颈拭子病原体培养、子宫颈细胞学检查、病变局部活组织检查、B超检查、诊断性刮宫、宫腔镜等检查中西医结合诊断，寻找原因。

> ◉ 知识拓展
>
> 　　阴道炎是带下过多对应的西医疾病之一，阴道炎不仅引起带下过多，同时还可导致外阴瘙痒、不孕和自然流产，甚至习惯性流产，临床发病率较高，对于不孕症和曾因阴道细菌或病毒感染引起自然流产者，应在孕前进行阴道分泌物、衣原体、支原体、Torch等检查，判断其是否有病菌感染，如有则予孕前调治，治愈后再计划妊娠，以减少不孕症和不良孕产史的发生。常见阴道炎在本章节末附论中有介绍。

【辨证论治】

带下的量、色、质、气味为带下病的辨证要点。一般来说，色深质黏稠，其气臭秽者，多属实、属热；色淡质稀，或有腥气者，多属虚、属寒。临证时还须结合全身症状、既往病史进行全面分析，做出准确的分型论治。

带下过多的治疗以除湿为要。一般治脾宜运、宜升、宜燥；治肾宜补、宜固、宜涩；湿热和湿毒宜清、宜利；实证治疗还须配合外治法。

1. 脾虚证

证候：带下量多，色白或淡黄，质稀薄，无臭气，如涕如唾，精神倦怠，四肢不温，纳少便溏，两足跗肿，面色萎黄或㿠白，舌淡，苔白腻，脉缓弱。

分析：脾气虚弱，运化失司，水湿内停，流注下焦，损伤任带，任脉不固，带脉失约，故带下量多，色淡，质稀；脾虚中阳不振，荣养不及，则面色萎黄或㿠白，精神倦怠，四肢不温；脾虚运化水谷失司，则纳少便溏；舌质淡，苔白腻，脉缓弱，均为脾虚之候。

治法：健脾益气，升阳除湿。

方药：完带汤（《傅青主女科》）。

白术　山药　人参　白芍　苍术　甘草　陈皮　黑芥穗　柴胡　车前子

方义：方中人参、白术、山药、甘草健脾益气；苍术、陈皮燥湿健脾，行气和胃；柴胡、白芍疏肝解郁，升提阳气；车前子利水渗湿；黑芥穗入血分祛风胜湿。全方寓补于散之中，寄消于升之内，补虚而不滞邪。

若肾虚腰痛者，宜补肾壮腰，酌加杜仲、菟丝子、桑寄生、续断、补骨脂等；若寒凝腰痛，应散寒理气止痛，酌加艾叶、乌药等；若带下日久，滑脱不止者，应固涩止带，可酌加金樱子、芡实、煅牡蛎、白果等；若湿蕴化热，症见带下色黄黏稠者，应健脾祛湿，清热止带，方用易黄汤（《傅青主女科》）。

山药　芡实　黄柏　车前子　白果

方中山药、车前子健脾利湿；芡实、白果固涩止带；黄柏清热燥湿。全方使热去湿化，带下自止。

2. 肾虚证

（1）肾阳虚证

证候：带下量多，色白清冷，质稀如水，淋漓不止，腰痛如折，小腹冷感，小便频数清长，夜间尤甚，大便溏薄，舌淡，苔薄白，脉沉迟。

分析：肾阳不足，命门火衰，气化失常，水湿停聚，伤及任带，发为带下量多，色白清冷，淋漓不断；阳虚小腹不得温煦，则小腹冷感；肾阳不足，小便失摄，则小便频数清长，夜间尤甚；不能上暖脾土，故大便溏薄；腰为肾之府，肾虚腰部失荣，则腰痛如折；舌淡，苔薄白，脉沉迟，亦为肾阳虚之征。

治法：温肾助阳，固涩止带。

方药：内补丸（《女科切要》）。

鹿茸　菟丝子　潼蒺藜　黄芪　肉桂　桑螵蛸　肉苁蓉　制附子　白蒺藜　紫菀茸

方义：方中鹿茸、肉苁蓉、附子、肉桂温肾助阳，生精化髓，益血脉；菟丝子平补肝肾，固任脉；黄芪补气收摄；潼蒺藜、桑螵蛸补肾涩精止带；白蒺藜养肝肾祛风；紫菀茸温肺固肾。全方配合达温肾助阳、固涩止带之功。

若腹泻便溏者，去肉苁蓉，酌加补肾健脾止泻药，如补骨脂、肉豆蔻、吴茱萸、炒白术等；若畏寒腹冷甚者，应温经止痛，酌加生姜、艾叶、乌药等；若带下量多如崩，宜益气固涩止带，酌加人参、海螵蛸、煅龙骨、煅牡蛎等。

（2）阴虚夹湿证

证候：带下量多，色黄或赤白相兼，质黏有气味，阴道灼热或阴部瘙痒，头晕目眩，腰酸膝软，五心烦热，失眠多梦，口燥咽干，便秘溲赤，舌红少苔，脉细数。

分析：素体阴虚或老年肾阴不足，相火偏旺，热灼血络，阴虚失守，封藏不固，故见赤白带下，或黄带；阴虚血燥，故阴部灼热不适；肾虚，髓海不充则头晕目眩，腰部失养则腰膝酸软；肾阴虚，失润则口燥咽干，虚热上扰则五心烦热，热扰心神则失眠多梦；舌红少苔，脉细数，均为阴虚之征。

治法：滋阴清热止带。

方药：知柏地黄丸（《医宗金鉴》）。

熟地黄　山药　山茱萸　茯苓　泽泻　牡丹皮　知母　黄柏

方义：本方中六味地黄丸意在滋养肝肾阴精，知母、黄柏滋阴清退虚热。

若失眠多梦，应补益心肾，酌加黄精、酸枣仁、柏子仁、首乌藤等；若潮热口干，宜养阴清热生津，酌加麦冬、沙参、芦根、天花粉、石斛等；若头晕目眩，应滋肾养阴潜阳，酌加女贞子、墨旱莲、钩藤等；若舌苔厚腻，应清热祛湿止带，酌加薏苡仁、扁豆、栀子等。

答案解析

🏆 课堂互动 9-1 ────────────────────

根据带下形成的原理，思考阴虚之证为什么会出现带下过多。

3. 湿热下注证

证候：带下量多，色黄或呈脓样，质黏稠，有臭气，或伴外阴瘙痒灼痛，胸闷气短，纳食较差，或小腹作痛，小便短赤，舌红，苔黄腻，脉滑数。

分析：湿热蕴下，伤及任带二脉，故带下量多；热伤阴浓缩津液，则色黄或呈脓样，质黏有臭气；湿侵袭外阴，滋生虫邪，虫蚀肌肤则外阴瘙痒灼痛；湿热内阻，气血不畅则小腹作痛；湿热伤津，则小便短赤；舌红，苔黄腻，脉滑数，均为湿热之象。

治法：清热利湿，佐以杀虫止带。

方药：止带方（《世补斋不谢方》）。

猪苓　茯苓　车前子　泽泻　茵陈　赤芍　牡丹皮　黄柏　栀子　牛膝

方义：方中猪苓、车前子、泽泻渗利湿热；茯苓健脾利湿；茵陈、黄柏、栀子清热泻火解毒；赤芍、牡丹皮凉血化瘀；牛膝活血通经，引诸药下行达病所。全方共奏清热利湿、杀虫止带之效。

若肝经湿热下注，症见带下量多，色黄，质稠，有臭味，伴阴部瘙痒疼痛，头晕目眩，口苦咽干，烦躁易怒，便秘溲赤，舌质红，苔黄腻，脉弦滑而数。治宜清肝泄热除湿，方用龙胆泻肝汤（《医宗金鉴》）。

龙胆草　栀子　黄芩　车前子　木通　泽泻　生地黄　当归　甘草　柴胡

方中龙胆草清下焦湿热，泻肝胆实火；黄芩、栀子清热利湿解毒；柴胡疏肝解郁畅气机；车前子、木通、泽泻渗利水湿；当归、生地黄养血柔肝；甘草调和诸药。

4. 湿毒蕴结证

证候：带下量多，色黄绿如脓，或浑浊如米泔，或五色杂下，质地黏稠，其气臭秽难闻，小腹疼痛，烦热口干，大便干结，小便少黄，舌红，苔黄腻，脉滑数。

分析：湿毒蕴结，酿生热毒，损伤任带，故带下量多，质黏稠，色黄绿如脓，或浑浊如米泔，或五色杂下，秽臭难闻；热毒损伤胞脉，故小腹疼痛；湿热熏蒸上焦，则烦热口干；舌质红，苔黄腻，脉滑数，均为湿毒内蕴之象。

治法：清热解毒祛湿。

方药：五味消毒饮（《医宗金鉴》）加半枝莲、白花蛇舌草、土茯苓、败酱草。

蒲公英　金银花　野菊花　紫花地丁　天葵子

方义：方中蒲公英、金银花、野菊花、紫花地丁、天葵子均能清热解毒；半枝莲、白花蛇舌草、土茯苓、败酱草解毒祛湿。全方共奏清热解毒、祛湿止带之功。

若热毒炽盛，应凉血化瘀，可酌加牡丹皮、赤芍等；若五色杂下，如脓如血，奇臭难闻，当警惕癌变，应通过妇科检查、HC2及TCT检查以明确诊断。

【其他疗法】

1. 中成药

（1）白带丸　每次6g（水丸），每日3次，适用于带下过多属湿热下注型。

（2）龙胆泻肝丸　每次6g（水丸），每日3次，适用于带下过多属肝胆湿热下注型。

（3）乌鸡白凤丸　每次6g（水丸），每日3次，适用于带下过多属脾虚、肾虚型。

2. 经验方

（1）白术250g，山药250g，花生米250g，红糖200g。前3味炒焦研细末，加入红糖调匀备用。每次服30g，每日3次。适用于脾虚型带下过多。

（2）苍术15g，黄柏6g，夏枯草15g，白芷10g。水煎服，每日1剂。适于湿热型带下过多。（《妇科病诊治绝招》）

（3）红枣、黑豆、白果同食，每日空腹服，十余日即愈。适于脾肾两虚带下。（《竹林寺女科秘方》）

3. 外治法

（1）川椒10g，土槿皮15g。煎水熏洗坐浴，适用于白色带下。

（2）蛇床子30g，地肤子30g，黄柏15g。煎水熏洗坐浴，适用于黄色带下。

（3）洁尔阴泡腾片。每晚纳阴1片，10天为1个疗程，经期禁用，适用于湿热型带下。

4. 热熨法　用电灼、激光等方法作用于宫颈病变局部，可使病变组织凝固、坏死、脱落、修复、愈合而达到治疗的目的，适用于宫颈炎而致带下者。

【预防调护】

（1）保持外阴清洁干燥，注意经期卫生，避盆浴。

（2）避免房劳多产及多次人工流产。

（3）不宜过食肥甘或辛辣生冷之品，以免损伤脾胃或滋生湿热。

（4）反复发作者，应检查性伴侣有无感染，如有交叉感染，应同时接受治疗。

（5）医务人员应严格执行消毒隔离常规，防止医源性交叉感染。

岗位情景模拟 12

宋某，女，40岁。带下量多黄赤1周。患者近1周带下量多，黄赤，质地黏稠，有臭气，伴外阴瘙痒，潮热时作，腰酸�’胱疼，少腹胀满掣痛，小便频数短赤涩痛，口苦咽干，舌红，苔黄腻，脉滑数。（《哈荔田妇科医案医话选》）

问题与思考

1. 请做出诊断（病名、证型）。

2. 请给出相应的治法、方药及药量。

3. 仔细分析"答案解析"中哈荔田的治疗大法、遣方用药和随证加减思路，与之比较找差距。

答案解析

附：阴道炎

正常情况下需氧菌及厌氧菌寄居在阴道内，形成正常的阴道菌群。任何原因打破阴道菌群的生态平衡均可引起阴道条件致病菌感染，出现阴道炎。临床常见的阴道炎包括滴虫性阴道炎、外阴阴道假丝酵母菌病、细菌性阴道炎及萎缩性阴道炎。

一、滴虫性阴道炎

滴虫性阴道炎是由阴道毛滴虫引起的常见阴道炎症。

【病原体】

滴虫常寄生于生殖道和泌尿道。月经前、后阴道湿润，pH接近中性，有利于滴虫繁殖，从而引发炎症。滴虫可通过消耗氧使阴道成为厌氧环境，导致厌氧菌过度繁殖而出现细菌性阴道病。约60%患者合并细菌性阴道病。

【传播方式】

1. 直接传播　性交传播是主要的传播方式。男性感染后常无症状，通过性交成为感染源。
2. 间接传播　经公共浴池、浴盆、浴巾、游泳池、坐式便器、衣物、污染的器械及敷料等媒介传播。

【临床表现】

主要症状为阴道分泌物增多及外阴瘙痒，或伴有阴道灼热、疼痛、性交痛等。分泌物典型特点为稀薄脓性、黄绿色、泡沫状、有臭味。阴道口和外阴是瘙痒发生的主要部位。若合并尿道感染，可出现尿频、尿痛，严重者可见血尿。

妇科检查急性期见阴道黏膜充血，严重者有散在出血点，甚至宫颈有出血斑点，呈"草莓样"，后穹窿有大量灰黄色、黄白色稀薄液体或黄绿色脓性分泌物，常呈泡沫状。带虫者阴道黏膜无异常改变。

【诊断】

典型病例容易诊断，除以上典型临床表现外，阴道分泌物涂片检查，在显微镜下找到滴虫即可确诊。

【治疗】

因滴虫性阴道炎可同时有尿道、尿道旁腺、前庭大腺滴虫感染，治愈此病，须全身用药。甲硝唑和替硝唑为本病的主要治疗药物。

1. 全身用药　初次治疗可选择甲硝唑2g，单次口服，或替硝唑2g，单次口服，或甲硝唑400mg，每日2次，连服7日。口服药物的治愈率为90%~95%。
2. 性伴侣的治疗　滴虫性阴道炎主要由性行为传播，性伴侣应同时进行治疗，并告知患者及性伴侣治愈前应避免无保护性交。
3. 妊娠合并滴虫性阴道炎的治疗　妊娠期滴虫性阴道炎可导致胎膜早破、早产及出生低体重儿。治疗有症状的妊娠期滴虫性阴道炎可减轻症状，减少传播，防止新生儿呼吸道和生殖道感染。方案为甲硝唑2g顿服，或甲硝唑400mg，每日2次，连服7日，须密切观察疗效。
4. 治疗中的注意事项　有复发症状的病例多数为重复感染，为避免重复感染，内裤及洗涤用的毛巾应煮沸5~10分钟，以消灭病原体，并应对其性伴侣进行治疗。因滴虫性阴道炎可合并其他性传播疾病，应注意有无其他性传播疾病。

二、外阴阴道假丝酵母菌病

外阴阴道假丝酵母菌病（VVC）也称外阴阴道念珠菌病，是由假丝酵母菌引起的常见外阴阴道炎症。

【病原体】

致病菌中80%~90%病原体为白假丝酵母菌，10%~20%为光滑假丝酵母菌、近平滑假丝酵母菌、热带假丝酵母菌等。酸性环境适宜假丝酵母菌生长，有假丝酵母菌感染的阴道pH值多在4.0~4.7，通常<4.5。白假丝酵母菌为双相菌，有酵母相和菌丝相，酵母相为芽生孢子，在无症状寄居及传播中起作用；菌丝相为芽生孢子伸长成假菌丝，侵袭组织能力加强。

白假丝酵母菌为条件致病菌，少数女性阴道中有此菌寄生，菌量极少，呈酵母相，一般无症状。只有在全身及阴道局部细胞免疫力下降、假丝酵母菌大量繁殖并转变为菌丝相时出现症状。常见诱因有长期应用广谱抗生素、妊娠、糖尿病、大量应用免疫抑制剂、接受大量雌激素治疗及有胃肠道假丝酵母菌、穿紧身化纤内裤、肥胖等。

【传染途径】

（1）主要为内源性传染，假丝酵母菌作为条件致病菌寄生于人体阴道、口腔和肠道，条件适宜可感染。这三个部位的假丝酵母菌可互相传染。

（2）少部分患者可通过性交直接传染。

（3）极少通过接触感染的衣物间接传染。

【临床表现】

外阴瘙痒、灼痛、性交痛以及尿痛是其主要临床表现，多数患者阴道分泌物明显增多，分泌物特征为白色稠厚，呈凝乳状或豆腐渣样。妇科检查可见外阴地图样红斑、水肿，常伴有抓痕，严重者出现皮肤皲裂、表皮脱落。小阴唇内侧及阴道黏膜附着白色块状物，擦除后可见黏膜充血水肿，急性期还可能见到糜烂及浅表溃疡。

【诊断】

对有上述阴道炎症状或体征的妇女，阴道分泌物涂片检查，在显微镜下若找到假丝酵母菌的芽生孢子或假菌丝即可确诊。

【治疗】

消除诱因，根据患者情况选择局部或全身应用抗真菌药物。

1. **消除诱因** 若有糖尿病应给予积极治疗，及时停用广谱抗生素、雌激素及皮质类固醇激素。勤换内裤，用过的内裤、盆及毛巾均应用开水煮沸消毒。

2. **单纯性VVC的治疗** 主要以局部短疗程抗真菌药物为主。唑类药物的疗效高于制霉菌素。

（1）局部用药 可选用下列药物放于阴道内。①咪康唑栓剂，每晚1粒（200mg），连用7日；或每晚1粒（400mg），连用3日；或1粒（1200mg），单次用药。②克霉唑栓剂，每晚1粒（150mg），连用7日，或每日早、晚各1粒（150mg），连用3日；或1粒（500mg），单次用药。③制霉菌素栓剂，每晚1粒（10万U），连用10~14日。

（2）全身用药　对不能耐受局部用药者、未婚妇女及不愿采用局部用药者，可选用口服药物。常用药物为氟康唑150mg，顿服。

3. 复杂性VVC的治疗

（1）严重VVC　无论局部用药还是口服药物，均应延长治疗时间。若为局部用药，延长为14日；若口服氟康唑150mg，则72小时后加服1次。症状严重者，局部应用低浓度糖皮质激素软膏或唑类霜剂。

（2）复发性外阴阴道假丝酵母菌病（RVVC）的治疗　多数患者复发机制不明确。抗真菌治疗分为初始治疗及巩固治疗。根据培养和药物敏感试验选择药物，在初始治疗达到真菌学治愈后，给予巩固治疗至半年。初始治疗若为局部治疗，延长治疗时间为7~14日；若口服氟康唑150mg，则第4日、第7日各加服1次。巩固治疗方案：目前国内外尚无成熟治疗方案，可口服氟康唑150mg，每周1次，连续6个月，也可根据复发规律，在每月复发前给予局部用药巩固治疗。

在治疗前应做真菌培养确诊。治疗期间定期复查监测疗效及药物不良反应，一旦发现不良反应立即停药。

（3）妊娠合并外阴阴道假丝酵母菌病的治疗　局部治疗为主，以7日疗法效果为佳，禁用口服唑类药物。

4. 性伴侣治疗　对性伴侣有症状男性应进行假丝酵母菌检查及治疗，预防女性重复感染。

5. 随访　若症状持续存在，或诊断后2个月内复发者，须再次复诊。对RVVC在治疗结束后7~14日、1个月、3个月和6个月各随访1次，3个月及6个月时建议同时进行真菌培养。

三、细菌性阴道病

细菌性阴道病（BV）为阴道内正常菌群失调所致的一种混合感染，临床及病理特征无炎症改变。

【病因】

正常阴道内乳杆菌占优势。细菌性阴道病时，阴道内乳杆菌减少，导致厌氧菌、加德纳菌及人型支原体等其他微生物大量繁殖，引起内源性混合感染，以厌氧菌为主。

【临床表现】

10%~40%患者无临床症状，有症状者主要表现为阴道分泌物增多，有鱼腥臭味，尤其性交后加重，可伴有轻度外阴瘙痒或烧灼感。检查见阴道黏膜无充血的炎症表现，分泌物特点为灰白色，质地均匀稀薄，附于阴道壁，易于从阴道壁拭去。

【诊断】

下列4项中有3项阳性，临床即可诊断为细菌性阴道病。

（1）匀质、稀薄、白色阴道分泌物，常黏附于阴道壁。

（2）线索细胞阳性。

（3）阴道分泌物pH>4.5。

（4）胺臭味试验阳性。

除上述诊断标准外，还可用阴道分泌物涂片的革兰染色Nugent评分，根据各种细菌的相对浓度进行诊断。本病应与其他阴道炎相鉴别，见表9-1。

表9-1　阴道炎的鉴别

疾病	病因	pH	传染途径	分泌物	瘙痒	黏膜	实验室	治疗
滴虫性阴道炎	阴道毛滴虫	5.2~6.6	性交传播，间接传染，医源性	稀薄泡沫，灰黄黄白，有臭味	有	充血，散在出血点	滴虫，大量白细胞	口服及局部应用甲硝唑
阴道假丝酵母菌病	白假丝酵母菌	4.0~4.7	自身传染，性交传染，间接传播	白色稠厚，凝乳状，豆渣样	明显	白色膜状物擦后露出红肿面	芽孢及假丝菌，少量白细胞	去诱因；局部用药：克霉唑；全身用药：氟康唑
细菌性阴道病	菌群失调，厌氧菌繁殖	5.0~5.5	—	灰白色，匀质稀薄，鱼腥臭味	轻度	无充血等炎性表现	胺臭味实验阳性，线索细胞	口服及局部应用甲硝唑
萎缩性阴道炎	雌激素水平降低，致病菌侵入	升高	—	稀薄，淡黄或血样，脓性	有	萎缩性改变，充血炎性改变	大量基底层细胞，白细胞	增强阴道抵抗力；口服或局部用雌激素；抑制细菌生长
幼女性阴道炎	大肠杆菌、葡萄球菌	—	—	脓性	有	充血，水肿，溃疡		针对病原体，选择抗生素

【治疗】

治疗选用抗厌氧菌药物，主要有甲硝唑、替硝唑、克林霉素。其中甲硝唑可抑制厌氧菌生长，又不影响乳杆菌生长，为临床理想用药。

1. 口服药物　首选甲硝唑400mg，口服，每日2次，共7日。替代方案：替硝唑2g，口服，每日1次，连服3日；或替硝唑1g，口服，每日1次，连服5日；或克林霉素300mg，每日2次，连服7日。

2. 局部药物治疗　甲硝唑栓剂120mg阴道栓塞，每晚1次，连用7日；或2%克林霉素软膏阴道涂抹，每次5g，每晚1次，连用7日。

3. 妊娠期细菌性阴道病的治疗　细菌性阴道病对妊娠结局有影响，故对妊娠合并本病的治疗非常重要。任何有症状的细菌性阴道病孕妇均需筛查及治疗。用药方案为甲硝唑400mg，口服，每日2次，连用7日；或克林霉素300mg，口服，每日2次，连用7日。

4. 随访　对妊娠合并细菌性阴道病需要随访治疗效果。细菌性阴道病复发较常见，对症状持续或症状重复出现者，应及时复诊。

四、萎缩性阴道炎

萎缩性阴道炎常见于自然绝经或人工绝经后妇女，也可见于产后闭经或药物假绝经治疗的妇女。

【病因】

绝经后妇女卵巢功能衰退，雌激素水平降低，阴道壁萎缩，黏膜变薄，上皮细胞内糖原减少，阴道内pH升高，嗜酸性环境的乳酸杆菌失去优势，局部抵抗力下降，导致其他致病菌过度繁殖或入侵引起炎症。

【临床表现】

主要症状为阴道分泌物增多，质地稀薄，外阴瘙痒灼热，常伴有性交痛。妇科检查见阴道萎缩性改变，阴道黏膜充血，有散在小出血点或点状出血斑，有时见浅表溃疡，溃疡面可与对侧粘连，严重时造成狭窄甚至闭锁。

【诊断】

根据绝经、卵巢手术史、盆腔放射治疗史或药物性闭经史及临床表现，排除其他疾病方可诊断。阴道分泌物检查镜下可见大量基底层细胞及白细胞。有血性白带者，应与子宫恶性肿瘤鉴别，须常规做宫颈细胞学检查，必要时行分段诊刮术。对阴道壁肉芽组织及溃疡，须与阴道癌相鉴别，可行局部活组织检查。

【治疗】

治疗原则为补充雌激素，增加阴道抵抗力，加抗生素抑制细菌生长。

1. 增加阴道抵抗力 针对病因，补充雌激素是萎缩性阴道炎的主要治疗方法。雌激素制剂可局部给药，也可全身给药。可用雌三醇软膏局部涂抹，每日1~2次，连用14日。为防止阴道炎复发，亦可全身用药，对同时需要性激素替代治疗的患者，可给予口服替勃龙2.5mg，每日1次；或口服尼尔雌醇，首次4mg，以后每2~4周1次，每次2mg，维持2~3个月。也可选用其他雌孕激素制剂连续联合用药。

2. 抑制细菌生长 阴道局部应用抗生素，如甲硝唑200mg或诺氟沙星100mg，放于阴道深部，每日1次，7~10日为1个疗程。也可选用中成药如保妇康栓、苦参凝胶等。对阴道局部干涩明显者，可应用润滑剂。

实训实练五 带下过多

【实训目标】

1. 通过对典型带下过多的病案分析，掌握带下过多的诊断及辨证论证方法，进而具有运用中医妇科学基本理论、基本知识和基本技能，正确诊治妇女常见病、多发病的能力。

2. 熟悉中医执业助理医师实践技能考试第一站的考核内容及答题技巧。

3. 培养具有执行国家卫生工作方针，贯彻国家有关计划生育、妇女保健等方面的政策和法规的意识。

4. 培养良好的医疗道德和严谨的工作作风；具有高度的责任心，关心、体贴患者。

5. 培养勤奋好学、刻苦认真、善于思考的学习精神。

【实训重点难点】

重点：带下过多的诊断与治疗。带下过多的辨病辨证依据及证候分析。

难点：带下过多的鉴别，带下过多的辨病辨证依据及证候分析。

【实训内容】

鲁某，女，30岁，已婚。

患者去年患尿路感染，发作时尿频尿痛尿浊，愈后每见带下量多，经后尤甚，色黄黏浊，臭秽难闻，治疗数月，疗效不显，今来求治。现症见带下量多，色黄，黏稠，有臭气，胸闷心烦，口苦咽干，纳食较差，小腹痛，小便短赤，阴部瘙痒，舌红，苔黄腻，脉濡数。

妇科检查诊断为：宫颈糜烂。

既往史、个人史、生活史、家族史无特殊。

根据病例信息，请写出以下内容。

1. 中医疾病诊断。

2. 中医证候诊断。

3. 辨病辨证依据（含病因病机）。

4. 需与哪些疾病进行鉴别。

5. 治法。

6. 代表方。

7. 组成、剂量及煎服方法。

参考答案　　答题技巧

参考答案

【重点巩固】

1. 带下过多的主要临床特征是什么？

2. 湿热下注型带下过多有何特征？

第二节　带下过少

PPT

带下量明显减少，导致阴中干涩痒痛，甚至阴部萎缩者，是为"带下过少"。

西医常见相关疾病：卵巢功能早衰、绝经后卵巢功能下降、卵巢切除术后、盆腔放疗后、严重卵巢炎及席汉氏综合征，以及长期服用抑制卵巢功能的某些药物等导致雌激素水平低下，引起阴道分泌物减少而出现带下过少。

带下过少在前人文献中缺乏专论，仅散见于绝经前后诸证、闭经、不孕、阴痒、阴冷、阴萎、阴痛等病证中。本病可影响妇女的生育和生活质量，故此列为专病论述。

🎤 课堂互动 9-2 ——————————————————————————

根据带下形成的原理，思考一下带下为什么会过少？源头在哪里？

答案解析
—————————————————————————————————————

【病因病机】

本病的主要病机是阴液不足，不能润泽阴户。肝肾亏损、血枯瘀阻是导致带下过少的主要原因。

1. 肝肾亏损　先天禀赋不足，肝肾阴虚，或房劳多产，大病久病，耗伤精血，或年老体虚，肾精亏损，或七情内伤，肝肾阴血暗耗，肝肾亏损，精亏血少，阴液不充，任带失养，阴窍失润，发为带下过少。

2. 血枯瘀阻　素体脾胃虚弱，精血乏源，或堕胎多产，大病久病，暗耗营血，或产后大出血，血不归经，或经产感寒，余血内留成瘀，新血不生不荣，均可致精亏血枯，瘀血内停，瘀阻血脉，精血不足且不循常道，阴津不得敷布子宫、阴窍，发为带下过少。

【诊断与鉴别诊断】

（一）诊断要点

1. **病史** 有卵巢早衰、卵巢切除术、盆腔放疗、盆腔炎症、反复流产史、产后大出血或长期服用抑制卵巢功能的某些药物等病史。

2. **症状** 带下过少，甚至全无，阴道干涩、痒痛，甚至阴部萎缩，或伴性欲下降、性交痛、烘热汗出、月经推后稀发、月经量少、闭经、不孕等。

3. **检查**

（1）妇科检查 阴道分泌物极少，阴道黏膜皱褶明显减少或消失，或阴道壁变薄充血，甚至宫颈、宫体萎缩。

（2）内分泌激素测定 卵巢功能低下者，卵泡刺激素（FSH）、黄体生成素（LH）升高，而雌二醇（E_2）下降；席汉综合征者，激素水平均下降。

（二）鉴别诊断

许多妇产科疾病都可出现带下过少的症状，故主要是鉴别引起带下过少的各种疾病及原因。

1. **卵巢功能早衰** 是指妇女在40岁之前绝经，常伴有绝经后症状，E_2下降，FSH升高，或兼LH升高。

2. **绝经后** 正常女性一般在45~54岁绝经。妇女自然绝经后，因卵巢功能下降而出现带下过少，少数可出现阴道干涩不适等症状。

3. **卵巢切除术或盆腔放疗后** 有手术切除大部分卵巢或全部卵巢，或有盆腔放疗史。

4. **席汉氏综合征** 席汉综合征是因产后大出血、休克造成垂体前叶急性坏死，丧失正常分泌功能而引起。

5. **严重卵巢炎** 严重的卵巢炎可破坏卵巢组织，使卵巢功能减退。此种情况妇科检查附件区有阳性体征。

【临床辨病思路】

带下过少如发生在40岁以前，应注意询问患者有无盆腔放疗、手术切除卵巢、产后大出血病史及长期服药史，如无上述病史可做内分泌激素测定，以判定患者是否卵巢早衰，找出带下过少的具体原因。

【辨证论治】

带下过少一病，虽有肝肾阴虚、血枯瘀阻之不同，其根本是阴血不足，治疗重在滋补肝肾之阴精，佐以养血、化瘀之法。因本病多为虚证，用药不可肆意攻伐、过用辛燥苦寒之品，以免耗津伤阴，犯虚虚之戒。

1. 肝肾亏损证

证候：带下过少，甚至全无，阴部干涩灼痛，或伴外阴瘙痒，阴部萎缩，性交痛；头晕耳鸣，腰膝酸软，烘热汗出，烦热胸闷，眠差，小便黄，大便干结；舌红少苔，脉细数或沉弦细。

分析：肝肾亏损，血少津乏，阴液不充，任带失养，不能润泽阴窍，发为带下过少；阴虚内热，灼津耗液，则带下更少，阴部干涩痒痛、萎缩；精血两亏，清窍失养，则头晕耳鸣；外府失养，则腰膝酸软；肝肾阴虚，虚热内生，则烘热汗出，小便黄，大便干结；热扰心神，则烦热胸闷，夜寐不安；舌红少苔，脉细数或沉弦细等，均为肝肾亏损之征。

治法：滋补肝肾，养精益血。

方药：左归丸（《景岳全书》）加知母、肉苁蓉、紫河车、麦冬。

熟地黄　山药　枸杞子　山茱萸　菟丝子　鹿角胶　龟甲胶　川牛膝

方义：方中熟地黄、山茱萸、山药、枸杞子补肝肾，养精血；菟丝子补养肾气；鹿角胶、龟甲胶滋养精血，补益冲任；川牛膝滋补肝肾，通经活络，引药下行。加紫河车大补精血，麦冬养阴润燥，知母养阴清热，肉苁蓉阳中求阴以益精血。全方共奏滋补肝肾、养精益津之功。

如阴虚阳亢，头痛甚者，酌加平肝潜阳之品，如天麻、钩藤、石决明等；心火偏盛者，酌加清心安神之品，如黄连、炒酸枣仁、青龙齿等；皮肤瘙痒者，酌加祛风止痒之品，如蝉蜕、防风、白蒺藜等；大便干结者，酌加滋阴增液、润肠通便之品，如生地黄、玄参、何首乌等。

2. 血枯瘀阻证

证候：带下过少，甚至全无，阴中干涩，阴痒；或面色无华，头晕眼花，心悸失眠，神疲乏力，或经行腹痛，经色紫黯，有血块，肌肤甲错，或下腹有包块；舌质黯，有瘀斑、瘀点，脉细涩。

分析：精血不足且不循常道，瘀阻血脉，阴津不得敷布，则带下过少，甚至全无，阴户干涩，阴痒；血虚不能上荣于头面，则头晕眼花，面色无华；血虚心失所养，则心悸失眠；血虚气弱，则神疲乏力；瘀血内阻，气机不畅，则经行腹痛，经色紫黯，伴有血块；瘀血内阻，肌肤失养，则肌肤甲错；舌质淡黯，边有瘀斑、瘀点，脉细涩，均为血枯瘀阻之象。

治法：补血益精，活血化瘀。

方药：小营煎（《景岳全书》）加丹参、桃仁、牛膝。

当归　白芍　熟地黄　山药　枸杞子　炙甘草

方义：方中当归、白芍养血润燥；熟地黄、枸杞子滋阴养血填精；山药健脾滋肾；炙甘草益气健脾。加丹参、桃仁活血祛瘀；牛膝滋补肝肾，活血通络，引药下行。全方补血益精，活血行气。

大便干结者，酌加养血润肠通便之品，如胡麻仁、柏子仁、何首乌等；小腹疼痛明显者，酌加化瘀止痛之品，如五灵脂、延胡索等；下腹有包块者，酌加化瘀消癥之品，如桃仁、三棱、莪术等。

【其他疗法】

1. 中成药

（1）左归丸　每次9g（水蜜丸），每日2次，用于带下过少属肝肾亏损型。

（2）六味地黄丸　每次6g（水蜜丸），每日2次，用于带下过少属肝肾亏损型。

2. 外治法

黄芪霜　局部涂抹干燥、粗糙衰老的外阴黏膜，适用于带下过少伴阴部干涩痒痛者。

【预防调护】

（1）须及早诊断和治疗可导致卵巢功能减退的原发疾病。

（2）应注意预防、及时治疗产后大出血，防止脑垂体前叶急性坏死。

（3）妇科盆腔良性肿瘤手术时，尽可能保留全部或大部分卵巢组织。

（4）盆腔放疗时，尽量避免过多照射卵巢部位。

（5）调节情志，保持良好的心理状态。

（6）饮食有节，可适当增加豆制品摄入。

答案解析

目标检测

一、单项选择题

（一）A1型选择题

1. 下列各项，不属于生理性带下的是（　　）

　　A. 月经期前后带下量多　　　　　B. 排卵期带下量多　　　　　C. 妊娠期带下量多

　　D. 绝经前后白带减少　　　　　　E. 带下黄绿色

2. 带下过多的治疗原则重在（　　）

　　A. 除湿为主　　　　B. 益气养血　　　　C. 治本调经　　　　D. 疏肝养肝　　　　E. 调理冲任

3. 带下过少的治疗原则重在（　　）

　　A. 除湿　　　　B. 益气养血　　　　C. 滋补肝肾之阴精　　D. 疏肝养肝　　　　E. 调理冲任

4. 下列各项，属带下过多脾虚证临床表现的是（　　）

　　A. 腰酸如折，畏寒肢冷　　　　B. 带下赤白相兼，有气味　　　　C. 烘热汗出，失眠多梦

　　D. 四肢倦怠，纳少便溏　　　　E. 烦热头晕，口苦咽干

5. 带下过多湿毒蕴结证的带下特点是（　　）

　　A. 带下色白或淡黄，质稀薄　　　　　　　B. 带下黄绿如脓，臭秽难闻

　　C. 带下绵绵不断，质清稀如水　　　　　　D. 带下色黄或赤白相兼，质稠

　　E. 带下色白质黏，呈豆渣样

6. 治疗带下过多肾阳虚证，应首选的方剂是（　　）

　　A. 内补丸　　　　D. 完带汤　　　　C. 知柏地黄汤　　　　D. 止带方　　　　E. 肾气丸

7. 带下过多阴虚夹湿证的治法是（　　）

　　A. 健脾益气，升阳除湿　　　　B. 温肾培元，固涩止带　　　　C. 清利湿热，解毒杀虫

　　D. 清肝利湿，杀虫止带　　　　E. 滋肾益阴，清热利湿

8. 完带汤治疗带下过多的适应证是（　　）

　　A. 肾阳虚证　　　　B. 阴虚夹湿证　　　　C. 脾虚证　　　　D. 湿热下注证　　　　E. 热毒蕴结证

9. 治疗带下过少血枯瘀阻证，应首选的方剂是（　　）

　　A. 左归丸　　　　B. 右归丸　　　　C. 四物汤　　　　D. 小营煎　　　　E. 六味地黄丸

10. 带下过少血枯瘀阻证的治法是（　　）

　　A. 滋补肝肾，养精益血　　　　B. 补血益精，活血化瘀　　　　C. 补益肾气，固冲调经

　　D. 滋肾益阴，清热利湿　　　　E. 益气养血，止带调冲

（二）A2型选择题

1. 患者带下量多，黄绿如脓，质黏腻，臭秽难闻，小腹疼痛，腰骶酸痛，烦热头晕，口苦咽干，小便短赤，大便干结，舌红，苔黄，脉滑数。治疗应首选的方剂是（　　）

　　A. 五味消毒饮　　　　B. 内补丸　　　　C. 知柏地黄汤　　　　D. 止带方　　　　E. 龙胆泻肝汤

2. 患者带下量多色黄，质黏稠，呈泡沫状，有臭气，阴痒，烦躁易怒，口苦咽干，头晕头痛，舌边红，苔黄腻，脉弦滑。其证候是（　　）

　　A. 肾阳虚证　　　　B. 阴虚夹湿证　　　C. 肝经湿热下注　　　D. 脾虚证　　　　E. 热毒蕴结证

　　3. 患者带下量多，色白，如豆渣状，阴部瘙痒，脘闷纳差，舌红，苔黄腻，脉滑数。其治法是（　　）

　　　　A. 健脾益气，升阳除湿　　　　　B. 温肾培元，固涩止带　　　　　C. 清肝利湿，杀虫止带

　　　　D. 清热利湿，疏风化浊　　　　　E. 滋肾益阴，清热利湿

　　4. 患者带下量多，赤白相兼，质稠，有气味，阴部灼热感，腰酸腿软，头晕耳鸣，五心烦热，咽干口燥，烘热汗出，失眠多梦，舌质红，苔少，脉细数。其证候是（　　）

　　　　A. 肾阳虚证　　　　B. 阴虚夹湿证　　　C. 肝经湿热下注　　　D. 脾虚证　　　　E. 热毒蕴结证

　　5. 患者带下量多，绵绵不断，质清稀如水，腰酸如折，畏寒肢冷，小腹冷感，面色晦暗，小便清长，大便溏薄，舌质淡，苔白润，脉沉迟。治疗应首选的方剂是（　　）

　　　　A. 五味消毒饮　　　B. 内补丸　　　　C. 知柏地黄汤　　　D. 止带方　　　　E. 龙胆泻肝汤

　　6. 患者带下量多，色白，质稀薄，如涕如唾，绵绵不断，无臭，面色萎黄，四肢倦怠，脘胁不舒，纳少便溏，舌淡胖，苔白，脉细缓。其治法是（　　）

　　　　A. 滋肾益阴，清热利湿　　　　　B. 温肾培元，固涩止带　　　　　C. 健脾清肝，利湿止带

　　　　D. 清热利湿，疏风化浊　　　　　E. 健脾益气，升阳除湿

（三）B1型选择题

（1~2题共用备选答案）

　　　　A. 五味消毒饮　　　B. 内补丸　　　　C. 知柏地黄汤　　　D. 止带方　　　　E. 龙胆泻肝汤

1. 治疗带下过多肝经湿热下注证，应首选的方剂是（　　）

2. 治疗带下过多阴虚夹湿证，应首选的方剂是（　　）

（3~4题共用备选答案）

　　　　A. 清利湿热，解毒杀虫　　　　　B. 温肾培元，固涩止带　　　　　C. 清热解毒，利湿止带

　　　　D. 清热利湿，疏风化浊　　　　　E. 健脾益气，升阳除湿

3. 带下过多肾阳虚证的治法是（　　）

4. 带下过多湿热下注证的治法是（　　）

二、简答题

　　1. 带下呈赤白时如何与经间期出血鉴别?

　　2. 带下过多各种证型的对应治法和代表方剂分别是什么?

书网融合……

知识回顾　　　　微课　　　　习题

第十章 妊娠病

PPT

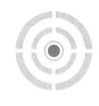

学习目标

知识要求：

1. 掌握妊娠病总的病因病机、治疗原则、用药宜忌及妊娠恶阻、妊娠腹痛、胎漏、胎动不安、堕胎、小产、滑胎、胎萎不长、异位妊娠、子满、子肿、子晕、子痫、子淋的定义及辨证论治。

2. 熟悉上述疾病的病因病机、诊断及鉴别诊断以及流产、前置胎盘的定义、诊断及防治。

3. 了解上述疾病的其他疗法及预防调摄。

技能要求：

1. 熟练掌握运用中医学基础知识对上述疾病进行辨证论治的技能。

2. 学会应用急症的初步处理方法治疗异位妊娠、堕胎、小产、子晕、子痫等妇科急证。

妊娠期间，发生与妊娠有关的疾病，称之为妊娠病，亦可称胎前病。妊娠病不但对孕妇的身心健康产生影响，同时妨碍胎儿的正常发育，严重者会导致堕胎、小产。因此孕前、孕期的预防和发病后的调治必须引起重视。

妊娠病的病因较为复杂，其中较为常见的包括外感六淫、七情内伤、房事不节、劳逸过度、跌仆闪挫及体质等因素。本病的病机主要可以概括为以下4个方面。

1. **阴血虚** 由于素体阴血亏虚，加之孕后阴血下注冲任以养胎，阴血聚于下，导致阴血骤虚，增加妊娠心烦、妊娠眩晕、妊娠痫证等病的发生率。

2. **脾肾不足** 胞络系于肾，肾藏精而主生殖，肾气亏虚，系胎无力，则胎元不固，易发生胎漏、胎动不安、小产、滑胎、堕胎等；脾胃为后天之本，气血生化之源，胎靠气载血养，若气血亏虚，胎失载养，可导致胎漏、胎动不安、胎萎不长、小产、滑胎、堕胎等。

3. **冲气上逆** 孕后血聚冲任养胎，冲脉气盛，加之素体胃虚、痰湿等，导致冲气上逆，胃失和降，或冲气夹痰上逆，引发妊娠恶阻等病。

4. **气滞** 由于胎体渐长，极易阻碍气机，气滞则湿郁，甚者痰湿内停，可导致胎水肿满、妊娠肿胀等。

妊娠病的相关诊断，首先要明确妊娠。根据临床表现如停经史、早孕反应，乳头、乳晕着色，脉滑以尺脉尤甚等，结合相关辅助检查如妊娠试验、基础体温、B超及妇科检查等明确是否妊娠，并注意在诊断过程中与激经、闭经、癥瘕相鉴别。妊娠的诊断始终要注意胎元已殒与未殒，还要注意母体的身体健康情况和胎儿的发育状况，排除胎儿畸形。

妊娠病的治疗原则：治病与安胎并举。临床应辨明病因在母体还是在胎儿。若为母病而致胎不安者，治疗之重应为母病，母病去则胎自安；若为胎不安而致母病者，应重在安胎，胎安则母病自愈。治疗的总体原则：补肾，固胎之本，以补肾益阴的药物为主；健脾，益血之源，以健脾养血的药物为主；疏肝，调畅气机，以疏肝理气的药物为主。若孕妇之疾导致不宜继续妊娠，或胎元异常，或胎堕难留，或胎死不下，则安胎无益，应速下胎以益母。

妊娠期间选方、用药有较多禁忌，应时时考虑顾护胎元，凡有峻下、滑利、祛瘀、破血、耗气、散气效果以及一切有毒之品，都应慎用或禁用，但若病情确实需要，可适当选用，所谓"有故无殒，亦无殒也"。临床运用必须严格掌握药物剂量，并注意"衰其大半而止"，以免引起动胎、伤胎。

第一节　妊娠恶阻

妊娠早期，出现头晕厌食，比较严重的恶心呕吐，甚则食入即吐者，称为"妊娠恶阻"，简称"恶阻"，又称"妊娠呕吐""阻病""子病""病儿"等。

西医常见相关疾病：妊娠剧吐。

【病因病机】

本病的主要病机是冲气上逆，胃失和降，常见病因包括脾胃虚弱、肝胃不和、痰滞中焦。

1. 脾胃虚弱　妊娠后经血停闭不泻，血聚冲任以养胎元，冲脉气盛，而冲脉隶属于阳明，若脾胃虚弱，冲气上逆犯胃，胃失和降，胃气上逆导致恶心呕吐。

2. 肝胃不和　平素性躁多怒，肝失条达，肝郁化热，妊娠后血聚冲任以养胎元，肝血渐虚，肝火渐旺，同时冲脉气盛，而冲脉附于肝，肝脉夹胃贯膈，冲气挟肝火上逆犯胃，胃失和降，胃气上逆而致恶心呕吐。正如《女科经纶》言："妊娠呕吐属肝挟冲脉之火冲上。"

3. 痰滞中焦　素体脾虚，或妊娠后饮食劳倦伤脾，脾虚不能运化水湿，痰饮内停，妊娠后血聚冲任以养胎元，冲脉气盛，冲气夹痰饮上逆犯胃，胃气上逆以致恶心呕吐。《胎产心法》中记载："妊娠禀受怯弱，中脘宿有痰饮，便有阻病。"

【诊断与鉴别诊断】

（一）诊断要点

1. 病史　育龄期妇女有停经史、早期妊娠反应。

2. 临床表现　起初为一般的早孕反应，而后症状逐渐加重，呕吐频发，或食入即吐、厌食。严重呕吐及长期饥饿会导致孕妇体内失水及电解质紊乱，形成代谢性酸中毒，表现为全身乏力，口渴，精神不振，形体瘦削，体重降低，全身皮肤、黏膜干燥，皮肤弹性下降，嘴唇燥裂，眼球凹陷，严重者可出现脉搏加快、血压降低、体温升高、黄疸、尿少或无尿、嗜睡、昏迷等。

3. 检查

（1）妇科检查　妇科检查为妊娠体征，阴道壁、子宫颈变软，紫蓝着色，子宫体积增大，质地变软，呈妊娠子宫。

（2）实验室检查　尿妊娠试验阳性，尿酮体阳性。病情严重者，血常规示外周血红细胞计数、血细胞比容、血红蛋白升高，二氧化碳结合能力下降，血钾、钠、氯降低。必要时需要检测尿素氮、肌酐、胆红素水平，记录24小时尿量等。

（二）鉴别诊断

1. 葡萄胎　二者都会出现恶心呕吐，但是葡萄胎恶心呕吐出现较早，症状更剧烈，同时伴随不规则阴道流血，或阴道有水泡样物质排出；妊娠恶阻子宫增大符合正常月份，葡萄胎子宫异常增大、体积超过正常妊娠月份；妊娠恶阻血HCG水平正常升高，但葡萄胎血HCG水平明显异常升高；妊娠恶阻B超可见胎囊或者胎心，葡萄胎B超检查无胎儿结构或胎心搏动，宫腔内呈"落雪状"或"蜂窝状"表现。

2. 妊娠期急性胃肠炎或慢性胃炎急性发作　二者都会出现恶心呕吐，但是妊娠期急慢性胃肠炎多有饮食不洁或食物中毒史，伴有上腹部或全腹阵发性疼痛，肠道受累时可伴有腹泻，胃肠炎实验室检查大便中可见白细胞及脓细胞。

【临床辨病思路】

育龄期女性出现剧烈恶心呕吐等症状时，首先应完善相关检查，确诊是否妊娠；其次，要排除葡萄胎等非正常妊娠；最后，确定正常宫内妊娠后，还须排除妊娠期胃肠道炎症或其他消化系统疾病引起的恶心呕吐。此外，还可进一步检查确定有无脱水、电解质紊乱、代谢性酸中毒及肝肾功能损害等，以对症治疗。

【辨证论治】

本病以呕吐为主要表现，辨证主要依据呕吐物的性状、色、质、气味和患者的口感，同时结合孕妇全身症状、体征进行综合分析。若呕吐物为不消化食物，伴口淡无味，多为脾胃虚弱；若呕吐酸水或苦水，伴口苦，多为肝胃不和；若呕吐痰涎量多，伴口淡腻无味者，多为痰滞中焦；若干呕或呕吐血性物，伴口干烦渴，多为气阴两伤。

本病的治疗以调气和中、降逆止呕为主。

1. 脾胃虚弱证

证候：妊娠早期反复恶心呕吐，呕吐清涎或食糜，甚则食入即吐；纳呆腹胀，头晕体倦，怠惰思睡；舌淡，苔白，脉缓滑无力。

分析：脾胃素虚，孕后阴血下聚养胎，冲气上逆，胃失和降，冲气挟胃气上逆，则呕吐或食入即吐；脾胃虚弱，运化失职，故呕吐清涎或食糜，纳呆腹胀；中阳不振，清阳不升，则头晕体倦，怠惰思睡；舌淡苔白，脉缓滑无力，均为脾胃虚弱之征。

治法：健脾和胃，降逆止呕。

方药：香砂六君子汤（《名医方论》）。

人参　白术　茯苓　甘草　半夏　陈皮　木香　砂仁　生姜　大枣

方义：方中四君子汤健脾养胃，益气和中；生姜、半夏降逆止呕；砂仁、木香、陈皮理气和中。全方补脾胃，降逆气，使呕吐得止。

若脾胃虚寒，症见呕吐清涎、形寒肢冷、面色苍白者，酌加丁香、白豆蔻以增强温中降逆之力。若兼痰热者，酌加竹茹、黄芩清热化痰止呕。若吐甚伤阴，症见口干便秘者，宜去木香、砂仁、茯苓等温燥或淡渗之品，酌加玉竹、麦冬、石斛、胡麻仁等养阴和胃。

2. 肝胃不和证

证候：妊娠早期呕吐酸水或苦水；胸胁满闷，嗳气叹息，头晕而胀，烦渴口苦，便秘溲赤；舌红，苔薄黄，脉弦滑。

分析：素体肝旺，孕后阴血下聚养胎，肝失血养，肝火偏亢，肝脉夹胃贯膈，肝火上逆犯胃，胃失和降，则恶心呕吐；肝胆互为表里，肝气上逆，则胆火随之上升，胆汁上逆，故呕吐酸水或苦水；热盛伤津，则烦渴口苦，便秘溲赤；肝热气逆，上扰空窍，则头晕而胀；胸满胁痛、嗳气叹息、舌红、苔薄黄、脉弦滑均为肝热犯胃之征。

治法：清肝和胃，降逆止呕。

方药：橘皮竹茹汤（《金匮要略》）。

橘皮　竹茹　人参　生姜　甘草　大枣

方义：方中橘皮理气安中，竹茹甘寒，清胃止呕，两药一温一寒，同归胃经，既能降逆止呕，又能清泄胃热，为君药；人参温补脾胃，生姜和胃止呕，共为臣药；甘草、大枣既助臣药益气和胃，又能调和诸药，有佐而兼使之用。诸药合用，共奏降逆化痰、益气清热之效。

若呕甚伤津、口干、舌红者，酌加石斛、玉竹以养阴清热；便秘者，酌加生何首乌、胡麻仁润肠通便；若心烦不得眠，酌加炒栀子、淡豆豉清热除烦。

3. 痰滞中焦证

证候：妊娠早期，呕吐痰涎；胸脘满闷，纳呆腹胀，口淡腻无味，头晕目眩，心悸气短；舌淡胖，边有齿痕，苔白腻，脉滑。

分析：素有痰湿，或脾虚水饮内停，孕后冲任气血壅盛，冲气上逆，夹痰饮上泛，胃气上逆，故呕吐痰涎；痰湿困脾，中阳不振，脾失健运，运化失常，故胸脘满闷，腹胀纳呆，口淡腻无味；痰饮中阻，清阳不升，故头晕目眩；水饮上凌心肺，则心悸气短；舌淡胖，苔白腻，脉滑，均为痰饮内停之征。

治法：化痰除湿，降逆止呕。

方药：青竹茹汤（《济阴纲目》）。

鲜竹茹　橘皮　茯苓　半夏　生姜

方义：方中半夏、橘皮燥湿化痰，降逆止呕；竹茹除烦止呕；茯苓、生姜健脾温胃，渗湿止呕。诸药同用，发挥除湿化痰、降逆止呕之功。

若脾胃虚弱，痰湿内盛者，酌加白术、苍术健脾燥湿；兼寒者，症见呕吐清水，形寒肢冷，面色苍白，宜加丁香、白豆蔻以温中化痰，降逆止呕；挟热者，症见呕吐黄水，心烦头晕，口干喜冷饮，酌加黄芩、知母、前胡，或用《济阴纲目》芦根汤（芦根、竹茹、橘皮、麦冬、前胡）以化痰湿，清热邪；若痰湿阻滞，胸脘满闷较著者，可加瓜蒌、杏仁、厚朴以行气宽胸。

以上证型均可因呕吐不止、不能进食而导致阴液亏损，精气耗散，出现精神萎靡、形体消瘦、眼眶下陷、双目无神、四肢无力、发热口渴、尿少便结、唇舌干燥等，严重者可出现呕吐带血样物、舌红、苔薄黄或光剥、脉细滑数无力等气阴两虚的严重证候。治宜益气养阴，和胃止呕。方用生脉散（《温病条辨》）合增液汤（《温病条辨》）加陈皮、竹茹、芦根等。

呕吐带血样物者，酌加藕节、乌贼骨、乌梅炭养阴清热，凉血止血。

如经治疗无好转，出现以下指征时，应考虑终止妊娠：①体温持续高于38℃。②卧床休息时心率>120次/分钟。③持续黄疸或蛋白尿。

【其他疗法】

1. 经验方

（1）甘蔗姜汁饮　生姜汁加适量甘蔗汁，频频缓饮。

（2）刘奉五安胃饮　藿香9g，苏梗6g，川厚朴6g，砂仁6g，竹茹9g，半夏9g，陈皮9g，茯苓9g。水煎取汁，再加生姜汁20滴兑服。适用于脾胃虚弱证。

2. 中成药

（1）香砂养胃丸　每次9g，每日2次，适用于胃虚证。

（2）左金丸　每次1.5g，每日3次，适用于肝热证。

（3）生脉饮口服液　每次10ml，每日3次，适用于气阴两亏证。

3. 针灸治疗

（1）穴位封闭　用维生素B_6 100mg于足三里穴位进行封闭治疗。

（2）公孙直刺0.8寸，内关直刺1寸，中脘、足三里、阴陵泉直刺1.5寸。均留针30分钟，针后加艾条灸。

4. 敷脐　丁香、半夏加生姜汁熬成膏敷脐，适用于各证。

5. 按摩　患者以自己手掌，按顺时针方向揉按上腹部，每次40~50圈。在按摩时，舌尖舔上颚，口微张，做深呼吸30~40次。

【预防调护】

（1）素易精神紧张、情绪不佳，对妊娠畏惧以及神经系统功能不稳定的人尤易出现妊娠恶阻。妊娠后应注意情绪调节，忌忧郁恼怒，勿情绪大幅度波动。

（2）起居有常，劳逸适度。营造安静舒适的环境，保证孕期充分休息，频繁呕吐时应多静卧休息。随时清除呕吐物，吐后用温开水或淡盐水漱口，保持口腔清洁。保持室内空气流通、新鲜，温度适中。

（3）饮食宜清淡，多吃营养且容易消化的食物。可适当根据患者的喜好选择、调配食物，可经常调换饮食品种。尽量远离油腻辛辣食物。鼓励进食，但应少食多餐。

（4）便秘者日常应多食水果、蔬菜，如香蕉、芹菜等，并搭配服用蜂蜜。

（5）用药应以性味平和、轻清芳香之品为主，芳香之品能醒脾以助运化，平肝以降逆气。中药宜浓煎，少量多次频服，缓缓呷服。食入即吐者，可用鲜生姜片搽舌或服姜汁数滴，再行服药。若呕吐剧烈暂时无法服药，可先在专业医生指导下予针灸、拔罐、按摩等辅助治疗方法，待症状缓解后再服用中药。

第二节　妊娠腹痛

妊娠期间，因胞脉阻滞或失养，发生小腹疼痛者，称为"妊娠腹痛"，亦称"胞阻"，又称"痛胎""妊娠小腹痛"等。"胞阻"首见于《金匮要略·妊娠病脉证并治》："假令妊娠腹中痛，为胞阻，胶艾汤主之。"

西医常见相关疾病：先兆流产仅表现为腹痛者。

【病因病机】

本病发病机制分为虚、实两种情况。实者多为胞脉阻滞，气血运行不畅，不通则痛；虚者常见胞脉失养，不荣而痛。常见病因有血虚、虚寒、气郁、血瘀。

1. **血虚**　素体血虚，或久病伤血，或脾虚化源不足而致血虚，孕后血聚养胎，阴血愈虚，胞脉失养，又因血虚气弱，气血运行迟滞，不荣则痛，以致腹痛。正如《金匮心典》说："胞阻者，胞脉阻滞，血少而气不行故也。"

2. **虚寒**　素体阳虚，阴寒内生，不能生血行血，冲任失于温煦，胞脉失养又兼血滞，不通则痛，因而发生腹痛。《圣济总录》云："妊娠脏腑虚弱，冒寒湿之气，邪气与正气相击，故令腹痛。"

3. **气郁**　素性抑郁，或为情志所伤，气郁血行不畅，孕后胎阻气机，胞脉阻滞，不通则痛，以致腹痛。

4. **血瘀**　素有癥瘕，或孕后因气滞、寒凝、血热等使瘀阻冲任、子宫、胞脉、胞络，不通则痛，引发腹痛。

🍎 **思政课堂**

　　作为医护人员，在临床工作中，要多与患者沟通，详细了解患者的心理压力，给予心理支持，耐心解释、疏导。帮助患者了解疾病并树立战胜疾病的信心。有一些妊娠腹痛的患者非常紧张，认为腹痛会引发流产。我们通过与之交谈，耐心解释出现腹痛的原因，告之这种情况未必会引发流产，劝慰患者不要紧张、害怕。这样不仅能够帮助孕妇调节情志，指导病情，更能够促进建立良好的医患关系。只有加强沟通，设身处地地为患者着想，为患者提供温馨、细心和耐心的服务，才会赢得患者对我们的尊重和认同，从而建立和谐的医患关系。

【诊断与鉴别诊断】

（一）诊断要点

1. **病史**　患者有停经史及恶心呕吐等早孕反应。

2. **症状**　妊娠期间出现小腹疼痛为主，或小腹绵绵作痛，或小腹冷痛，或小腹连及胁肋胀痛，疼痛程度不甚，病势较缓，腹部柔软而不拒按，或得温痛减，无阴道流血症状。

3. **检查**

（1）妇科检查　子宫增大如孕周，腹部柔软而不拒按。

（2）辅助检查　妊娠试验阳性，B超检查示正常宫内妊娠。

（3）必要时做血常规、后穹窿穿刺等检查，以除外其他疾病引起的腹痛。

（二）鉴别诊断

1. **异位妊娠**　二者都有小腹疼痛，但妊娠腹痛仅腹部疼痛不适，异位妊娠未破裂时腹部疼痛程度较轻，常伴有阴道不规则少量出血，颜色黯褐，异位妊娠破裂或流产时，疼痛较重，呈突发撕裂样或刀割状剧痛，常伴晕厥或休克，体征有下腹部压痛、反跳痛，尤以患侧为甚，腹腔内出血较多者，腹部胀满，叩诊有移动性浊音。

2. **胎动不安**　二者都有小腹疼痛，但胎动不安除腹痛外常伴有腰疼、小腹下坠，或阴道少量流血。

3. **妊娠合并卵巢囊肿蒂扭转**　二者都有小腹疼痛，但妊娠期间卵巢肿瘤蒂扭转多发生于妊娠中期，以突然出现一侧下腹部绞痛，甚至昏厥，或伴有恶心呕吐为特征；二者B超都提示宫内有孕囊，但妊娠合并卵巢囊肿蒂扭转提示一侧附件有囊肿存在，蒂部有压痛。

4. **急性阑尾炎**　二者都有腹部疼痛表现，但急性阑尾炎疼痛特点是自中上腹部或脐周转移至右下腹，常伴恶心、呕吐、发热恶寒、体温升高，腹部检查可见腹肌紧张，右下腹麦氏点有明显压痛和反跳痛。

【临床辨病思路】

对妊娠腹痛，首先要借助B超、相关实验室检查、体格检查排除异位妊娠、胎动不安、妊娠合并卵巢囊肿扭转、妊娠合并急性阑尾炎，以免延误病情，影响母子安危。本病初期多未损及胎元，病势较轻，经及时有效治疗，多能渐愈，预后良好；若失治或误治，则可发展为胎漏、胎动不安，甚则堕胎、小产。

【辨证论治】

辨证要点是腹痛发生的时间、部位、性质和疼痛的程度，并结合既往月经情况、全身情况及舌象、脉象，辨别虚、实。绵绵作痛，按之痛减，多为血虚；冷痛，喜温喜按，多为虚寒；胀痛，痛连胁肋，多为气郁；刺痛，痛处固定不移，多为血瘀。

本病的病机为胞脉气血不畅，治疗以调畅气血为主，胞脉气血畅通，则其痛自止。分别采用虚者补之、寒者温之、郁者疏之的方法。选方用药要时刻注意孕妇疾病的特殊性，以调理气血为主，用药宜平和。调气不宜过于辛燥，活血不可过于行血、动血，散寒勿过用辛热温补之品，以免耗气伤血，损伤胎元。对妊娠腹痛的治疗，基本原则为止痛与安胎并举，不可妄用红花、三棱等有损于胎儿的药物。若治疗后腹痛未能减轻，应予以重视，慎防发展为流产，须进行一系列必要的检查，同时可酌情配合使用安胎药。

1. **血虚证**

证候：妊娠后小腹绵绵作痛，按之痛减，面色萎黄，头晕目眩，或心悸失眠，舌淡，苔薄白，脉细滑弱。

分析：素体血虚，孕后血聚养胎，则气血愈虚，使胞脉失养，不荣而痛，故腹中急痛或下腹绵绵作痛，按之痛减；血虚不能上荣于头面，故面色萎黄；脑为髓海，血虚则髓海失养，故头晕目眩；心失所养，则心悸少寐；舌质淡，苔薄白，脉细滑弱等，均为血虚之象。

治法：养血安胎止痛。

方药：当归芍药散（《金匮要略》）去泽泻，加党参。

当归　白芍　川芎　白术　茯苓　泽泻

方义：方中川芎活血行气，行血中之滞；白芍养血缓急止痛；当归养血补肝，既助白芍养血止痛，其活血之能又可使补而不滞；党参、白术、茯苓健脾益气，以资气血生化之源。全方可促进气血充沛、畅通，胎安而痛止。

若血虚甚者，可配伍滋肾养血之品，如枸杞子、制首乌、菟丝子等，以濡养胞脉；若心悸失眠甚者，可配伍养血安神之品，如酸枣仁、龙眼肉、五味子等，以宁心安神。

2. **虚寒证**

证候：妊娠期间小腹冷痛，绵绵不止，喜温喜按，得热痛减，形寒肢冷，面色㿠白，纳少便溏，体倦乏力，舌淡，苔白，脉沉细弱。

分析：素体阳虚，寒从内生，胞脉失于温煦，气血运行不畅，故孕期小腹冷痛，喜温喜按，得热痛减；阳虚则阳气不能外达，故形寒肢冷，面色㿠白；肾阳虚，不能温煦脾阳，脾失健运，则体倦乏力，纳少便溏；舌淡，苔薄白，脉沉细弱，均为虚寒之象。

治法：暖宫止痛，养血安胎。

方药：胶艾汤（《金匮要略》）。

阿胶　艾叶　当归　川芎　白芍　干地黄　甘草

方义：阿胶功专养冲补血，滋阴润燥，为安胎之要药，艾叶辛温，温经散寒，暖宫安胎，且善行血中之气，气中之滞，凡妇女血气寒滞者最宜用之，二药暖宫与养血并举，止痛与安胎兼得，相得益彰，为方中君药。辅以当归、干地黄、白芍、川芎（即四物汤），养血调血。白芍配合甘草，可缓急止痛。全方补而不滞，温而不燥，共奏暖宫止痛、养血安胎之效。

若肾阳虚衰，兼腰痛者，可配伍温肾助阳之品，如杜仲、巴戟天、补骨脂等，使阴寒消散，气血流畅，则腹痛可止。

3. 气郁证

证候：孕后小腹、胸胁胀满疼痛，或小腹胀痛，情志抑郁，或急躁易怒，舌红，苔薄黄，脉弦滑。

分析：素性忧郁，或情志内伤，使肝失条达，气机不畅，且孕后血聚养胎，肝血不足，肝气易郁，同时胎体渐大，易阻气机，故小腹胀痛；肝经布两胁，气滞肝脉，故胸胁胀痛；肝气郁结，无以宣达，气机不畅，故情志抑郁；气郁化火，故急躁易怒；舌红，苔薄黄，脉弦滑，均为肝郁气滞之征。

治法：疏肝解郁，止痛安胎。

方药：逍遥散（《太平惠民和剂局方》）加苏梗、陈皮。

柴胡　白术　茯苓　当归　白芍　甘草　薄荷　煨姜

若肝郁化热者，可配伍清热凉血之品，如栀子、黄芩等以清肝泻火；若小腹胀甚者，可配伍疏肝理气之品，如香附、乌药、陈皮等理气止痛。

4. 血瘀证

证候：妊娠后小腹常感隐痛不适，或刺痛，痛处不移，或宿有癥瘕，舌黯有瘀点，脉弦滑。

分析：宿有癥瘕痼疾，或寒凝气滞，导致瘀血阻滞，胞脉气血运行不畅，不痛则痛，故小腹隐痛不适，或刺痛，痛处不移；舌黯有瘀点，脉弦滑，均为血瘀之征。

治法：养血活血，补肾安胎。

方药：桂枝茯苓丸（《金匮要略》）合寿胎丸（《医学衷中参西录》）。

桂枝　茯苓　牡丹皮　芍药　桃仁

菟丝子　桑寄生　续断　阿胶

方义：桂枝茯苓丸以桂枝温经通阳，行血中之滞为君；芍药助桂枝通调血脉为臣；牡丹皮、桃仁化瘀消癥为佐；茯苓益脾气，宁心安神为使。寿胎丸以菟丝子补益肾精，固摄冲任以系胎，重用为君；桑寄生、续断固肾强腰，养血安胎为臣；阿胶养血止血为佐使。两方合用攻补兼施，邪去胎安。

【其他疗法】

1. 经验方　人参、白术、阿胶、补骨脂、杜仲、桑寄生、益智仁、菟丝子、巴戟天、续断各15g，艾叶10g。水煎服，日2次。适用于肾阳虚型妊娠腹痛。

2. 中成药

（1）补中益气丸　健脾益气，升举阳气，养血安胎，适用于气血虚弱型妊娠腹痛。

（2）逍遥丸 疏肝理气，健脾养血，止痛安胎，适用于气滞型妊娠腹痛。

3. **灸法** 关元、气海、命门、肾俞。用艾条悬灸，15~20分钟。功能温肾散寒，止痛安胎，用于虚寒型妊娠腹痛。

4. **食疗方** 人参艾叶煲鸡蛋（《百病饮食自疗》）：人参10g，艾叶12g，鸡蛋2枚，煮后服用。功能温中补气，止痛安胎，用于虚寒型妊娠腹痛。

【预防调护】

（1）保证充足的休息及睡眠。避免剧烈运动、过于劳累、手持重物。

（2）调节稳定情绪，勿焦虑烦躁，保持心情舒畅。

（3）饮食清淡、易消化且富有营养，忌辛辣刺激食物，以防动火生热。

（4）起居有常，冬季注意保暖，慎房事。

第三节 胎漏、胎动不安

妊娠期少量阴道流血，时下时止，或淋沥不断，而无腰酸、小腹坠胀疼痛者，称为"胎漏"，亦称"胞漏"或"漏胎"等。若妊娠期间出现腹痛、腰酸、下腹部坠胀，或伴阴道少量流血，称为"胎动不安"。

胎漏、胎动不安是堕胎、小产的先兆，西医妇产科学称之为先兆流产，多发生于妊娠早期，少数发生于妊娠中期。西医常见相关疾病：先兆流产。

【病因病机】

胎漏与胎动不安的主要发病机制是冲任损伤，胎元不固。病因复杂多样，常见肾虚、气血虚弱、血热、癥瘕外伤4种情况。

1. **肾虚** 先天禀赋不足，或孕后房事不节，或多产、房劳，或惊恐伤肾，损伤肾气，肾虚则胎失所系，导致胎漏、胎动不安。

2. **气血虚弱** 若孕妇平素体弱，或饮食劳倦等伤脾，或大病久病损伤正气，导致气虚不摄血，不能载胎，以致胎漏、胎动不安。或素体阴血不足，或大病久病耗血伤阴，或孕后脾胃虚弱，化源不足，血虚则冲任血少，胎失所养，以致胎动不安。

3. **血热** 素体阳盛，或孕后七情郁结化热，或过食辛热之品，或阴虚内热，或外感热邪，导致血热，热扰冲任，损伤胎元，迫血妄行，以致胎漏、胎动不安。

4. **癥瘕外伤** 宿有癥瘕占据胞宫，导致孕后冲任气血失调，血不归经，胎失摄养，或孕后不慎跌仆闪挫，均可导致瘀阻胞脉，孕后新血不能下达冲任，冲任失调，而致胎漏、胎动不安。

【诊断与鉴别诊断】

（一）诊断要点

1. **病史** 有停经史，也可伴有早孕反应。常伴有人工流产史、自然流产史、癥瘕史、孕后房事不节史、跌仆损伤史等。

2. **临床表现**　胎漏主要为妊娠期间出现少量阴道流血，时出时止，或淋漓不断，而无腰酸、小腹坠胀疼痛；胎动不安主要为妊娠期间出现腰酸、小腹坠胀疼痛，或有阴道少量流血。

3. **检查**

（1）妇科检查　阴道流血来自宫腔，但流血量少，色鲜红或黯红，子宫颈口闭合，胎膜未破，子宫大小与停经月份相符合。

（2）实验室检查　尿妊娠试验阳性，测定血HCG水平和孕酮水平，有助于判断本病的预后。

（3）B超检查　一般提示宫内妊娠，胚胎大小符合孕周，可见完整胚囊，孕6周左右可见胚胎原始心血管搏动。

（二）鉴别诊断

1. **激经**　二者都有少量阴道流血。激经是妊娠初期按照月经周期有规律的阴道流血，7日内能自止，未伴随其他不适，亦不损伤胎儿，随妊娠月数增加，出血逐渐停止，而胎漏出现的阴道出血则没有明显的周期性和规律性，出血时作时止。

2. **崩漏**　二者都有不规则的少量阴道流血。胎漏、胎动不安多伴有妊娠的症状、体征和辅助检查的妊娠表现，崩漏则无妊娠的症状、体征和相关辅助检查表现，崩漏是月经的紊乱，表现为子宫不规则出血，量或多或少。

3. **异位妊娠**　二者都属妊娠，均有腹痛史，或伴阴道不规则少量出血。胎漏属正常宫内妊娠，异位妊娠则是胚胎着床于子宫体腔以外的部位，可借助B超、血HCG检测、阴道后穹窿穿刺，甚至腹腔镜等鉴别。

4. **导致阴道出血的宫颈疾病**　二者都有少量阴道流血，胎漏、胎动不安多伴有妊娠的症状、体征和辅助检查的妊娠表现，宫颈赘生物、急性炎症、宫颈上皮内瘤样病变、宫颈癌等导致阴道出血的宫颈疾病则无妊娠的症状、体征和相关辅助检查表现，在妇科检查时可见宫颈活动性出血或赘生物接触出血，必要时须进一步检查。

【临床辨病思路】

首先通过停经史和相关检查确定疾病范畴，排除月经病、异位妊娠等疾病和激经。其次借助B超检查、血HCG定量检测及血孕酮水平测定，判断本病预后及转归，从而采取相应的治疗措施。

> ✎ **知识拓展**
>
> 妇科常用安胎药物
>
> 补肾养血安胎药：菟丝子、杜仲、桑寄生、续断、狗脊、巴戟天、熟地黄、阿胶。
>
> 健脾益气安胎药：党参、白术、黄芪、太子参、山药。
>
> 滋阴清热安胎药：黄芩、苎麻根、墨旱莲、女贞子、生地黄。
>
> 活血化瘀安胎药：当归、丹参、三七、赤芍、牡丹皮、桃仁（谨慎使用，中病即止）。

【辨证论治】

胎漏、胎动不安的治疗，首先判断胚胎着床位置及胎元情况，若胚胎结于胞宫且胎元正常，则应结合症状和舌脉辨证施治，以补肾固冲安胎为大法；若症状加重，胎堕难留或胎元不健、胎位异常，则需要及时下胎益母。

1. 肾虚证

证候：妊娠期少量阴道流血，色黯淡，质稀薄，腰酸，腹痛，胎动下坠，或曾屡孕屡堕，头晕耳鸣，腰膝酸软，小便频数，夜尿频多，甚或失禁，舌淡黯，苔薄白，脉沉滑尺弱。

分析：肾为冲任之本，胞系于肾，肾虚冲任不固，胎失所系，故孕后出现阴道流血，小腹疼痛，胎动下坠；腰为肾之外府，肾虚外府失荣，故腰酸；肾虚髓海不足，脑失所养，故头晕耳鸣；肾与膀胱相表里，肾虚膀胱失约，故小便频数，夜尿多，甚或失禁；肾虚冲任不固，无力系胎，故易出现胎动不安；舌淡黯，苔薄白，脉沉滑尺弱，均为肾气虚之象。

治法：补肾益气，固冲安胎。

方药：寿胎丸（《医学衷中参西录》）。

菟丝子　桑寄生　续断　阿胶

方义：方中菟丝子补而不峻，温而不燥，长于补肾益精，固摄冲任；桑寄生、续断皆能补肝益肾，安胎止漏，且补中有行，补而不滞；阿胶性味甘平，养血止血，既可使血旺而能养胎安胎，又可止血以防胎漏伤及胎气。诸药合用，其力精专，使肾气旺，冲任固而无流产之忧。

2. 气血虚弱证

证候：妊娠期间阴道少量流血，色淡红，质稀薄，或腰酸，小腹空坠疼痛，头晕眼花，神疲肢倦，少气懒言，心悸失眠，面色㿠白，舌质淡，苔薄白，脉细滑。

分析：气虚胎失所载，血虚胎失所养，气血虚弱，冲任不固，胎失载养，故孕后腰酸腹痛，阴道少量流血，色淡红，质稀薄；气虚本源不足，升举无力，血虚胞脉失养，故小腹空坠疼痛；气血虚弱，不能化精滋肾，故腰酸；气虚中阳不振，提挈无力，故神疲肢倦，少气懒言，面色㿠白；血虚不能上荣清窍，则头晕眼花；血不养心，则心悸失眠；血虚不能充养肌肤，故面色㿠白；舌质淡，苔薄白，脉细滑，均为气血虚弱之征。

治法：益气养血，固肾安胎。

方药：胎元饮（《景岳全书·妇人规》）加续断、桑寄生。

人参　当归　杜仲　白芍　熟地黄　白术　陈皮、炙甘草

方义：方中人参、白术、炙甘草甘温益气，健脾调中，助生化之源；熟地黄、白芍、当归滋阴养血，滋肾补肝。两组药物相配，气血双补，阴阳兼顾，相辅相成。杜仲味甘微辛，其气温平，既可助熟地黄补肾安胎，又善强筋壮骨以治腰膝疼痛。陈皮理气健脾，既防甘温益气药物之壅滞，又去阴柔养血药物之滋腻。诸药同用，补气兼养血，固肾而安胎，胎元内有载养，胎气安和。

3. 血热证

证候：妊娠期间阴道流血，色紫红或鲜红，或腰腹坠胀疼痛，心烦不安，渴喜冷饮，溲黄便结，舌红，苔黄，脉滑数。

分析：热扰冲任，迫血妄行，冲任不固，血海不宁，胎气受损，而致阴道流血，血色紫红或鲜红，腰腹坠胀疼痛；热扰心神，故心烦不安；热伤津液，故渴喜冷饮，溲黄便结；舌红，苔黄，脉滑数，均为血热之征。

治法：清热凉血，固冲安胎。

方药：保阴煎（《景岳全书》）。

生地黄　熟地黄　黄芩　黄柏　白芍　山药　续断　甘草

方义：方中重用生地黄、熟地黄，前者甘凉长于清，清热凉血养阴，后者甘温专于补，补肾滋阴益

精，二药相配，共达清热凉血、滋阴补肾之效。黄芩清热泻火以止血，黄柏善治肾中相火以退虚热，二药相伍，清热凉血之功倍增。肝藏血，肾藏精，精血互生，肝肾同源，白芍养血敛阴柔肝，助二地补肾养阴，伍山药健脾固肾涩精，续断补肾固冲止血，且有助阳之效。甘草调和诸药。诸药相伍，共奏清热凉血、固冲安胎之效。

4. 癥瘕外伤

（1）癥瘕伤胎

证候：宿有癥瘕，孕后常有腰酸腹痛下坠，阴道不时少量流血，色黯红，胸腹胀满，少腹拘急，皮肤粗糙，口干不欲饮，舌黯红或边尖有瘀斑，苔白，脉沉弦或沉涩。

分析：妇人宿有癥疾，阻滞气血，孕后胎体渐长，阻滞更甚，瘀血阻滞冲任胞脉，孕后新血不得下归血海以养胎元，反离经而走，故阴道不时少量下血，色黯红；胞宫、胞脉瘀滞，损伤冲任，胎元不固，故而腰酸，腹痛下坠；瘀血内阻，肌肤失荣，津液不得上承，故皮肤粗糙，口干不欲饮；舌黯红或边尖有瘀斑，苔白，脉沉弦或沉涩，均为瘀血内滞之征。

治法：祛瘀消癥，固肾安胎。

方药：桂枝茯苓丸（《金匮要略》）加续断、杜仲。

桂枝　茯苓　赤芍　牡丹皮　桃仁

方义：方中桂枝温经通阳，以促血脉运行而散瘀；赤芍活血化瘀消癥；牡丹、桃仁皮活血化瘀；茯苓健脾益气，宁心安神，与桂枝同用，通阳开结，伐邪安胎为使。诸药合用，共奏活血化瘀、消癥安胎之效。

（2）跌仆外伤

证候：妊娠期间，跌仆闪挫，或劳力过度，继而腰腹疼痛，胎动下坠，或伴阴道流血，精神倦怠，脉滑无力。

分析：孕后起居不慎，或跌仆闪挫，或劳力所伤，以致气血紊乱，则胎失载养，胎元内失摄养而不固，故腰腹疼痛，胎动下坠；气血紊乱，冲任不固，故阴道流血；气耗血伤，则精神倦怠，脉滑无力。

治法：益气养血，固肾安胎。

方药：加味圣愈汤（《医宗金鉴》）。

当归　白芍　川芎　熟地黄　人参　黄芪　杜仲　续断　砂仁

方义：方中黄芪味甘性温，善走肌表，补气兼能扶阳，走而不守；当归味甘辛，性温，既能补血活血，又能调经止痛，为妇科要药，川芎味辛性温，既能活血，又能行气，为血中之气药，两药配伍，补血而不滞血，活血而不伤血；熟地黄甘温，乃益阴养血之上品，专于补血滋阴、填精益髓；白芍柔润，长于养血补血，缓急止痛；杜仲、续断补肾安胎；砂仁理气安胎；人参补气。全方共奏益气养血、固肾安胎之效。

【其他疗法】

1. 中成药

（1）滋肾育胎丸　每次5g，每日3次，适用于阴虚内热证。

（2）孕康口服液　每次20ml，每日3次，适用于肾气虚证及气血虚弱证。

2. 食疗方

（1）墨鱼鸡肉米饭　墨鱼1条，母鸡1只，糯米150g，食盐少许。适用于肾虚型胎漏、胎动不安。

（2）雌乌鸡粥　雌乌鸡1只，糯米100g，葱白3茎，花椒及盐少许。适用于气血虚弱型胎漏、胎动不安。

【预防调护】

（1）孕期应注意房事、起居、劳逸、饮食适度，调畅心情，尤其妊娠前3个月和后3个月不宜行房事。

（2）出现胎漏、胎动不安后，应立即卧床休息，避免劳累、登高、负重。缓解精神压力，必要时及时就医。

（3）若阴道出血量增多，腹痛逐渐加重，应考虑为胎堕难留，须下胎益母。

岗位情景模拟 13

王某，女，33岁，已婚。初诊2009年1月6日。

停经48天，阴道少量出血伴小腹隐痛2天。患者平素月经规律，（4~5）30天，量中，无痛经，末次月经2008年11月19日。停经43天时自查尿妊娠试验阳性。近2天因工作劳累出现阴道少量出血。1年前曾自然流产2次，未生育。现阴道少量出血，小腹隐痛，腰酸痛，轻度恶心，乏力，纳食不香，寐可，二便调。形体消瘦，舌淡红，苔白，脉细滑。雌二醇：400pg/ml；孕酮：26ng/ml；HCG：5230mIU/ml。（《肖承悰教授临证医案》）

问题与思考

1. 请做出诊断及分析。

2. 请给出相应的治法、方药及药量。

3. 仔细分析"答案解析"中肖承悰对本病案的治疗大法、遣方用药和随证加减思路，与之比较找差距。

答案解析

附1：流产

流产是指妊娠不足28周、胎儿体重不足1000g而终止者，发生于妊娠12周及以前者称早期流产，发生在妊娠12周至不足28周者称晚期流产，前者较为多见，流产又分为自然流产和人工流产。胚胎着床后31%发生自然流产，其中80%为早期流产。在早期流产中，约2/3为隐性流产，即发生在月经期前的流产，也称生化妊娠。

【病因】

病因主要有胚胎因素、母体因素、父亲因素和环境因素和其他因素。

1. **胚胎染色体异常**　是自然流产最常见的原因，据统计46%~54%的自然流产与胚胎染色体异常有关。流产发生越早，胚胎染色体异常率越高。早期流产中染色体异常的发生率为53%，晚期流产为36%。染色体异常包括数量异常和结构异常。除了遗传因素外，孕妇感染和使用某些药物也可能引起胚胎染色体异常。

2. **母体因素**

（1）全身性疾病　母体患有全身性疾病，如严重感染、高热、心肝肾功能不全、严重贫血、高血压等均可导致胚胎流产。

（2）病毒感染　母体感染风疹、生殖道疱疹、巨细胞病毒等，病毒可通过胎盘传染胚胎及胎儿引起流产。

（3）内分泌功能失调　如黄体功能不足、甲状腺功能异常、多囊卵巢综合征、高催乳素血症、糖尿病等均可引起胚胎发育不良而流产。

（4）生殖器异常　孕妇可因纵隔子宫、子宫发育不良、单角子宫等子宫畸形、多发性子宫肌瘤、子宫腺肌症、宫腔粘连等，影响胎儿的生长、发育导致流产。宫颈内口松弛或宫颈损伤后引起宫颈功能不全，可导致妊娠时胎膜破裂发生晚期流产。

（5）创伤　妊娠期各种不良刺激，无论是躯体还是心理的创伤，都可刺激子宫收缩而引起流产。

（6）免疫因素　母体有自身免疫功能异常和同种免疫功能异常，都有可能引起流产。

（7）不良的生活习惯　近年来育龄妇女吸烟、饮酒，甚至吸毒的人数有所增加，这些因素都是流产的高危因素。孕期过量饮用咖啡，也可增加流产的风险。

3. 父亲因素　有研究证实，精子的染色体异常可导致自然流产，但临床上精子畸形率异常升高是否与自然流产有关，无明确的证据。

4. 环境因素　过多接触某些有害的化学物质（如砷、铅、苯、甲醛、氯丁二烯、氧化乙烯等）和接触放射线等，均可引起流产。

5. 其他因素

（1）营养不良　严重营养不良可直接导致流产，现在更强调各种营养素的平衡，如维生素E缺乏也可造成流产。

（2）精神、心理因素　焦虑、紧张、恐吓等严重精神刺激均可导致流产，近来还发现噪音和振动对人类生殖也有一定的影响。

【病理】

早期流产，胚胎在排出之前大多已无胎心，一般伴有周边组织坏死、胚胎绒毛分离等情况，已分离的胚胎组织如同异物，可引起子宫收缩，妊娠物多能完全排出。少数排出不全或完全不能排出的情况，会导致阴道出血量增加。无胚芽的流产多见于妊娠8周前，妊娠8周后多为有胚芽的流产。

晚期流产，胚胎在排出之前大多仍有胎心，流产时先出现腹痛，然后子宫收缩，阴道出血排出胎儿、胎盘，或没有明显腹痛、阴道排液等产兆情况下宫口开张、胎儿排出。少数胎儿在排出之前已无胎心，随后胎儿自行排出，或不能自行排出形成肉样胎块。其他还可见压缩胎儿、纸样胎儿、脐带异常等病理表现。

【临床表现】

1. 典型症状

（1）停经　多数流产患者有明显的停经史，根据停经时间的长短可将流产分为早期流产和晚期流产。

（2）阴道流血　发生在妊娠12周以内流产者，开始时绒毛与蜕膜分离，血窦开放，即有阴道出血，当胚胎完全分离排出后，出血停止。早期流产的全过程均伴有阴道流血，而且出血量往往较多。晚期流产者胎盘已形成，流产过程与早产相似，胎盘继胎儿分娩后排出，一般出血量不多。

（3）腹痛　早期流产开始阴道流血后宫腔内存有血液，特别是血块刺激子宫收缩，呈阵发性下腹痛，特点是阴道流血往往出现在腹痛之前。晚期流产则先有阵发性的子宫收缩，然后胎儿胎盘排出，特点是往往先有腹痛，然后出现阴道流血。

2. 伴随症状　如果孕妇存在感染的情况，可出现发热等相关症状。

【临床分型】

按自然流产发展的不同阶段，分为以下临床类型。

1. **先兆流产** 妊娠28周前先出现少量阴道流血，或有血性白带，而阴道无妊娠物排出，伴轻度腰部、下腹部坠胀疼痛。妇科检查示宫颈口未开，胎膜未破，子宫大小与孕周数相符。若经休息及相关保胎等治疗后症状缓解并逐渐消失，则能够继续妊娠；若阴道流血量逐渐增多或下腹疼痛不缓解，持续加重，可发展为难免流产。

2. **难免流产** 指流产不可避免。在先兆流产基础上，阴道流血量逐渐增多或下腹疼痛不缓解，持续加重，或出现阴道流液（胎膜破裂）。妇科检查发现宫颈口已扩张，宫颈口可见破碎胎膜或胚胎组织，子宫大小等于或略小于孕周。

3. **不全流产** 是难免流产的发展，妊娠物并未完全排出宫腔，宫腔内残留妊娠组织，或有妊娠物嵌顿于宫颈口，影响子宫收缩，引起阴道持续出血，严重者发生休克。妇科检查示宫颈口扩张，有妊娠物嵌顿其中，子宫大小小于孕周。

4. **完全流产** 妊娠物已全部从宫腔排出，无妊娠物嵌顿于宫颈口，阴道流血及腹痛慢慢消失，妇科检查示宫颈口闭合，子宫接近正常非孕时期大小。

【特殊类型】

1. **稽留流产** 又称过期流产。胚胎或胎儿已经死亡，而并未及时从宫腔自然排出体外。临床可见早孕反应消失，有先兆流产症状或无任何症状。随着孕周增加，子宫大小不增大反而缩小，妊娠中期胎动消失。妇科检查发现宫颈口未开，子宫大小小于孕周，未闻及胎心。

2. **复发性流产** 指与同一性伴侣连续发生3次及3次以上的自然流产。复发性流产大多发生在妊娠12周之前。复发性流产的原因较多，遗传因素包括夫妇染色体异常和胚胎染色体异常，2%~5%的复发性流产夫妇中至少有一方存在染色体结构异常，包括染色体易位、嵌合体、缺失或倒位等，胚胎或胎儿染色体异常是复发性流产最常见的原因。子宫解剖结构异常，未经治疗的子宫畸形妇女再次妊娠时流产率或早产率将显著升高，子宫颈功能不全是导致晚期自然流产的重要原因。女性内分泌功能异常（如黄体功能不全、高催乳素血症、多囊卵巢综合征等）、甲状腺功能减退、糖尿病血糖控制不良等，均可导致流产。免疫功能异常和患者的血栓前状态、支原体等病原体感染等也可导致复发性流产。

3. **流产合并感染** 若不全流产的组织物残留在宫腔中，出血时间延长或者非法堕胎都有可能引起宫内感染。主要是厌氧菌和需氧菌的混合感染，严重的可以扩散到腹腔，甚至并发败血症及感染性休克。

【诊断】

多数流产根据病史及临床表现即能确诊，仅少数须进行辅助检查。确诊流产后，还应确定流产的临床类型，决定处理方法。

1. **病史** 询问患者有无停经史和反复流产史，有无早孕反应，了解是否有阴道流血及出血量、持续时间，有无腹痛，腹痛的部位、性质及程度。还应了解阴道有无水样排液，阴道排液的色、量及有无臭味，有无妊娠产物排出等。

2. **查体** 观察患者全身状况，有无贫血貌，测量体温、血压及脉搏等。在消毒条件下进行妇科检查，注意宫颈口是否扩张，羊膜囊是否膨出，有无妊娠产物堵塞于宫颈口内，子宫大小与停经周数是否相符，有无压痛等。并应检查双侧附件有无肿块、增厚及压痛。检查时操作应轻柔，尤其对疑为先兆流产者，尤其注意。

3. **辅助检查**　对诊断有困难者，可采用必要的辅助检查。

（1）B超　目前应用较广。对鉴别诊断与确定流产类型有实际价值。对疑为先兆流产者，可根据妊娠囊的形态、有无胎心反射及胎动，基本确定胚胎或胎儿是否存活，以指导正确的治疗方法。不全流产及稽留流产等均可借助B型超声检查加以确定。

（2）妊娠试验　用免疫学方法，近年临床多用试纸法，对诊断妊娠有意义。为进一步了解流产的预后，多选用放射免疫法或酶联免疫吸附试验，进行HCG的定量测定。

（3）其他激素测定　其他激素主要有血孕酮的测定，可以协助判断先兆流产的预后。

【治疗】

1. **先兆流产**　应卧床休息，禁忌性生活。对黄体功能不足的患者，一般给予黄体酮针每日肌内注射20mg；甲状腺功能低下者给予相应剂量甲状腺片。此外，对先兆流产患者的心理治疗也很重要，要使其情绪安定，增强信心。经治疗2周，症状不见缓解或反而加重者，提示可能胚胎发育异常，进行B型超声检查及β-HCG测定，确定胚胎状况，及时给予相应处理。

2. **难免流产**　一旦确诊，应尽早使胚胎及胎盘组织完全排出。早期流产应及时行负压吸宫术，对妊娠产物进行认真检查，并送病理检查。晚期流产，因子宫较大，吸宫或刮宫有困难者，可用缩宫素10U加于5％葡萄糖液500ml内静脉滴注，促使子宫收缩。当胎儿及胎盘排出后须检查是否完整，必要时刮宫以清除宫腔内残留的妊娠产物。

3. **不全流产**　一经确诊，应及时行刮宫术或钳刮术，清除宫腔内残留组织。流血多有休克者应同时输血输液，并给予抗生素预防感染。

4. **完全流产**　如无感染征象，一般不须特殊处理。

5. **稽留流产**　处理较困难。因胎盘组织有时机化，与子宫壁紧密粘连，造成刮宫困难。稽留时间过长，可能发生凝血功能障碍，造成严重出血。处理前，应检查血常规、出凝血时间、血小板计数及凝血功能等，并做好输血准备。若凝血功能正常，可口服炔雌醇，或用苯甲酸雌二醇肌内注射，以提高子宫肌对缩宫素的敏感性。子宫小于12孕周者，可行刮宫术，术时注射宫缩剂以减少出血，若胎盘机化并与宫壁粘连较紧，手术应特别小心，防止穿孔。一次不能刮净，可于5~7日后再次刮宫。子宫大于12孕周者，应静脉滴注缩宫素，也可用前列腺素或依沙吖啶等进行引产，促使胎儿、胎盘排出。若凝血功能障碍，应尽早使用肝素、纤维蛋白原及输新鲜血等，待凝血功能好转后，再行引产或刮宫。

6. **复发性流产**　又叫习惯性流产。染色体异常夫妇，应于妊娠前进行遗传咨询，确定是否可以妊娠。夫妇一方或双方有染色体结构异常，仍有可能分娩健康婴儿，其胎儿有可能遗传异常的染色体，必须在妊娠中期行产前诊断；黏膜下肌瘤可在宫腔镜下行摘除术，影响妊娠的肌壁间肌瘤可考虑行剔除术；纵隔子宫、宫腔粘连可在宫腔镜下行纵隔切除、粘连松解术；宫颈功能不全应在妊娠12~14周行预防性宫颈环扎术，术后定期随诊，妊娠达到37周或以后拆除环扎的缝线。若环扎术后有阴道流血、宫缩，经积极治疗无效，应及时拆除缝线，以免造成宫颈撕裂；抗磷脂抗体阳性患者可在确定妊娠以后使用低分子肝素钠5000IU，1~2次/天，皮下注射，或加小剂量阿司匹林50~75mg/d，口服。继发于自身免疫性疾病的抗磷脂抗体阳性患者，除了抗凝治疗之外，还需要使用免疫抑制剂；黄体功能不全者，应肌内注射黄体酮20~40mg/d，也可考虑口服黄体酮，或使用黄体酮阴道制剂，用药至妊娠12周时可停药；甲状腺功能低下者应在孕前及整个孕期补充甲状腺素；原因不明的复发性流产妇女，尤其是怀疑同种免疫性流产者，可行淋巴细胞主动免疫或静脉免疫球蛋白治疗，但仍有争议。

7. **流产合并感染** 流产感染多为不全流产合并感染。治疗原则应积极控制感染，若阴道流血不多，应用广谱抗生素2~3日，待控制感染后再行刮宫，清除宫腔残留组织以止血。若阴道流血量多，静脉滴注广谱抗生素和输血的同时，用卵圆钳将宫腔内残留组织夹出，使出血减少，切不可用刮匙全面搔刮宫腔，以免造成感染扩散。术后继续应用抗生素，待感染控制后再行彻底刮宫。若已合并感染性休克，应积极纠正休克。若感染严重或腹、盆腔有脓肿形成时，应行手术引流，必要时切除子宫。

【预防】

（1）适龄妊娠。早婚早育者因身体发育不成熟容易引起流产，怀孕时年龄过大也会因生殖功能衰退、染色体发生突变而造成流产，最佳的生育年龄一般在23~28岁。

（2）如果暂时没有怀孕的打算，应采取避孕措施，避免意外怀孕后人工流产对子宫的损伤。

（3）当流产发生后不要急于再次怀孕，应间隔半年以上，使子宫得到完全恢复，内分泌系统恢复正常后妊娠，否则容易导致流产的再次发生。

（4）怀孕前进行相关体检，尤其是以往有流产史者。若发现某方面的疾病，先进行治疗，待疾病治愈后再怀孕。

（5）怀孕前后应避免接触猫、狗、鸟等宠物，以免感染弓形虫；避免不洁性交而感染支原体、衣原体、单纯疱疹病毒、淋病、梅毒等。

（6）怀孕后避免接触有毒物质、剧烈运动，保持良好的心态。

附2：前置胎盘

妊娠28周以后，胎盘位置低于胎先露部，附着在子宫下段，下缘达到或覆盖宫颈内口称为前置胎盘。前置胎盘是妊娠晚期阴道流血最常见的原因，是妊娠期严重并发症之一，处理不当可危及母儿生命安全，是引起孕产妇死亡和围生儿死亡的重要原因之一。

【病因】

目前尚未明确。可能主要与以下因素有关。

1. **子宫内膜病变或损伤** 产褥感染、多产、上环、多次刮宫、剖宫产等手术，引起子宫内膜炎或子宫内膜萎缩性病变。受精卵植入受损的子宫内膜后，子宫蜕膜血管形成不良造成胎盘血液供应不足，为了摄取足够营养，胎盘延伸至子宫下段以增大面积。

2. **孕卵发育迟缓** 孕卵在到达宫腔时，滋养层尚未发育到能着床阶段，孕卵继续下移着床于子宫下段进而发育成前置胎盘。

3. **胎盘异常** 胎盘形态和大小异常。如胎盘位置正常而副胎盘位于子宫下段接近宫颈内口，胎盘面积过大和膜状胎盘大而延伸至子宫下段。双胎较单胎妊娠前置胎盘的发生率高1倍。

4. **辅助生殖技术** 使用的促排卵药物，改变体内性激素水平，由于受精卵的体外培养和人工植入，造成子宫内膜与胚胎发育不同步，人工植入时可诱发宫缩，导致其着床于子宫下段。

【分类】

妊娠中期超声检查发现胎盘接近或覆盖宫颈内口时，称为胎盘前置状态。

1. **完全性前置胎盘** 胎盘组织完全覆盖宫颈内口。
2. **部分性前置胎盘** 胎盘组织部分覆盖宫颈内口。
3. **边缘性前置胎盘** 胎盘附着于子宫下段，下缘达到宫颈内口，但未超越宫颈内口。
4. **低置胎盘** 胎盘附着于子宫下段，边缘距宫颈内口的距离 <20mm。

前置胎盘的程度可随妊娠及产程的进展而发生变化，诊断时期不同，分类也不同。建议以临床处理前的最后一次检查来确定其分类。

【临床表现】

1. **症状** 在妊娠晚期，无痛性并反复地阴道出血是前置胎盘的主要症状。其全身症状与出血量有关。如反复多次但出血量不多，则对患者的影响不大；出血量多，可致贫血；如一次急性出血量极多，可发生出血性休克，严重者可以死亡；如出血多，严重贫血，胎儿可发生窘迫，甚至胎死宫内。
2. **体征** 患者出血量多，可出现贫血貌甚至休克征。腹部检查子宫大小与停经时间相符。胎儿因子宫下段有胎盘占据，影响其下降，故往往胎先露高浮，并常伴有胎位异常，主要是臀位。

【诊断】

超声诊断前置胎盘须结合孕周，目前许多学者认为，对于妊娠中期超声检查发现胎盘前置者，不宜诊断为前置胎盘，而应称为胎盘前置状态。

1. **病史** 既往宫腔操作史、产褥感染史、多次流产史、高龄、多孕产史等。
2. **临床表现**
（1）症状 妊娠晚期或临产时，发生无诱因、无痛性反复阴道流血。失血量不同表现不一，多次出血，呈贫血貌，急性大量出血，可发生休克。
（2）腹部检查 除胎先露有时高浮外，腹部检查与正常妊娠相同。
3. **影像学检查**
（1）超声检查 可清楚提示子宫壁、胎盘、胎先露部及宫颈的位置，有助于判断前置胎盘的类型。
（2）磁共振检查 考虑合并胎盘植入者，可进行磁共振检查，有助于凶险性前置胎盘的诊断。

【鉴别诊断】

1. **胎盘早剥** 轻型胎盘早剥主要症状为阴道流血，出血量一般较多，色黯红，可伴有轻度腹痛或腹痛不明显。重型胎盘早剥可出现突然发生的持续性腹痛和（或）腰酸、腰痛，其程度因剥离面大小及胎盘后积血多少而不同，随着积血增多疼痛逐渐加重，严重时可出现恶心、呕吐，以及面色苍白、出汗、脉弱及血压下降等休克征象。
2. **其他** 其他原因发生的产前出血如前置血管破裂、胎盘血窦破裂及宫颈病变如息肉、糜烂、宫颈癌等，结合病史，通过阴道检查、B型超声检查及分娩后胎盘检查可以确诊。

【治疗】

抑制宫缩、纠正贫血、预防感染和适时终止妊娠是该疾病的治疗原则。根据阴道出血量、孕周、胎位、产次、有无休克、胎儿是否存活以及前置胎盘的类型等做出综合判断。

1. **期待疗法** 目的是在保障母体和胎儿安全的前提下，尽量延长妊娠时间，提高胎儿存活性。适用于妊娠 <36 周、胎儿存活、一般情况良好、阴道流血量少、无须紧急分娩的孕妇。

（1）一般处理　减少活动量，建议卧床休息；密切观察阴道流血量，监护胎儿宫内状况；维持正常血容量，必要时输血；常规备血，以防急诊手术。

（2）积极纠正贫血　采用期待治疗时，产前出血的次数、出血量均可能增多，这将会导致不同程度的贫血。贫血不但会降低孕妇再次出血的耐受性，增加休克的危险，而且还会引起胎儿贫血或胎儿宫内死亡。因此，在此期间不但要注意阴道出血量，还必须积极地纠正贫血，大量失血时要保持静脉输液通道通畅，使血红蛋白≥110g/L，血细胞比容>0.30。

（3）抑制宫缩，减少出血　前置胎盘的出血机制为较强的生理性子宫收缩引起子宫下段向上伸展，与附着的胎盘发生错位分离而出血。因此，要达到止血目的，必须抑制宫缩。这对前置胎盘的期待治疗及成功延长孕龄起积极的作用。

（4）糖皮质激素的应用　对孕35周前有早产风险的患者，应用糖皮质激素促进胎肺成熟。

2. 终止妊娠　入院时大出血休克，前置胎盘期待疗法时发生大出血休克，或近预产期反复出血，或临产后出血较多，都需要采取积极措施终止妊娠。

（1）剖宫产术　术前应积极纠正休克，输液、输血，补充血容量，术中注意选择子宫切口位置，尽可能避开胎盘。

（2）阴道分娩　此法仅适用于边缘性前置胎盘、低置胎盘、枕先露、阴道流血少、估计在短时间内可以结束分娩者。建议在有条件的机构，备足血源的前提下，在严密监测下行阴道试产。

【预防】

（1）采取积极有效的避孕措施，减少子宫内膜损伤和子宫内膜炎的发生。

（2）避免多产、多次刮宫或引产以及剖宫产，预防感染，宣传妊娠期保健知识，养成良好的生活习惯。

（3）加强妊娠期管理，按时产前检查及遵从正确的妊娠期指导，妊娠期反复发作无痛性阴道流血，及时到医院就诊，早确诊前置胎盘并做出正确处理。

实训实练六　胎漏、胎动不安

【实训目标】

1. 通过对典型胎漏、胎动不安的病案分析，掌握胎漏、胎动不安的诊断及辨证论证方法，进而具有运用中医妇科学基本理论、基本知识和基本技能，正确诊治妇科常见病、多发病的能力。

2. 熟悉中医执业助理医师实践技能考试第一站的考核内容及答题技巧。

3. 培养具有执行国家卫生工作方针，贯彻国家有关计划生育、妇女保健等方面的政策和法规的意识。

4. 培养良好的医疗道德和严谨的工作作风；具有高度的责任心，关心、体贴患者。

5. 培养勤奋好学、刻苦认真、善于思考的学习精神。

【实训重点难点】

重点：胎漏、胎动不安的诊断与治疗。胎漏、胎动不安的辨病辨证依据及证候分析。

难点：胎漏、胎动不安的鉴别，胎漏、胎动不安的辨病辨证依据及证候分析。

【实训内容】

张某某，女，28岁，已婚，工人，2013年10月30日初诊。

主诉：停经53天，阴道时有少量出血伴小腹隐痛5天。

现病史：患者10月10日因月经延后，自行用早孕试纸测尿，呈阳性，10月中旬出现胃纳欠佳，晨起恶心，喜食酸辣，10月25日出现阴道少量出血，时下时止，色淡黯，质稀，小腹隐痛，腰膝酸软，头晕耳鸣，夜尿频多，精神不振，面色晦暗，舌淡苔白，脉沉滑尺弱。

月经史：初潮14岁，月经周期25~31天，经期3~5天，末次月经2013年9月7日。

婚育史：结婚4年，孕2产0（其中2012年2月人工流产1次，2013年4月孕2月时自然流产1次）。

B超提示：宫内妊娠，有胎心搏动，余未见异常，妇科检查宫口未开。

既往史、个人史、生活史、家族史无特殊。

根据病例信息，请写出以下内容。

1. 中医疾病诊断。

2. 中医证候诊断。

3. 辨病辩证依据（含病因病机）。

4. 需与哪些疾病进行鉴别。

5. 治法。

6. 代表方。

7. 组成、剂量及煎服方法。

参考答案

答题技巧

参考答案

【重点巩固】

1. 胎漏、胎动不安的主要临床特征是什么？

2. 肾虚型胎动不安有何特征？

第四节　堕胎、小产

凡胚胎在妊娠12周内自然殒堕者，称为"堕胎"；在妊娠12~28周内，胎儿已成形而自然殒堕者，称为"小产"；也有怀孕1个月不知已妊娠而殒堕者，称为"暗产"。堕胎、小产是指孕28周前因胚胎或胎儿死亡而自然排出的疾病。

西医常见相关疾病：早期流产、晚期流产。堕胎、小产因流产不可避免称为胎堕难留；妊娠物完全排出称为胎堕完全；部分妊娠物残留宫腔称为胎堕不全。西医学分别称之为难免流产、完全流产和不全流产。

【病因病机】

堕胎、小产大多由胎漏、胎动不安进一步发展而来，病机与胎漏、胎动不安基本相同，为冲任损伤，胎元不固。肾主系胎，肾气实则胎有所系，胎元的正常生长发育有赖于肾气充足，同时与气血充沛、胞宫环境有关。堕胎、小产的病因可概括为以下几点。

1. **肾气虚弱，胎失所系**　先天禀赋不足，肾气亏虚，或房劳产多，久病体虚，损伤肾气，或年过"五七"，肾气渐衰，导致肾气虚弱，冲任不固，系胎无力，因而发生堕胎、小产。此外，由于两精相搏形成胎元，若父母之精不健，大多在妊娠初期可由于胎元缺陷、禀赋薄弱而发生堕胎。

2. **气血不足，胎失载养**　素体气血虚弱，或久病气血亏虚，或孕后饮食、劳倦伤脾，或素体脾胃虚弱，血液化源不足，致气虚不能载胎，血虚不能养胎，而导致胎元不固，发生堕胎、小产。亦可因妊娠恶阻，耗气太甚，气虚固摄无力，而致堕胎、小产。

3. **热伏冲任，损伤胎元**　素体阳盛或阴虚，内生热邪，或孕期感受时邪疫毒、热病温疫，热扰冲任，或七情过极，肝郁化火，或过服温热之品，酿生内热，致气血失和，热扰冲任血海，胞宫不能藏养胎元，胎元殒亡而发生堕胎、小产。

4. **癥瘕外伤，伤及胎气**　素有癥瘕，或孕期不慎跌仆闪挫，致气血紊乱，气乱不能载胎，血乱不能养胎，胎元下坠导致堕胎、小产。

此外，若妊娠期间不慎服用有毒之品，亦可损伤胎元，发生堕胎、小产。

【诊断与鉴别诊断】

（一）诊断要点

1. **病史**　有妊娠史，曾有胎漏、胎动不安病史，或有妊娠期热病史、外伤史等。

2. **临床表现**　堕胎、小产临床多见阴道出血量增多，腹痛加重，可见妊娠物部分或全部排出，甚至大量阴道出血，伴有汗出肢冷、头晕心慌等症。随着妊娠物完全排出，阴道出血量减少，腹痛逐渐减轻。

3. **检查**

（1）妇科检查　阴道流血量多，子宫颈口已开大，或可见羊水流出，有时可见妊娠物堵塞于宫颈口，子宫大小与停经月份相符，或小于停经月份；若妊娠物完全排出，子宫颈口关闭，子宫大小接近正常未孕大小。

（2）B超检查　可见胎囊变形或破损，胎动消失。B超还有助于判断妊娠组织是否已排出，宫腔内是否有残留。

（3）实验室检查　尿妊娠试验阳性或者阴性，大量出血后，血常规显示血红蛋白减少。

（二）鉴别诊断

1. **异位妊娠**　异位妊娠与堕胎均可有停经、腹痛及阴道出血，但堕胎者阴道出血量较多，或有胎块排出，且与患者贫血的严重程度相符，而异位妊娠以腹腔内出血为主，阴道出血量少，贫血的程度与阴道出血不符；B超检查堕胎者宫内可见妊娠囊或残留的胚胎组织，异位妊娠多为宫腔内空虚，一侧附件可见孕囊甚至胚芽胎心或包块；阴道后穹窿穿刺异位妊娠多可抽到黯红色不凝固的血液，堕胎者则无此现象。

2. **胎动不安**　二者均可有腰酸、腹痛、阴道流血，但堕胎与小产腰酸、腹痛更严重，阴道出血量较多。

【临床辨病思路】

停经后有腹痛及阴道出血；尿妊娠试验阳性，B超提示胎元已殒，部分妊娠物残留；妇科检查子宫颈口已开，有胎囊或妊娠物堵塞于子宫颈口；腹痛逐渐加重，阴道出血逐渐增多，应考虑本病，并注意排除异位妊娠、葡萄胎、胎动不安等容易混淆的疾病。

【辨证论治】

主要依据阴道出血的色、量、质，以及腹痛与妊娠物的排出情况，结合全身症状及舌脉，动态观察，同时应参考实验室检查、妇科检查和B超检查结果，判断妊娠物是否全部排出，密切观察。

治疗以下胎益母为主。必要时可采用刮宫术（妊娠早期）或钳刮术（妊娠中期）以去胎。若下胎时腹痛突然加剧，阴道出血量增多，出现气随血脱的危象，应当尽快益气固脱以救其急，再配合输液、输血、抗休克等一系列急救措施，待患者情况稳定后，应尽快清除宫腔内残留的妊娠物。妊娠物完全排出后，可按照产后调理的原则和方法进行调护。

1. 胎堕难留证

证候：大多是胎漏、胎动不安的进展，阴道流血量逐渐增多，色红，有血块，腹痛、小腹下坠逐渐加重，或阴道有羊水流出，自觉胎动停止，舌质紫黯，舌边有瘀点，脉沉弦。

分析：因故胎殒，损伤胎元，伤及胞脉，新血不循其经，故阴道流血增多，有血块；胎殒胞宫，胎膜破损，故有羊水流出；胎堕停滞胞宫，胞宫瘀阻，欲排不能，不通则痛，故有腹痛腹坠加重；舌质紫黯，舌边有瘀点，脉沉弦，均为瘀血内阻，为胎堕难留之象。

治法：活血行滞，祛瘀下胎。

方药：脱花煎（《景岳全书》）加益母草。

当归　川芎　肉桂　牛膝　红花　车前子

方义：方中当归、川芎行气而不伤血；肉桂温通经脉，并长于止痛；红花行血助化瘀；牛膝引血下行，助胎下行；"血不利则为水"，故以车前子利水、催生下胎。全方药少力专，用于胎堕难留，有活血化瘀、祛瘀下胎之效。

临证常加枳壳、香附以理气行滞，使气行则血行，助排胎外出；气虚者，可加人参、黄芪补气运胎；出血多者，加三七、茜草、炒蒲黄、益母草、五灵脂以化瘀止血下胎；若腹痛加重，伴发热，阴道排液浑浊、秽臭，加牡丹皮、金银花、连翘、红藤、败酱草、鱼腥草以清热解毒。

若服用上述药物后，仍未见妊娠物排出，伴有阴道出血增多，宜对患者进行一系列检查后，紧急采用刮宫术，清除宫内残留的妊娠物。

2. 胎堕不全证

证候：胎殒之后，仅有部分妊娠物排出体外，宫腔内仍残留部分妊娠物，阴道流血持续增加，伴有血块，甚至大量出血，腹痛阵作，小腹下坠，舌淡红，苔薄白，脉沉细无力。

分析：胎殒已堕，但堕而未尽，留而为瘀，瘀阻胞宫，新血不得归经，故阴道流血持续增加，伴有血块，甚至大量出血；瘀阻胞宫，不通则痛，块物排出，腹痛稍减，故腹痛阵作；胎堕不全，时时下坠，故小腹下坠；舌淡红，苔薄白，脉沉细无力，均为气虚血瘀之象。

治法：益气活血，祛瘀下胎。

方药：脱花煎（《景岳全书》）加人参、益母草、炒蒲黄。

当归　川芎　肉桂　牛膝　红花　车前子

方义：方用脱花煎活血行滞，祛瘀下胎；加人参补中益气，助胎下行，并增强排瘀之力；配伍活血止痛、化瘀止血的益母草、炒蒲黄。全方益气活血，逐瘀下胎，促进残留宫内的妊娠物排出体外。

若胎堕不全，出血过多，或暴下不止，面色苍白，头晕眼花，甚则晕厥，不省人事，手足逆冷，舌淡苔白，脉芤或细弱无力，为气随血脱之危象，应紧急采取补气固脱止法，以回阳救逆。方用人参黄芪汤（《证治准绳》）。

人参　黄芪　当归　白术　白芍　艾叶　阿胶

方中黄芪、人参、白术补中益气，固冲摄血；当归、白芍养血止痛，阿胶补血止血；艾叶温经止血，散寒止痛。本方合用发挥养血止痛、益气固脱之功。

同时在治疗过程中应配合急救手段，如快速大量补液、适量输血、抗休克，适时采取清宫术、钳刮术清除宫腔残留妊娠物。

若治疗期间，腹痛加重，伴发热，阴道流血色紫黯、浑浊，臭如败酱，为感染邪毒，应在益气活血、祛瘀下胎的同时，配伍益母草、蒲公英、牡丹皮、金银花、连翘、红藤、败酱草、紫花地丁等以清热解毒，同时配合抗感染治疗，并尽快施行清宫术或钳刮术。

【其他疗法】

1. 经验方　胎堕难留也可选用生化汤（《傅青主女科》）：当归、川芎、桃仁、炮姜、炙甘草。加牛膝、红花、车前子。

2. 中成药

（1）生化汤口服液　功能活血化瘀，益气养血，止痛下胎，适用于堕胎或小产不全，殒胎瘀阻。

（2）益母草膏　功能活血化瘀，适用于堕胎或小产不全，伴瘀血阻滞。

3. 针灸治疗　选合谷、三阴交、中极、关元等穴位。轻刺合谷，重刺三阴交，配合针刺中极、关元，使针感放射到下腹部，每日2次。适用于瘀血阻滞型堕胎、小产。

【预防调护】

（1）治疗过程中尽量减少阴道检查的次数，防止再度流血或感染。注意外阴清洁，可以每日用温水或中药煎汤外洗外阴部。

（2）紧密观察病情进展，包括腹痛、小腹下坠程度，阴道流血的量、色及有无胚胎组织排出，患者精神状态等。若阴道出血过多，B超提示宫腔内仍有大量妊娠产物残留，应尽快清宫，以免失血过多。

第五节　滑　胎

凡堕胎、小产连续自然发生3次及以上者，称为"滑胎"，亦称"数堕胎"。滑胎以连续、自然发生堕胎、小产，即"屡孕屡堕"为特点，甚至每孕到一定月份则自然滑堕。滑胎多是胎漏、胎动不安的发展加重，是堕胎、小产连续发生的结果。

西医常见相关疾病：习惯性流产，近年来国际上常称其复发性自然流产。

【病因病机】

本病主要机制是冲任损伤，胎元不固，或胎元不健，胚胎缺陷，不能成形，故而屡孕屡堕。本病原因复杂，每涉及男女双方，因于男方者，不属本节论述范围，染色体异常也不属研究范畴，常见病因有肾虚、气血两虚、血热和血瘀。

1. 肾虚　先天禀赋不足，肾气未充，致胎不成实，或因房事不节，纵欲所伤，以致肾气亏虚，冲任不固，胎失所系，而致屡孕屡堕，遂为滑胎。

2. 气血两虚　素体虚弱，气血不足，或饮食、劳倦伤脾，气血化源不足，或大病久病，耗气伤血，都可导致气血两虚，冲任不足，气虚不能载胎，血虚不能养胎，故使屡孕屡堕而为滑胎。

3. 血热　素体阳热，或孕后感邪，或肝郁日久化火，或阴虚内热，热扰冲任、胞宫，致胎元不固，屡孕屡堕。

4. **血瘀** 母体胞宫宿有癥瘕，瘀滞于内，损伤冲任，致使气血失和，胎元失养而不固，屡孕屡堕，遂发滑胎。

【诊断】

1. **病史** 堕胎或小产连续发生3次及以上。往往发生在相同的妊娠月份。

2. **症状** 孕前多有腰酸乏力的症状。孕后可无明显症状，或有腰酸腹痛，或阴道有少量流血等胎漏、胎动不安的症状。子宫颈内口松弛的中晚期流产者，多无自觉症状，突然阵发腹痛，胎儿随之娩出。

3. **检查**

（1）体格检查 测血压，检查全身情况。

（2）妇科检查 了解有无合并子宫畸形、子宫肌瘤、子宫腺肌病、子宫颈内口松弛，是否存在子宫颈手术史或宫颈重度裂伤等病史。

（3）辅助检查 ①血常规、垂体、卵巢功能、甲状腺激素等检查。②夫妇双方染色体和血型检查。③男方精液检查。④免疫功能检查。⑤其他如风疹病毒、巨细胞病毒、弓形虫等病原体相关检查有助于诊断。⑥B超检查观察子宫形态、大小，有无畸形，子宫颈内口的宽度。有较大月份小产史应注意是否存在宫颈功能不全。非孕期，8号宫颈扩张器可顺利通过宫颈内口，妊娠期B超检查子宫颈内口宽>15mm者，有助于诊断宫颈功能不全。子宫输卵管造影、宫腹腔镜检查可了解生殖道畸形、子宫肌瘤、子宫腺肌病、宫腔粘连等情况。

✎ **知识拓展**

宫颈功能不全是指先天性或后天性子宫颈内口的形态、结构和功能异常引起的在非妊娠状态下子宫颈病理性扩张现象，临床表现为反复发生的妊娠中期流产，是围生医学的重要研究课题。

【临床辨病思路】

堕胎、小产连续自然发生3次及以上者，应诊断为滑胎，滑胎病因复杂，涉及疾病较多，若发生在早期常见原因为胚胎染色体异常、免疫功能异常、黄体功能不全、甲状腺功能低下等；晚期常见原因为子宫解剖异常、自身免疫异常、血栓前状态等。因此对滑胎患者孕前查明病因是本病诊断的关键，有助于中西医结合进行治疗。

【辨证论治】

本病主要以堕胎或小产的病史、全身兼症及舌脉作为辨证依据，结合有关检查，综合分析。治疗上，应本着预防为主、防治结合的阶段性原则。孕前经不调者，当先调经，若因他病而致滑胎者，当先治他病；孕后应积极保胎，且维持超过既往堕胎、小产的时间两周以上，并动态观察母体和胎元的情况，无胎漏、胎动不安征象时，方可停药观察。

1. **肾虚证**

（1）肾气不足证

证候：屡孕屡堕，甚或应期而堕；头晕耳鸣，腰酸膝软，精神萎靡，夜尿频多，目眶黯黑，或面色晦暗；舌淡，苔白，脉沉弱。

分析：肾虚冲任不固，胎失系载，故屡孕屡堕；肾虚髓海不足，清窍失养，故头晕耳鸣；肾虚命火不足，阳气不能外达，则精神萎靡，目眶黯黑，或面色晦暗；肾虚膀胱失约，则小便频数，夜尿尤多；腰为肾府，肾主骨，肾虚则腰酸膝软；舌淡，苔白，脉沉弱，为肾虚之征。

治法：补肾固冲，调理冲任。

方药：补肾固冲丸（《中医学新编》）。

菟丝子　续断　巴戟天　杜仲　当归　熟地黄　鹿角霜　枸杞子　阿胶　党参　白术　大枣　砂仁

方义：方中菟丝子、续断、巴戟天、杜仲、鹿角霜补肾益精髓，固冲安胎；当归、熟地黄、枸杞子、阿胶滋肾填精，养血安胎；党参、白术、大枣健脾益气以资化源；砂仁理气安胎，使补而不滞。诸药合用，使肾气健旺，胎有所系，载养正常，则自无殒堕之虑。

（2）肾阳亏虚证

证候：屡孕屡堕；腰膝酸软，甚则腰痛如折，头晕耳鸣，畏寒肢冷，小便清长，夜尿频多，大便溏薄；舌淡，苔薄而润，脉沉迟或沉弱。

治法：温补肾阳，固摄冲任。

分析：先天禀赋不足，命火虚衰，冲任失于温煦，胞宫虚寒，胎元不固，则屡孕屡堕；腰为肾之府，肾阳虚则腰膝酸软；肾阳不足，则畏寒肢冷；气血运行无力，不能上荣清窍，则头晕耳鸣；命火不足，不能温煦脾土，脾失健运，则大便溏薄；膀胱气化失司，则小便清长，夜尿频多；舌淡，苔薄而润，脉沉迟或弱，为肾阳虚之征。

治法：温补肾阳，固冲安胎。

方药：肾气丸（《金匮要略》）去泽泻，加菟丝子、杜仲、白术。

干地黄　山药　山茱萸　牡丹皮　泽泻　茯苓　附子　桂枝

方义：方中干地黄滋阴补肾；山茱萸、山药补肝脾益精血；附子、桂枝助命门以温阳化气；白术、茯苓健脾渗湿安胎；牡丹皮清肝热；菟丝子、杜仲补肾安胎。全方合用具有温肾助阳、固冲安胎之效。

（3）肾精亏虚证

证候：屡孕屡堕；腰膝酸软，头晕耳鸣，手足心热，两颧潮红，大便秘结；舌红，少苔，脉细数。

分析：先天禀赋不足，复损伤肾，肾精亏虚，胎失所养，故屡孕屡堕；肾精不足，不能濡养腰之外府，故见腰膝酸软；精亏血少，脑海不充，则头晕耳鸣；阴虚内热，虚阳外浮，则手足心热，两颧潮红；阴津不足则大便秘结；舌、脉均为肾精亏虚的征象。

治法：补肾填精，固摄冲任。

方药：育阴汤（《百灵妇科》）。

熟地黄　白芍　续断　桑寄生　杜仲　山茱萸　山药　海螵蛸　龟甲　牡蛎　阿胶

方义：方中续断、桑寄生、杜仲、山茱萸补肝肾，益精血，安胎；海螵蛸、龟甲、牡蛎育肾阴，固冲任；熟地黄、白芍、阿胶滋阴养血；山药补脾益肾，助后天气血生化。全方配伍，共奏滋阴补肾、养血安胎之效。

2. 气血两虚证

证候：屡孕屡堕；头晕眼花，神倦乏力，心悸气短，面色苍白；舌淡，苔薄，脉细弱。

分析：气血两虚，冲任不足，不能养胎载胎，故使屡孕屡堕；气血两虚，上不荣清窍，则头晕眼花，外不荣肌肤，则面色苍白，内不荣脏腑，则神倦乏力，心悸气短；舌淡，苔薄，脉细弱，为气血两虚之征。

治法：益气养血，补肾固冲。

方药：泰山磐石散（《景岳全书》）。

人参　黄芪　当归　续断　黄芩　川芎　白芍　熟地黄　白术　炙甘草　砂仁　糯米

方义：方中人参、黄芪、白术、甘草补中益气以载胎；当归、川芎、白芍、熟地黄补血以养胎；砂仁、糯米调养脾胃以助气血生化；续断补肾强腰以固胎。诸药合用，有双补气血、补肾固冲之效。

3. 血热证

证候：屡孕屡堕，孕后阴道出血，色红质稠；腰膝酸软，面赤唇红，口干咽燥，便秘溲黄；舌红苔黄，脉弦滑数。

分析：热扰冲任，胎元不固，导致屡孕屡堕；面赤唇红，便秘溲黄，舌红苔黄，脉弦滑数，均为血热之征。

治法：清热养血，滋肾固冲。

方药：保阴煎合二至丸加白术。

生地　熟地　黄芩　黄柏　白芍　山药　续断　甘草

女贞子　墨旱莲

4. 血瘀证

证候：宿有癥瘕之疾，孕后屡孕屡堕；肌肤无华；舌质紫黯或有瘀斑，脉弦滑或涩。

分析：子宫宿有癥瘕，有碍胎儿生长发育，冲任损伤，累及胎元，胎元受损，则屡孕屡堕；瘀血阻滞，不能荣养肌肤，则肌肤无华；舌质紫黯或有瘀斑，脉涩，均为血瘀征象。

治法：祛瘀消癥，补肾固冲。

方药：桂枝茯苓丸合寿胎丸。

桂枝　茯苓　芍药　牡丹皮　桃仁

菟丝子　桑寄生　续断　阿胶

【其他疗法】

1. 经验方　刘奉五补肾固胎散：桑寄生45g，续断45g，阿胶45g，菟丝子45g，椿根皮15g。共研细末，每服9g，每日1次。适用于肾虚型滑胎。

2. 中成药　滋肾育胎丸：每次5g，每日3次，温开水送服，用于防治先兆流产和复发性流产。

【预防调护】

（1）调畅情志，戒烟戒酒，加强营养，锻炼身体，增强体质。

（2）孕前完善相关检查，及时消除引起滑胎的不利因素，再次计划妊娠应避孕1年。

（3）孕后注意休息，避免跌仆损伤等情况。再次妊娠后，应积极进行保胎治疗。

第六节　胎萎不长

妊娠四五个月后，腹形明显小于相应妊娠月份，胎儿存活而生长迟缓者，称为"胎萎不长"，亦称"胎不长""妊娠胎萎燥"。

西医常见相关疾病：胎儿生长受限。

【病因病机】

本病主要机制是父母禀赋虚弱，或孕后将养失宜，以致胞脏虚损，胎养不足，而生长迟缓。主要病因有肾气亏损、气血虚弱和阴虚血热。

1. **肾气亏损**　禀赋肾虚，或孕后房事不节，伤及肾气，胎气内系于肾，肾精气不足，胎失所养而生长迟缓，遂致胎萎不长。

2. **气血虚弱**　素体气血不足，或久患宿疾，或孕后恶阻较重，或素体脾虚，或饮食伤脾，气血化源不足，或胎漏下血日久耗伤气血，冲任气血不足，胎失所养，以致胎萎不长。

3. **阴虚血热**　素体阴虚，或久病失血伤阴，或热邪久稽，灼伤阴血，以致阴虚血热，胎元为热所伤，又失阴血的濡养，以致胎萎不长。

此外，胞脉阻滞，胎失所养，或父母精气薄弱，胎元不健，禀赋不足，也可致胎萎不长。

【诊断与鉴别诊断】

（一）诊断要点

1. **病史**　孕后或有胎漏、胎动不安史；或有妊娠期高血压疾病、慢性肾炎、心脏病、贫血或营养不良及其他慢性消耗性疾病病史；或有先天畸形、死胎等不良分娩史；或孕期有接触致畸物质及放射线等病史；或有吸烟、酗酒、吸毒等不良嗜好。

2. **症状**　妊娠四五个月后，其腹形与子宫明显小于相应妊娠月份。

3. **检查**

（1）产科检查　连续测定宫高、腹围和孕妇体重判断胎儿宫内发育状况。

（2）超声检查　B超动态监测胎儿生长发育，尤其注意是否存在羊水过少、胎盘老化、脐动脉及子宫胎盘血流速波型异常等情况。

（二）鉴别诊断

胎死不下　二者均可表现为腹形和子宫小于正常月份，但胎死不下者测不到胎心。

【临床辨病思路】

妊娠四五个月后，腹形明显小于相应妊娠月份，应连续3周测量宫高、腹围和孕妇体重，推测胎儿大小；同时用B超测头围与腹围比值，观察胎儿双顶径每周变化，监测羊水量与胎盘成熟度，测脐动脉S/D比值，以确定其是否属于胎萎不长，并排除末次月经时间记错、胎死不下、羊水过少等情形，确诊后尽量查找引起胎萎不长的原因，可行TORCH感染检查，抗磷脂抗体测定，必要时脐血穿刺行染色体核型分析等，及早发现妊娠期高血压疾病等妊娠期并发症，以及妊娠期合并心脏病、慢性高血压、肾炎、贫血、抗磷脂抗体综合征等合并症。

【辨证论治】

本病主要依据主症及伴随症状、舌苔、脉象等辨证。以虚证为多。治疗重在补脾肾，养气血，使精充血足，胎有所养。并动态观察，如在治疗过程中，发现胎儿畸形或胎元已殒，则应从速下胎益母。

1. **脾肾不足证**

证候：妊娠腹形明显小于相应月份，但胎儿存活；腰膝酸软，头晕耳鸣，纳少便溏，神疲乏力，或形寒怕冷，手足不温；舌质淡，苔白，脉沉迟。

分析：因胞脉系于肾，脾肾不足，精血乏源，则胞脉失养，故胎不长养；肾虚髓海不充，清窍失养，故头晕耳鸣；肾虚外府失养，故腰膝酸软，倦怠乏力；脾虚失运，故纳少便溏；脾肾阳虚，不能温养胞脉肢体，则见形寒怕冷，手足不温；舌淡，苔白，脉沉迟，为脾肾不足之征。

治法：健脾温肾，益气养胎。

方药：温土毓麟汤（《傅青主女科》）合寿胎丸加减。

巴戟天　覆盆子　白术　人参　山药　神曲

菟丝子　桑寄生　续断　阿胶

方义：方用巴戟天、覆盆子温肾暖胞以养胚胎；人参、白术、山药健脾益气以滋化源，使源盛畅流，则血有所生，胎有所养；菟丝子、桑寄生、续断补肾填精；阿胶补血养胎。诸药共用，健脾温肾，益气养胎。

2. 气血虚弱证

证候：妊娠四五个月后，胎儿存活，而腹形明显小于相应妊娠月份；身体羸弱，面色萎黄，头晕心悸，气短懒言；舌淡嫩，苔少，脉细弱无力。

分析：胎赖血以养，血虚气弱，则胎元失养，故胎虽存活，但生长迟缓，且腹形小于相应妊娠月份；血虚心脑失养，则头晕心悸；气虚阳气不布，则气短懒言；气血亏虚，机体失养，肌肤失荣，故身体羸弱，面色萎黄或苍白；舌淡，苔少，脉细弱无力，为气血不足之征。

治法：补气养血育胎。

方药：胎元饮（《景岳全书·妇人规》）加续断、枸杞子。

人参　当归　杜仲　白芍　熟地黄　白术　陈皮　炙甘草

方义：方中人参、白术、炙甘草益气健脾使气血生化有源；当归、白芍、熟地黄补血养胎；杜仲、续断、枸杞子补肾养胎；陈皮理气，使补而不滞。诸药合用，益气养血，补肾育胎。

3. 阴虚血热证

证候：妊娠腹形小于相应妊娠月份，胎儿存活；颧赤唇红，手足心热，烦躁不安，口干；舌红而干，苔少，脉细数。

分析：阴虚血热，热邪伤胎又胎失濡养，故胎萎不长，腹形小于相应妊娠月份；虚热上浮，故颧赤唇红；阴虚内热，则手足心热；热扰心神，则烦躁不安；阴虚津液不足，故口干；舌红而干，脉细数，为阴虚血热之征。

治法：滋阴清热，养血育胎。

方药：保阴煎（《景岳全书》）加枸杞子、桑椹。

生地黄　熟地黄　黄芩　黄柏　白芍　山药　续断　甘草

方义：方中生地黄清热凉血；熟地黄、白芍养血敛阴；黄芩、黄柏清热泻火；山药、续断补肾养胎；甘草调和诸药。诸药合用，共奏清热凉血、养血育胎之效。

【其他疗法】

1. 食疗方

（1）红枣10枚，糯米适量，煮粥常服。适用于气血虚弱之胎萎不长。

（2）枸杞子20g，牛腱250g，煮汤常服。适用于补血益精长胎。

2. 经验方　凉胎饮：生地黄、黄芩、芍药、茯苓、当归、枳壳。适用于血热胎萎不长。

【预防调护】

（1）胎萎不长，重在预防。重视孕前检查，发现疾病及时治疗，治愈再孕。

（2）孕早期若出现妊娠恶阻、胎漏、胎动不安等应及时治疗。

（3）妊娠前后要尽量避免影响胎儿发育的有害因素，如放射线、烟酒、妊娠期禁忌药物。

（4）定期做产前检查，了解胎儿宫内发育情况。

第七节　异位妊娠

凡受精卵在子宫体腔以外着床发育，称为"异位妊娠"，以往习称"宫外孕"。但两者含义稍有不同，宫外孕指在子宫以外的妊娠，如输卵管妊娠、卵巢妊娠、腹腔妊娠、阔韧带妊娠等；异位妊娠是指孕卵位于正常着床部位以外的妊娠，除上述妊娠部位外，还包括宫颈妊娠、子宫残角妊娠等，因此，异位妊娠的范围更广。

异位妊娠的发生部位较多，但以输卵管妊娠最为常见，占95%左右，本节以此为例叙述。当输卵管妊娠流产或破裂后，可引起急性腹腔内出血，发病急，病情重，处理不当可危及生命，是妇产科常见急腹症之一。

中医古籍文献中无此病名，按其临床表现，在"经闭""妊娠腹痛""少腹瘀血""胎漏""胎动不安"及"癥瘕"等病证中有类似症状的描述。

【病因病机】

异位妊娠的主要发病机制为冲任不畅，孕卵异位着床。常见原因有先天肾气不足，后天脾气受损，少腹宿有瘀滞，或感受湿热之邪，导致冲任阻滞，胞脉不畅，孕卵异位着床。

1. **气虚血瘀**　素禀肾气不足，或早婚多产，房事不节，损伤肾气，或素体虚弱，饮食劳倦伤脾，脾虚气弱，气血运化不足，气虚又运血无力，血行瘀滞，冲任阻滞，胞脉不畅，以致孕卵不能及时运达胞宫，而成异位妊娠。

2. **气滞血瘀**　素性抑郁，或忿怒过度，气机郁滞，气滞而致血瘀，冲任瘀阻，胞脉不畅，孕卵不能运达胞宫，而成异位妊娠。

3. **湿热郁结**　经期产后，余血未尽，不禁房事，湿热入侵，或感染邪毒，湿热与血互结，冲任瘀阻，胞脉不畅，孕卵阻滞，不能运达胞宫，而成异位妊娠。

以上三种病因都导致孕卵不能运达胞宫，而寄生于子管（输卵管）之中。其机制，一因"虚"，主要是脾肾气虚，不能把孕卵及时运达胞宫；二因"阻"，孕卵受到阻滞，不能运达胞宫。初始孕卵阻碍胞脉气血运行，而导致病位疼痛，此即未破损期；日久则孕卵渐大，胀破脉络，血溢腹中，腹痛加重，同时气随血脱，则须及时救治，此即已破损期；血溢腹中，日久则血瘀成癥，形成包块，此即包块期。

西医妇产科学认为，慢性输卵管炎是输卵管妊娠的主要原因。炎症可造成输卵管皱襞粘连、管腔狭窄、管形扭曲、管腔纤毛缺损及管壁肌肉蠕动减弱等，妨碍孕卵的通过和顺利输送。此外，输卵管发育不良或畸形或功能异常、盆腔子宫内膜异位症粘连、盆腔内肿瘤压迫或牵引、孕卵游走及输卵管结扎后再通、宫内节育器避孕失败等，均可使孕卵的正常运行受阻或输送延迟，不能按时到达或不能到达宫腔，而在输卵管内着床，形成输卵管妊娠。此外，精神因素可引起输卵管痉挛，孕卵运行缓慢，亦可成为发病的原因。

【诊断与鉴别诊断】

（一）诊断要点

1. 病史　多有停经史，可有早孕反应，也有少数患者无明显停经史。可有盆腔炎、不孕症等病史，或盆腔手术，或宫内节育器放置等手术史。

2. 症状　输卵管妊娠早期也可无明显症状，但临床上多数都有如下典型表现。

（1）腹痛　输卵管妊娠未破损时，偶有下腹一侧轻微隐痛或坠胀不适。若输卵管妊娠一旦发生破裂或流产，患者则会突感一侧下腹部撕裂样或刀割样疼痛。当内出血积聚于子宫直肠陷凹处时，可出现肛门坠胀感；随着出血增多，血由下腹部流向全腹时，可全腹疼痛；有的还引起肩胛区放射性疼痛。

（2）阴道出血　胚胎死亡后，阴道常有不规则出血，量少，色黯褐，淋漓不净，可伴有子宫蜕膜管型或蜕膜碎片排出。少数患者阴道流血量多，类似月经。

（3）晕厥与休克　由于急性大量内出血及剧烈腹痛，而出现晕厥和休克。晕厥和休克程度与腹腔内出血量及出血速度有关，而与阴道出血情况关系不大。

3. 检查

（1）全身检查　腹腔内出血较多时，呈贫血貌，可出现面色苍白、四肢厥冷、脉搏快而细弱、血压下降等休克表现。下腹部有明显压痛及反跳痛，尤以病侧为甚，但腹肌紧张较轻，腹部叩诊可有移动性浊音。

（2）妇科检查　输卵管妊娠未破裂时除子宫略大稍软外，仔细检查或可能触及胀大的输卵管及有轻度压痛，阴道可有少量血迹。腹腔内出血多时阴道后穹窿饱满，有触痛，宫颈抬举痛和摇摆痛明显，子宫有漂浮感。子宫一侧或其后方可触及肿块，质软，边界不清，触痛明显。陈旧性异位妊娠时，肿块边界清楚，质地偏实，与子宫不易分开。

（3）实验室检查与其他检查

1）尿妊娠试验阳性或弱阳性。

2）血β-HCG定量测定：连续测定倍增时间小于1.4日则异位妊娠可能性小，大于7日则异位妊娠可能性大。

3）B超检查：一般子宫稍大，但宫内看不到妊娠囊，偶尔也可见到由蜕膜管型和宫内积血形成的假妊娠囊，宫旁有低回声区或混合性包块，有的可见胎心搏动，破损时子宫直肠陷凹有液性暗区。

4）诊断性刮宫：刮出组织病理检查仅见蜕膜，未见绒毛，有助于诊断异位妊娠。阴道出血量多，怀疑宫内妊娠时可行诊断性刮宫。

5）阴道后穹窿穿刺或腹腔穿刺：若有腹腔内出血时，可抽出黯红色不凝固血液。

6）腹腔镜检查或剖腹探查：在早期输卵管妊娠时，镜下可见一侧输卵管局部肿大，表面紫蓝色，盆腔有积血。若出血较多，可选择剖腹探查。

👥 课堂互动 10-1

异位妊娠时后穹窿穿刺抽出的血液为不凝血，为什么？还有哪几种情况也会抽出不凝血？

答案解析

（二）鉴别诊断

1. 早孕流产　早孕流产与异位妊娠都有停经、阴道出血、腹痛这三大症状，妇科检查子宫增大变软，尿妊娠试验阳性。但二者疼痛部位不同，早孕流产为下腹正中阵发性疼痛或坠痛，异位妊娠腹痛发生在一侧少腹；B超检查二者也不同，前者宫内可见妊娠囊或组织残留，而后者宫腔查不见妊娠囊，宫旁可发现低回声区或混合性包块。

2. **黄体破裂**　黄体破裂与异位妊娠都可突发下腹一侧疼痛伴肛门坠胀，妇科检查一侧附件压痛或触及肿块，阴道后穹窿穿刺可抽出不凝血，B超见一侧附件低回声区。但二者腹痛发生时间不同，黄体破裂之腹痛发生在月经后半期或经期，异位妊娠则发生在停经之后；B超等检查二者也不同，前者查不见妊娠囊，尿妊娠试验阴性，后者可见异位的妊娠囊，尿妊娠试验阳性。

3. **急性阑尾炎**　急性阑尾炎与异位妊娠都有一侧小腹疼痛，但二者疼痛位置、伴随症状及血常规表现均不同。急性阑尾炎尿妊娠试验阴性，腹痛为明显的转移性右下腹疼痛，多伴发热、恶心呕吐等症状，血常规表现为白细胞升高；而异位妊娠尿妊娠试验阳性，疼痛相对固定，无发热症状，可有停经史、早孕反应，B超检查和阴道后穹窿穿刺均表现为异位妊娠特征。

4. **卵巢囊肿蒂扭转**　卵巢囊肿蒂扭转和异位妊娠都有一侧小腹疼痛，但二者月经情况及相关病史不同，卵巢囊肿蒂扭转患者月经正常，无内出血征象，一般有附件包块病史，尿妊娠试验阴性；而异位妊娠有停经史，不一定有附件包块病史，尿妊娠试验阳性，发生破裂者可有内出血征象。

5. **急性盆腔炎**　急性盆腔炎和异位妊娠都有小腹疼痛表现，B超均可能显示盆腔液性暗区，但二者疼痛的伴随症状、月经情况及相关检查均不同。急性盆腔炎一般无停经史及妊娠体征，腹痛常伴白带异常，或有发热，白细胞多升高，阴道后穹窿穿刺抽出液体为炎性渗出物，经抗炎治疗后，腹痛、发热等炎性表现可逐渐减轻或消失，尿妊娠试验阴性。而异位妊娠有停经史，可能有恶心、呕吐等早孕反应，炎症相关指标阴性，尿妊娠试验阳性，阴道后穹窿穿刺可抽出黯红色、不凝固血液。

【临床辨病思路】

对于育龄期女性患者，尤其以月经异常、有停经史来就诊者，均应警惕是否有异位妊娠可能，可查血和尿HCG，尿HCG简单快速，血HCG定量测定有助于诊断和观察异位妊娠的病情进展和疗效。B超检查有助明确孕囊着床部位，必要时辅以血常规、阴道后穹窿穿刺、诊断性刮宫、腹腔镜等检查。将血HCG和经阴道B超相配合对诊断异位妊娠帮助大。当血HCG大于2000U/L，经阴道B超未见宫内妊娠囊时，异位妊娠的诊断基本成立。若受孕时间短，宫内尚见不到孕囊，而一侧附件有囊性包块时，不宜过早下结论直接当作异位妊娠处理。典型病例不难诊断。不典型者则易漏诊，如误把阴道不规则的少量出血看作月经，或经期延长、崩漏等月经病，或作其他疑似疾病对待，或误把宫腔内的假孕囊当成宫内妊娠，或误把B超下看到的盆腔液性暗区当成炎性渗出物，而忽略可能是盆腔积血。临证时本病应注意与流产、黄体破裂、急性盆腔炎、急性阑尾炎、卵巢囊肿破裂等妇科急腹症相鉴别。

【辨证论治】

本病的辨证首先应分辨异位之胎元已殒或未殒，脉络破损与否，以及正气之存亡，气血之虚实。异位胎元未殒，脉络未破损时，主要是少腹血瘀之实证或虚实夹杂证；脉络破损，阴血内溢，可致血瘀少腹，气血两亏，虚实夹杂，甚则亡血厥脱，呈现危急重证；若瘀阻少腹，日久不散，则可成癥。

本病的治疗措施取决于病情及其发展情况，治疗的同时须采用B超检查和血β-HCG测定进行动态观察。保守治疗要在有输液、输血及手术准备的条件下才能进行，一旦出现休克，立即吸氧、输液、输血以纠正休克，并同时进行手术。

1. **未破损期**　指输卵管妊娠未发生破裂或未流产，无明显内出血。尿妊娠试验阳性。B超检查宫内一般不见妊娠囊，宫旁一侧附件有包块。双合诊或可触及一侧软性包块，有压痛。

证候：患者可有停经史及恶心、厌食等早孕反应，或孕后一侧少腹隐痛或持续作痛，或阴道出血量少淋漓；舌红，苔薄，脉弦滑。

分析：停经妊娠，故可有早孕反应，尿妊娠试验阳性；孕卵在输卵管内种植发育，气机阻滞，冲任瘀阻，胞脉不畅，故患侧有包块、压痛，及少腹隐痛；瘀阻冲任，血不归经，则阴道出血量少淋漓；脉弦滑为气机阻滞、冲任瘀阻之征。

治法：杀胚化瘀消癥。

方药：宫外孕Ⅱ号方（山西医科大学第一医院方）或新宫外孕Ⅰ号方（马氏经验方）。

丹参　赤芍　桃仁　三棱　莪术

蜈蚣　紫草　穿山甲　牡蛎　丹参　赤芍　莪术　延胡索

方义：方中丹参、赤芍、桃仁活血化瘀，三棱、莪术消癥散结，可加蜈蚣、全蝎、穿心莲、紫草。若有阴道出血者，酌加小蓟、炒地榆凉血止血；有腹胀、便秘者，为气滞之征，可加延胡索、川楝子、枳壳、大黄以理气行滞。

西药甲氨蝶呤、米非司酮可应用于异位妊娠的杀胚治疗。

2. **已破损期**　指输卵管妊娠发生流产或破裂者。

（1）休克型　输卵管妊娠破损后引起急性大量出血，后穹窿穿刺或B超提示有腹腔内出血，临床有休克征象。

证候：孕后突发下腹剧痛，面色苍白，四肢厥冷，冷汗淋漓，血压下降或不稳定，烦躁不安，或昏厥；舌淡苔白，脉微欲绝或细数无力。

分析：孕卵停滞于胞宫之外，胀破脉络，故突发下腹剧痛；络伤内崩，阴血暴亡，气随血脱，则面色苍白，四肢厥逆，冷汗淋漓；亡血心神失养，故烦躁不安；脉微欲绝或细数无力，为阴血暴亡、阳气暴脱之征。

治法：益气固脱，回阳救逆。

方药：参附汤（《正体类要》）合生脉散（《内外伤辨惑论》）。

人参　附子

人参　麦冬　五味子

方义：方中人参大补元气以固脱，附子回阳救逆，麦冬、五味子养阴敛汗而生津。

对于休克型患者，应立即吸氧、输液，可配合应用中药生脉注射液益气固脱，或参附注射液回阳救逆，必要时输血，积极抢救、纠正休克的同时，立即准备手术。

（2）不稳定型　输卵管妊娠已破裂或流产后病情不够稳定，有再次发生内出血可能。B超检查宫旁一侧附件有包块，血及尿HCG阳性，生命体征平稳。

证候：腹痛拒按，腹部有压痛及反跳痛，但未进行性加重，阴道有不规则少量流血，或有头晕，心悸，妇科检查可触及边界不清的包块；舌红，苔薄，脉细缓。

分析：脉络破损而血溢，血不循经而成瘀，瘀血阻滞不通，则腹痛拒按；瘀血内阻，新血不得归经，故有阴道流血；气血骤虚，脉道不充，故脉细缓。

治法：益气止血，化瘀杀胚。

方药：宫外孕Ⅰ号方（山西医科大学第一医院方）加党参、黄芪或新宫外孕Ⅱ号方（马氏经验方）。

赤芍　丹参　桃仁

炒蒲黄　茜草　三七　炒地榆　小蓟　蜈蚣　紫草　丹参　赤芍

方义：方中赤芍、丹参、桃仁活血化瘀以消积血。

此期仍应严密观察病情变化，注意患者的表情、脉搏、血压、腹痛情况及血红蛋白、红细胞计数的变化，注意再次内出血的可能，做好抢救休克和手术治疗的准备。

（3）包块型　指输卵管妊娠破损后时间较长，腹腔内血液已形成血肿包块。血、尿HCG已转阴性。相当于西医的陈旧性宫外孕。

证候：腹部检查或妇科检查扪及盆腔包块，腹痛逐渐减轻，可有下腹坠胀或便意感，阴道出血逐渐停止；舌黯，苔薄，脉细涩。

分析：络伤血溢于少腹，成瘀结块，日久成癥，故腹腔血肿包块形成；内出血停止，故腹痛减轻；包块阻碍气机，则下腹胀痛或坠胀；破损日久，胎元已殒，则血、尿 β-HCG转阴性；舌黯，苔薄，脉细涩，为瘀血内阻之征。

治法：破瘀消癥。

方药：宫外孕Ⅱ号方加乳香、没药、当归尾、川芎或新宫外孕Ⅲ号方（马氏经验方）。

丹参　赤芍　桃仁　三棱　莪术

丹参　赤芍　三棱　莪术　穿山甲　牡蛎　䗪虫　水蛭

若短气乏力、神疲纳呆，加黄芪、党参以健脾益气扶正；腹胀甚者，加枳壳、川楝子以理气行滞。

【手术治疗】

手术治疗目前仍是解决异位妊娠的主要手段，其指征如下。

（1）停经时间较长，确诊或疑为输卵管间质部妊娠或残角子宫妊娠。由于此类病灶一旦破裂，往往出血较多，危及生命。

（2）内出血多而休克严重，在积极纠正休克的同时，迅速手术。

（3）妊娠试验持续阳性，包块继续长大，而杀胚药无效者。

（4）愿意同时施行绝育术者。

【其他疗法】

1. 中成药　大黄䗪虫丸，每次6g，每日2次。适用于包块型异位妊娠。

2. 外敷法

（1）消癥散　千年健60g，川断120g，追地风、花椒各60g，五加皮、白芷、桑寄生各120g，艾叶500g，透骨草250g，羌活、独活各60g，赤芍药、当归尾各120g，血竭、乳香、没药各60g。上药共为末，每250g为一份，纱布包，蒸15分钟，趁热外敷下腹部，每日1~2次，10天为1个疗程。适用于包块型异位妊娠。

（2）双柏散　侧柏叶60g，大黄60g，黄柏30g，薄荷30g，泽兰30g。研末，混合，水、蜜各半，加热调匀，趁热外敷下腹部，每日2~3次，10天为1个疗程。适用于包块型异位妊娠。

3. 中药保留灌肠　用20%复方毛冬青灌肠液100ml保留灌肠。用灌肠器或50ml注射器注入直肠，保留1小时以上，每天1次，15次为1个疗程，每疗程后休息7天，再行下1个疗程。适用于包块型异位妊娠。

【预防调护】

（1）减少宫腔手术及人工流产术，避免产后及流产后感染。

（2）对有生育要求的异位妊娠术后患者，应积极治疗盆腔炎症以通畅输卵管。

第八节　子　满

妊娠五六个月后，出现胎水过多，腹大异常，胸膈胀满，甚或遍身俱肿，喘不得卧者，称为"子满"，亦称"胎水肿满"。

本病的记载最早见于《诸病源候论·脏腑胎间水气子满体肿候》："胎间水气，子满体肿者，此由脾胃虚弱……水气流溢于肌，故令体肿；水渍于胞，则令胎坏。"《叶氏女科证治》云："妊娠五六月间，腹大异常，胸膈胀满，小水不通，遍身浮肿，名曰子满，此胞中蓄水也。若不早治，生子手足必然软短，形体残疾，或水下而死。"明确指出了该病易合并胎儿的异常，甚至死胎。

西医常见相关疾病：羊水过多。本病常与胎儿畸形、多胎妊娠、巨大胎儿、孕妇并发症（如妊娠合并高血压、糖尿病、贫血等）等因素有关。

【病因病机】

子满多由脾虚水停，气滞湿郁，水湿浸渍于胞中所致，或因胎元缺陷，发展为畸胎。

1. 脾气虚弱　素体脾虚，脏气本弱，因孕重虚，或饮食不节，或劳倦伤脾，致使脾气愈虚，水湿莫制，渗于胞中，发为胎水肿满。

2. 气滞湿郁　素性抑郁，孕后胎体渐大，阻隔气机，气机不畅，气滞湿郁，浸渍胞中，以致胎水肿满。

【诊断】

1. 病史　了解是否有糖尿病、多胎妊娠、母儿血型不合，或妊娠早期感染病毒，或以往分娩畸胎、双胎的病史。

2. 症状　妊娠中期后，腹大异常，胸膈胀满，腹部胀痛，甚或喘不得卧，行动困难，甚或下肢、外阴水肿及静脉曲张，小便少，甚至不通。

3. 检查

（1）产科检查　腹部膨隆，腹形显著大于正常妊娠月份，触诊有明显的液体震荡感，胎位不清，胎心音遥远或听不清。

（2）B超检查　是主要的辅助检查方法。羊水指数≥25cm可诊断羊水过多。羊水最大暗区垂直深度≥8cm为诊断标准，8~11cm为轻度羊水过多，12~15cm为中度羊水过多，>15cm为重度羊水过多。B超检查还可测得双胎或部分畸形。

（3）实验室检查　母血和羊水甲胎蛋白含量显著升高时，应注意胎儿有无神经管缺陷等畸形情况。胎儿染色体检查、孕妇血糖与血型检查均有参考意义。

【临床辨病思路】

妊娠中期后，腹大异常，胸膈胀满甚或喘不得卧，腹部触诊有明显液体震荡感，胎位不清，胎心音遥远或听不清者，应结合B超检查，确诊是否属于羊水过多，有无胎儿畸形，区分是急性羊水过多还是慢性羊水过多。

【辨证论治】

若有胎儿畸形，应及早引产；若属多胎妊娠、巨大胎儿，可确定孕周后，评估母胎健康状况继续观察，可中医药治疗，必要时终止妊娠。

本病应注意肢体和腹部皮肤肿胀的特征，依据全身症状、舌苔、脉象辨证分型。如皮薄光亮，按之凹陷多为脾虚；皮色不变，按之压痕不显多为气滞。本病治疗当本着"治病与安胎并举"的原则，健脾消水而不伤胎。

1. 脾气虚弱证

证候：孕期胎水过多，腹大异常，腹皮绷急而光亮，胸膈胀满，甚则喘息不得卧，下肢及阴部水肿，严重时全身浮肿，神疲纳呆，小便短少，面色淡黄，舌淡，苔白，脉沉缓滑。

分析：脾虚失运，水湿留聚，浸淫胞中，发为胎水过多，腹大异常，腹皮绷急而发亮；水湿泛滥肌肤而趋下，故下肢及阴部水肿，严重者则遍身浮肿；脾虚中阳不振，纳呆神疲；面色淡黄，舌淡，苔白，脉沉滑无力，为脾虚湿困之征。

治法：健脾渗湿，养血安胎。

方药：鲤鱼汤（《备急千金要方》）。

鲤鱼　白术　白芍　当归　茯苓　生姜

方义：方中鲤鱼善行胞中之水而消肿；白术、茯苓、生姜健脾益气渗湿以行水；当归、白芍养血安胎，使水行而胎不伤。诸药共奏健脾渗湿、养血安胎之效。

若脾阳虚，兼畏寒肢冷者，酌加黄芪、桂枝以温阳化气行水；腰痛甚者，酌加杜仲、续断、菟丝子固肾安胎。

2. 气滞湿郁证

证候：孕期胎水过多，腹大异常，胸膈胀满，甚则喘不得卧，肢体肿胀，皮色不变，按之压痕不显，舌淡，苔薄滑，脉弦滑。

分析：气机郁滞，水湿停聚，蓄积胞中，故胎水过多，腹大异常；湿浊上迫心肺，则胸膈胀满，甚则喘不得卧；气滞湿郁，泛溢肌肤，故肢体肿胀，皮色不变，按之压痕不显；苔薄滑，脉弦滑，为气滞湿郁之征。

治法：理气行滞，利水除湿。

方药：茯苓导水汤（《医宗金鉴》）去槟榔。

茯苓　槟榔　猪苓　砂仁　木香　陈皮　泽泻　白术　木瓜　大腹皮　桑白皮　苏叶

方义：方中茯苓、猪苓、白术、泽泻健脾行水；木香、砂仁、苏叶醒脾理气；大腹皮、桑白皮、陈皮消胀行水；木瓜行气除湿，使气机通畅，胎水自消。诸药合用，共奏理气行滞、利水除湿之效。

腹胀甚者，酌加枳壳以理气消胀满；喘甚不得卧者，酌加葶苈子泻肺行水，下气定喘；下肢肿甚者，加防己除湿消肿。

【其他疗法】

1. 灸法　取脾俞、水分，肾阳虚加肾俞。用艾条重灸，每日1次。

2. 食疗方

（1）茯苓粉粥　茯苓15g，大米50g，大枣（去核）5枚。加水适量，共煮成粥，作早餐服食。

（2）三豆饮　赤小豆、黑豆各100g，绿豆50g，加水适量，煮至豆烂熟后，再加入适量白糖，吃豆饮汤。

【预防调护】

（1）提倡婚前、孕前检查，若有糖尿病、重度贫血等应及时治疗。

（2）卧床休息，取左侧卧位。羊水过多、压迫症状明显者，可取半卧位。

（3）低盐饮食，多食蔬菜、水果，保持大便通畅，防止用力大便导致胎膜破裂。

（4）密切观察孕妇及胎儿情况，每周测一次体重，做好应急准备。

（5）子满往往与母体疾病有关，孕妇常有负疚感，应做好解释及心理疏导，分析原因及后果，正确面对疾病。

（6）对有胎儿畸形者，做好孕妇的思想工作，及时终止妊娠。

第九节　子　肿

妊娠中晚期，孕妇肢体、面目发生肿胀者，称为"子肿"，亦称"妊娠肿胀"。《医宗金鉴·妇科心法要诀》根据肿胀部位及程度的不同，分别有"子气""子肿""皱脚""脆脚"等名称，即："头面遍身浮肿，小水短少者，属水气为病，故名曰子肿。自膝至足肿，小水长者，属湿气为病，故名曰子气。遍身俱肿，腹胀而喘，在六七个月时者，名曰子满。但两脚肿而肤厚者，属湿，名曰皱脚，皮薄者属水，名曰脆脚。"如妊娠晚期，仅足踝部浮肿，平卧后自消，且无其他不适者，为妊娠晚期常见现象，可不必治疗，产后自消。若肿胀严重，可发展为子晕、子痫，预后较差，故应早期诊断、及时治疗。

西医常见相关疾病：妊娠期高血压疾病、妊娠期贫血等。

【病因病机】

本病主要机制分虚、实两个方面，虚者为脾肾阳虚，水湿内停，实者气滞湿郁，泛溢肌肤，以致肿胀。常由脾虚、肾虚或气滞而致。

1. 脾虚　脾气素虚，或劳倦思虑，或过食生冷，脾阳受损，运化失职，水湿停滞，泛溢肌肤，发为子肿。

2. 肾虚　素体肾虚，命火不足，孕后阴血下聚养胎，有碍肾阳敷布，肾阳布散无力，不能化气行水，膀胱气化失司，且肾为胃之关，肾阳不布，则关门不利，聚水而从其类，水湿泛溢而为子肿。

3. 气滞　素多抑郁，肝失疏泄，气机不畅，孕后胎体渐长，阻滞气机，升降失司，气滞湿郁，泛溢肌肤，遂致子肿。

【诊断与鉴别诊断】

（一）诊断要点

1. 病史　了解有无慢性肾炎、高血压、糖尿病、贫血、营养不良史，是否高龄或低龄初孕、双胎妊娠或羊水过多等。

2. 症状　妊娠20周后出现水肿，多由踝部开始，渐延至小腿、大腿、外阴部、腹壁，甚至全身水肿或有腹水。

3. 检查

（1）产科检查　根据水肿部位，确定水肿的严重程度。

（2）注意体重、血压、血常规、尿常规、肝肾功能等检测，及时发现子肿的原因。

（3）B超检查　了解有无多胎、羊水过多或过少、葡萄胎及胎儿发育情况。

（4）其他检查　眼底检查小动脉痉挛情况等。

（二）鉴别诊断

妊娠合并慢性肾炎、妊娠合并心脏病　三者都可出现水肿的表现，但是妊娠合并慢性肾炎者在孕前有肾炎史，孕20周前发病，水肿始于眼睑，除尿蛋白阳性外，还可见各种管型或红、白细胞，妊娠合并心脏病者孕前有心脏病病史，而子肿者孕前没有相应病史。

【临床辨病思路】

本病多发生在妊娠中晚期，以肢体、面目肿胀为特点，继续发展可成为子晕及子痫重症，危及生命。故而临证首先应详细询问病史、症状，做相应的辅助检查，评估病情，动态观察，及时调整治疗方案，避免发生子痫前期及子痫，甚至危及生命等情况。

【辨证论治】

本病的辨证首先要注意肿胀的特点和程度，结合兼症及舌脉等进行辨证。治疗大法以利水化湿为主，按照"治病与安胎并举"的原则，随证加入养血安胎之药，慎用过于温燥、滑利之品，以免伤胎。

1. 脾虚证

证候：妊娠数月，面目、肢体浮肿，或遍及全身，皮薄光亮，按之凹陷难起，神疲气短，脘腹胀满，食欲不振，小便短少，大便溏薄，舌淡胖嫩，边有齿痕，苔白润或腻，脉缓滑无力。

分析：脾主肌肉，脾虚不运，水湿停聚，泛溢肌肤，故面浮肢肿，甚则遍身俱肿；水聚皮下则皮薄光亮，按之凹陷；脾虚中阳不振，故神疲气短，食欲不振；脾虚不运，水湿内停，故脘腹胀满，大便溏薄；脾气不足，不能制水，水道不利，则小便短少；舌淡胖嫩，边有齿痕，苔白润或腻，脉缓滑无力，均为脾虚湿盛之征。

治法：健脾利水，除湿消肿。

方药：白术散（《全生指迷方》）加砂仁、怀山药。

白术　茯苓　大腹皮　生姜皮　橘皮

方义：方中白术、茯苓健脾除湿行水；生姜皮温中理气化饮；大腹皮下气宽中行水；橘皮调气和中；加怀山药，助白术健脾之力；用砂仁温中化湿安胎。全方有健脾除湿、利水消肿之效。

2. 肾虚证

证候：妊娠数月，面浮肢肿，下肢尤甚，按之没指，头晕耳鸣，腰酸乏力，下肢逆冷，小便不利，舌淡，苔白润，脉沉迟而滑。

分析：肾阳不足，上不能温煦脾阳，脾虚运化失司，下不能温煦膀胱，膀胱气化不行，水湿内聚，泛溢肌肤，故面浮肢肿，小便不利；命火虚衰，下元失煦，故下肢逆冷肿甚；肾虚髓海不足，外府失荣，故头晕耳鸣，腰酸乏力；舌淡苔润，脉沉迟，均为肾阳不足之征。

治法：温阳化气，行水消肿。

方药：真武汤（《伤寒论》）。

附子　生姜　茯苓　白术　白芍

方义：方中附子温肾助阳，化气行水；生姜、白术、茯苓健脾利湿行水；白芍开阴结，与附子同用能引阳入阴，以消阴霾。全方共奏温阳化气、行水消肿之效。

3. 气滞证

证候：妊娠数月，肢体肿胀，始由足肿，渐延于腿，皮色不变，压痕不显，头晕胀痛，胸闷胁胀，舌苔薄腻，脉弦滑。

分析：气机郁滞，升降失司，清阳不升，浊阴下滞，故始由足肿，渐延于腿；因气滞而湿聚水停，故皮色不变，压痕不显；清阳不升，浊阴上扰，故头晕胀痛；气滞不宣，故胸胁胀满；苔薄腻，脉弦滑，均为气滞湿郁之象。

治法：理气行滞，化湿消肿。

方药：天仙藤散（《妇人大全良方》）。

天仙藤　香附　陈皮　甘草　乌药　生姜　木瓜　紫苏叶

方义：方中天仙藤、香附理气行滞；陈皮、生姜温中和胃理气；紫苏叶宣上焦之滞气；乌药开下焦之郁滞；木瓜行气除湿；甘草调和诸药。全方共奏理气行滞、化湿消肿之功。

【其他疗法】

1. 经验方　车前草30g，金钱草15g，玉米须15g。水煎取汁，分早、晚服。

2. 食疗方　鲤鱼冬瓜大枣汤：鲤鱼1条，带皮冬瓜500g，大枣15枚，调料适量，葱白、大蒜少许。适用于脾虚型子肿。

【预防调护】

（1）做好孕前检查，对高血压、糖尿病、慢性肾炎等疾病进行有效治疗。

（2）适当休息。严重水肿者应卧床休息，左侧卧位。

（3）多吃蔬菜，饮食营养丰富，注意蛋白质的摄入。

（4）孕期定期查体，尤其监测腹围、体重、血压等。

第十节　子　晕

妊娠中晚期，以头晕目眩为主症者，甚者昏眩欲厥，称为"子晕"，亦称"子眩""妊娠眩晕"。

西医常见相关疾病：妊娠期高血压疾病、妊娠期贫血、妊娠期低血压、低血糖等。妊娠眩晕较为常见，属产科重症之一，及时、正确地治疗，预后大多良好，否则病情加重，可发展为子痫。

【病因病机】

本病的主要机制是阴虚阳亢，上扰清窍，或肝阳夹痰，上扰清窍，或气血虚弱，清窍失养引起眩晕。常见阴虚肝旺、脾虚肝旺、气血虚弱等。

1. 阴虚肝旺

素体阴虚，肝阳偏亢，孕后血聚冲任养胎，阴血愈感不足，阴不潜阳，肝阳愈亢，上扰清窍，而致子晕。

2. **脾虚肝旺** 素体脾虚，或劳倦思虑，过食生冷伤脾，运化失职，水湿内停，湿聚成痰，又孕后阴血养胎，肝失濡养，体阴不足而阳偏亢，肝阳夹痰浊上扰清窍，发为眩晕。

3. **气血虚弱** 素体气血两虚，孕后赖气血养胎，故气血愈虚，气虚清气不升，血虚髓海失养，故发为眩晕。

【诊断】

1. **病史** 妊娠眩晕主要发生在妊娠中、晚期，或有高血压病史者。初产妇、营养不良、严重贫血、慢性肾炎、糖尿病、双胎、羊水过多及葡萄胎等多见。

2. **症状** 头晕目眩，视物昏花，常伴有浮肿、小便短少等。

3. **检查**

（1）体格检查　中晚期妊娠腹形，可伴不同程度水肿，或血压升高，超过140/90mmHg。

（2）实验室检查　尿常规、血常规、血浆及全血黏度、尿酸、尿素氮、二氧化碳结合力等可见异常。

（3）其他检查　眼底检查、心电图检查、B超检查等。

【临床辨病思路】

妊娠中晚期，以头晕目眩为主症者，应询问其孕前是否有高血压、贫血、糖尿病、多胎妊娠、慢性肾炎等病史，并注意观察其是否贫血、水肿，进一步测量血压，查血、尿常规，必要时做血糖、B超、肾功能等检查以查找头晕目眩的根源，区分眩晕属于妊娠期高血压疾病，或妊娠合并原发性高血压病，或妊娠合并慢性肾炎，或妊娠贫血以及服药不当引起的低血压、低血糖等所致。注意评估病情轻重，密切关注病情变化，根据病情需要必要时中西医结合诊治。

【辨证论治】

应根据眩晕的特点和程度、兼症和舌脉等进行辨证。治疗大法以平肝潜阳为主，佐以滋阴潜阳，或健脾化痰、益气养血等法。忌用辛散温燥之品，以免重伤其阴，而反助风火之邪。

1. **阴虚肝旺证**

证候：妊娠中晚期，头晕目眩，视物模糊，心中烦闷，颜面潮红，咽干口燥，手足心热，舌红，苔少，脉弦细滑数。

分析：素体阴虚，孕后精血益虚，水不涵木，肝阳上扰，故头晕目眩，视物模糊；阴虚内热，虚火上炎，则颜面潮红，咽干口燥，手足心热；热扰神明，则心中烦闷；舌红苔少，脉弦细数，均为阴虚肝旺之征。

治法：滋阴补肾，平肝潜阳。

方药：杞菊地黄丸（《医级》）加龟甲、牡蛎、石决明、钩藤。

熟地黄　山茱萸　山药　泽泻　牡丹皮　茯苓　枸杞子　菊花

方义：方中以六味地黄丸滋肾养肝；枸杞子、菊花养血平肝；龟甲、牡蛎、石决明、钩藤滋阴平肝潜阳。

2. **脾虚肝旺证**

证候：妊娠中晚期，头晕目眩，头胀且重，甚则视物昏花，不能站立，面浮肢肿，胸闷心烦，呕逆泛恶，时吐痰涎，两胁胀满，倦怠嗜卧，纳差，苔白腻，脉弦滑。

分析：脾虚运化失职，水湿内停，湿聚成痰，复因孕后血聚养胎，阴血不足，肝失濡养，体阴不足而阳偏亢，肝阳夹痰浊上扰清窍，故头晕目眩，头胀且重，甚则视物昏花，不能站立；痰浊中阻，胃失和降，则纳差、呕逆泛恶、时吐痰涎；脾失健运，水湿泛溢肌肤，故见面浮肢肿；肝阳上扰，则胸闷心烦；痰阻气滞，肝失条达，则两胁胀满；痰浊困脾，阳气不振，则倦怠嗜卧；苔白腻，脉弦滑，均为脾虚痰阻肝旺之象。

治法：健脾化湿，平肝潜阳。

方药：半夏白术天麻汤（《医学心语》）加钩藤、石决明。

半夏　白术　天麻　茯苓　橘红　甘草　生姜　大枣

方义：方中半夏燥湿化痰，降逆止呕；天麻平肝息风；白术、茯苓健脾祛湿；橘红理气化痰；生姜、大枣调和脾胃；甘草和中调药；加钩藤加强平肝息风之效，石决明平肝潜阳。全方共奏燥湿化痰、平肝潜阳之功，又佐以健脾，标本同治，阳潜痰消，眩晕自愈。若头痛者加僵蚕祛风止痛。

3. 气血虚弱证

证候：妊娠中晚期，头晕眼花，心悸健忘，少寐，神疲乏力，气短懒言，面色苍白或萎黄，舌淡，脉细弱。

分析：血气不足，清气不升，髓海失养，故孕后头昏眼花；血虚心神失养，则心悸健忘，少寐；气虚中阳不振，则神疲乏力，气短懒言；气血不足，不能充养荣润于面，故面色苍白或萎黄；舌淡，脉细弱，为气血不足之征。

治法：养血益气。

方药：八珍汤（《正体类要》）。

当归　川芎　白芍　熟地黄　人参　白术　茯苓　炙甘草

方义：四物汤养血活血，四君子汤健脾益气。全方气血双补，使清窍得养，眩晕得愈。

【其他疗法】

1. **中成药**　牛黄降压丸：具有清热化痰、降压之功。每日2次，每次1丸。
2. **西药**　右旋糖酐铁口服液：每日3次，每次50mg。适用于妊娠伴贫血者。

【预防调护】

（1）调节情志，保持心情舒畅，避免精神刺激。

（2）饮食营养丰富，常食高蛋白、高维生素及富含钙、铁的食物，忌辛辣。水肿重者，低盐饮食。饮食不宜过甜、过油腻。

（3）保持环境安静，注意休息，保证充足睡眠，有水肿者，左侧卧位。

（4）监测体重、血压、胎盘功能及尿蛋白等，预防子痫发生。

第十一节　子　痫

妊娠晚期，或临产时，或新产后，眩晕头痛，突然倒仆，昏不知人，两目上视，口吐白沫，牙关紧闭，四肢抽搐，腰背反张，全身强直，少顷可醒，醒后复发，甚或昏迷不醒者，称为"子痫"，亦称"妊娠痫证""子冒"。

西医常见相关疾病：妊娠期高血压疾病之子痫。

【病因病机】

本病主要机制是肝阳上亢，肝风内动，或痰火上扰，蒙蔽清窍。常由肝风内动和痰火上扰所致。

1. **肝风内动**　素体阴虚，孕后阴血养胎，肝血愈虚，肝失濡养，肝阳上亢，而见头痛眩晕；肝血不足，肝风内动，血不荣筋，则牙关紧闭，四肢抽搐，腰背反张；肾精不足，水火不济，心火偏亢，精不养神，而致昏仆；心肝火旺，风火相煽，筋脉失养，以致抽搐，神志昏冒，遂发子痫。

2. **痰火上扰**　素体阴虚，孕后阴血下聚养胎，阴虚尤甚，阴虚热盛，灼其津液，炼液成痰，痰热互结，或肝阳偏亢，气郁痰滞，蕴而化火，痰火交炽，或孕妇脾虚湿盛，聚液成痰，郁久化热，以致痰火上蒙清窍，神志昏冒，发为子痫。

【诊断与鉴别诊断】

（一）诊断要点

1. **病史**　妊娠晚期发病，部分由妊娠眩晕发展而来，有高血压、水肿、蛋白尿史。

2. **症状**

（1）**先兆症状**　发作前先有头痛、头晕，并持续加重，常伴眼花、胸闷、呕吐。

（2）**子痫前期**　妊娠20周后血压升高到140/90mmHg，或较基础血压升高30/15mmHg，伴蛋白尿、水肿即可诊断为子痫前期。

（3）**典型表现**　在妊娠晚期，或临产前，或新产后1~2天，突然发生抽搐或伴昏迷。典型表现为眼球固定，瞳孔放大，瞬即头扭向一侧，继而口角及面部肌肉颤动，数秒钟后牙关紧闭，双手紧握，双臂屈曲，全身及四肢肌肉强直继而强烈抽动。抽搐时呼吸暂停，面色青紫，神志丧失。约1分钟抽搐强度减弱，肌肉松弛，随即深长吸气，发出鼾声，恢复呼吸而后逐渐苏醒。抽搐频繁、持续时间较长者，往往陷入深昏迷。

3. **检查**　应注意有无并发症及凝血机制障碍。

（1）**常规检查**　①血常规。②尿常规。③肝功能、血脂。④肾功能、尿酸。⑤凝血功能。⑥心电图。⑦胎心监测。⑧B型超声检查胎儿、胎盘、羊水。

（2）**子痫前期及子痫视病情发展、诊治需要应酌情增加以下有关检查项目**　①眼底检查。②凝血功能系列（血浆凝血酶原时间、凝血酶时间、部分活化凝血活酶时间、血浆纤维蛋白原等）。③B型超声等影像学检查肝、胰、脾、肾等脏器。④电解质。⑤动脉血气分析。⑥心脏彩超及心功能测定。⑦脐动脉血流指数、子宫动脉等血流变化、头颅CT或MRI检查。

（二）鉴别诊断

妊娠合并癫痫发作　二者均有抽搐表现。但癫痫患者孕前有类似发作史，一般无高血压、蛋白尿、水肿等症状和体征，发作时无先兆症状，突然出现倒仆、意识丧失，抽搐开始即出现全身肌肉持续性收缩，发作间歇期脑电图检查异常。而子痫患者有高血压、蛋白尿、水肿，抽搐前一般有先兆，抽搐时初为面部等局部肌肉，之后波及全身，伴面部青紫，呼吸暂停1~2分钟，发作间歇期脑电图检查正常。

【临床辨病思路】

孕期有妊娠期高血压疾病者，应酌情增加产前检查次数，严密观察病情变化，如有头痛、头晕，并持续加重，或伴眼花、胸闷、呕吐，应高度警惕有可能发生子痫，临床上也有无明显征兆即发生子痫者。对于妊娠期高血压疾病宜配合上述相关检查，了解病情轻重，必要时住院采用中西医结合诊治，以预防和治疗子痫。子痫发生时还应注意与妊娠合并癫痫相鉴别。

【辨证论治】

本病辨证要充分注意昏迷与抽搐发作的程度和频率，结合兼症和舌脉进行辨证分型。一般昏迷深，持续时间长，发作频繁的病情较重。其病机特点是风、火、痰上扰，蒙蔽清窍，治疗以平肝息风、豁痰开窍、安神定痉为主。

1. 肝风内动证

证候：妊娠晚期、临产时，或新产后，眩晕头痛，颜面潮红，烦躁不安，突然昏不知人，牙关紧闭，四肢抽搐，时作时止，舌红，苔少，脉弦细而数。

分析：肾阴不足，水不涵木，肝阳上亢，故见颜面潮红，眩晕头痛，烦躁不安；肝风内动，筋脉拘急，以致牙关紧闭，四肢抽搐；风火相扇，扰犯神明，故昏不知人；舌红苔少，脉弦细数，为阴虚阳亢、肝风内动之征。

治法：养阴清热，平肝息风。

方药：羚角钩藤汤（《重订通俗伤寒论》）。

羚羊角　钩藤　桑叶　菊花　川贝母　生地黄　茯神　白芍　鲜竹茹　生甘草

方义：方中羚羊角、钩藤平肝清热，息风止痉；桑叶、菊花清肝热；竹茹、川贝母清热化痰；生地黄、白芍养阴清热；茯神宁心安神；生甘草和中缓急。全方共奏养阴清热、平肝息风止痉之效。

2. 痰火上扰证

证候：妊娠晚期，或临产时，或新产后，面浮肢肿，头晕胸闷，突然倒仆，昏不知人，四肢抽搐，牙关紧闭，息粗痰鸣，时作时止，舌红，苔黄腻，脉弦滑而数。

分析：痰湿内蕴，则面浮肢肿，头晕胸闷；郁久化热，痰火上蒙清窍，故见突然倒仆，昏不知人，息粗痰鸣；火盛风动，则牙关紧闭，四肢抽搐；舌红苔黄腻，脉弦滑而数，俱为痰火内盛之征。

治法：清热息风，豁痰开窍。

方药：牛黄清心丸（《痘疹世医心法》）加竹沥。

牛黄　郁金　黄连　黄芩　栀子　朱砂

方义：方中牛黄、竹沥清心化痰开窍；黄芩、黄连、栀子清心肝之热；朱砂安神镇惊；佐郁金开心胸之郁。全方具有清心涤痰、息风开窍之功。

【其他疗法】

1. 针灸治疗

（1）昏迷　针刺人中、风池、百会、涌泉。

（2）抽搐　针刺承山、太冲、合谷、曲池。

（3）牙关紧闭　针刺合谷、下关、颊车。

（4）反复发作　灸中脘。

2. 经验方

（1）羚羊角粉3g，用竹沥汁送服，适用于痰火上扰型子痫。

（2）三豆饮加味　黑豆30g，绿豆30g，赤小豆30g，钩藤15g，金银花30g，甘草15g。水煎代茶饮，适用于阴虚肝旺之先兆子痫。

【预防调护】

（1）重视产前检查及保健指导。

（2）加强营养，增强体质，注意休息，保持精神愉快。

（3）及时治疗高血压、糖尿病等。

（4）严密监测患者生命体征，随时监测孕妇心、肺、肾功能变化及宫内胎儿情况，注意妊娠子痫发作的先兆症状。

（5）保持环境安静、空气流通，避免声、光等刺激。

（6）控制抽搐，防止受伤。抽搐发作时，立即将牙垫置于上下臼齿之间，防止唇舌咬伤。床边加护栏，防止坠地摔伤。保持呼吸道通畅，防止吸入性肺炎、窒息等。防止胎盘早剥、胎儿宫内窘迫等。

第十二节　子　淋

妊娠期间出现尿频、尿急、淋漓涩痛等症状者，称为"子淋"，亦称"妊娠小便淋痛""妊娠小便难"。是妊娠期常见的并发症，如未予及时、彻底治疗，易致邪气久羁，缠绵难愈，将危及母胎的生命健康。

西医常见相关疾病：妊娠期尿道炎、膀胱炎、肾盂肾炎等。

【病因病机】

病因总因于热，机制是热灼膀胱，气化失司，水道不利。其热有虚、实之分，虚者阴虚内热，实者心火亢盛，湿热下注，分述如下。

1. 心火偏亢　素体阳盛，孕后阴血下聚养胎，阴不济阳，心火偏亢；或孕后过食辛辣助火之品，或感受热邪，或忧思不解，热蕴于内，引动心火，心火偏亢，移热于小肠，传入膀胱，热灼津液，水道不畅，故小便淋漓涩痛。

2. 下焦湿热　摄生不慎，外阴不洁，感受湿热之邪；或恣食膏粱厚味，酿生湿热，或脾虚湿盛，郁久化热，湿热蕴于下焦；或肝经湿热下注，内侵膀胱，灼伤膀胱津液，气化不利发为本病。

3. 阴虚津亏　素体阴虚，孕后阴血聚下养胎，阴液益亏，虚火内生，下移膀胱，灼伤津液，气化不行，水道不利，则小便淋漓涩痛。

【诊断与鉴别诊断】

（一）诊断要点

1. 病史　了解孕前有无尿频、尿急、尿痛病史，或孕期不洁性生活史。
2. 症状　孕期出现小便频急、淋漓涩痛，甚或点滴而下，或伴有小腹拘急、腰部酸痛。
3. 检查　晨尿细菌计数，若同菌种数$>10^5$/ml有意义；尿液镜检每高倍视野见到1个以上细菌有意义。尿液常规检查可见红细胞、白细胞或少量蛋白；尿细菌培养有助于明确致病菌，指导治疗。

（二）鉴别诊断

转胞　即妊娠小便不通。二者均会出现小便不利的表现，但转胞以排尿困难、小便不利为主，或尿频量少，淋漓而下，无灼热疼痛，且尿常规正常，而子淋伴有尿痛或排尿灼热感，且尿常规异常。

【临床辨病思路】

孕期出现小便频急、淋漓涩痛等症状时，应考虑本病，可通过尿常规检查及尿液细菌培养计数确诊，同时应注意与脾肾气虚引起的胎压膀胱，妊娠小便不通，即转胞进行鉴别。

【辨证论治】

本病多因于热，临证应根据"热"的不同表现，结合舌脉综合辨证。治疗应以清润为主，若通利不可太过，若清热不可过于苦寒，中病即止，以免损伤冲任，必要时佐以固肾安胎之品，顾护胎元。

1. 心火偏亢证

证候：妊娠期间小便频急，淋漓涩痛，尿少色黄，面赤心烦，口渴，甚者口舌生疮，舌红欠润，少苔或无苔，脉细滑数。

分析：心火偏旺，移热于小肠，传入膀胱，气化不利，故小便频数，淋漓涩痛；热结膀胱，灼伤津液，故尿少色黄；心火上炎则面赤，热扰心神则心烦；热伤津液则口渴；舌为心之苗窍，心火偏亢则口舌生疮；舌红少苔，脉细滑数，均为心火偏亢之征。

治法：清心泻火，润燥通淋。

方药：导赤散（《小儿药证直诀》）加玄参、麦冬。

生地黄　木通　生甘草梢　淡竹叶

方义：生地黄凉血滋阴清热；麦冬、玄参养阴润燥，生津降心火；木通上清心经之热，下则通利小便，利水通淋；淡竹叶清心除烦；甘草梢直达病所，清热解毒，调和诸药。全方合用清心养阴，利水通淋，使热退而小便自通。方中木通苦寒通利，重用可损害肾功能，应慎用。

2. 下焦湿热证

证候：妊娠期间，突感小便频数而急，尿黄赤，艰涩不利，灼热刺痛，面色垢黄，口苦咽干，胸闷食少，舌质红，苔黄腻，脉滑数。

分析：湿与热搏，蕴结膀胱，气化不行，水道不利，故小便频数而急，尿黄赤，艰涩不利，灼热刺痛；湿热熏蒸于上，故面色垢黄，口苦咽干；湿困脾胃，则胸闷食少；舌质红，苔黄腻，脉滑数，均为湿热内盛之象。

治法：清热利湿，润燥通淋。

方药：加味五淋散（《医宗金鉴》）去滑石、木通，加通草。

黑栀子　赤茯苓　当归　黄芩　白芍　甘草梢　生地黄　泽泻　车前子　木通　滑石

方义：方中黑栀子、黄芩、滑石、木通清热泻火通淋；赤茯苓、泽泻、车前子利湿通淋；白芍、甘草梢养阴清热又可缓急止痛；当归、生地黄养血安胎。全方共奏清热利湿、润燥通淋之效。

3. 阴虚津亏证

证候：妊娠期间小便频数，淋漓涩痛，量少色黄，午后潮热，手足心热，颧赤唇红，大便干结，舌质红，苔少或无苔，脉细滑数。

分析：素体阴虚，孕后阴血聚下养胎，阴液益亏，阴虚火旺，下移膀胱，灼伤津液，故小便频数，淋漓涩痛，量少色黄；阴虚内热，则午后潮热，手足心热，颧赤唇红；阴虚津液不足，则大便干结；舌红苔少，脉细滑数，均为阴虚内热之象。

治法：滋阴清热，润燥通淋。

方药：知柏地黄丸（《医宗金鉴》）加车前子。

熟地黄 山茱萸 山药 泽泻 茯苓 牡丹皮 知母 黄柏

方义：方中熟地黄、山茱萸、山药补肝肾之阴；知母、黄柏、牡丹皮清泻虚火；茯苓、泽泻利湿引热下行；加车前子利水通淋。诸药合用，共奏滋阴清热、润燥通淋之功。

【其他疗法】

1. 食疗方

（1）大青叶50g，海金沙25g，金钱草50g，水煎代茶饮。适用于下焦湿热型。

（2）竹叶粥 鲜竹叶30g，生石膏30g，糯米100g，砂糖适量。适用于心火偏亢型。

（3）熟地黄粥 熟地黄20g，小蓟15g，糯米100g，冰糖适量。适用于阴虚津亏型。

2. 中成药 复方苦参洗液，温开水稀释至30%~50%浓度，清洗外阴，每日1次，连用7天。适用于下焦湿热型。

【预防调护】

（1）孕前若已有感染者彻底治愈再孕。

（2）孕期注意卫生，定期清洗外阴，勤换内裤，勿穿紧身内衣裤，保持大便通畅。

（3）节制性生活，预防湿热秽浊之邪侵犯膀胱。

（4）注意阴道的无菌操作，防止医源性感染。

（5）尽量多饮开水，饮食清淡，不吃煎炒及辛辣之品。

（6）劳逸结合，注意休息，尤其是发热者，应卧床休息，取左侧卧位或左右轮换。

目标检测

答案解析

一、单项选择题

（一）A1型选择题

1. 恶阻的主要机制是（ ）

　　A. 脾胃虚弱，肝气偏旺　　　　B. 冲气上逆，胃失和降　　　　C. 肝失调达，气机郁滞

　　D. 痰湿内停，阻滞胃脘　　　　E. 平抑冲气，降逆止呕

2. 虚寒型妊娠腹痛的首选方是（ ）

　　A. 艾附暖宫丸　　　　　　　　B. 当归芍药散　　　　　　　　C. 泰山磐石散

　　D.《金匮要略》温经汤　　　　E. 胶艾汤

3. 妊娠期，阴道少量出血，时下时止而无腰酸腹痛者，应诊断为（ ）

　　A. 堕胎　　　B. 胎漏　　　C. 胎动不安　　　D. 小产　　　E. 滑胎

4. 以下不是胎漏、胎动不安常见病因病机的是（ ）

　　A. 肾虚　　　B. 肝郁　　　C. 血热　　　D. 血瘀　　　E. 气血虚弱

5. 肾虚胎漏、胎动不安的首选方是（ ）

　　A. 胎元饮　　　B. 寿胎丸　　　C. 归肾丸　　　D. 圣愈汤　　　E. 毓麟珠

6. 堕胎、小产的治则是（ ）

　　A. 下胎益母　　　B. 调养气血　　　C. 祛瘀下胎　　　D. 治病与安胎并举　　　E. 活血化瘀

7. 宫外孕Ⅰ号方的组成是（   ）

    A. 当归、白芍、川芎、茯苓、白术、泽泻   B. 当归、白芍、川芎、茯苓、白术、地黄

    C. 赤芍、丹参、桃仁、三棱、莪术   D. 赤芍、丹参、桃仁

    E. 赤芍、丹参、桃仁、三棱、莪术、红花

8. 子淋的发病机制，主要是膀胱气化失司，水道不利。导致气化失司，水道不利的原因是（   ）

    A. 气虚与阳虚   B. 脾虚与肾虚   C. 肺虚与肾虚   D. 气滞与湿阻   E. 实热与阴虚

（二）A2型选择题

1. 某妇孕3月余，小腹胸胁胀痛，情志抑郁，嗳气吐酸，烦躁易怒，苔薄黄，脉弦滑。最佳治法为（   ）

    A. 调理气血，止痛安胎   B. 疏肝解郁，止痛安胎   C. 疏肝解郁，养血安胎

    D. 养血行气，止痛安胎   E. 理气行滞，补气安胎

2. 某患者，停经60天，阴道出血5天，量少，色淡黯，小腹隐痛，腰酸下坠，头晕耳鸣，面色晦暗，舌淡黯，苔白，脉沉细，尺脉弱。B超提示宫内妊娠8周，可见胎心搏动。最佳方药是（   ）

    A. 寿胎丸   B. 胶艾汤   C. 毓麟珠   D. 胎元饮   E. 泰山磐石散

3. 刘某，女，24岁，职员。妊娠2月余，突然阴道大量流血，夹有部分胚胎组织排出，腹痛加剧，面色苍白，呼吸短促，四肢厥冷，目合口开，脉微细欲绝。中医当急以（   ）之法救治。

    A. 祛瘀下胎   B. 益气回阳固脱   C. 活血祛瘀

    D. 补肾固冲止血   E. 益气回阳，活血化瘀

4. 患者，女，25岁，停经35天，突发性下腹剧痛3小时，肛门下坠感，面色苍白，四肢厥冷，恶心呕吐，舌淡苔薄白，脉细数无力，血压80/50mmHg，下腹部压痛（+）、反跳痛（+）、移动性浊音（+），妇科检查阴道后穹窿饱满，宫颈抬举痛（+），子宫前位，漂浮感，大小正常，附件双侧未扪及明显包块，左侧压痛明显。尿HCG阳性，后穹窿穿刺抽出不凝血。处理方案是（   ）

    A. 活血祛瘀消癥   B. 立即手术治疗   C. 活血化瘀，消癥杀胚

    D. 活血化瘀促胎排出   E. 止痛，养血安胎

（三）B1型选择题

（1~2题共用备选答案）

    A. 妊娠初期，呕吐不食，或呕吐清涎   B. 妊娠初期，恶心欲呕，晨起尤甚

    C. 妊娠初期，呕吐酸水、苦水   D. 妊娠初期，呕吐痰涎，胸脘满闷

    E. 妊娠初期，呕吐剧烈，干呕或呕吐苦黄水，甚则血水

1. 脾胃虚弱恶阻之辨证要点是（   ）

2. 肝胃不和恶阻之辨证要点是（   ）

（3~4题共用备选答案）

    A. 养血安胎止痛   B. 疏肝解郁，养血安胎   C. 暖宫止痛，养血安胎

    D. 养血活血，补肾安胎   E. 调理气血，止痛安胎

3. 血虚证妊娠腹痛的治法是（   ）

4. 虚寒证妊娠腹痛的治法是（   ）

（四）B1型选择题

（5~6题共用备选答案）

    A. 胎元饮   B. 寿胎丸   C. 当归散   D. 举元煎   E. 归肾丸

5. 肾虚胎漏、胎动不安的首选方是（   ）

6. 气血虚弱胎漏、胎动不安的首选方是（   ）

（7~8题共用备选答案）

  A．五苓散   B．全生白术散 C．鲤鱼汤   D．五皮散   E．参苓白术散

7．脾虚子肿的首选方是（   ）

8．脾虚子满的首选方是（   ）

二、简答题

 1．妊娠病总的治疗原则及具体治则是什么？

 2．简述妊娠病的用药原则。

 3．异位妊娠是否等于宫外孕，为什么？

 4．试述滑胎的病因病机。

书网融合……

 知识回顾   微课1   微课2   微课3   微课4   微课5   习题

第十一章 产后病

PPT

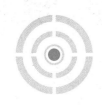

学习目标

知识要求：

1. 掌握产后病的定义；产后常见病范围、病因病机、诊断、总的治疗原则和用药宜忌；产后血晕、产后发热、产后腹痛、产后恶露不绝、缺乳的定义、诊断要点与鉴别诊断要点，常见证型的主要证候、治法和代表方药。

2. 熟悉产后身痛、产后大便难、产后排尿异常、产后汗证、产后抑郁、产后乳汁自出的定义、诊断要点与鉴别诊断要点，常见证型的主要证候、治法和代表方药；上述各病症的病因病机、辨证要点和治疗原则；回乳的方法。

技能要求：

1. 能运用中医基本知识和理论对产后常见病证进行辨证论治，并能结合西医学相关知识和技能对某些病证给予辅助治疗。

2. 能对产后血晕的急症期做出相应处理。

产妇在产褥期内发生的与分娩和产褥有关的疾病，称为"产后病"。

产褥期是指胎盘娩出后到产妇全身各个器官除乳腺外，主要是生殖器官恢复至孕前状态所需的一段时间，一般为6~8周。新产后是指产后7天以内，包括在产褥期内。

常见的产后病有产后血晕、产后发热、产后腹痛、产后恶露不绝、产后身痛、产后自汗盗汗、产后大便难、产后小便异常、产后乳汁异常、产后郁证等。

产后病首见于汉代《金匮要略·妇人产后病脉证治》。此后，后世医家将产后常见病和危重症概括为"三病""三冲""三急"。

《金匮要略·妇人产后病脉证治》云："新产妇人有三病，一者病痉，二者病郁冒，三者大便难。""三病"指产后病痉、郁冒、大便难。清代《张氏医通》所论的"三冲"，指败血上冲，冲心、冲肺、冲胃。

产后病总的病机包括三个方面：一是亡血伤津，阳易浮散；二是瘀血内阻，败血妄行；三是元气大损，易外感六淫或为饮食房劳所伤。不论何种病机，病因都不离产后生理改变、体质因素、产后调摄失慎三个方面。总之，产后病证种种，总以"虚""瘀"多见，即阴血骤虚，百脉空虚，元气亏损，又多瘀阻，故有产后"多虚多瘀"之说。

产后病的诊断要结合新产后的特点，尤其要注意"三审"：先审产后小腹痛与不痛，以辨恶露有无停滞，若腹痛、拒按、有块，为瘀阻，无腹痛或腹痛喜按、无块，为血虚；次审产后大便通与不通，以验津液盛衰，大便通畅，则津液尚充；再审产后乳汁的行与不行和饮食多少，以察胃气强弱，如果乳汁量少、质清，乳房柔软不胀，食谷不香，则为脾胃虚弱，反之，乳汁充足，饮食正常，为胃气健旺。同时要了解孕产前的相关病史、分娩方式、产时情况，并结合必要的体格检查、妇科检查、实验室检查综合分析及诊断。

产后病的治疗要根据产后多虚多瘀的生理特点，本着"勿拘于产后，亦勿忘于产后"的原则，结合病情进行辨证论治。《景岳全书·妇人规》云："产后气血俱去，诚多虚证。然有虚者，有不虚者，有全实者。凡此三者，但当随症随人，辨其虚实，以常法治疗，不得执有诚心，概行大补，以致助邪。"这段话即是对勿拘于产后的最好解释。勿忘于产后即产后多虚多以大补气血为主，但其用药须防滞邪、助邪之弊；产后多瘀当以活血化瘀之法，然又须佐以养血，使祛邪而不伤正，化瘀而不伤血。同时，应掌握产后用药"三禁"，即禁大汗，以防亡阳；禁峻下，以防亡阴；禁通利小便，以防亡津液。注意调理饮食起居，畅情志，禁房事，护理好外阴及乳房，及时修复治疗产伤，预防邪毒内侵。此外，对产后急危重症如产后血晕、产后血崩、产后痉证、产后发热等，及时明确诊断，必要时中西医结合治疗。

第一节 产后血晕

产妇分娩后，突然头晕眼花，不能坐起，或心胸满闷，恶心呕吐，痰涌气急，心烦不安，神昏口噤，甚则浑不知人，称"产后血晕"，又称"产后血运"。

产后血晕多发生在产后数小时内，由产后大出血，致心神失养，或出血量少，血瘀气道，属妇产科危急重症之一。若救治不及时，往往危及产妇生命。临床分为闭证和脱证。

本病始见于隋代《诸病源候论·产后血运闷候》："运闷之状，心烦气欲绝是也。亦有去血过多，亦有下血极少，皆令运。"唐代《经效产宝·产后血晕闷绝方论》首载"血晕"一词。此后各代医家对本病的病机证治多有论述。宋代《产育宝庆集》认为该病是由于"产后气血暴虚，未得安静，血随气上，迷乱心神，故眼前生花，极甚者，令人闷绝不知人，口噤神昏气冷"，提出以醋熏促其苏醒的外治法，并有多条急救方。明代《景岳全书·妇人规》指出本病有虚、实两端："但察其面白、眼闭、口开、手冷、六脉细微之甚，是即气脱证也"，"如果形气脉气俱有余，胸腹胀痛上冲，此血逆证也"。主张虚者以人参急煎浓汤，实者宜失笑散治之。对猝然昏晕、药不及者，速以醋涂口鼻，或用烟熏之急治。清代《傅青主女科·产后血晕不语》提出："急用银针刺其眉心，得血出则语矣，然后以人参一两煎汤灌之，无不生者。"

西医常见相关疾病：产后出血、羊水栓塞等所导致的晕厥或休克。

【病因病机】

本病的主要病因病机有虚、实两端。虚者因阴血暴亡，血虚气脱，心神失养；实者因瘀血停滞，瘀阻气闭，扰乱心神。

1. 血虚气脱　产妇素体虚弱，气血不足，加之产时失血过多，致气随血脱，阴脱阳浮，心神失养而见血晕之脱证。

2. 瘀阻气闭　产妇素体阳气不足，或素有癥瘕，或临产感受寒邪，或产时精神过度紧张，或因手术创伤，血阻气闭，蒙蔽心窍而见血晕之闭证。

【诊断与鉴别诊断】

（一）诊断要点

1. **病史**　素体气血虚弱或阳气不足，或曾患慢性消耗性疾病，或有妊娠合并心脏病、妊娠高血压等病史，或产时精神过度紧张，有难产、急产、滞产或剖宫产等病史。

2. **症状**　分娩后24小时内，子宫出血量超过500ml，或在产褥期出现大出血，或在新产后恶露量排出很少的情况下，产妇突然出现头晕眼花，恶心呕吐，不能起坐，气急胸闷，烦躁不安，严重者昏不知人。

3. **检查**

（1）常规检查　体温、血压、呼吸、脉搏、心电图、心肺功能检测、意识状态等。

（2）产科检查　检查胎盘、胎膜是否完整，子宫收缩情况，软产道有无损伤，查明阴道出血的来源，观察恶露的量、色、质。

（3）实验室检查　血常规、凝血酶原时间、纤维蛋白原定量、纤维蛋白降解产物、D-二聚体等。

（二）鉴别诊断

本病与产后郁冒、产后痉病、产后子痫均发生于新产之际，均以晕厥或意识障碍为特征，均属产后危急重症，当以详鉴。

（1）**产后郁冒**　发生于新产后及产褥期，因产后亡血多汗，复感寒邪所致，表现为头晕眼花，郁闷不舒，呕不能食，大便反坚，但头汗出，神清，恶露正常。

（2）**产后子痫**　产前有面目肢体浮肿、眩晕、高血压、蛋白尿等病史，常于妊娠晚期、临产时或新产后突发眩晕昏仆，昏不知人，四肢抽搐，角弓反张，两目上视，牙关紧闭，须臾醒而复发，甚至昏迷不醒。

（3）**产后痉证**　多由产时创伤，感染邪毒，或产后亡血伤津，筋脉失养所致，症见四肢抽搐，项背强直，甚则口噤、角弓反张。两者均可出现神志不清，但产后血晕无四肢抽搐与角弓反张。

【临床辨病思路】

产后血晕属危急重症。一般多有分娩出血过多，辨病时应仔细询问妊娠期的其他症状和体征，选择性做上述相关检查，了解有无西医相关疾病，中西医结合辨病，必要时中西医结合治疗。

◉ 知识拓展

产后出血是指胎儿娩出后24小时内失血量超过500ml，是分娩期严重并发症，占分娩总数的2%~3%。子宫收缩乏力是引起产后出血的最主要原因，此外还有胎盘因素、软产道损伤及凝血功能障碍等。上述原因可共存，也可互相影响。临床主要表现为阴道多量出血，失血过多，血压下降引起休克，重度贫血，易并发感染，出现相应症状和体征。胎儿娩出后随即发生阴道流血，色鲜红，应考虑软产道损伤；胎儿娩出数分钟后出现阴道流血，色黯红，应考虑与胎盘因素有关；总产程延长，且胎盘娩出后阴道流血，多为子宫收缩乏力或胎盘、胎膜残留；阴道流血不易止血，且常伴全身其他部位的出血，多为凝血功能障碍。

【辨证论治】

产后血晕无论虚实都属于危重症，应高度重视，查明原因，积极中西医结合抢救，以免延误病情，危及生命。

1. 血虚气脱证

证候：产时或产后失血过多，突然头晕目眩，面色苍白，冷汗淋漓，心悸胸闷，重者昏不知人，眼闭口开，手撒肢冷；舌质淡，少苔，脉微欲绝或浮大而虚。

分析：产时或产后失血过多，清阳不升，故头晕目眩；气血大亏，心神失养，故心悸胸闷，甚则昏不知人；血虚不能荣于上，故面色苍白，眼闭口开；气随血脱，阳气不能达于四末，故手撒肢冷；营阴暴脱，阴不内守，虚阳外越，故冷汗淋漓；舌质淡，少苔，脉微细欲绝或浮大而虚，乃血虚气脱之征。

治法：益气固脱。

方药：独参汤（《十药神书》）。

人参

方义：方中独用一味人参，大补元气，回阳固脱，兼有养血之功，对于产后失血过多，阳气虚浮欲脱所致的产后昏厥有急救之功。

若阳脱欲绝，肢冷汗出者，加制附片以回阳救逆；阴道出血不止者，加姜炭、茜草炭、乌贼骨以固冲止血；若阴损及阳，见自汗多，口渴频饮者，加麦冬、五味子、煅龙骨、煅牡蛎以养阴固脱。

2. 瘀阻气闭证

证候：新产后恶露不下或下之甚少，小腹疼痛拒按，胸闷喘促，恶心呕吐，神昏口噤，不省人事，两手握拳，牙关紧闭，面色青紫；唇舌紫黯，少苔，脉细涩。

分析：产时精神过度紧张，或产时感寒，或手术创伤，气机郁滞，血行不畅，瘀血浊液阻滞胞宫，以致恶露不下或量少；瘀血内阻，不通则痛，故少腹疼痛拒按；败血内停，上攻于心肺，故心下急满，气粗喘促；神乱窍闭则神昏口噤，不省人事；瘀血阻滞于经络，经络拘急则两手握拳，面色青紫，唇舌紫黯，脉细涩，为瘀阻气闭之征。

治法：行血逐瘀。

方药：夺命散（《妇人大全良方》）加当归、川芎。

没药　血竭

方义：方中没药散瘀定痛，血竭活血定痛，化瘀止血，既能治疗产后血瘀不化，胞衣壅塞腹中，不能顺流而下，又治产后瘀血阻滞之腹痛。

若大便秘结兼瘀热，见腹满胀痛、神昏谵语者，加大黄、枳实、芒硝以行气泻热逐瘀；若痰浊壅盛，见胸满呕恶明显者，加姜半夏、制南星以化痰降逆。

【其他疗法】

1. 外治法　熏鼻促醒：①铁器烧红淬醋中，熏其鼻。②韭菜切细入瓶中，注入热醋，熏其鼻。③氨溶液近鼻，促其苏醒。

2. 针灸治疗　针刺印堂、水沟、涌泉穴，强刺激；虚者灸百会穴，以开窍宁神，回阳救逆。

3. 急症处理　主要是针对出血原因，迅速止血；补充血容量，纠正失血性休克；防治感染。子宫收缩乏力者，可以按摩子宫，应用宫缩剂，宫腔纱条填塞，必要时结扎盆腔血管或切除子宫；胎盘粘连者，可行徒手剥离胎盘后取出；胎盘和胎膜残留者，可行钳刮或刮宫术；软产道损伤者，彻底止血，按解剖层次逐步缝合裂伤；凝血功能障碍者，尽快输新鲜全血，补充血小板、纤维蛋白原或凝血酶原复合物、凝血因子；并发弥散性血管内凝血（DIC）者可按 DIC 处理；出血性休克应按低血容量休克处理。

【预防调护】

（1）做好孕期保健，加强产前检查，及时发现和治疗可能引起产后出血的相关疾病。

（2）正确处理产程，预防产程延长，防止软产道损伤。

（3）重视产后观察，产后严密观察产妇生命体征、子宫收缩情况及阴道出血量。

第二节　产后发热

产褥期内，出现发热持续不退，或突然高热寒战，并伴有其他症状者，称为产后发热。

产后 1~2 天内，由于阴血骤虚，营卫失调，轻微发热而不兼其他症状，属生理性发热，多能自行缓解；或产后 3~4 天内，泌乳期间有低热，俗称"蒸乳"，亦不属病理范围。若突然高热，或持续高热不退，均属产后发热。

本病最早见于《素问·通评虚实论篇》："帝曰，乳子而病热，脉悬小者何如？岐伯曰，手足温则生，寒则死。"《金匮要略·妇人产后病脉证治》："产后风，续之数十日不解，头微痛，恶寒，时时有热，心下闷，干呕，汗出，虽久，阳旦证续在耳，可与阳旦汤。"而首见"产后发热"之病名的是宋代《妇人大全良方》："凡产后发热，头痛身痛，不可便作感冒治之。"

西医常见相关疾病：产褥感染、产褥中暑。产褥感染是产褥期的危急重症，是产妇死亡的主要原因之一，应予高度重视。

【病因病机】

在产后多虚多瘀的基础上，或感染邪毒，入里化热，或外邪袭表，营卫不和，或阴血骤虚，阳气外散，或败血停滞，营卫不通。常见的病因有感染邪毒、外感、血虚、血瘀。

1. **感染邪毒**　分娩产创出血，元气受损，胞脉空虚，若分娩时接生不慎，消毒不严，或产后护理不当，邪毒乘虚侵入，直犯冲任、胞宫，正邪相争而致发热。

2. **外感**　新产体虚，元气不足，卫阳不固，风寒暑热之邪客于表，营卫不和而发热。

3. **血虚**　素体阴血不足，加之产时、产后失血过多，阴血骤虚，阳气浮于外而发热。

4. **血瘀**　情志不畅，加之手术损伤，或产后起居不慎，外感寒邪，或胞衣残留，气机郁滞，瘀血内停冲任、胞宫，瘀而发热。

> ◉ 知识拓展
>
> 中医主张"治病必求于本"，这是一个大原则，但是在遇到表面病证很急，不及时治疗可能危及生命，则应采取"急则治其标，缓则治其本"的原则。产后发热若是感染邪毒，属于危急重症，如误治、失治，病情转变，可危及生命，应当及时处理，防患于未然。

【诊断与鉴别诊断】

（一）诊断要点

1. 病史　多有孕晚期房事不节，或有接生时消毒不严，早破水，产程过长，失血过多，产道损伤，胎盘、胎膜残留等病史，或素体虚弱，或素有贫血、营养不良以及妊娠期高血压疾病等病史，或产时产后不慎感受风寒，素性抑郁，或有产后情志不畅史。

2. 症状　发热是最主要的症状，尤以新产后多见。可表现为持续发热，或突然寒战高热，或发热恶寒，或寒热时作，或低热缠绵等。若产后24小时后至10天内出现2次体温≥38℃，多提示有产褥感染。除发热之外，还常伴有恶露异常和小腹疼痛。

3. 检查

（1）腹部检查　或有下腹压痛，或有剖腹产刀口感染压痛。

（2）妇科检查　或见软产道伤口感染，伤口局部红肿，外阴、阴道伤口部位或子宫颈口或可见脓性分泌物；或有子宫、附件明显压痛，或有盆腔包块触及；恶露臭秽或呈脓样。

（3）实验室检查　血常规检查，白细胞总数及中性粒细胞比例升高，宫腔分泌物的培养或血培养可确定产褥感染的病原菌，并做药敏试验。

（4）辅助检查　盆腔B超检查见盆腔有液性暗区，提示有炎症或脓肿。彩色多普勒、CT、磁共振等检查，能对感染形成的包块、脓肿及静脉血栓做出定位和定性。

（二）鉴别诊断

1. 产后淋证　除发热外，主要临床表现为尿频、尿急、尿痛，或伴小腹疼痛等症，尿常规检查可见红、白细胞。产后发热则多伴恶露异常和小腹疼痛。

2. 产后乳痈　除发热外，主要临床表现为乳房局部红肿热痛，或有硬块，甚至破溃化脓，可触及腋下肿大压痛的淋巴结。产后发热则多伴恶露异常和小腹疼痛。

> 🔖 **知识拓展**
>
> 　　产褥感染指分娩及产褥期生殖道受致病菌侵袭而引起局部或全身的感染。病原体种类繁多，多属混合感染。主要临床表现为分娩24小时后体温升高，有2次≥38℃，或寒战、高热，腹痛，恶露异常，脓性，有臭味，还可出现头痛、食欲减退等症状。若出现脓毒血症、败血症，或并发感染性休克时，全身中毒症状明显，可危及生命。

【临床辨病思路】

产后发热是产褥期出现的以发热为主，并伴有恶露异常和小腹疼痛的疾病。产后发热发病比较急，应结合实验室检查及妇科检查进行诊断，同时应注意与产后生理性的低热、泌乳热以及产后淋证、产后乳痈等引起的发热相鉴别。产后发热感染邪毒证，等同于西医产褥感染，属急重症，诊治应当及时、果断。

【辨证论治】

产后发热的辨证主要根据产后发热的特点，结合恶露、小腹痛的情况，以及兼症、舌脉，辨其证型。

本病的治疗本着"勿拘于产后，勿忘于产后"的原则，以调气血、和营卫为主。治疗时考虑到"多虚多瘀"的特点，补虚不忘祛瘀，祛瘀谨防伤正。

1. 感染邪毒证

证候：产后高热寒战，壮热不退，恶露量初多后少，色紫黯，或如败酱，或如脓血，气臭秽；小腹疼痛拒按，心烦口渴，尿少色黄，大便燥结；舌质红，苔黄，脉数有力。

分析：新产血室正开，胞脉空虚，邪毒乘虚直犯胞宫，正邪交争急剧，故高热寒战，壮热不退；邪毒入胞与瘀血互结于胞中，热迫血行则量多，毒与血结则量少，故恶露初多后少，排出不畅，小腹疼痛；热毒熏蒸，故恶露色如败酱，如脓血，气味臭秽；热扰心神故心烦；热伤津液则口渴，尿少色黄，大便燥结；舌、脉均为邪毒内燔之征。

治法：清热解毒，凉血化瘀。

方药：五味消毒饮（《医宗金鉴》）合失笑散（《太平惠民和剂局方》）加牡丹皮、赤芍、益母草。

蒲公英　金银花　野菊花　紫花地丁　紫背天葵

蒲黄　五灵脂

方义：五味消毒饮方中金银花、野菊花清热解毒散结，二药相配，善清气分热结；蒲公英、紫花地丁均具清热解毒之功，蒲公英兼能利水通淋，泻下焦之湿热，与紫花地丁相配，善清血分之热结；紫背天葵能入三焦，善除三焦之火。失笑散方中五灵脂擅通利血脉，散瘀止痛，蒲黄甘平，行血消瘀，炒用并能止血，二者相须为用，化瘀散结兼止痛。

若实热瘀血内结于胞中阳明，治宜清热解毒，化瘀通腑，方用大黄牡丹汤（《金匮要略》）加红藤、败酱草、薏苡仁。

大黄　牡丹皮　桃仁　冬瓜仁　芒硝

若热入气分，热伤津液，五味消毒饮加生石膏、天花粉清热泻火，生津止渴。

若热入营血，症见高热不退，心烦汗出，斑疹隐隐，方用清营汤（《温病条辨》）加紫花地丁、蒲公英、栀子、牡丹皮。

玄参　生地黄　麦冬　金银花　连翘　竹叶心　丹参　黄连　犀角

若热入心包，症见持续高热，神昏谵语，甚至昏迷，面色苍白，四肢厥冷，方用清营汤送服安宫牛黄丸或紫雪丹以清心开窍。

2. 外感证

证候：产后恶寒发热，头痛无汗，鼻塞流涕，肢体酸痛；舌苔薄白，脉浮紧。

分析：产后元气虚弱，卫阳不固，风寒袭表，正邪斗争，则恶寒发热；风寒束表则恶寒；风寒客于太阳经，故肢体酸痛；肺失宣降则鼻塞流涕；舌苔薄白，脉浮紧，为风寒袭表之征。

治法：养血疏风，散寒解表。

方药：荆穗四物汤（《医宗金鉴》）。

荆芥穗　熟地黄　当归　川芎　白芍

方义：方中荆芥辛温解表，白芍、熟地黄、当归、川芎养血和血、调经。全方共同发挥养血疏风之功。

若感受风热证，治宜辛凉解表，疏风清热，方用银翘散（《温病条辨》）。

金银花　连翘　竹叶　荆芥穗　牛蒡子　薄荷　桔梗　淡豆豉　甘草　芦根

若邪在少阳，治宜和解少阳，方用小柴胡汤（《伤寒论》）。

柴胡　半夏　黄芩　人参　生姜　炙甘草　大枣

若产时中暑，治宜清暑益气，养阴生津，方用清暑益气汤（《温热经纬》）。

西洋参　石斛　麦冬　黄连　竹叶　荷梗　知母　甘草　粳米　西瓜翠衣

3. 血虚证

证候：产后低热不退，动则自汗出；恶露量少，色淡质稀，小腹绵绵作痛，头晕眼花，心悸失眠；舌淡红，脉细弱。

分析：产时、产后失血伤津，阴血骤虚，阴不敛阳，虚阳外浮，故低热不退，自汗；血虚，冲任不足，故恶露量少，色淡质稀；血虚，胞脉失养，故腹痛绵绵；血虚，不能荣于上，故头晕眼花；血虚，心神失养，故心悸失眠；舌淡红，脉细弱，均为血虚之征。

治法：补血益气，和营退热。

方药：八珍汤（《正体类要》）加枸杞子、黄芪。

当归　白芍　川芎　熟地黄　人参　白术　茯苓　甘草

方义：方中人参与熟地黄相配，益气养血，共为君药；白术、茯苓健脾渗湿，助人参益气补脾，当归、白芍养血和营，助熟地黄滋养心肝，均为臣药；川芎为佐，活血行气，使熟地黄、当归、白芍补而不滞；炙甘草为使，益气和中，调和诸药。

📋 课堂互动 11-1 ————————————————————————

八珍汤与四物汤临床上如何区别应用？

答案解析

4. 血瘀证

证候：产后寒热时作，恶露不下或量甚少，色紫黯有块；小腹疼痛拒按，块下痛减，口干不欲饮；舌质紫黯或有瘀点，脉弦数或涩。

分析：新产后恶露排出不畅，瘀血内停，营卫失调，则寒热时作；瘀血阻滞胞中，不通则痛，故恶露紫黯有块，小腹疼痛拒按；舌、脉均为血瘀之征。

治法：活血化瘀。

方药：生化汤（《傅青主女科》）加丹参、牡丹皮、益母草。

当归　川芎　桃仁　炮姜　炙甘草

方义：方中重用当归补血活血，化瘀生新，行滞止痛；川芎活血行气，桃仁活血祛瘀；炮姜入血散寒，温经止痛；炙甘草和中缓急，调和诸药；黄酒温通血脉以助药力。

【其他疗法】

1. 中药保留灌肠　红藤30g，败酱草30g，赤芍30g，蒲公英30g，丹参30g，三棱15g，莪术15g，牡丹皮15g，浓煎至150ml，保留灌肠，每天1次。适用于感染邪毒证。

2. 中药外敷　选用清热解毒、凉血化瘀止痛的药物，研粉，用酒或醋调成糊状，外敷下腹部。适用于感染邪毒证（急性盆腔腹膜炎）。

3. 针灸治疗　针刺人中、合谷、涌泉穴，配内关、少商穴，适用于产褥中暑证。灸百会、关元、神阙穴，适用于血虚证。

4. 急症处理

（1）产褥感染

1）支持疗法：加强营养并补充足够的维生素，增强全身抵抗力；纠正水、电解质紊乱；必要时可多次、少量输血。

2）切开引流：会阴或腹部伤口有感染时，应及时切开引流。

3）抗生素的应用：应根据细菌培养和药敏试验选用广谱高效抗生素；若中毒症状严重者，可短期加用肾上腺皮质激素。

4）选用肝素钠：对血栓性静脉炎，在应用大量抗生素的同时，可加用肝素，并监测凝血功能。

5）手术治疗：子宫感染严重，积极治疗无效，并出现难以控制的败血症等，可行子宫切除术。

（2）产褥中暑

1）迅速改变高温和不良的通风环境，将患者置于阴凉、通风处，可用冷水和乙醇等擦洗。

2）积极纠正水、电解质紊乱和酸中毒。

3）高热昏迷抽搐者，可用冬眠疗法。

4）出现多脏器并发症时，积极对症处理。

【预防调护】

（1）加强孕期保健，注意均衡营养，增强体质，孕晚期应禁房事。

（2）正确处理分娩，产程中严格无菌操作，尽量避免软产道损伤和产后出血，有损伤者应及时仔细缝合。

（3）产褥期应避风寒，慎起居，保持外阴清洁，严禁房事，以防外邪入侵。

（4）产后取半卧位，有利于恶露排出。

（5）防患于未然，凡有产道污染、产道手术、胎膜早破、产后出血等感染可能者，可给予抗生素或清热解毒之品，预防病邪入侵。

岗位情景模拟 14

燕某，女，26岁。1982年2月5日初诊。剖宫产后第10天，腰痛，肢节烦疼，牙龈肿痛，发热（T：39℃），汗出，下肢微肿，乳少，纳差。脉浮虚数，苔薄白，舌质淡嫩。（《班秀文医案》）

问题与思考

1．请做出诊断（病名、证型）。

2．请给出相应的治法、方药及药量。

答案解析

第三节　产后腹痛

产妇在产褥期间，发生与分娩或产褥有关的小腹疼痛，称为"产后腹痛"；若由瘀血引起的，称"儿枕痛"。

本病始见于《金匮要略·妇人产后病脉证治》："产后腹中疙痛，当归生姜羊肉汤主之"，"产后腹痛，烦满不得卧，枳实芍药散主之"，"产妇腹痛，法当以枳实芍药散，假令不愈者，此为腹中有干血著脐下，宜下瘀血汤主之"。《诸病源候论》认为产后腹痛多责之于"脏虚"，由瘀血未尽，遇风冷凝结所致，并有变成"血瘕"之虞。《妇人大全良方》首次提出"儿枕痛"之名："若产妇脏腑风冷，使血凝滞，在于小腹不能流通，则令结聚疼痛，名曰儿枕也。"

西医常见相关疾病：产后胎盘胎膜残留引起的腹痛，人工流产后的腹痛。

【病因病机】

主要病机是气血运行不畅。虚者是不荣而痛；实者是不通而痛。

1. 血虚　产前素体虚弱，气血不足，或因产时失血过多，冲任、胞宫失于濡养，不荣则痛。

2. 血瘀　产后气虚，运血无力，血行不畅，或产后起居不慎，风寒之邪乘虚而入，血为寒凝，或产后抑郁恼怒，肝郁气滞，瘀血阻滞冲任、胞宫，不通则痛。

【诊断与鉴别诊断】

（一）诊断要点

1. 病史　有难产、胎膜早破、产后感寒或情志不畅等病史。

2. 症状　产妇分娩1周以上小腹疼痛仍不消失，或虽不足1周，但小腹阵发性疼痛加剧，常伴有恶露异常。

3. 检查

（1）腹部检查　腹部检查时注意子宫复旧情况。下腹部可有压痛，剖宫产患者刀口部位或有压痛。

（2）实验室检查　血常规可呈轻度贫血，有助于排除产褥感染。

（3）盆腔B超检查　了解有无胎盘、胎膜残留及子宫复旧情况。

（二）鉴别诊断

1. 伤食腹痛　有饮食不节史。疼痛部位多在胃脘部，常伴胃脘满闷，嗳腐吞酸，大便溏滞不爽。恶露可无改变。

2. 产褥感染　小腹疼痛拒按，伴有高热寒战，恶露时多时少，色黯如败酱，气臭秽。血常规可见白细胞升高，分泌物培养、妇科检查、盆腔B超均可鉴别。

3. 产后下痢　起病急，有饮食不洁史。疼痛部位在脐周，绞痛，伴有发热，下痢脓血，里急后重。大便常规可见大量红细胞、白细胞。

【临床辨病思路】

产生腹痛的病因诸多，首先要通过实验室检查排除由产褥感染引起的腹痛，并注意排除产后由伤食、痢疾、肠炎等引起的腹痛，临床上注意询问相关诱因。

知识拓展

在产褥早期因宫缩引起的小腹部阵发性疼痛，称为产后宫缩痛，此系生理性反应，一般于产后1~2日出现，持续2~3日自然消失。由于子宫收缩，引起局部血管缺血、组织低氧、神经纤维受压出现疼痛，在疼痛时可触及子宫呈球状硬块。这种疼痛在经产妇，特别是双胎或分娩过快的产妇表现明显。

【辨证论治】

主要以腹痛的性质，恶露的量、色、质，并结合兼症、舌脉辨其虚实。

治疗重在调畅气血。虚者补而调之，瘀者行而通之。应依据产后"多虚多瘀"的特点，补虚勿过于滋腻，以免涩滞气血，逐瘀勿过于攻伐，以免损伤正气。

1. 血虚证

证候：产后小腹隐隐作痛，喜温喜按，恶露量少，色淡质稀；头晕目眩，心悸怔忡，大便干燥；舌质淡，苔薄白，脉细无力。

分析：素体气血不足，复因产时耗气伤血，冲任不足，胞宫失养，不荣则痛，故小腹隐痛，喜温喜按；营血亏虚，冲任血少，则恶露量少，色淡质稀；血虚不荣，则头晕眼花，心悸怔忡；血虚津亏，肠道失于濡养，故大便干结；舌淡、脉细无力均为血虚之征。

治法：补气养血，缓急止痛。

方药：肠宁汤（《傅青主女科》）。

当归　熟地黄　人参　阿胶　山药　续断　肉桂　麦冬　甘草

方义：方中当归补血和营，活血行滞，既补虚又止痛；熟地黄、阿胶滋阴养血，以助当归补养阴血而调理冲任；麦冬养阴润燥；人参、山药、甘草补气健脾，以资阴血之生化；续断补肾养肝，强壮腰膝；肉桂温通血脉，散寒止痛。诸药合用，共奏补益气血、温经止痛之效。

若血虚津亏，便秘较重者，去肉桂，加肉苁蓉、火麻仁、玄参以滋液润肠通便；若腹痛下坠者，加黄芪、白术以益气升提。

2. 血瘀证

证候：产后小腹刺痛或冷痛，拒按，恶露量少，涩滞不畅，色紫黯有块；面色青白，四肢不温，或胸胁胀痛；舌质紫黯，脉沉紧或弦涩。

分析：产后血室正开，百脉空虚，寒邪乘虚入侵，血为寒凝，或胎衣残留，或情志所伤，血行不畅，瘀血内阻，故小腹疼痛拒按；瘀阻于胞宫，故恶露量少，色紫黯有块；寒邪内盛，阳气不达，故面色青白，四肢不温；肝郁气滞，故胸胁胀痛；舌质紫黯、脉沉紧或弦涩均为血瘀之征。

治法：活血理气，化瘀止痛。

方药：生化汤（《傅青主女科》）。

当归　川芎　桃仁　炮姜　炙甘草

方义：方中重用当归补血活血，化瘀生新，行滞止痛；川芎活血行气；桃仁活血祛瘀；炮姜入血散寒，温经止痛；炙甘草和中缓急，调和诸药；黄酒温通血脉以助药力。

若小腹冷痛、绞痛甚者，加肉桂、小茴香、吴茱萸以温经散寒止痛；若恶露紫黯，血块多者，加五灵脂、炒蒲黄增化瘀止痛之功；若小腹胀甚，心烦易怒者，加香附、川楝子以疏肝理气止痛。

🏆 **课堂互动 11-2**

生化汤为什么重用当归为君？试结合本方主证及其病因、病机做出分析说明。

答案解析

【其他疗法】

1. 中成药　复方阿胶浆。适用于血虚证，每次20ml，每日3次。

2. 针灸治疗　取关元、气海、三阴交、合谷。血虚加足三里，用补法；血瘀加归来、血海，用泻法。

【预防调护】

（1）产后应消除恐惧与精神紧张，注意保暖，可以服用生姜红糖汤，切忌饮冷受寒。

（2）密切观察子宫缩复情况，注意子宫底高度及恶露变化。如疑有胎衣残留，应及时检查处理。

第四节　产后恶露不绝

产后血性恶露持续10天以上，仍淋漓不尽者，称为"产后恶露不绝"，又称"产后恶露不止""恶露不尽"。

恶露指产后经阴道排出的血液、坏死蜕膜、宫腔渗出液等组织，包括血性恶露、浆液性恶露和白色恶露，中医视为余血浊液，亦称恶露。血性恶露含大量血液，色鲜红，量多，时有小血块、坏死蜕膜，通常持续3~4日，其后出血逐渐减少，转变为浆液性恶露。浆液性恶露色淡红，有较多坏死蜕膜组织、宫腔渗出液、宫颈黏液，少量红细胞及白细胞，且有细菌，持续10日左右。白色恶露含大量白细胞、坏死蜕膜组织和细菌等，因其色白而称为白色恶露，持续约3周干净。

《金匮要略》首载"恶露不尽"。《诸病源候论》列"产后恶露不尽候"，归纳其病机为"风冷搏于血""虚损""内有瘀血"。唐代《外台秘要》载"恶露不绝"。《妇人大全良方》提出用牡蛎散、独圣汤等方药治之。《医宗金鉴·妇科心法要诀》提出根据恶露的颜色、形质、气味辨虚实的原则。

西医常见相关疾病：晚期产后出血及人工流产、药物流产后阴道流血淋漓不净。

【病因病机】

恶露为血所化，源于冲任。恶露不绝的主要病机是胞宫藏泻失度，冲任不固，气血运行失常。

1. 气虚　素体虚弱，正气不足，或孕期调摄不慎，或产时气随血耗，或产后过劳而损脾，中气虚陷，冲任不固，则恶露日久不绝。

2. 血热　素体阴虚，产时失血伤津，营阴更亏而虚火妄动；实热者或素体阳盛，产后过热过补，或因情志不畅，五志化火，或产时操作不洁，感染邪毒，致热扰冲任，迫血妄行，而恶露不绝。

3. 血瘀　多因产时产后胞宫、胞脉空虚，寒邪趁虚而入，寒凝血瘀；或七情内伤，气滞血瘀，或素有癥瘕，冲任瘀阻，新血不得归经，而恶露不绝。

【诊断与鉴别诊断】

（一）诊断要点

1. 病史　素体虚弱，或气虚或阴虚，或素有癥瘕，或产时感受寒邪，或操作不洁，或产后情志不遂，或有多产、滞产及流产病史，或有胎盘胎膜残留、宫内感染、子宫复旧不全史。

2. 症状　产后或人工终止妊娠后，血性恶露持续10天以上，并可伴有色、质、气味的异常，或伴有腹痛，出血多时可合并贫血，重者可致虚脱血晕。

3. 检查

（1）腹部检查　剖宫产子宫切口裂开或愈合不良者腹部切口相应部位压痛。

（2）妇科检查　子宫复旧不良者，子宫较同期正常产褥子宫大而软，或有压痛，宫口松弛，有时可见血块或组织物堵塞于子宫颈口；伴有感染者子宫明显压痛。

（3）实验室检查　血常规、凝血功能检测等，可了解感染及贫血情况，排除凝血机制障碍。血HCG、尿HCG检测，有助于诊断胎盘残留、胎盘部位滋养细胞肿瘤。

（4）B超检查　了解宫腔内是否有残留组织，有无子宫黏膜下肌瘤，子宫切口愈合情况。

（5）诊断性刮宫　刮出物送病理检查，排除有无胎盘、胎膜残留、胎盘部位滋养细胞肿瘤。

（二）鉴别诊断

1. 子宫肌瘤　妊娠后肌瘤明显增大，分娩时可使子宫收缩乏力导致产程延长、产后出血。可通过盆腔B超辅助诊断。

2. 绒毛膜癌　多继发于足月产2~3个月后，表现为不规则的阴道出血，常伴贫血、水肿，有时可见咳血等转移症状，妇科检查子宫均匀增大或不规则增大，或见阴道紫蓝色结节。血HCG升高。盆腔B超、诊断性刮宫有助于确诊。

3. 产后外伤出血　产褥期性交或外伤史。妇科检查可见阴道或宫颈有裂伤。

【临床辨病思路】

产后血性恶露过期不止，首先要仔细询问病史，结合腹部检查、妇科检查、B超检查、实验室检查等明确出血原因，初步鉴别其有无子宫复旧不良、胎盘及蜕膜组织残留、子宫切口愈合不良及裂开、子宫黏膜下肌瘤、绒毛膜癌、生殖器官外伤等。正常情况下足月产后4周左右血HCG多转为阴性，若超过4周仍为阳性，应考虑可能为绒毛膜癌。剖宫产后出血日久不绝者，应注意检查其腹部切口部位有无压痛，以协助诊断子宫切口愈合不良及裂开引起的恶露不绝。

> 📖 知识拓展
>
> 　　晚期产后出血多见于：①胎盘、胎膜、蜕膜残留，血性恶露持续时间延长，反复出血或突然大量流血。②子宫胎盘附着面感染或复旧不全，突然大量阴道流血，检查发现子宫大而软，宫口松弛，阴道及宫口有血块堵塞。③子宫黏膜下肌瘤、子宫滋养细胞肿瘤等。④剖宫产术后子宫伤口裂开，多发生在术后2~3周，出现大量阴道流血，甚至引起休克。

【辨证论治】

从恶露的量、色、质、味辨其虚、热、瘀。

治疗原则为"虚者补之、热者清之、瘀者攻之"，随证加用相应的止血药，并注意产后多虚多瘀的特点，祛瘀不伤正，补虚不留邪。

1. 气虚证

证候：产后恶露逾期不止，量多，色淡，质稀，无臭气；面色㿠白，神疲倦怠，气短懒言，小腹空坠；舌淡，苔薄白，脉缓弱。

分析：气虚血失统摄，故恶露逾期不止而量多，色淡质稀；气虚血少，不能上荣于面，故见面色㿠白；中气不足，清阳不升，故小腹空坠，神疲倦怠，气短懒言；舌淡，薄白，脉缓弱，均为气血两虚之象。

治法：补中益气，固冲止血。

方药：补中益气汤（《脾胃论》）加陈棕炭、阿胶珠。

人参　黄芪　白术　陈皮　升麻　柴胡　当归　甘草

方义：方中以人参、黄芪益气为君；白术、甘草补中健脾为臣；当归补血，陈皮理气为佐；升麻、柴胡升阳为使。诸药合用，共奏益气补中、升阳举陷、摄血归经之功。

若腰酸肢软、头晕耳鸣者，可加杜仲炭、续断以补肝肾，固冲任。

2. 血热证

证候：恶露逾期不止，量较多，色红或深红，质稠，或色如败酱，有臭气；面色潮红，口燥咽干，或有腹痛、便秘，或兼五心烦热；舌红，苔燥或少苔，脉滑数或细数。

分析：产后失血伤津，阴液亏耗，虚热内生，热扰冲任，迫血妄行，故恶露逾期不止，量较多，色红质稠；阴亏热灼，故见五心烦热，口燥咽干，面色潮红，便秘；血热互结成瘀，日久化腐，气血瘀阻，不通则痛，故恶露色如败酱而臭秽，或兼腹痛；舌红，苔燥少苔，脉数为热盛阴伤之象。

治法：养阴清热止血。

方药：保阴煎（《景岳全书》）加煅牡蛎、炒地榆。

生地黄　熟地黄　黄芩　黄柏　白芍　山药　续断　甘草

方义：方中生地黄清热凉血，养阴生津；熟地黄、白芍养血敛阴；黄芩、黄柏清热凉血；山药、续断补脾肾，填精血。全方加煅牡蛎、炒地榆增凉血止血之力，共奏滋阴清热止血之功。

若肝郁化热，恶露量多或少，色深红，有血块，心烦，口苦咽干，两胁胀痛，舌红，苔黄，脉弦数者，治宜疏肝解郁，清热凉血。方用丹栀逍遥散（《女科撮要》）。

柴胡　牡丹皮　栀子　当归　白芍　白术　茯苓　薄荷　煨姜　炙甘草

3. 血瘀证

证候：恶露过期不尽，量时多时少，淋漓涩滞，色紫黯有块；小腹疼痛拒按，块下痛减；舌紫黯，边尖有瘀斑、瘀点，脉沉弦涩。

分析：瘀血阻滞胞宫，新血不得归经，故恶露延期不止；瘀血阻滞，气血不通，故恶露涩滞、紫黯有块，腹痛拒按；块下气血暂通，故疼痛减轻；舌紫黯，有瘀斑、瘀点，脉弦涩，均为瘀血之象。

治法：活血化瘀止血。

方药：生化汤（《傅青主女科》）加益母草。

当归　川芎　桃仁　炮姜　炙甘草

方义：方中重用当归补血活血，化瘀生新，行滞止痛；川芎活血行气；桃仁活血祛瘀；炮姜入血散寒，温经止痛；炙甘草和中缓急，调和诸药；黄酒温通血脉以助药力。

若气虚者，加黄芪、党参以益气；气滞腹胀痛者，加香附、延胡索以行气止痛。

【其他疗法】

手术治疗　对长期出血、怀疑有妊娠物残留，在抗感染后行清宫术，刮出物送病理检查，既可以快速止血，又可以达到确诊的目的。

【预防调护】

（1）加强早期妊娠检查及孕期营养调护。

（2）胎盘娩出后，检查胎盘、胎膜是否完整。如发现有宫腔残留，应立即徒手清宫。

（3）产后注意适当休息，注意产褥卫生，避免感受风寒。增加营养，不宜过食辛燥之品。

曹某，女，30岁。1976年9月25日初诊。第二胎足月顺产后至今71日，恶露淋漓不尽，开始量多，现已减少，色淡红，无臭气，无血块，无腹痛，自觉头晕神疲，纳呆，缺乳，睡眠尚可，面色不泽，舌黯红，尖有小瘀点，苔白，脉弦细弱。(《罗元凯医案》)

问题与思考

1. 请做出诊断（病名、证型）。
2. 请给出相应的治法、方药及药量。

答案解析

第五节　产后身痛

女性在产褥期间，肢体、关节酸楚疼痛，麻木重着者，称"产后身痛"，又称"产后关节痛""产后遍身疼痛""产后痹证"或"产后痛风"。

本病始见于《诸病源候论》："产则伤动血气，劳损脏腑，其后未平复，起早劳动，气虚而风邪乘虚伤之，致发病者，故曰中风。若风邪冷气，初客皮肤经络，疼痹不仁，若乏少气。"《经效产宝·产后中风方论》指出其因"产伤动血气，风邪乘之"所致，并列方论。《医宗金鉴·妇科心法要诀》概括本病的病因主要有血虚、外感与血瘀。《沈氏女科辑要笺正》则进一步从病因和治法上进行论述："此证多血虚，宜滋养。或有风、寒、湿三气杂至之痹，则养血为主，稍参宣络，不可峻投风药。"

西医常见疾病：风湿、类风湿引起的产褥期关节疼痛。

【病因病机】

主要病机为产后营血亏损，经脉失养或风寒湿邪稽留，经脉痹阻不通。

1. **血虚**　素体血虚，产时失血过多，四肢百骸空虚，筋脉关节失于濡养而致肢体麻木，甚或疼痛。

2. **外感**　产后百节空虚，卫表不固，风、寒、湿邪乘虚而入，客于经络、肌肉、关节，经脉痹阻而痛。

3. **血瘀**　产后多虚多瘀，若余血未净，瘀血滞留经络、筋骨之间，气血运行不畅，不通而痛。

4. **肾虚**　女子腰肾，胞脉所系，若素体肾虚，复因产伤动肾气，胞脉失养，则腰身疼痛。

【诊断与鉴别诊断】

（一）诊断要点

1. **病史**　产时、产后出血过多，或产褥期出汗过多，或产褥期感受风寒，或产后过早接触寒凉水湿，或居处潮湿寒冷，或有痹证史。

2. **症状**　产褥期出现肢体关节酸楚疼痛或麻木重着，甚至屈伸不利，痛处游走不定，或关节刺痛，或腰腿疼痛，可伴面色不华，神疲乏力，或恶露量少色黯、小腹疼痛拒按、恶风怕凉等。

3. **检查**

（1）**体格检查**　可有痛处关节活动受限，或关节肿胀按之疼痛，日久不愈者，可见关节变形、肌肉萎缩等。

（2）其他检查 红细胞沉降率、抗链球菌溶血素"O"试验及类风湿因子均正常。若有必要，可进一步查血钙、X线片等。

（二）鉴别诊断

应与内科痹证鉴别。本病发生于产褥期，而痹证可发生于任何时期。若产后身痛延续到产褥期以后仍未愈时，则属"痹证"范畴。

【临床辨病思路】

产后身痛以产后产褥期内肢体或关节酸楚、疼痛、麻木、重着为辨病要点，临证应注意结合体格检查、红细胞沉降率、抗链球菌溶血素"O"试验、类风湿因子等检查，排除肢体或关节局部的病变。本病若失治误治，症状延续至产褥期以后仍未愈时，即属内科"痹证"之范畴。

【辨证论治】

辨证重在辨其疼痛的性质。治疗以调理气血为主，若兼有风寒湿邪，也应以养血为主，稍加通络。

1. 血虚证

证候：产褥期中，遍身疼痛，关节酸楚，肢体麻木；面色萎黄，头晕心悸，气短乏力；舌淡红，苔薄白，脉细弱。

分析：因产失血，血虚未复，百骸空虚，四肢关节失于濡养，故遍身疼痛，肢体酸楚麻木；血虚不能上荣于面，见面色萎黄，头晕；血虚不能养心，故心悸；血虚气弱，故气短乏力；舌淡红，苔薄白，脉细弱，皆为血虚之象。

治法：补血益气，活血通络。

方药：黄芪桂枝五物汤（《金匮要略》）加秦艽、当归、鸡血藤。

黄芪 桂枝 白芍 生姜 大枣

方义：方中黄芪为君，甘温益气，补在表之卫气；桂枝散风寒而温经通痹，白芍养血和营而通血痹，与桂枝合用，调营卫而和表里，两药为臣；生姜辛温，疏散风邪，大枣甘温，养血益气，与生姜为伍和营卫，调诸药。

若偏于上肢疼痛者，加桑枝以宣络止痛；下肢疼痛者，加牛膝以补肝肾，强筋骨，引药下行。

2. 风寒湿证

证候：产褥期中，遍身疼痛，或肢体关节屈伸不利，或痛处游走不定，或疼痛剧烈，宛如针刺，或肢体关节肿胀、麻木、重着，恶风怕冷；舌质淡红，苔白或白腻，脉细弦或浮紧。

分析：产后体虚，腠理不密，风寒湿邪乘虚而入，留滞经络，气血运行不畅，故关节疼痛，屈伸不利；若风邪偏盛，则游走窜痛；若寒邪偏盛，则疼痛剧烈如针刺；若湿邪偏盛，则肢体关节肿胀、麻木、重着；风寒束表，则恶风怕冷；苔白或白腻，脉细弦或浮紧，均为风寒之象。

治法：养血祛风，散寒除湿。

方药：独活寄生汤（《备急千金要方》）

独活 桑寄生 秦艽 防风 细辛 白芍 川芎 地黄 杜仲 牛膝 茯苓 桂枝 当归 人参 甘草

方义：方中独活善于除久痹，治伏风，祛风散寒止痛，为君药；秦艽、防风祛风湿，止痹痛，细辛祛寒止痛，桂枝温里散寒，温通经脉，共为臣药；桑寄生、牛膝、杜仲补肝肾而强筋骨，其中桑寄生兼能祛风湿，牛膝兼能活血利肢节，人参、茯苓、甘草（四君子汤去白术）补气健脾，当归、白芍、地黄、川芎（四物汤）养血活血，均为佐药；甘草甘温，调和诸药，为使药。

若关节疼痛恶风，游走不定者，加羌活以祛风通络；重着、麻木明显者，酌加苍术、木瓜以除湿；关节疼痛、屈伸不利者，加伸筋草、络石藤以宣络止痛。

3. 血瘀证

证候：产后遍身疼痛，或四肢关节刺痛，屈伸不利，按之痛甚；或伴小腹疼痛拒按，恶露色黯红，下而不畅；舌质紫黯，脉弦涩。

分析：产后多瘀，血行不畅，瘀阻经络关节，则产后遍身疼痛，或关节刺痛；瘀血阻滞胞宫，则腹痛拒按，恶露色黯红，下而不畅；舌质紫黯，脉弦涩，均为血瘀之象。

治法：养血活血，通络止痛。

方药：身痛逐瘀汤（《医林改错》）。

秦艽　川芎　桃仁　红花　甘草　羌活　没药　当归　五灵脂　香附　牛膝　地龙

方义：方中以桃仁、当归、川芎活血祛瘀；红花、没药、五灵脂、香附理气化瘀止痛；羌活祛风除湿止痛；秦艽祛风除湿，舒筋活络；地龙通经络而利关节；怀牛膝活血祛瘀，补肝肾，强筋骨；甘草调和诸药。

若身痛较甚者，加鸡血藤以增活血化瘀之力；若痛处不温，喜温喜热者，加姜黄、桂枝以温经散寒止痛；若小腹疼痛拒按者，加炮姜、益母草以温经通络，化瘀止痛。

4. 肾虚证

证候：产后腰背疼痛，腿脚无力，或足跟痛；头晕耳鸣，夜尿多；舌淡红，苔薄白，脉沉细。

分析：素体肾虚，因产耗伤肾气，精血俱损，胞脉失养，则头晕耳鸣；腰为肾之府，肾虚则腰背酸痛，腿脚无力，或足跟痛；肾主水，肾虚不能固摄，则夜尿频多；舌淡红，苔薄白，脉沉细，均为肾虚之征。

治法：补肾通络，温经止痛。

方药：养荣壮肾汤（《叶氏女科证治》）加秦艽、熟地黄。

桑寄生　续断　杜仲　独活　当归　防风　肉桂　生姜　川芎

方义：方中当归、川芎活血祛瘀；独活散寒止痛；桑寄生祛风湿；续断、杜仲补肝肾，强筋骨；防风祛风湿，止痹痛；肉桂、生姜温里散寒，温络止痛。

【其他疗法】

针灸推拿治疗　上肢取曲池、合谷、内关穴；下肢取环跳、阳陵泉、足三里、三阴交穴。虚证用补法，寒证用温针或加艾灸。可配合推拿疗法。

【预防调护】

（1）产褥期慎起居，避风寒。注意保暖，避免居住在寒冷潮湿的环境。

（2）加强营养，增强体质，保持心情舒畅。

岗位情景模拟 16

李某，女，27岁。初诊日期：1974年10月12日。

主诉：产后周身疼痛怕冷已3个月余。

现病史：7月份正常产后即开始周身疼痛怕凉，上肢及髋关节疼痛明显，局部无红肿，受寒后症状加重，自觉恶风、怕冷，伴有心慌、气短，食纳一般，二便正常。舌质淡，苔薄白，脉细缓。(《刘奉五妇科经验》)

问题与思考

1. 请做出诊断（病名、证型）。

2. 请给出相应的治法、方药及药量。

答案解析

第六节 产后大便难

产后饮食如常，大便艰涩，或数日不解，或排便时干燥疼痛，难于解出者，称为"产后大便难"，又称"产后大便不通""大便秘涩""大便秘结"等。

西医常见疾病：产后便秘。

课堂互动 11-3

新产后的女性出现大便难是什么原因？

答案解析

【病因病机】

本病的主要病机是产后亡血伤津，肠道失润。由于分娩失血，营血骤虚，汗出伤阴，津液亏耗，不能濡润大肠，以致肠燥便艰。本病病位在大肠，病情以虚证居多。

本病的三个发病因素为血虚、阴虚和气虚，尤以血虚为主。此三个因素可互为因果，阴血亏虚，虚热内生，热灼津伤，阴液耗损，元气亏虚，排便乏力，大便结滞，越结越燥，且气虚无以生血，营血愈亏，以至恶性循环。严重者，可致腑气不通，浊气不降，病情较急。

【诊断与鉴别诊断】

（一）诊断要点

1. **病史** 产时、产后失血过多史，或汗出过多，或素体血虚，或饮食不当。

2. **症状** 新产后或产褥期，大便困难或数日不解，或干燥疼痛难以解出，一般饮食正常，无腹痛、呕吐等伴见症。

3. **检查**

（1）肛门检查 肛门局部无异常。

（2）腹部检查 无阳性体征，如金属音、肠型。

（3）直肠纤维镜检　无阳性体征。

（二）鉴别诊断

1. **痔疮肛裂**　孕前已患病，孕后及产后病情加重，肛门指检有相应体征。
2. **肠梗阻**　腹痛，呕吐，饮食难入，听诊腹部闻及肠鸣音高调或金属音，见肠型。

【临床辨病思路】

产后大便难应注意询问其饮食情况、腹部感觉、有无痔疮肛裂病史、分娩方式及失血、恶露等情况以助诊断和鉴别诊断。

【辨证论治】

本病主要因分娩失血伤津，无水行舟，或因分娩元气大伤，气虚失运，或因产后气血亏虚兼有阳明腑实，致使大便不通。临床辨证当以大便的干燥程度、排便的难易感受、腹部是否胀满等症状为主，结合兼症、舌脉，综合分析，辨证论治。治疗以益气养血、滋阴润肠为主。根据气血偏虚的程度、阴虚内热或阳明腑实的轻重，随证分治。但产后大便难以虚证为多，切记不可妄投苦寒峻下之品，徒耗正气。

1. **血虚津亏证**

证候：产后大便干结，或数日不解，腹无胀痛，饮食如常，伴面色萎黄，皮肤干燥，心悸失眠，舌淡，苔薄白，脉细或虚而涩。

分析：产后失血伤津，津亏血少，肠道失濡润，大便排出困难，此非外感里实，故饮食如常，腹无胀痛；血虚不荣于外，则面色萎黄，皮肤不润；不养心神，则心悸失眠；舌淡，脉细涩，为血少津亏之征。

治法：养血润燥。

方药：四物汤（《太平惠民和剂局方》）加肉苁蓉、火麻仁、柏子仁、生首乌。

白芍　熟地黄　当归　川芎

方义：四物汤养血润燥，加肉苁蓉、柏子仁、火麻仁、生首乌以滋补阴血之余又滑肠通便，合用以奏养血润燥、滑肠通便之功。

2. **气虚失运证**

证候：产后数日不解大便，时有便意，临厕努责乏力，大便不坚，动则汗出，短气乏力，便后疲乏更甚，舌淡，苔薄白，脉虚缓。

分析：素体气虚，复因产时失血耗气，气虚更甚，以致大肠传导乏力，排便困难而致产后大便难。兼症、舌脉亦为气虚之征。

治法：益气导便，佐以养血润燥。

方药：黄芪汤（《太平惠民和剂局方》）。

黄芪　陈皮　火麻仁　白蜜

方义：方中以黄芪补气，陈皮理气，辅以火麻仁、白蜜以润燥滑肠，共奏益气导便之功。

如腹胀，酌加木香、枳壳；临厕努责费力，气虚下陷者，加党参、升麻、柴胡；动则汗出，乃气虚无以固外者，加党参、五味子、浮小麦；心悸失眠，心神不安者，加生首乌、柏子仁、炒酸枣仁。

3. **阴虚火燥证**

证候：产后数日大便不解，排时艰涩，大便干结，伴口燥咽干，五心烦热，脘中痞满，腹部胀痛，小便黄赤，舌红，苔薄黄，脉细数。

分析：素体阴虚，产后失血伤阴，阴液更亏，阴虚火旺，灼伤阴津，肠道失润而干涩，故产后数日不解大便，或解时艰涩，大便坚结，小便黄赤；大便不出，腑道不通，则脘中痞满，腹部胀痛；舌红，苔薄黄，脉细数，皆为阴虚火燥之征。

治法：滋阴清热，润肠通便。

方药：两地汤（《傅青主女科》）合麻子仁丸（《经效产宝》）。

生地　玄参　麦冬　白芍　地骨皮　阿胶

火麻仁　杏仁　大黄　枳壳

方义：两地汤滋阴清热，增液润燥；再配火麻仁、杏仁加强润肠之功，大黄泻下去实，枳壳破结除满。全方共奏滋阴清热、润肠通便之功。

口燥咽干，苔薄黄少津者，加芦根、天花粉、玉竹、石斛以生津润燥；大便已行，去大黄、枳壳、厚朴。

4. 阳明腑实证

证候：产后大便艰结，多日不解，身微热，脘腹胀满疼痛，或偶有矢气臭秽，口臭或口唇生疮，舌红，苔黄或黄燥，脉弦数。

分析：产后本已耗气伤正，又因饮食失节，乃伤肠胃，糟粕壅滞，腑道不通，气机不畅以致大便艰难，矢气臭秽；食热内结，口唇生疮或口臭；舌红，苔黄或黄燥，脉弦数，乃阳明腑实之征。

治法：通腑泄热，兼以养血。

方药：玉烛散（《玉机微义》）。

熟地黄　当归　白芍　川芎　大黄　芒硝　甘草

方义：本方由四物汤合调胃承气汤组成，四物养血调血，调胃承气汤缓下热结，合用以通腑泄热，兼以养血。

脘腹胀满较甚，食滞者，加炒鸡内金、佛手、枳壳理气消滞；心烦口臭，口疮者，加黄芩、栀子、竹叶以清热泻火。

【其他疗法】

1. 外治法

（1）开塞露，每次1~2支。

（2）肥皂水灌肠。

2. 按摩法

用双手各一指以适当的压力揿按迎香穴5~10分钟，或按摩法将手指向四周移动扩大面积，可使肠蠕动加快。（《中医妇科临床手册》）

3. 单方验方

（1）番泻叶3g泡水，空腹服。

（2）蜂蜜饮，清晨空腹时服蜂蜜一大匙，然后再饮温开水一大杯，症状轻者有效。

（3）黑芝麻、胡桃、松子仁等份，研碎，加白糖或蜂蜜适量拌和服用。

（4）生首乌30g，煎服。

（5）胡桃肉，适量捣碎冲豆浆。

（6）芝麻粥，又名润肠粥，既有营养，又有缓和的润肠通便作用。

以上各法，可用于除阳明腑实以外的各种虚性便秘。

【预防调护】

（1）积极预防产后出血及汗出伤津。

（2）注意饮食，多食蔬菜和水果，忌食辛辣刺激之品。

（3）新产妇应尽早下床适当活动，并用手轻柔地按揉腹部，促进肠蠕动。

第七节　产后排尿异常

产后排尿异于正常者，为产后排尿异常。主要包括产后小便不通、产后小便频数或失禁两种。其中排尿困难，点滴而下，欲解不能，小便不通或小腹胀急疼痛，坐卧不安者，称"产后小便不通"或"产后癃闭"；小便次数增多，甚则日夜数十次，称为"产后小便频数"；如产后小便淋漓，不能自止，或小便自遗，不能约束，称为"产后小便失禁"。

👐 课堂互动 11-4 ────────────────

小便的形成和排出跟哪些因素有关？

答案解析

产后小便不通

【病因病机】

产后小便不通相当于西医的产后尿潴留。本病的发病机制主要是膀胱气化不利，其病因分为虚、实两类。肾主司二便，与膀胱相表里；肺主一身之气，通调水道，下输膀胱。肺虚不能通调水道，肾虚不能化气行水，导致膀胱气化不利者均属虚；肝气郁结，气滞膀胱，或膀胱受压，瘀血阻滞，致膀胱气化不利者均属实。临床常见病因病机有气虚、肾虚、血瘀。

1. 气虚　素体虚弱，肺气不足，复因产时劳力伤气，或产创出血过多，气随血耗，致气虚不能通调水道，膀胱气化不利，导致小便不通。正如《万氏妇人科》曰："产后气虚，不能运化流通津液，故使小便不通，虽通而亦短少也。"

2. 肾虚　素体元气虚弱，复因产时损伤肾气，以致肾阳不足，不能化气行水，而成小便不通。

3. 血瘀　肝气郁结，气滞血瘀，或产程过长，膀胱受压，致气机不畅，瘀血阻滞而使膀胱气化不利，小便不通。

【诊断与鉴别诊断】

（一）诊断要点

1. 病史　多有产程过长、手术助产、会阴侧切、失血过多等病史。

2. 症状　新产后，尤以产后6~8小时或产褥期中，产妇发生排尿困难，点滴而下，欲解不能，小便不通或小腹胀急疼痛，坐卧不安。

3. 检查

（1）腹部检查　下腹部膨隆，膀胱充盈，可有触痛。

（2）尿常规检查　尿常规检查无异常。

（二）鉴别诊断

须与产后小便淋痛相鉴别。产后小便淋痛以小便频急涩痛、欲出未尽为特征，或伴有恶寒发热等症状，尿常规可见红细胞、白细胞；产后小便不通虽然也有排尿困难，点滴而下或闭塞不通，但无尿痛，尿常规检查正常。

【临床辨病思路】

本病以新产后排尿困难，点滴而下，或闭塞不通而无排尿疼痛，尿常规检查无异常为特征，可伴小腹胀急疼痛等症状。

【辨证论治】

1. 气虚证

证候：产后小便不通，或欲解不能，小腹胀急，精神萎靡，面色㿠白，少气懒言，四肢无力，舌质淡，苔薄白，脉缓弱。

分析：肺脾气虚，肺虚不能通调水道并下输膀胱，脾虚不能转输水液升清降浊，故小便不利；膀胱气化不利，小便欲解不能，滞留于膀胱，故小腹胀急；肺脾气虚，阳气不振，机体不荣则精神萎靡，面色㿠白，少气懒言，四肢无力；舌质淡，苔薄白，脉缓弱，为气虚常见之征。

治法：补气升清，化气行水。

方药：补中益气汤（《脾胃论》）加通草、茯苓、桔梗。

人参　黄芪　白术　当归　陈皮　升麻　柴胡　炙甘草

方义：补中益气汤健脾益气，通草、茯苓渗湿利水，桔梗升提肺气，拟下病上取，取提壶揭盖之意，合用则可升清降浊，以增益气通尿之效。

2. 肾虚证

证候：产后小便不通，小腹胀急而痛，腰膝酸软，形寒怕冷，神倦疲惫，面色晦暗，舌淡苔白，脉沉迟。

分析：肾阳不足，命门火衰，不能温煦膀胱，气化不利，故产后欲尿不得出，小便不通，小腹胀急而痛；腰为肾之府，肾虚腰府失养则见腰膝酸软；肾阳不足，阳气不布而温煦不足，则形寒怕冷，神倦疲惫，面色晦暗；舌淡苔白，脉沉迟，为肾虚之征。

治法：温肾助阳，化气行水。

方药：济生肾气丸（《济生方》）。

山茱萸　山药　熟地黄　茯苓　牡丹皮　泽泻　附子　肉桂　牛膝　车前子

方义：方中肾气丸温肾助阳，化气行水；牛膝、车前子可加强补肾化气行水之功。

若腰痛甚者，宜补肾强腰，加桑寄生、续断、杜仲、巴戟天等；若肾阴亏虚，津液燥竭，见产后欲小便而不得出，心烦咽干，手足心热，舌红少苔，脉细数者，治以滋阴补肾通淋，方用六味地黄汤加猪苓、麦冬。

3. 血瘀证

证候：新产不久，小腹胀急，小便不通，或点滴不下，或欲解不能，尿色浑浊或带血丝，口渴心烦，舌质黯红，苔薄黄，脉滑数。

分析：产程过长，膀胱受压，血行不畅而瘀滞，气化不利，故小腹胀急，小便不通，欲尿不能；瘀久化热，热伤脉络，湿浊下注，故小便淋漓，尿色黄赤浑浊；热伤津液而不润则口渴；热扰神明不安则心烦；舌质黯红，苔薄黄，脉滑数，为血瘀化热之征。

治法：活血化瘀，清热利水。

方药：加味四物汤（《医宗金鉴》）。

熟地黄　白芍　当归　川芎　蒲黄　瞿麦　桃仁　牛膝　滑石　甘草梢　木香　木通

方义：方中熟地黄、白芍养血缓急止痛；当归、川芎养血活血；蒲黄、桃仁、牛膝活血祛瘀止痛；木香宣通气机；瞿麦、滑石、木通、甘草梢通利小便。

若肝郁气滞，则清浊升降之机壅滞，致小腹胀急，小便不通，欲解不能，舌苔薄白，脉弦，治宜疏肝解郁，理气行滞，佐以利尿，方用木通散（《妇科玉尺》）。

木通　滑石　冬葵子　槟榔　枳壳　甘草

【其他疗法】

1. 外治法

（1）炒盐加麝香150mg，外用葱白10余根，做一束，切如半指厚，置脐上，用艾灸，觉热气入腹难忍为止，小便即通。

（2）切碎的葱白用锅炒热，敷脐部。

（3）粗盐1斤炒热，用布包熨下腹部。

（4）陈瓜蒌60g，煎汤坐浴20分钟。

2. 针灸治疗　针刺关元、气海、三阴交、阴陵泉、水道、秩边等。

3. 食疗法

芪麦通草粥

原料：黄芪、红糖各30g，麦冬、通草各10g，粳米100g。

制法：①将黄芪、麦冬、通草放入锅中，加水300g，煎煮30~40分钟后取汁。

②粳米淘洗干净，放入锅中，加入药汁，再酌加水适量，煮至米烂汁黏时放入红糖，即可食用。

功效：益气养阴，健脾益肺，通利小便。对产后脾肺气虚所致的小便不通较为适宜。

【预防调护】

（1）产后鼓励产妇尽早自解小便。

（2）排尿困难者，应消除产妇紧张、怕痛心理，多饮水，鼓励坐起排尿。

（3）可用温开水冲洗外阴及尿道口周围诱导排尿。

（4）下腹部按摩或热熨，刺激排尿。

（5）注意产褥期卫生，避免外邪入脬加重本病或变生他证。

产后小便频数与失禁

【病因病机】

产后小便频数与失禁是同一病机的两种轻重程度不同的症状，前者主要是小便次数增多但尚能自制，后者是小便淋漓而不能自控，均为膀胱失约所致。病位在膀胱，然膀胱与肾相表里，肾司二便，而肺为水之上源，通调水道，下输膀胱，因此，本病的发生与肾、肺密切相关。同时，胎儿久压膀胱或手术，可致膀胱损伤而失约。其病因主要有气虚、肾虚和产伤3种。

1. **气虚**　素体虚弱，肺气不足，复因产程过长，耗气过多，或失血较多，气随血泄，肺气愈虚，上虚不能制下，膀胱失于约束，而致产后小便频数或失禁。

2. **肾虚**　素体元气不足，肾气亏虚，或因难产复伤肾气，致肾气不固，开阖失司，不能约束小便，致产后小便频数或失禁。

3. **产伤**　多因难产分娩时间过长，胎儿久压膀胱，气血瘀阻，膀胱失养，损伤不约或成瘘，或因粗暴的产科手术，损伤膀胱成瘘，致使膀胱不能贮纳小便，尿液淋漓、失禁。

【诊断与鉴别诊断】

（一）诊断要点

1. **病史**　素体虚弱、产程过长、手术助产等病史。
2. **症状**　产后小便次数增多，甚则日夜数十次，或产后小便淋漓，不能自控，时时漏出。
3. **检查**
（1）妇科检查　产伤者尿液自阴道漏出。
（2）尿常规检查　尿常规检查无异常。

（二）鉴别诊断

须与产后小便淋痛相鉴别。产后小便淋痛是以小便频急涩痛、欲出未尽为特征，或伴有恶寒、发热等症状，尿常规检查可见红细胞、白细胞；产后小便频数或失禁虽然也表现小便频数或淋漓自遗，但无尿痛，尿常规检查正常。

【临床辨病思路】

本病以产后小便频数或淋漓自遗而无排尿疼痛，尿常规检查无异常为特征，或可见膀胱阴道瘘形成。

【辨证论治】

1. **气虚证**
证候：产后小便频数或失禁，尿液清白，小腹坠胀，倦怠乏力，气短懒言，面色㿠白，舌淡苔白，脉缓弱。

分析：气虚不能下摄膀胱而失约，三焦决渎无权，则小便频数或失禁；气虚则阳不温养，尿液清白；肺气虚而及脾土，中阳不振，则小腹坠胀，倦怠乏力，气短懒言，面色㿠白；舌淡苔白，脉缓弱，为气虚之征。

治法：补气固摄，佐以止涩。

方药：补中益气汤（《脾胃论》）加益智仁、金樱子。

人参　黄芪　白术　当归　陈皮　升麻　柴胡　炙甘草

方义：补中益气汤补气固摄，加益智仁、金樱子固肾涩小便。

2. **肾虚证**
证候：产后小便频数或失禁，量多色清，夜尿尤甚，日数十次，腰痛如折，畏寒肢冷，头晕耳鸣，舌淡苔白，脉沉迟无力。

分析：肾阳不足，命门火衰，温化不足则膀胱失约，产后小便频数或失禁，量多色清，夜间尤甚；腰为肾之府，肾阳虚衰，腰失温养则腰痛如折，畏寒肢冷；肾虚髓海不足则头晕耳鸣；舌淡苔白，脉沉迟无力，为肾虚常见之征。

治法：补肾固胂，收涩小便。

方药：肾气丸（《金匮要略》）加桑螵蛸、覆盆子。

山茱萸　山药　熟地黄　茯苓　牡丹皮　泽泻　附子　肉桂　牛膝　车前子

方义：方中熟地黄、山茱萸滋肾填精；山药补肾健脾；牛膝补肝肾，强腰膝；附子、肉桂温阳化气；茯苓、泽泻、车前子行水利尿；牡丹皮凉血以制附、桂之温燥；桑螵蛸、覆盆子补肾固胂，以缩小便。全方共奏温肾助阳、化气固胂、收涩小便之效。

3. 产伤证

证候：小便失禁，膀胱损伤成瘘，或从阴道漏出，或尿中带血，有难产产程过长或手术助产史，舌质正常，苔薄，脉缓。

分析：由于难产产程过长，膀胱受压，气血瘀阻而膀胱失养；或因产科手术，损伤膀胱，致使膀胱不约或成瘘，不能贮纳小便，小便失禁，或从阴道漏出，或尿中带血；病由产伤，故舌脉正常。

治法：益气养血，化瘀补胂。

方药：完胞饮（《傅青主女科》）。

人参　白术　黄芪　茯苓　当归　川芎　桃仁　红花　益母草　白及　猪胞或羊胞

方义：本型虽病由产伤，亦应顾及产后多虚多瘀的特点，补虚不忘祛瘀。方中人参、白术、黄芪、茯苓补气扶正；当归、川芎、桃仁、红花、益母草养血活血，化瘀补损；白及生肌止血愈伤；再以猪胞或羊胞以脏补脏。全方有益气养血、化瘀补胂之效。

【其他疗法】

1. 针灸治疗　针刺关元、气海、三阴交、阴陵泉。

2. 经验方

（1）小便失禁　鸡肠1付，洗净晒干，炒黄研成粉，用黄酒送服，每次1钱，每日3次。忌姜、辣。

（2）尿频　生韭菜籽150g，研成粉，用白开水送服，每次6g，每日2次，一般须服2~10天。忌浓茶、牛奶。

【预防调护】

（1）积极指导分娩，缩短产程，预防产伤和大出血的出现。

（2）注意饮食，营养均衡。

第八节　产后汗证

产后汗证包含产后自汗和产后盗汗两种。涔涔汗出，持续不止者，称为"产后自汗"；若寐中汗出湿衣，醒来即止者，称为"产后盗汗"。两者均出现在产褥期内，以汗出过多、日久不止为特点，统称为产后汗证。

答案解析

课堂互动 11-5

根据产后的生理特点，分析出现汗证的原因是什么？

【病因病机】

主要病机为产后耗气伤血，气虚阳气不固，阴液外泄，阴虚内热则迫汗外出。气虚和阴虚为本病的主因。

1. 气虚　素体虚弱，复因产时伤气耗血，气虚益甚，卫阳不固，腠理不实，阳不敛阴，阴津外泄而致自汗不止。

2. 阴虚　营阴素虚，产时失血伤津，阴血益虚，阴虚内热，寐时阳乘阴分，热迫津泄则盗汗，醒后阳气卫外，腠理充皮毛实而汗自止。

【诊断与鉴别诊断】

（一）诊断要点

1. 病史　询问患者体质情况，特别是有无结核、贫血病史。

2. 症状　本病以产后出汗多和持续时间长为特点。产后自汗者以白昼汗多为主，动则尤甚，汗不自止；产后盗汗者以寐中汗出为主，醒后可止。

3. 检查　对于盗汗疑有肺结核者，可行结核菌素试验及肺部X线检查。

（二）鉴别诊断

1. 产后中暑　产时正值炎热酷暑之季，感染暑邪，以发高热、汗出、神昏，甚则躁扰抽搐为特征。而产后汗出无明显季节性，无发热及神志改变。

2. 产后发热　以高热多汗、汗出热退为特征，起病急，病程短。而产后汗证为汗出过多而无发热。

【临床辨病思路】

产后汗证根据特定产褥期出汗异于正常为主，应注意询问时节、起病缓急、有无结核与贫血病史、分娩方式及失血、恶露等情况以助诊断和鉴别诊断。

【辨证论治】

本病以产后出汗过多、持续时间长为特点。根据出汗发生时间不同分为自汗和盗汗。白昼汗多而动则益甚者为气虚自汗，寐时汗出而醒后自止者为阴虚盗汗。治疗本病，气虚者宜益气固表，和营止汗，阴虚者宜益气养阴，生津敛汗。

1. 气虚自汗证

证候：产后汗出过多，不能自止，动则加剧；时有恶风身冷，面色㿠白，气短懒言，倦怠乏力；舌质淡，苔薄白，脉细弱。

分析：素体气虚，产后伤血，气随血脱，腠理不密，卫阳不固，则自汗恶风；动则气耗，故出汗加重；气虚阳衰，故面色㿠白，倦怠乏力，气短懒言；舌淡，苔薄白，脉细弱，均为气虚之征。

治法：益气固表，和营止汗。

方药：黄芪汤（《济阴纲目》）。

黄芪　白术　防风　熟地黄　煅牡蛎　茯苓　麦冬　甘草　大枣

方义：方中黄芪、白术、茯苓、甘草健脾益气固表，熟地黄、麦冬、大枣养血益阴，煅牡蛎收涩敛汗，防风走肌表，助黄芪、白术益气，防风、要黄芪之效益彰。全方共奏益气固表止汗之功。

若汗出过多者，可加仙鹤草、浮小麦、麻黄根、五味子以加强固涩敛汗之功；若头晕心悸，唇甲苍白者，加党参、制首乌、阿胶以益气养血。

2. 阴虚盗汗证

证候：产后睡中汗出，甚则湿透衣衫，醒后即止；面色潮红，头晕耳鸣，口燥咽干，渴不思饮，或五心烦热，腰膝酸软；舌质红，少苔，脉细数。

分析：因产伤血，营阴亏损，阴虚内热，睡时阳伏阴分，热迫津泄，故睡中汗出；醒后阳出于阴，卫表得固，故汗出自止；虚阳浮于上，故面色潮红，头晕耳鸣；虚火内灼阴津，津不上承，故渴不思饮，口燥咽干；肾阴虚损，则现五心烦热，腰膝酸软；舌红，少苔，脉细数，均为阴虚内热之征。

治法：益气养阴，生津敛汗。

方药：生脉散（《医学启源》）加煅牡蛎、浮小麦、山茱萸、糯稻根。

人参　麦冬　五味子

方义：方中人参益气生津，麦冬、五味子和山茱萸滋阴敛汗，加煅牡蛎固涩敛汗，浮小麦与糯稻根用以止汗。全方共奏益气养阴、生津敛汗之效。

若有口燥咽干者，则加芦根、天花粉、石斛、玉竹以滋阴生津；五心烦热严重者，可加白薇、栀子、淡竹叶清热除烦。

【其他疗法】

针灸治疗　针刺合谷、内关、气海、关元、肾俞、命门、足三里、三阴交等穴，配合艾灸。此外，若出现水、电解质紊乱，当及时补液，特别要注意补充钾和钠盐。

【预防调护】

（1）积极预防产后出血及汗出伤阴。

（2）加强产后营养，适当锻炼，增强体质以调和营卫。

（3）适寒温，慎起居，防外感。

第九节　缺　乳

产妇在哺乳期，乳汁甚少或全无，称为"缺乳"，亦称为"乳汁不足""乳汁不行"。

缺乳多发生在产后二三天至半个月内，也可发生在整个哺乳期。临床中以新产后缺乳最为常见。乳汁缺乏与否以乳汁分泌的多寡和是否足够喂养婴儿为标准。

答案解析

课堂互动 11-6

根据乳汁产生的原理，缺乳是什么原因导致的？

【病因病机】

缺乳的主要病机是乳汁生化不足或乳络不畅。常见病因病机有气血虚弱、肝郁气滞、痰浊阻滞。

1. **气血虚弱** 素体脾胃虚弱，生化之源不足，复因分娩失血过多，气随血耗，或孕期产后调摄失宜，或产后思虑过度伤脾，则气血生化不足，或操劳过度，或年岁已高，气血渐衰，均可致气血亏虚，乳汁乏源。

2. **肝郁气滞** 产后情志抑郁，肝失调达，气机不畅，以致乳络失畅，阻碍乳汁运行，则乳汁缺少，或不下。

3. **痰浊阻滞** 素体肥胖，痰湿内盛或产后摄入膏粱厚味，脾失健运，聚湿成痰，痰气阻滞乳脉乳络，或"肥人气虚"，无力行乳，遂致缺乳。

此外，尚有精神紧张、哺乳方法不当等，亦可影响乳汁分泌。

【诊断与鉴别诊断】

（一）诊断要点

1. **病史** 询问患者分娩方式，有无产时失血过多、产后情志不遂，并注意了解患者平素体质状况及有无贫血等慢性疾病。

2. **症状** 产妇在哺乳期中，乳汁甚少，不足以喂养婴儿，或乳汁全无。亦有原本泌乳正常，情志过度刺激后突然缺乳者。

3. **检查** 主要检查乳房与乳汁。虚证者，乳房柔软，不胀不痛，乳汁清稀；实证者，乳房胀满而痛，乳汁稠厚；虚实夹杂者，乳房胀大柔软，乳汁不多。此外，应注意有无乳头凹陷和乳头皲裂造成的乳汁壅塞不通、哺乳困难。

（二）鉴别诊断

本病应与乳痈缺乳相鉴别。乳痈缺乳有乳房红肿热痛、恶寒发热，继而化脓成痈等临床特征，可以之鉴别。

【临床辨病思路】

本病多发生在产后二三天至半个月内，也可出现在整个哺乳期，以乳汁甚少，不能满足婴儿需求，或乳汁全无为特点，乳房可胀、可软、可痛，但无红肿、灼热感。

【辨证论治】

本病主要根据乳房的胀与不胀及乳汁的浓淡程度辨其虚实。若乳房柔软，乳汁清稀，量少，属虚；若乳房胀硬，疼痛有块，乳汁黏稠，属实。

本病的治疗，虚证健脾胃滋化源，补气养血，实证疏肝解郁通络，但应照顾产后"多虚多瘀"的特点，即便为实证，也须在补益气血前提下，行疏肝通络法。同时要患者预防焦躁情绪，注意饮食营养，多喝汤水，做到定时哺乳，每次哺乳时尽量吸空乳房，以利于乳汁分泌。

1. 气血虚弱证

证候：产后乳少，甚或全无，乳汁清稀，乳房柔软无胀感，面色少华，倦怠乏力，舌淡，苔薄白，脉缓细弱。

分析：气虚血少，乳汁生成乏源，则无乳可下，故乳房柔软无胀感，乳汁稀少或全无；气虚血少，不能上荣头面及充养四肢，则面色少华，倦怠乏力；舌淡，苔薄白，脉缓细弱，为气虚血少之候。

治法：补气养血，佐以通乳。

方药：通乳丹（《傅青主女科》）。

人参　黄芪　当归　麦冬　木通（或用通草）　桔梗

用猪蹄煮汤，或煮肉汤煎药服之。

方义：方中人参、黄芪益气健脾，以生气血，凝化乳汁；当归、麦冬养血滋液；木通或通草宣络通乳；桔梗载药入胸乳；猪蹄为血肉有情之品，补血滋养以助通乳之力。全方共奏补气养血、增液通乳之效。

若先天肾气不足，冲任虚弱者，症见腰膝酸软，头晕耳鸣，或触及乳腺发育不良，可在上方基础上酌加补肾益精、通补奇经之药，如紫河车、巴戟天、熟地黄、鹿角胶等。紫河车补精血入奇经，既可用鲜品煲汤，又可用干品入药。

2. 肝郁气滞证

证候：产后乳汁甚少或全无，乳房胀硬、疼痛，乳汁稠厚，或伴胸胁胀闷，情绪抑郁，食欲减退，舌质正常，苔薄黄，脉弦或弦细。

分析：肝主疏泄，性喜条达，其经脉过乳头。若肝气郁结，或突然为七情所伤，则气机不畅，乳络受阻，乳汁壅滞，乳汁甚少或全无；乳汁壅塞阻滞，则乳房胀硬疼痛，乳汁稠厚；肝经布散于胸胁，肝郁气滞，经脉不畅，则胸胁胀闷，情绪抑郁；木郁克土，脾失健运，则食欲减退；舌质正常，苔薄黄，脉弦或弦细，为肝郁气滞之征。

治法：疏肝解郁，通络下乳。

方药：下乳涌泉散（《清太医院配方》）。

当归　白芍　川芎　生地黄　柴胡　青皮　花粉　漏芦　通草（或木通）　桔梗　白芷　穿山甲　王不留行　甘草

方义：方中当归、白芍、川芎补血养血；生地黄、花粉补血滋液；柴胡、青皮疏肝散结；漏芦、穿山甲、王不留行通络下乳；甘草调和脾胃。全方共奏补血养血、疏肝解郁、通络下乳之效。

若乳房胀痛甚者，则加强宽胸理气通络之效，酌加瓜蒌皮、橘核仁、丝瓜络等；若乳房胀硬热痛，触之有结块者，为乳汁淤积化热，加清热通络散结之品，如蒲公英、连翘、夏枯草、皂角刺等，同时可用葱醋加热局部热敷乳房，或用橘皮煎水湿热敷乳房；若乳房掣痛，伴发热恶寒，或乳房结块有波动感者，应按乳痈论治。

3. 痰浊阻滞证

证候：乳汁甚少或无乳可下，乳房硕大或下垂不胀满，乳汁不稠，形体肥胖，胸闷痰多，纳少便溏，或食多乳少，舌淡胖，苔腻，脉沉细。

分析：素体脾虚，或肥甘厚味伤脾，脾失健运而生痰浊，痰阻乳络，或脾虚气弱行乳无力而致乳汁甚少或全无；胸闷纳少、苔腻，均为痰浊阻滞之象。

治法：健脾，化痰，通乳。

方药：苍附导痰丸（《叶天士女科诊治秘方》）合漏芦散（《济阴纲目》）。

陈皮　茯苓　法半夏　甘草　苍术　香附　胆南星　枳壳　生姜　神曲

漏芦　蛇蜕　瓜蒌

方义：苍附导痰丸健脾燥湿化痰；漏芦通络下乳，瓜蒌宽胸理气化痰，蛇蜕解毒消痈。诸药合用可化痰通络下乳。

气虚明显者，加黄芪、党参、白术。

哺乳期间，宜食高蛋白、高热量、多维生素、多汤水、易消化的滋补食品，或有催乳通乳作用的食品，如猪蹄、羊肉、鸡肉、紫河车、黑芝麻、花生、赤小豆、茭白、莴苣、萝卜叶等。忌食辛辣刺激性食品及生冷食品，忌烟酒。

【其他疗法】

1. 食疗及经验方

（1）常以豆腐5块，丝瓜250g，香菇2g，猪蹄1只，加盐、姜、葱调味，煨烂后分次服下，能补气血，增进乳汁分泌。也有用豆腐4块，红糖60g，加水共煮，待糖溶化后放入米酒30ml，或酒酿50~100g，一次食用，这对乳汁缺乏者，效果亦佳。其他豆制品，如豆腐干、豆浆、豆腐皮、豆腐脑等，也适宜乳汁缺乏的产妇食用。

（2）鸡血藤20g，桑寄生20g，红枣5枚，煎水代茶饮。

（3）生黄芪30g，当归9g，炖猪蹄。

（4）猪蹄2只，通草24g，同炖，去通草，食猪蹄饮汤。

（5）活鲫鱼煮汤，排骨汤等。

（6）紫河车粉，每次0.5~1g，每日3次。

上述方法均适用于气血虚弱者。连用3~7天。

2. 针灸治疗　主穴：膻中、乳根。配穴：少泽、天宗、合谷。

【预防调护】

（1）孕前调理　尽早诊治乳腺发育不良疾病，肥胖者加强锻炼以减肥。

（2）孕期保健　纠正贫血，调畅情志，清洁乳房，牵拉乳头，穿着宽松。

（3）产后调护　调畅情志，注意恶露的情况，预防大出血，保证睡眠，正确哺乳，合理饮食，保证适度营养，不可过于滋腻。

第十节　产后抑郁症

产后抑郁症是以产妇在产褥期出现以情绪低落、精神抑郁为主要症状的疾病。一般在产后1~2周开始出现，产后4~6周逐渐明显，平均持续6~8周，甚则长达数年。若不及时诊治，产妇可伤害胎儿或自杀，应当给予重视。

本病在中医古籍中尚无专论，有关病因病机、症状、辨证及治疗等散见于历代医籍"产后癫狂""产后脏躁""产后发狂"及"产后乍见鬼神"的相关论述中。

👥 课堂互动 11-7 ——————————————————

产后抑郁症在中医学中的发病机制是什么？

答案解析

【病因病机】

本病的主要病机是血不养心，神明失守。此外，过度忧思，损伤心脾，产后多瘀，瘀血阻滞，上攻于心，或情志所伤，肝气郁结，肝血不足，魂失潜藏，亦可致本病。

1. 心脾两虚　产后思虑太过，所思不遂，心血暗耗，脾气受损，气血生化不足，气虚血弱，血不养心，心神失养，而现产后抑郁。《灵枢·本神》曰："思出于心而脾应之。"

2. 瘀血内阻　产后元气亏耗，又因劳倦耗气，气虚无力运血，血滞成瘀，或产后胞宫瘀血停滞，败血上攻，闭于心窍，神明失常，致产后抑郁。《万氏女科》曰："产后虚弱，败血停积，闭于心窍，神志不能明了，故多昏困。"

3. 肝气郁结　素性忧郁，情志郁结，心虚胆怯，复因产后情志所伤，或突受惊恐，魂不守舍，亦成产后抑郁。

【诊断与鉴别诊断】

（一）诊断要点

1. 病史　产时或产后失血过多，产后忧愁思虑，过度劳倦，或素性抑郁，以及既往有精神病史、难产史。

2. 症状　情绪低落，精神抑郁，伤心落泪，悲观厌世，失眠多梦，易感疲乏无力；或内疚、焦虑、易怒，或默默不语；严重者处理事情的能力低下，不能照料婴儿，甚至伤婴。

3. 检查
（1）妇科检查　无明显异常。
（2）辅助检查　血常规检查正常或有轻度贫血。

（二）鉴别诊断

1. 产后抑郁综合征　是产褥早期最常见的精神障碍，其临床表现主要为不明原因的阵发性哭泣和抑郁状态，但不伴有感觉障碍，以产后3日内发病最为常见。起病急、病程短、病情轻，无须药物治疗，但须心理开导。若病情进一步恶化，亦可发展为产后抑郁性精神病。

2. 产后抑郁性精神病　属精神学范畴。有精神分裂症状，如迫害妄想和幻听、躁狂和抑郁等，是产后抑郁的发展变化。

【临床辨病思路】

本病须关注疾病发病的时间、临床症状、病情轻重程度及是否有感觉障碍，是否存在精神分裂症状。

【辨证论治】

重视产后多虚多瘀及气血变化的特点，根据产后全身症状及舌脉，辨明虚实及在气在血，分而治之。根据致病机制，治疗原则以调和气血、安神定志为主，同时配合心理治疗。尤其须细心观察早期情志异常的改变，以防病情加重。

1. 心脾两虚证

证候：产后忧郁焦虑，心神不宁，常悲伤欲哭，情绪低落，失眠多梦，健忘，精神萎靡；伴面色萎黄，神疲乏力，脘闷腹胀，纳少便溏；舌淡，苔薄白，脉细弱。

分析：产后耗气伤血，思虑太过，则心脾损伤，血不养心，心神失守，而现忧郁焦虑、心神不宁、悲伤欲哭、情绪低落、失眠多梦、健忘、精神萎靡等症状；气血虚弱，不荣机体，则面色萎黄，神疲乏力；脾虚失运，则脘闷腹胀，纳少便溏；舌淡，苔薄白，脉细弱，乃心脾两虚之象。

治法：健脾益气，养心安神。

方药：归脾汤（《济生方》）。

人参　黄芪　当归　白术　茯神　龙眼肉　远志　酸枣仁　木香　甘草。

方义：方中人参、黄芪、白术、甘草健脾益气，生化气血以荣养机体；茯神、酸枣仁、远志、龙眼肉养心血，安心神；木香行气健脾；当归养血活血而不滞。全方共奏健脾益气、养心安神之功。

若有食少腹胀者，酌加麦芽、砂仁、陈皮行气导滞。

2. 瘀血内阻证

证候：产后抑郁寡欢，默默不语，失眠多梦，神志恍惚，记忆力下降；恶露淋漓日久，色紫黯有块，面色晦暗；舌黯有瘀斑，苔白，脉弦或涩。

分析：产后胞宫瘀血不下，上冲扰及清窍，则产后抑郁寡欢，默默不语，失眠多梦，神志恍惚，记忆力下降；瘀血阻滞冲任，血不归经，则恶露淋漓日久，色紫黯有血块；面色晦暗、舌脉为瘀血内阻之象。

治法：活血化瘀，镇静安神。

方药：调经散（《太平惠民和剂局方》）。

当归　肉桂　没药　琥珀　赤芍　白芍　细辛　麝香

方义：方中当归养血调血；白芍养血和营；赤芍、没药活血化瘀；肉桂与细辛温通血脉；琥珀活血散瘀，镇惊安神；麝香活血散结，开窍醒神。诸药合用，共奏活血化瘀散结、开窍镇静安神之功。

3. 肝气郁结证

证候：产后精神抑郁，心神不安，夜不能寐，或多发噩梦，惊恐易醒；恶露量或多或少，色紫黯有块，胸闷纳呆，善太息；舌淡，苔薄白，脉弦细。

分析：肝失条达，肝血不足以养魂，魂不守舍，故精神抑郁，心神不安，夜不能寐，或多发噩梦，惊恐易醒；气滞血不得行则瘀，故恶露量或多或少，色紫黯有块；肝郁气滞，气机不畅，故胸闷，善太息；肝郁乘脾，脾虚不运，故纳呆；舌淡，苔薄白，脉弦细，为肝气郁结之象。

治法：疏肝解郁，镇静安神。

方药：逍遥散（《太平惠民和剂局方》）加首乌藤、合欢皮、磁石、柏子仁。

柴胡　当归　茯苓　白芍　白术　炙甘草　煨姜　薄荷

方义：方中柴胡疏肝解郁；当归、白芍养肝血以安心神；茯苓、白术、炙甘草健脾益气；煨姜和中，助当归、白芍调养气血之功；薄荷助柴胡疏肝解郁；首乌藤合柏子仁养心安神；合欢皮解郁安神，磁石重镇安神。诸药合用可达疏肝解郁、镇静安神之功。

【其他疗法】

1. **心理疗法**　包括支持性心理治疗、人际心理治疗、音乐疗法、焦点转移及行为调整法、自我鼓励法、自我实现法等。

2. 西药治疗　主要选用安全、不良反应相对少的抗抑郁药物，常用药物有氟西汀、帕罗西汀、舍曲林等。

3. 外治法　常用的有经磁刺激疗法、电休克治疗、穴位按摩、运动疗法、亮光治疗等。

【预防调护】

（1）产前检查时应了解孕妇的性格，及是否有精神病家族史和抑郁症表现。

（2）产后访视有助于早期发现产后抑郁症及降低抑郁症发生的风险，指导家属多与产妇沟通，给予产妇心理上的理解和支持。

第十一节　产后乳汁自出

哺乳期中，产妇乳汁不经婴儿吮吸而自然流出者，为"乳汁自出"，又称"漏乳"或"乳汁自涌"。

体质健壮，气血旺盛，乳汁充沛，乳房饱满，由满而溢者，或已到哺乳时间，未按时哺乳而乳汁外溢者，或断乳之时，乳汁一时难断而自出的，均属于生理现象。若双侧乳头或一侧乳房乳汁滴沥而出，渗湿衣衫，但乳房松软不胀或有膨胀感，乳汁往往不足以喂养婴儿，便属于病理现象，本节主要针对此类病理性产后乳汁自出进行论治。

【病因病机】

乳汁自出主要是由于气血虚弱，阳明胃气不固，摄纳无权，致乳汁随化随出；或肝郁化热，迫乳汁外溢，致乳汁自出。

1. 气血虚弱　乳汁由气血所化生，而脾胃乃气血生化之源，乳房属足阳明胃经。产后脾胃虚弱，胃气不固，摄纳无权，乳汁随化随出。

2. 肝经郁热　产后情志郁结，日久蕴热，或大怒伤肝，肝火亢盛，疏泄太过，迫乳外溢。如《胎产心法》说："肝经怒火上冲，故乳胀而自溢。"

【诊断与鉴别诊断】

（一）诊断要点

1. 病史　素体虚弱，劳倦过度，或情志过极。

2. 症状　产妇在哺乳期中，乳汁不经婴儿吸吮而时时溢出，淋沥不止，乳汁清稀或黏稠。

3. 检查　可见双乳头或一侧乳头乳汁点滴而下，渗透衣衫。乳头未见皲裂，乳房柔软或胀满。

（二）鉴别诊断

本病应与闭经泌乳综合征及乳泣之乳汁自出相鉴别。

1. 闭经泌乳综合征　属月经病范畴，患者在闭经的同时可伴有乳汁溢出，乳量很少，或挤压乳头时才能挤出乳汁，多伴有不孕，西医称高催乳素血症。本病发生在哺乳期，哺乳期患者月经多不来潮，因此需要鉴别，血清催乳素测定有助于鉴别。

2. 乳泣　妊娠中后期，乳头溢乳者，称为"乳泣"。而本病发生在哺乳期，二者显然不同。

【临床辨病思路】

本病以发生在哺乳期内，乳汁不经婴儿吸吮而时时溢出、淋沥不止为辨病要点，临床应检测血清催乳素数值，以排除高催乳素血症引起的闭经泌乳综合征。

【辨证论治】

本病的辨证要点是察乳汁的稀稠以辨虚实。虚者乳房柔软，乳汁清稀；实者乳房胀硬，乳汁浓稠。虚者补气固涩，实者疏肝清热。

1. 气血虚弱证

证候：产后乳汁自出，量少质稀，乳房柔软无胀感，面色淡白无华，神疲气短乏力，舌淡苔薄，脉细弱。

分析：产后气血亏虚，中气不足，胃气不固，乳汁失摄，故乳汁自出；脾虚血亏，乳汁化源不足，则量少质稀，乳房柔软无胀感；中气不足，升清濡养无力，则面白无华，神疲气短乏力；舌淡苔薄，脉细弱，为气血虚弱之征。

治法：益气养血，佐以固涩。

方药：补中益气汤（方见月经先期）加芡实、五味子。

人参　黄芪　白术　当归　陈皮　升麻　柴胡　炙甘草。

方义：补中益气汤补益中气，芡实、五味子收敛固涩，全方共奏补气固摄敛乳之效。

若有食少腹胀者，酌加麦芽、砂仁、陈皮行气导滞。

2. 肝经郁热证

证候：产后乳汁自出，量多质稠，乳房胀痛，精神抑郁，烦躁易怒，胸胁胀满，口苦咽干，便秘溲黄，舌质红，苔薄黄，脉弦数。

分析：肝郁化热，迫乳汁外泄，则乳汁自出而量多质稠；肝失条达，气机不畅，则乳房胀痛，精神抑郁，胸胁胀满；肝郁化火扰神，则烦躁易怒；热灼津伤则口苦咽干，便秘溲黄；舌质红，苔薄黄，脉弦数，为肝经郁热之征。

治法：疏肝清热，佐以敛乳。

方药：丹栀逍遥散（《内科摘要》）加煅牡蛎、乌贼骨。

柴胡　牡丹皮　栀子　当归　白芍　白术　茯苓　炙甘草　煨姜　薄荷

方义：丹栀逍遥散疏肝清热；煅牡蛎、乌贼骨收敛摄乳。若热象明显，可加生地黄、夏枯草养阴滋血，清热散结，使热去结散，则乳汁自安。

【其他疗法】

1. 经验方

（1）麦芽煎　用麦芽60g，红糖适量，以麦芽煎汤后加入红糖，每日分3~4次服，可用于一般性乳汁自出，而无明显其他症状者。

（2）麦芽60g，蝉蜕6g，白糖适量，水煎，滤去渣，日分3~4次服，也可用于一般性乳汁自出者。

2. 食疗方

香附芡实粥：香附10g，芡实15g，粳米50g，白糖适量。

制作：先将芡实捣碎，粳米淘洗干净，随后将香附放入锅中，加适量清水煎煮，去渣，加入芡实、粳米煮粥，待粥熟时，加入白糖调味即成。

功用：疏肝理气、固摄乳汁，可防治产后肝气郁滞之乳汁自出。日1剂，连食3~5天。

【预防调护】

（1）加强产后营养，适量运动，促进脾胃健运以生气摄汁。

（2）保持情绪舒畅，切忌心情郁闷。

（3）外溢的乳汁用干净毛巾擦干，保持乳房清洁。

附：回乳

若乳母体质虚弱，或因病不宜哺乳，或产后无须哺乳者，或已到断乳之时，可选用下列方法回乳。

（1）麦芽200g，水煎代茶饮。

（2）芒硝120g，装布袋，排空乳汁后敷于乳部并扎紧，待湿后更换之。

（3）免怀散（《济阴纲目》）：红花、赤芍、当归尾、川牛膝，水煎服，连用3天。

（4）花椒6~15g，加水400~500ml，浸泡后煎煮浓缩成250ml，然后加入红糖（白糖效果不佳）50~100g，于断奶当天趁热1次服下，日服1次，2~3天即可回奶。绝大多数乳母于食后6小时乳汁分泌即明显减少，第2天乳胀消失或胀痛缓解。

目标检测

答案解析

一、单项选择题

（一）A1型选择题

1. 下列各项，属产后三病的是（   ）

    A. 产后血晕、产后发热、产后腹痛　　　　　　B. 产后痉病、产后大便难、产后郁冒

    C. 产后小便不通、产后恶露不绝、产后小便淋痛　　D. 产后呕吐、泄泻、盗汗

    E. 产后冲心、冲肺、冲胃

2. 下列各项，不属于产后发热感染邪毒证临床表现的是（   ）

    A. 小腹疼痛拒按　　　　　　　　　　　　　　B. 产后高热寒战，热势不退

    C. 肢体酸痛，无汗　　　　　　　　　　　　　D. 恶露量或多或少，色紫黯如败酱，气臭秽

    E. 心烦口渴，尿少色黄，大便燥结

3. 治疗产后发热血瘀证，应首选的方剂是（   ）

    A. 少腹逐瘀汤　　B. 血府逐瘀汤　　C. 补中益气汤　　D. 生化汤加味　　E. 桃红四物汤

4. 下列各项，不属于产后大便难气虚失运表现的是（   ）

    A. 临厕努责乏力　　B. 大便坚　　　　C. 气短乏力　　　D. 便后疲惫更甚　　E. 大便软

5. 治疗产后小便不通气虚证的首选方是（   ）

    A. 补中益气汤　　B. 春泽汤　　　　C. 补气通脬饮　　D. 举元煎　　　　E. 归脾汤

6. 肾虚型产后小便不通的最佳治法是（   ）

    A. 温肾固摄　　　　　　　　B. 滋肾补肾，行气化水　　　　　　C. 温补肾阳，化气行水

    D．滋肾利水   E．补肾固脬

  7．产后抑郁症的主要分型是（   ）

    A．心脾两虚、瘀血内阻   B．心脾两虚、肝气郁结、瘀血内阻

    C．心肾两虚、肝气郁结、瘀血内阻   D．心脾两虚、肝气郁结

    E．瘀血内阻、肝气郁结

  8．生脉散加煅牡蛎、浮小麦以治疗（   ）

    A．产后盗汗   B．产后自汗   C．产后乳汁自出

    D．产后抑郁症   E．产后恶露不绝

（二）A2 型选择题

  1．患者产后 24 小时，恶寒发热，鼻流清涕，头痛，肢体酸痛，无汗，舌苔薄白，脉浮紧。治疗应首选的方剂是（   ）

    A．荆穗四物汤   B．生化汤   C．补中益气汤   D．五味消毒饮   E．桃红消瘀汤

  2．患者产后 1 周，小腹隐隐作痛，喜按喜揉，恶露量少，色淡红，质稀无块，面色苍白，头晕眼花，心悸怔忡，大便干结，舌质淡，苔薄白，脉细弱。治疗应首选的方剂是（   ）

    A．肠宁汤   B．八珍汤   C．小建中汤   D．当归芍药散   E．人参养荣汤

  3．患者产后恶露过期不尽，量时多时少，色黯有块，小腹疼痛拒按，舌紫黯或边有瘀点，脉沉涩。治疗应首选的方剂是（   ）

    A．少腹逐瘀汤   B．生化汤   C．膈下逐瘀汤   D．失笑散   E．逍遥散

  4．患者产后数日不解大便，解时艰涩，大便坚结，伴颧赤咽干，五心烦热，脘中痞满，腹部胀痛，小便黄赤，舌质红，苔薄黄，脉细数。治疗应首选的方剂是（   ）

    A．四物汤   B．黄芪汤   C．两地汤合麻子仁丸

    D．玉烛散   E．大承气汤

  5．患者产后乳汁分泌由少到无，乳房胀硬疼痛，伴有胸胁胀满，情志抑郁，食欲不振，舌淡红，苔薄黄，脉弦。本病的治法是（   ）

    A．补肾健脾   B．补肾疏肝   C．养血柔肝

    D．行气活血   E．疏肝解郁、通络下乳

  6．患者分娩 1 周后，乳汁时有自行流出，量少质稀，乳房柔软无胀感，舌淡，苔薄，脉细弱。治疗本病的代表方为（   ）

    A．八珍汤   B．四物汤   C．六味地黄丸   D．黄芪汤   E．大补元煎

（三）B1 型选择题

（1~2 题共用备选答案）

    A．热入营血证   B．感染邪毒证   C．外感证   D．血瘀证   E．血虚证

  1．患者产后寒热时作，恶露不下，色紫黯有块，小腹疼痛拒按，舌质紫黯或有瘀点，脉弦涩。其证候是（   ）

  2．患者产后低热不退，腹痛绵绵，喜按，恶露量多，色淡，头晕心悸，舌淡，苔薄，脉细数。其证候是（   ）

（3~4 题共用备选答案）

    A．温经汤   B．少腹逐瘀汤   C．独活寄生汤

    D．身痛逐瘀汤   E．黄芪桂枝五物汤

  3．患者分娩数日后，肢体关节疼痛，屈伸不利，宛如针刺，得热则舒，伴恶寒怕风，脉濡细。治疗应

首选的方剂是（　　）

4．患者产后下肢疼痛，麻木，发硬，重着，肿胀明显，屈伸不利，小腿压痛，恶露量少，色紫黯有血块，小腹疼痛，拒按，舌黯，苔白，脉弦涩。治疗应首选的方剂是（　　）

（5~6题共用备选答案）

A．四物汤　　　　　　　　B．黄芪汤　　　　　　　　C．两地汤合麻子仁丸

D．玉烛散　　　　　　　　E．大承气汤

5．治疗产后大便难气虚失运证，应首选的方剂是（　　）

6．治疗产后大便难血虚证，应首选的方剂是（　　）

二、简答题

1．产后病的发病机制可概括为哪几个方面？

2．简述产后"三审"及其临床意义。

3．简述产后自汗和盗汗的区别。

4．简述产后大便难和肠梗阻的区别。

书网融合……

知识回顾

习题

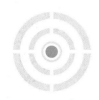

第十二章　妇科杂病

学习目标

知识要求：

1. 掌握不孕症、癥瘕、妇人腹痛、阴挺、阴疮、阴痒的定义及辨证论治。

2. 熟悉以上疾病的病因病机、诊断及鉴别诊断。

3. 了解以上诸病的其他疗法和预防调护。

技能要求：

1. 熟练掌握运用中医学基础知识进行上述疾病辨证论治的技能。

2. 学会应用本节知识指导上述疾病的诊断和治疗。

妇科杂病是指凡不属于经、带、胎、产疾病范围，而又与女性解剖、生理、病理特点有密切关系的妇科疾病。

妇科杂病常见的有不孕症、癥瘕、妇人腹痛、阴挺、阴疮、阴痒等。

妇科杂病的病因病机：由于范围广，其病因比较复杂。寒热湿邪、七情内伤、生活因素、体质因素诸多病因均可导致疾病的发生。但其病因总结有三：其一，起居不慎，感受外邪；其二，脏腑气血阴阳失调，情志不畅；其三，禀赋不足，气血虚弱。这些病因作用于机体，导致脏腑、经络、气血功能失调，便产生各种疾病。

妇科杂病的治疗：必须以脏腑、经络、气血为核心，辨证施治。重在整体调补肾、肝、脾功能，调理气血、冲任、胞宫，以恢复其生理功能。一般来说，不孕症以温养肾气、调理气血为主；而对于癥瘕的治疗，在于消癥散瘕，但剧烈有毒的攻逐方药，并非善法，同时应注意扶正祛邪，标本同治，攻补兼施；妇人腹痛以通调气血为主，必须按寒、热、虚、实用药；阴疮、阴痒的治疗，一般是内服药调理脏腑以治其本，配合局部外治法以治其标，同时还要重在防护，注意前阴的清洁卫生，防止邪毒、病虫感染。妇科杂症，应辨证与辨病相结合，此类疾病大多病程日久，经年累月，治疗难图速愈，因此，必须按疗程坚持服药调治，配合心理治疗，假以时日，方显疗效。

第一节　不孕症

PPT

女子婚后夫妇同居 1 年以上，性生活正常，配偶生殖功能正常，未避孕而不受孕者；或曾孕育过，未避孕而又1年以上未再受孕者，称为不孕症。前者为原发性不孕，古称"全不产"；后者为继发性不孕，古称"断绪"。夫妇一方有先天或后天生殖缺陷，无法纠正而不能妊娠者，称绝对性不孕；夫妇一方，因某些因素阻碍受孕，一旦纠正仍能受孕者，称相对性不孕。本节主要讨论相对性不孕症。

历代医家重视对不孕的研究，公元前11世纪《周易》记载"妇三岁不孕"，这是关于不孕的最早记载。《素问·上古天真论篇》首先提出了肾气盛，天癸至，任通冲盛，月事以时下，故有子的受孕生理。又在《素问·骨空论篇》中指出"督脉者……此生病……其女子不孕"的病理。《神农本草经》紫石英条下记载："女子风寒在子宫，绝孕十年无子。"《金匮要略·妇人杂病脉证并治》温经汤条下说："亦主妇人少腹寒，久不受胎。"西晋《针灸甲乙经·妇人杂病》曰："女子绝子，衃血在内不下，关元主之"，率先提出瘀血导致不孕的机制。《诸病源候论》专设"无子候"，分列"月水不利无子""月水不通无子""子脏冷无子""带下无子""结积无子"等"挟疾无子"病源。唐代《备急千金要方·求子》首先提出："凡人无子，当为夫妻俱有五劳七伤、虚羸百病所致"，认识到不孕也可由男性因素引起，并将女性不孕症分为"全不产"和"断绪"。元代朱丹溪在《格致余论·受胎论》中指出："男不可为父，得阳气之亏者也；女不可为母，得阴气之塞者也"，并首先提出"女涵男"的真假阴阳人不能生育，在《丹溪心法·子嗣》中增补了肥盛妇人痰湿闭塞子宫和怯瘦妇人子宫干涩不能怀孕的证治。万全著《广嗣纪要》指出"五不女"和"五不男"不能生育，又在《万氏妇人科》中指出："女子无子，多因经候不调……此调经为女子种子紧要也"。张景岳《景岳全书·妇人规》强调治疗不孕应辨证论治："种子之方，本无定轨，因人而药，各有所宜"，还提出"情怀不畅，则冲任不充，冲任不充则胎孕不受"的七情内伤导致不孕的机制。清代《傅青主女科》强调从肝肾论治不孕，创制的养精种玉汤、温胞饮、开郁种玉汤、完带汤至今仍为临床常用。王清任《医林改错》重视用活血化瘀法论治不孕，认为少腹逐瘀汤"种子如神"，并创对经服药法，即月经来潮之日起连服5天以祛瘀生新、调经种子。这些理论和论述为我们今天研究不孕症提供了较好的学术基础。

西医学认为女性原因引起的不孕症，主要与排卵障碍，输卵管病变，子宫、阴道等疾病有关。

【病因病机】

肾主生殖，不孕与肾的关系密切，并与天癸、冲任、子宫的功能失调，或脏腑气血不和，影响胞脉胞络功能有关。常见的有肾虚、肝郁、痰湿、血瘀。

1. 肾虚　肾藏精，精化气，肾中精气的盛衰主宰着人体的生长、发育与生殖。若先天肾气不足，或房事不节，久病大病，反复流产损伤肾气，或高龄，肾气渐虚，肾气虚，则冲任虚衰不能摄精成孕，或素体肾阳虚或寒湿伤肾，肾阳亏虚，命门火衰，阳虚气弱，则生化失期，有碍子宫发育或不能触发氤氲乐育之气，或冲任胞官失于温煦，致令不能摄精成孕；或素体肾阴亏虚，或房劳多产，久病失血，耗损真阴，天癸乏源，冲任血海空虚，或阴虚生内热，热扰冲任血海，均不能摄精成孕，发为不孕症。

2. 肝郁　若素性忧郁，或七情内伤，情怀不畅，或由于久不受孕，继发肝气不舒，致情绪低落、忧郁寡欢，气机不畅，二者互为因果，肝气郁结益甚，以致冲任气血失调，不能相资，不能摄精成孕。

3. 痰湿　素体脾肾阳虚或劳倦思虑过度，饮食不节伤脾或肝木犯脾，肾阳虚不能温脾，脾虚则健运失司，水湿内停，肾阳虚则不能化气行水，湿聚成痰，或嗜食膏粱厚味，痰湿内生，胞脉受阻，或遮隔子宫，不能摄精成孕，或痰阻气机，气滞血瘀，痰瘀互结，不能启动氤氲乐育之气而致不孕。

4. 血瘀　瘀血既是病理产物，又是致病因素。寒、热、虚、实、外伤均可致瘀滞冲任，胞宫胞脉阻滞不通导致不孕；经期、产后余血未净，邪气乘虚侵袭，房事不节，邪与血结，瘀阻胞脉，以致不能摄精成孕。

【诊断与鉴别诊断】

（一）诊断要点

运用西医学检查方法对男女双方实施必要的检查，找出不孕原因，从而采取有针对性的治疗措施，是诊治不孕症成功的关键。

1. 病史采集 结婚年龄、丈夫健康状况、性生活情况、避孕方法、经带胎产史、既往史（有无结核、阑尾炎手术、甲状腺病等）、家族史、个人史。

2. 体格检查 注意第二性征及内外生殖器官的发育情况，如有无畸形、炎症、包块及溢乳等。

3. 女性不孕症特殊检查

（1）基础体温测定 周期性连续的基础体温测定，可以大致反映排卵和黄体功能，但不能作为独立的诊断依据，推荐结合其他排卵监测方法进行诊断。

（2）B超监测卵泡发育 推荐使用经阴道超声，检测内容包括子宫大小和形态，肌层回声，子宫内膜的厚度，卵巢基础状态，如卵巢的体积、双侧卵巢内2~10mm直径的窦卵泡计数、优势卵泡的直径，卵巢内异常回声的大小及回声特征，是否有输卵管积水征象，是否有异常的盆腔积液征象。

（3）基础激素水平测定 一般在排卵异常和高育龄妇女（>35岁）中进行，包括周期第2~4天的FSH、LH、E_2测定，可反映卵巢的储备功能和基础状态，TSH反映甲状腺功能，PRL反映是否存在高催乳素血症，T反映是否存在高雄激素血症等内分泌紊乱所致的排卵障碍。

（4）输卵管通畅试验 常用输卵管通液术或子宫输卵管泛影葡胺（或碘油）造影及B超下输卵管过氧化氢溶液通液术来了解输卵管是否通畅。其中子宫输卵管造影还有助于了解输卵管和子宫腔的形态是否正常，是否有粘连、息肉和黏膜下子宫肌瘤等病变。

（5）宫腔镜检查 可观察子宫腔的形态，内膜的色泽和厚度，双侧输卵管开口，是否有宫腔粘连、畸形、息肉、黏膜下肌瘤等病变。联合腹腔镜时可分别在输卵管内口插管，注射染料（亚甲蓝），以判断输卵管的通畅度。

（6）腹腔镜检查 用于检查盆腔情况。可在腹腔镜直视下观察子宫、输卵管、卵巢的大小和形态以及输卵管周围和盆腔有无粘连，还可以同时进行腹腔镜下手术，如粘连分离术、异位病灶电灼术、子宫肌瘤剔除术等。亦可在直视下进行输卵管通液试验，观察输卵管的通畅度。

（7）当怀疑垂体病变时，应做CT、MRI检查，排除垂体病变。

（8）免疫因素检查 如抗精子抗体（AsAb）、抗内膜抗体（EMAb），但这些因素并不一定影响受孕。

（二）鉴别诊断

不孕症须与暗产相鉴别。

暗产 为怀孕1个月不知其已受孕而殒堕者，即发生在月经期前的流产，也称生化妊娠。由于无明显停经史，受孕时间过短，不易觉察而误认为不孕。结合BBT测量、尿妊娠试验及血HCG检测可协助诊断。

【临床辨病思路】

不孕症系多因素导致的生育障碍，其诊断必须借助上述西医的有关诊断方法明确病因，应结合其他症状和体征，选择性做上述相关检查，了解有无西医相关疾病，中西医结合辨病。

> **知识拓展**
>
> 女方因素引起的不孕症常见病因如下。
>
> 1. 盆腔因素　是我国女性不孕症，特别是继发性不孕症最主要的原因，约占全部不孕因素的35%。具体病因包括：①输卵管病变、盆腔粘连、盆腔炎症及其后遗症，包括盆腔炎症（淋病奈瑟菌、结核分枝杆菌和沙眼衣原体等感染）及盆腔手术后粘连导致的输卵管梗阻、周围粘连、积水和功能受损等。②子宫体病变。③子宫颈因素。④子宫内膜异位症。⑤先天发育畸形。
>
> 2. 排卵障碍　占女性不孕的25%~35%，常见病因包括：①下丘脑病变。②垂体病变。③卵巢病变。④其他内分泌疾病。

【辨证论治】

本病辨证要全面详细采集四诊资料，包括患者年龄、月经、带下、婚产、性生活及避孕情况，必须辨证与辨病相结合。

治疗上除针对各个证型给予药物外，还应注意调畅情志，择氤氲之时合阴阳，以利于成孕。

1. 肾虚证

（1）肾气虚证

证候：婚久不孕，月经不调或停闭，经量或多或少，色黯，头晕耳鸣，腰酸膝软，精神疲倦，小便清长，舌淡，苔薄，脉沉细，两尺尤甚。

分析：肾气不足，冲任虚衰，不能摄精成孕，而致不孕；冲任失调，血海失司，故月经不调，量或多或少；腰为肾之外府，肾虚则腰酸膝软，神疲，小便清长；舌淡，脉沉细，尺脉弱，均为肾气虚弱之象。

治法：补肾益气，温养冲任。

方药：毓麟珠（《景岳全书》）。

人参　白术　茯苓　白芍　当归　川芎　熟地黄　炙甘草　菟丝子　杜仲　鹿角霜　川椒

方义：方中八珍双补气血，温养冲任；菟丝子、杜仲温养肝肾，调补冲任；鹿角霜、川椒温肾助阳。诸药合用，既能温补先天肾气以生精，又能培补后天脾胃以生血，使精血充足，冲任得养，胎孕可成。

（2）肾阳虚证

证候：婚久不孕，月经迟发，或月经错后，或停闭不行，经色淡黯，性欲淡漠，小腹冷，带下量多，清稀如水，或子宫发育不良，头晕耳鸣，腰酸膝软，夜尿多，眼眶黯，面部黯斑，或环唇黯，舌质淡黯，苔白，脉沉细或沉迟无力。

分析：肾阳不足，命门火衰，阳虚气弱，冲任胞宫失于温煦，或不能触发氤氲乐育之气以摄精成孕，故不受孕；肾阳亏虚，天癸不充，故月经迟发或经闭；先天不足，生化失期，故子宫发育不良；阳虚水泛，水湿下注任带，故带下量多，清稀如水；腰膝酸软、面斑多、环唇黯、脉沉细尺弱等均为肾阳亏虚之征。

治法：温肾暖宫，调补冲任。

方药：温胞饮（《傅青主女科》）。

巴戟天　补骨脂　菟丝子　肉桂　附子　杜仲　白术　山药　芡实　人参

方义：方中巴戟天、补骨脂、菟丝子、杜仲温肾助阳益精气；肉桂、附子补益命门，温肾助阳以化阴；人参、白术益气健脾并除湿；山药、芡实补肾涩精而止带。全方共奏温肾助阳暖宫、填精助孕之效。

肾阳虚，也可选右归丸加龟甲。全方温补肾阳为主，辅以滋养肾阴，体现阴阳互根，阴中求阳，"阳得阴助而生化无穷"。现代实验研究证实右归丸有促排卵作用。

若子宫发育不良，应积极早治，宜加入血肉有情之品如紫河车、鹿角片（或鹿茸）及桃仁、丹参、茺蔚子补肾活血，通补奇经以助子宫发育；若性欲淡漠者，选加淫羊藿、仙茅、肉苁蓉以温肾填精。

（3）肾阴虚证

证候：婚久不孕，月经先期，经量少或月经停闭，经色较鲜红，或行经时间延长甚则崩中或漏下不止，形体消瘦，头晕耳鸣，腰酸膝软，五心烦热，失眠多梦，眼花心悸，肌肤失润，阴中干涩，舌质稍红略干，苔少，脉细或细数。

分析：肾阴亏虚，精血不足，冲任血海匮乏，故月经量少或停闭不行；阴虚血少，不能摄精则婚久不孕；阴虚生内热，冲任胞宫蕴热，不能摄精成孕，亦不孕；热迫血行，则月经常提前，行经期延长甚或崩中漏下；腰膝酸软、五心烦热、舌红脉细数等均为肾阴虚之征。

治法：滋肾养血，调补冲任。

方药：养精种玉汤（《傅青主女科》）。

熟地黄　当归　白芍　山茱萸

方义：方中重用熟地黄滋肾水为君；山茱萸滋肝肾为臣；当归、白芍补血养肝调经为佐使。全方共奏滋肾养血、调补冲任之功。

临证时加龟甲、知母、紫河车、何首乌、肉苁蓉、菟丝子、牡丹皮以加强滋肾益精之功，疗效更佳。

2. 肝郁证

证候：婚久不孕，月经或先或后，经量多少不一，或来经腹痛，或经前烦躁易怒，胸胁乳房胀痛，精神抑郁，善太息，舌黯红或舌边有瘀斑，脉弦细。

分析：肝气郁结，气机不畅，疏泄失司，血海蓄溢失常，故月经或先或后，经量多少不一；肝失条达，气血失调，冲任不能相资，不能摄精成孕，故婚久不孕；肝郁气滞，血行不畅，不通则痛，故经来腹痛；经前烦怒、乳房胀痛、脉弦等均为肝气郁结之征。

治法：疏肝解郁，理气调经。

方药：开郁种玉汤（《傅青主女科》）。

当归　白芍　白术　茯苓　天花粉　牡丹皮　香附

方义：方中重用白芍养肝平肝为君；当归养血为臣，酒洗开郁；白术健脾；茯苓健脾宁心；香附为解郁要药；牡丹皮清泻郁火，妙配天花粉润燥生津。全方共奏疏肝解郁、调经种子之功。

3. 痰湿证

证候：婚久不孕，形体肥胖，月经后期、稀发，甚则停闭不行，带下量多，色白质黏无臭，头晕心悸，胸闷泛恶，舌苔白腻，脉滑。

分析：脾肾素虚，水湿难化，聚湿成痰，痰阻冲任、胞宫，气机不畅，则经行推后或停闭；痰阻冲任，脂膜壅塞，遮隔子宫，不能摄精成孕而致不孕；亦可因痰阻气机，气滞则血瘀，痰瘀互结于冲任、胞宫，不能萌发启动氤氲乐育之气而致不孕；胸闷泛恶，舌淡胖，苔白腻，均为痰湿内阻之征。

治法：燥湿化痰，理气调经。

方药：苍附导痰丸（《叶天士女科诊治秘方》）加当归、川芎。

陈皮　茯苓　法半夏　甘草　苍术　香附　胆南星　枳壳　生姜　神曲

方义：全方重在燥湿化痰以治标。常加淫羊藿、巴戟天、黄芪、党参补肾健脾以治本，先治标或标本兼顾，痰湿得化，再加强补肾调经助孕之力，经调而有子嗣矣。

4. 血瘀证

证候：婚久不孕，月经后期或周期正常，经来腹痛，甚或呈进行性加剧，经量多少不一，经色紫黯，有血块，块下痛减，有时经行不畅，淋漓难净，或经间期出血，或肛门坠胀不适，性交痛，舌质紫黯或舌边有瘀点，苔薄白，脉弦或弦细涩。

分析：瘀血不行，阻滞冲任胞宫，故月经多推后，不能摄精成孕，婚久不孕；瘀血阻滞，冲任不畅，不通则痛，故经来腹痛，经色紫黯有块；瘀阻胞宫，血不归经，故经来难净，或经间期少量出血；舌黯、脉涩亦是瘀滞之征。

治法：逐瘀荡胞，调经助孕。

方药：少腹逐瘀汤（《医林改错》）。

小茴香　干姜　延胡索　没药　当归　川芎　官桂　赤芍　蒲黄　五灵脂

方义：原方治"少腹积块疼痛"，"或有积块而不疼痛"，"或经血见时，先腰酸少腹胀"。方中小茴香、干姜、官桂温经散寒，通达下焦；延胡索、没药、蒲黄、五灵脂行气活血，化瘀止痛；当归、川芎、赤芍活血祛瘀，散滞调经。全方共奏温经化瘀、调经种子之功。王清任谓："种子如神。"

课堂互动 12-1

治疗不孕症应调气血还是调肝肾？为何不孕症的治疗重点是温养肾气，调理气血？

答案解析

【西医治疗】

对不孕症尽量采取自然、安全、合理的方案进行治疗。首先要改变生活方式，对体重超重者至少减轻体重5%~10%，对体质瘦弱者，纠正营养不良和贫血，戒烟、戒酒，掌握性知识，了解自己的排卵规律，性交频率适中，以增加受孕机会。

对不孕症的治疗应根据诊断的病因分而治之。

1. 治疗生殖道器质性病变

（1）输卵管因素不孕的治疗

1）一般疗法：对男方精液指标正常，女方卵巢功能良好、输卵管病变程度较轻（如输卵管通而不畅、一侧不通等），不孕年限<3年的年轻夫妇，可用中医药调理。

2）输卵管成形术：对输卵管不同部位阻塞或粘连，可行腹腔镜下输卵管造口术、整形术、吻合术以及输卵管子宫移植术等，以达到输卵管再通的目的。手术效果取决于伞端组织保留的完整程度。对较大的输卵管积水，目前主张切除或结扎，阻断炎性积水对子宫内膜环境造成的干扰，同时术后应中西医结合治疗，消除炎性物质对盆腔内环境的影响，为辅助生殖技术创造条件。

（2）卵巢肿瘤　有内分泌功能的卵巢肿瘤可影响卵巢排卵，应予切除；性质不明的卵巢肿块，应尽量于不孕症治疗前得到诊断，必要时手术探查，根据快速病理诊断考虑是否进行保留生育能力的手术。

（3）子宫病变　子宫肌瘤、子宫内膜息肉、子宫中隔、子宫腔粘连等如果影响宫腔环境，干扰受精卵着床和胚胎发育，可行宫腔镜下切除、粘连分离或矫形手术。

（4）子宫内膜异位症　首诊应进行腹腔镜诊断和治疗，对于复发性内异症、卵巢功能明显减退的患者，慎重手术。对中重度病例术后可辅以孕激素或GnRH-a治疗3~6个周期。重症和复发者可考虑辅助生殖技术。对子宫内膜异位症还应采取中西医结合内外合治的方法，消炎抗粘连，并应用小剂量的地塞米松纠治因免疫调节失常和亚临床腹膜炎对盆腔内环境的影响而引起的不孕症。

（5）生殖系统结核　活动期应行抗结核治疗，用药期间应采取避孕措施。因盆腔结核多累及输卵管和子宫内膜，多数患者须借助辅助生殖技术妊娠。

2. 诱发排卵

（1）氯米芬　利用其与垂体雌激素受体结合产生低雌激素效应，反馈性诱导内源性促性腺激素分泌，促使卵泡生长。适用于体内有一定雌激素水平者和下丘脑-垂体轴反馈机制健全的患者。月经周期第3~5日起，每日口服50mg（最大剂量达150mg/d），连用5日，排卵率可达70%~80%，每周期的妊娠率为20%~30%。用药周期中应用B超监测卵泡生长，卵泡成熟后用绒促性素5000U肌内注射，36~40小时后可自发排卵。排卵后可加用黄体酮20~40mg/d肌内注射，或微粒化黄体酮200mg，2次/日，口服，或地屈孕酮片20mg/d口服，或绒促性素2000U，隔3日1次肌内注射，共12~14日，进行黄体功能支持。

（2）绒促性素　结构与LH极相似，常在促排卵周期卵泡成熟后，1次注射5000U模拟内源性LH峰值作用，诱导卵母细胞成熟分裂和排卵发生。

（3）尿促性素　系从绝经后妇女尿中提取的促性腺激素，75U制剂中含FSH和LH各75U，可促使卵泡生长发育成熟。一般于周期第2~3日起，每日或隔日肌内注射50~150U，直至卵泡成熟。用药期间须经阴道超声和（或）血雌激素水平监测卵泡发育情况，卵泡发育成熟后用绒促性素5000U肌内注射，促进排卵及黄体形成，排卵后黄体支持同前。

3. 不明原因不孕的治疗　因病因尚不确定，目前缺乏肯定有效的治疗方法和疗效指标，一般对年轻、卵巢功能良好的夫妇，可行期待治疗，一般不超过3年。对卵巢功能减退和年龄>30岁的夫妇，一般慎重选择。可行宫腔内夫精人工授精3~6个周期诊断性治疗。

4. 辅助生殖技术　包括人工授精、体外受精-胚胎移植及其衍生技术等。

【其他疗法】

1. 经验方　香附500g，当归350g，鹿角100g，上3味和匀，醋糊丸，如梧桐子大，每服10g，早起临睡各一服，白滚汤下（《济阴纲目》）。

2. 针刺促排卵

取穴：①中极、归来、三阴交。②中极、大赫、血海。

针法：两组穴位交替使用，1日1组，于排卵前2~3天开始，针刺后有小便感则停针，5分钟捻转一次，中等刺激，留针15分钟。

3. 中成药

（1）安坤赞育丸或定坤丹　适用于肾虚不孕。每次1丸，每日2次，口服。

（2）逍遥丸　适用于肝郁不孕。每次9粒，每日3次，口服。

【预防调护】

（1）保持心情舒畅，社会和家人要给予关心、体贴和支持，创造一个良好的心态环境。

（2）进行性知识宣传教育，注意卫生，预防和及早治疗生殖道炎症。

（3）进行性生理知识教育，让患者掌握氤氲，即"的候"期，增加受孕机会。

（4）做好计划生育，避免人工堕胎、引产等对肾精、气血的不必要损耗而造成不孕。

（5）强调"未病先防，已病防变，病后防复"的三级预防。

岗位情景模拟 17

饶某，女，36岁，医生，于1978年4月15日初诊。患者婚后同居5年余，未有子嗣。丈夫检查正常。本人经全面检查亦大致正常，四处求医，未见疗效。今年初曾在广州某医院取子宫内膜（来经3小时）活检，病理报告为："分泌期子宫内膜，腺体分泌欠佳"。月经15岁初潮，周期尚准。但自1973年婚后出现月经先后不定，以后期为多，有时二三月一潮，经量少，甚则点滴1天即净，色黯红，经前乳胀。曾用人工周期治疗几个月，用时有效，但停药后依然如故。平素头晕，疲倦不耐劳，腰酸痛，尿清长，四肢不温，胃纳一般，白带较多，面色晦黄，有黯斑，舌淡黯，苔白，脉沉细尺弱。（《罗元恺医著选》）

问题与思考

1. 根据患者的病理报告结果，西医诊断应考虑什么，怎样治疗？

2. 中医诊断及治法、方药如何？与"答案解析"中罗元恺的诊治方案作一比较，看有什么收获？

答案解析

实训实练七　不孕症

【实训目标】

1. 通过对典型不孕症的病案分析，掌握不孕症的诊断及辨证论证方法，进而具有运用中医妇科学基本理论、基本知识和基本技能，正确诊治妇女常见病、多发病的能力。

2. 熟悉中医执业助理医师实践技能考试第一站的考核内容及答题技巧。

3. 培养具有执行国家卫生工作方针，贯彻国家有关计划生育、妇女保健等方面的政策和法规的意识。

4. 培养良好的医疗道德和严谨的工作作风；具有高度的责任心，关心、体贴患者。

5. 培养勤奋好学、刻苦认真、善于思考的学习精神。

【实训重点难点】

重点：不孕症的诊断与治疗，不孕症的辨病辨证依据及证候分析。

难点：不孕症的鉴别，不孕症的辨病辨证依据及证候分析。

【实训内容】

陈某，女，32岁，个体户。2018年1月20日初诊。

主诉：结婚5年不孕。

现病史：月经素来稀发，甚则闭阻不行。形体肥胖，毛发稠密，平素喉间多痰，神疲思睡，腰酸，带下量多，时有头晕，胸闷，心悸，大便不实。

婚产史：孕0产0。

既往史：否认肝炎、结核等传染病史，否认手术外伤史。

体检：舌苔白腻，脉滑。

妇科检查：妇检子宫略小，卵巢可及。

实验室检查：未检。

B超：子宫50mm×30mm×41mm，左卵巢45mm×48mm，右卵巢36mm×21mm，双侧卵巢内约可见数个扩张卵泡（提示为多囊卵巢综合征。）

根据病例信息，请写出以下内容。

1. 中医疾病诊断。

2. 中医证候诊断。

3. 辨病辨证依据（含病因病机）。

4. 治法。

5. 代表方。

6. 组成、剂量及煎服方法。

【重点巩固】

1. 不孕症的主要临床特征是什么？

2. 痰湿型不孕症有何特征？

参考答案

答题技巧

参考答案

第二节　癥　瘕

PPT

妇人下腹有结块，或胀，或满，或痛，或伴有异常出血者，称为癥瘕。癥者有形可征，推之不移，痛有定处；瘕者瘕聚成形，聚散无常，推之可移，痛无定处。一般癥属血病，瘕属气病，因为临床难以划分，故并称癥瘕。癥瘕有良性和恶性之分，本节仅讨论良性癥瘕。在《黄帝内经》中最早记载了妇科肿瘤性疾病，属今癥瘕之范畴，如《灵枢·水胀》论述了肠覃、石瘕，并阐述病因病机及临床特点。

西医常见相关疾病：如子宫肌瘤、卵巢肿瘤、盆腔炎性包块、子宫内膜异位症结节包块、结核性包块、陈旧性宫外孕等，若非手术治疗，可参照本病辨证论治。

【病因病机】

癥瘕的发生，主要是由于机体正气不足，风寒湿热之邪内侵，或七情、房室、饮食内伤，脏腑功能失调，气机阻滞，瘀血、痰饮、湿浊等有形之邪长期凝结不散，停聚下腹，留滞日久，积聚而成。由于病程日久，正气虚弱，气、血、痰、湿互相影响，故常互相兼夹，有所偏重。主要病因病机为气滞血瘀，痰湿瘀结，湿热瘀阻。本病病机复杂，多为正虚邪实，虚实夹杂。

1. 气滞血瘀　情志内伤，肝气郁结，气滞则血行不畅，气血凝滞，阻于冲任、胞宫，结于少腹，积久成块；或经期产后，余血未尽，不慎房事或外邪侵袭，凝滞气血，阻于冲任、胞宫，结于少腹，日久成癥。

2. 湿热瘀阻　经期产后，血室正开，胞脉空虚，余血未尽，湿热之邪乘虚而入，与余血相结，凝滞气血，湿热瘀血阻于冲任胞宫，结于少腹，日久成癥。

3. 痰湿瘀结　素体脾虚或饮食不节，损伤脾胃，脾失健运，水湿停留，凝而为痰，痰湿下注冲任、胞宫，凝滞气血，痰湿瘀结，日久不散，积久成癥。

4. 肾虚血瘀　先天禀赋不足，或后天房劳多产，伤及于肾，肾气不足，运血无力，血行滞涩，日久渐成癥瘕。

【诊断与鉴别诊断】

（一）诊断要点

1. **病史**　可有情志抑郁史以及盆腔炎、宫外孕、月经不调、带下病等病史。
2. **临床表现**　妇人下腹有结块，或胀，或满，或痛，或伴有异常出血及带下异常。
3. **检查**

（1）妇科检查　子宫或附件部位可触及包块，为囊性、实性或囊实性肿物，或有压痛，可初步判定癥瘕发生在子宫或附件部位，如为炎性包块则压痛比较明显。

（2）B超、CT或腹腔镜检查　有助于明确癥瘕发生的部位、类型，常见的有子宫肌瘤、卵巢肿瘤、盆腔炎性包块、子宫内膜异位症结节包块、结核性包块、陈旧性宫外孕等。

（3）肿瘤标志物　如为卵巢肿瘤，应结合以下肿瘤标志物检查，初步判断善恶。①血清癌抗原125（CA_{125}）：80%卵巢上皮性癌患者血清CA_{125}水平升高，但近半数的早期病例并不升高。另外子宫内膜异位症患者的血清CA_{125}也可呈轻、中度升高，因此，CA_{125}升高对卵巢上皮性癌并无特异性。②血清甲胎蛋白（AFP）：对卵黄囊瘤有特异性诊断价值。未成熟畸胎瘤、混合性无性细胞瘤中含卵黄囊成分者，AFP也可升高。③血清HCG：对非妊娠性卵巢绒癌有特异性。④性激素：颗粒细胞瘤、卵泡膜细胞瘤产生较高水平雌激素，浆液性、黏液性囊腺瘤或勃勒纳瘤有时也可分泌一定量雌激素。⑤血清人附睾蛋白4（HE_4）：是继CA_{125}后被高度认可的卵巢上皮性癌肿瘤标志物，目前推荐其与CA_{125}联合应用来判断盆腔肿块的善恶。

（二）鉴别诊断

应注意与妊娠子宫及尿潴留鉴别，B超检查有助鉴别。

【临床辨病思路】

妇人下腹有结块，或胀，或满，或疼痛，或伴有异常出血者，应做妇科检查及B超检查，并须结合病史及临床表现初步区别癥瘕类型、善恶和进行鉴别诊断，常见的有子宫肌瘤、卵巢肿瘤、盆腔炎性包块、子宫内膜异位症结节包块、结核性包块、陈旧性宫外孕等，如为卵巢肿瘤，应结合以上肿瘤标志物检查初步判断善恶。如包块边界不清，为实性或囊实性，短时间内增大迅速，应考虑为恶性或发生恶变，根据情况选择手术或中西医结合保守治疗。

> 📖 知识拓展
>
> 卵巢肿瘤是妇科肿瘤中常见的一种，各种年龄的女子均可发病。分为卵巢良性肿瘤、恶性肿瘤和交界性肿瘤。由于其位置在盆腔内，且无特殊病史，月经一般无变化，不易被发现，诊断较困难。良性肿瘤一般生长速度较慢，肿瘤小时多无症状。恶性肿瘤大多诊断时已到晚期，死亡率比较高，5年存活率为30%~40%。

【辨证论治】

本病辨证，重在辨别疾病性质、邪正盛衰、虚实变化及癥瘕善恶。

辨病性：包块坚硬结实者，多为血癥；聚散无常者，多为气瘕；包块呈囊性感者，多为湿（热）

癥；包块软而僵硬，多为痰积。

辨邪正盛衰及虚实变化：病之初期，肿块胀痛明显者，此乃邪实为主；中期包块增大，质地较硬，隐隐作痛，月事异常，面色欠润者，多邪实正虚；后期胀痛甚剧，肿块坚硬如石，全身羸弱者，以正虚为主。

辨善恶：癥瘕发展缓慢，边界清楚，形状规则，无明显症状，精神如常，面色有泽者，多属善证；若癥瘕增长迅速，形状不规则，边界不清楚，疼痛甚剧，伴有或崩或漏，或五色带下，形瘦面黯、低热者，多属恶证。

本病的治疗，应根据病邪的性质，辨证施治；同时还要考虑病之新久、体质强弱、癥瘕善恶，酌用攻补，必要时中西医结合进行治疗。攻伐之剂当遵"衰其大半而止"之旨，不可猛攻、峻伐，以免损伤元气；对于体质虚弱者，当扶正以祛邪，或先补后攻，或攻补兼施。

1. 气滞血瘀证

证候：下腹部结块，触之有形，按之痛或不痛，小腹胀满，月经先后不定，月经量多，色黯有块，或经期延长；精神抑郁，胸闷不舒，面色晦暗，肌肤甲错；舌质紫黯，有瘀点或有瘀斑，脉沉弦涩。

分析：气滞血瘀，积于冲任、胞宫，日久不散，结为癥瘕，肿块积聚冲任、胞宫，使冲任失调，胞宫气血凝滞不通，故小腹胀满疼痛，月经先后不定，月经量多，色黯有块，或经期延长；精神抑郁，胸闷不舒，面色晦暗，肌肤甲错，及舌脉所见，皆为气滞血瘀之征。

治法：行气活血，化瘀消癥。

方药：香棱丸（《济生方》）加桃仁、红花、当归、川芎

木香　丁香　三棱　枳壳　莪术　青皮　川楝子　小茴香

方义：方中木香、丁香、枳壳均为行气导滞之品；青皮破气疏肝；川楝子清下焦郁热，有清热行气止痛之效；佐以三棱破血中之气滞，莪术逐血分之血瘀，以助行气导滞之力。诸药共为细末，面糊为丸，朱砂为衣，取其护心宁心之意。桃仁、红花、当归、川芎增强其活血化瘀消癥作用。

2. 湿热瘀阻证

证候：下腹部肿块，触之痛剧，时或灼热疼痛，痛连腰骶，经行量多，经期延长，带下量多，色黄如脓，或赤白兼杂；兼见身热口渴，心烦不宁，大便秘结，小便黄赤；舌黯红，有瘀斑，苔黄，脉弦滑数。

分析：湿热之邪与余血相搏结，瘀阻于冲任、胞宫，久则结为癥瘕；湿热肿块结聚冲任、胞宫，阻滞经脉，则触之痛剧，时或灼热疼痛，痛连腰骶；邪热内扰，血失统摄，则经行量多，经期延长；湿热下注，邪热熏灼，损伤带脉，则带下量多，色黄或赤白混杂；邪热留恋伤津，则身热，口渴，心烦，便结，溲黄；舌、脉俱为湿热瘀结之象。

治法：清热利湿，化瘀消癥。

方药：大黄牡丹汤（《金匮要略》）加红藤、败酱草、茯苓、木通

大黄　牡丹皮　桃仁　冬瓜仁　芒硝

方义：方中大黄通腑泄热，攻逐瘀热；牡丹皮、桃仁清热凉血，活血化瘀；芒硝散结；冬瓜仁利湿；加红藤、败酱草清热解毒，茯苓、木通利湿排浊。诸药共奏清热利湿、化瘀消癥之功。

3. 痰湿瘀结证

证候：下腹结块，触之不坚，固定难移，腰腹疼痛，带下量多，色白质黏，胸脘痞闷，痰多，舌体胖大，边有齿痕，舌质紫黯，有瘀斑或瘀点，苔白厚腻，脉弦滑或沉涩。

分析：痰湿内结，阻滞冲任、胞宫，血行受阻，痰湿瘀血结于少腹，日久成癥；痰湿内聚冲任、胞宫，故结块不坚，固定难移；痰湿邪下注冲任则带下量多，色白质黏；痰湿瘀血内阻，经脉气血循行不利，故痰多，胸脘痞闷，腰腹疼痛；舌、脉所见皆为痰湿瘀结之征。

治法：化痰除湿，活血消癥。

方药：苍附导痰丸（《叶天士女科诊治秘方》）合桂枝茯苓丸（《金匮要略》）。

苍术　香附　半夏　陈皮　南星　枳壳　茯苓　甘草　生姜　神曲

桂枝　茯苓　赤芍　牡丹皮　桃仁

方义：方中半夏、陈皮、茯苓、甘草燥湿化痰，理气和中；苍术燥湿健脾；香附、枳壳理气行滞，散结消癥；南星燥湿化痰；生姜、神曲温中和胃；桂枝温通血脉；赤芍、牡丹皮、桃仁活血化瘀清瘀热。以苍附导痰丸化痰除湿健脾，桂枝茯苓丸活血化瘀，二方相合，祛痰湿化瘀血，通经络，行滞气，则癥瘕可除。

若脾胃虚弱，正气不足，酌加健脾益气之药，如党参、白术、黄芪等；若胸脘痞闷食少，宜消食导滞，酌加鸡内金、神曲等；若腰痛应补肾壮腰，酌加桑寄生、续断、菟丝子等；若腹坠痛宜行气消胀，酌加槟榔等；顽痰胶结，日久不去，宜化痰软坚散结，酌加海藻、昆布。

4. 肾虚血瘀证

证候：下腹结块，触之痛剧；面色晦暗，腰酸膝软，头晕耳鸣；月经量多或者少，经色紫黯，有血块，行经腹痛或婚久不孕，或屡孕屡堕；舌黯，脉弦细涩。

分析：肾为先天之本，肾虚精亏，气血循行不利，胞脉瘀阻，则可见下腹结块，月经异常，甚或不孕；肾虚失养则腰酸膝软，头晕耳鸣；舌黯、脉弦细涩均为肾虚血瘀之征。

治法：补肾活血，消癥散结。

方药：补肾祛瘀方（李祥云经验方）。

仙茅　淫羊藿　熟地黄　怀山药　鸡血藤　丹参　三棱　莪术　香附

方中仙茅、淫羊藿、熟地黄补肾，怀山药益气健脾，鸡血藤、丹参养血活血，三棱、莪术破血化瘀止痛，香附理气行滞止痛。全方共奏补肾活血、化瘀消癥之效。

若兼腹痛重者，加三七、血竭化瘀止痛；包块形成日久者，加水蛭、穿山甲消癥散结。

课堂互动 12-2

子宫肌瘤患者常有出血量多，经期延长，临床应该怎样加减用药呢？

答案解析

【其他疗法】

1. 外治法　保留灌肠：主要用于湿热瘀阻型包块。处方：柴胡15g，蒲公英、败酱草、红藤、赤芍各30g。瘀阻重者加制乳香、制没药、莪术各10g；若属于寒凝气滞者原方去蒲公英、败酱草，加乌药、小茴香各12g，肉桂10g。以水浓煎至100ml，保留灌肠，每日1~2次，10~15天为1个疗程。

2. 针刺疗法

取穴：关元、水道、足三里、三阴交。

针法：中等刺激，留针30分钟，每日1次，10天为1个疗程。

【预防调护】

（1）保持心情舒畅，社会和家人要给予关心、体贴和支持，创造一个良好的心态环境。

（2）解除思想顾虑，正确认识疾病，增强治疗的信心。

岗位情景模拟 18

　　王某，35岁。患者于27岁时结婚，婚后8年未孕，经水愆超失常。1959年7月2日因腹痛进医院医治，住3周后出院。11月间又因肠梗阻入院治疗。12月间又腹胀，疼痛颇剧，乃来就诊。初诊：12月4日。腹部有瘕块，膨胀疼痛，推之移动，按之有声，胸闷纳呆，口淡乏味，脉象虚缓，舌苔薄白。（《朱小南妇科经验选》）

问题与思考

　　1. 请给出治法及方药。

　　2. 仔细学习朱小南诊治本病的思路和特色。

答案解析

第三节　妇人腹痛

PPT

　　妇女不在行经、妊娠期发生小腹或少腹疼痛，甚则痛连腰骶者，称为"妇人腹痛"，亦称"妇人腹中痛"。《金匮要略·妇人杂病脉证并治》有"妇人腹中诸疾痛，当归芍药散主之"及"妇人腹中痛，小建中汤主之"的记载。

　　西医常见相关疾病：盆腔炎性疾病后遗症、盆腔淤血综合征等引起的腹痛。

【病因病机】

　　引起本病主要机制为冲任虚衰，胞脉失养，不荣则痛，及冲任阻滞，胞脉失畅，不通则痛。临床常见的有肾阳虚、气血虚弱、气滞血瘀、寒湿凝滞及湿热瘀结5型。

　　1. **肾阳虚**　禀赋不足，肾气不充，或房事过度，命门火衰，或经期摄生不慎，当风受寒，寒邪入里，损伤肾阳，冲任失于温煦，胞脉虚寒，血行迟滞，以致腹痛。

　　2. **气血虚弱**　素禀体虚，血虚气弱，或忧思太过，饮食不节，劳逸过度，损伤脾胃，化源匮乏，或大病久病，耗伤血气，以致冲任血虚，胞脉失养而痛，且血虚气弱，运行无力，血行迟滞亦痛。

　　3. **气滞血瘀**　素性抑郁，或忿怒过度，肝失条达，气机不利，气滞而血瘀，冲任阻滞，胞脉血行不畅，不通则痛。

　　4. **寒湿凝滞**　多因经期产后，冒雨涉水，感寒饮冷，或久居寒湿之地，寒湿伤及胞脉，血为寒湿所凝，冲任阻滞，血行不畅，不通则痛。

　　5. **湿热瘀结**　宿有湿热内蕴，流注下焦，阻滞气血，瘀积冲任，或经期产后，余血未尽，感受湿热之邪，湿热与血搏结，瘀阻冲任，以致胞脉血行不畅，不通则痛。

【诊断与鉴别诊断】

（一）诊断要点

　　1. **病史**　既往有妇产科手术史，经期、产后、房室不洁等致病因素。

　　2. **症状**　妇人平时经常下腹部疼痛，腰痛，可伴有低热，不耐疲劳，劳则复发，月经不调，白带增多。

3. 检查

（1）妇科检查　盆腔炎性疾病后遗症可有子宫体压痛，子宫常呈后倾后屈，活动受限或粘连固定，宫体一侧或两侧附件增厚，压痛，或触及囊性包块。盆腔淤血综合征子宫颈肥大、紫蓝，子宫呈均匀性增大。

（2）B超检查　盆腔炎性疾病后遗症可见输卵管增粗，局部积液或附件区有囊性肿块。盆腔淤血综合征子宫呈均匀性增大，一侧或两侧卵巢略增大，子宫两侧见无回声暗带。

（3）腹腔镜检查　为有创检查，且费用较高，选择性使用，如怀疑盆腔严重粘连兼有不孕者可在腹腔镜直视下分离粘连。

（二）鉴别诊断

1. 异位妊娠　异位妊娠多有停经史，未破损前下腹一侧隐痛，坠胀不适，破裂后突然撕裂样剧痛，自一侧开始向全腹扩散，多有休克；后穹窿穿刺可抽出不凝血液，妊娠试验阳性；超声显示一侧附件低回声区，其内或有妊娠囊。

2. 急、慢性阑尾炎　其腹痛为持续性，从上腹部开始，经脐周转至右下腹；体温可有升高，腹部有压痛、反跳痛，腹肌紧张，可伴有发热、恶心呕吐；盆腔检查无肿块触及，直肠指检右侧高位压痛，白细胞计数多有升高；超声显示子宫附件区无异常图像。

3. 子宫内膜异位症　少数子宫内膜异位症患者也可表现为持续性下腹痛，但子宫内膜异位症患者腹痛经期加重明显，妇科检查患者宫颈后上方、子宫后壁、宫骶韧带或子宫直肠窝处多可扪及一个或数个豆粒或米粒大小的触痛性结节，且经前尤为明显。

4. 卵巢囊肿　偶有腹痛，多为一侧或两侧附件圆形或椭圆形囊肿，光滑，与周围无粘连，活动良好，平时无明显不适。慢性盆腔炎的妇科腹痛有慢性病史，附件肿块不规则，与周围粘连，压痛明显。

5. 急、慢性肠炎　除腹痛外，尚有恶心呕吐、腹泻等症状，大便镜检中可见红细胞、白细胞。

【临床辨病思路】

妇女不在行经期、妊娠期发生小腹或少腹疼痛，甚则痛连腰骶者，应先了解月经史，疼痛性质、程度，大便情况，并做腹部检查及妇科检查确定疼痛部位。有停经史者应注意排除与妊娠有关的腹痛，转移性右下腹痛者，应化验血常规和做B超检查阑尾以排除阑尾炎；痛经严重者，应注意排除子宫内膜异位症；大便异常者应排除急、慢性肠炎。

【辨证论治】

应根据疼痛的性质、部位、程度、发作时间，结合有无发热、带下，月经情况，全身症状，舌、脉及有关盆腔检查，辨其寒、热、虚、实、瘀等诸证。临床实践所见则实证者多，虚证者少，即便是虚，亦多为虚中夹实之病证。

本病的治疗原则是虚者宜补而调之，实者应行而通之，但对起病急、病情严重者，必要时可采用中西结合治疗；对湿热瘀结缠绵者应坚持长期治疗，并注意兼症的变化，适时调整治疗方案。

1. 肾阳虚证

证候：小腹冷痛下坠，绵绵不休，喜温喜按，腰酸膝软，头晕耳鸣，畏寒肢冷，小便频数，夜尿量多，大便不实，舌质淡，苔白滑，脉沉弱。

分析：肾阳虚衰，冲任失于温煦，胞脉虚寒，故见小腹冷痛下坠，绵绵不休，喜温喜按；阳虚不能外达，故形寒肢冷；肾虚髓海不足，外府失荣，则头晕耳鸣，腰酸腿软；肾阳虚衰，膀胱气化失常，则小便频数，夜尿量多；火不暖土，则大便不实；舌质淡、苔白滑、脉沉弱等均为肾阳虚衰之征。

治法：温肾助阳，暖宫止痛。

方药：温胞饮（《傅青主女科》）。

巴戟天　补骨脂　菟丝子　肉桂　附子　杜仲　白术　山药　芡实　人参

方义：方中巴戟天、补骨脂、菟丝子补肾助阳而益精气；杜仲补肾而止腰痛；肉桂、附子温肾助阳以化阴；人参、白术健脾益气而除湿；山药、芡实补肾涩精。全方共奏温肾助阳、暖宫止痛之效。

2. 气血虚弱证

证候：小腹隐痛，绵绵不休，喜按喜揉，头晕眼花，心悸少寐，大便燥结，面色萎黄，舌淡苔少，脉细无力。

分析：血虚气弱，冲任胞脉失于濡养，气弱运血无力，故小腹隐痛，绵绵不休，喜揉喜按；血虚不能上荣清窍，故头晕眼花；血虚内不荣心，则心悸少寐；血虚津液不足，肠道失濡，是以大便燥结；血虚外不荣肌肤，则面色萎黄；舌淡苔少、脉细无力等均为血虚之征。

治法：补气养血，和中止痛。

方药：人参养荣汤（《证治准绳》）。

白芍　当归　熟地黄　人参　黄芪　白术　陈皮　茯苓　远志　桂心　五味子　炙甘草

方义：方中以人参大补元气；黄芪、白术、陈皮、茯苓、炙甘草补中益气；白芍、当归、熟地黄养血补虚；五味子益气养心；远志宁心安神；桂心温阳和营。全方有补气养血、和中止痛之功。

3. 气滞血瘀证

证候：小腹或少腹胀痛，拒按，胸胁、乳房胀痛，脘腹胀满，食欲欠佳，烦躁易怒，时欲太息，舌质紫黯或有紫点，脉弦涩有力。

分析：肝失条达，气滞血瘀，血行不畅，冲任阻滞，不通则痛，故小腹或少腹胀痛、拒按；肝脉不舒，气机不利，则见胸胁、乳房胀痛，烦躁易怒，时欲太息；肝郁乘机脾，脾失健运，则脘腹胀满，食欲欠佳；舌质紫黯或有紫点、脉弦涩有力等均为气滞血瘀之征。

治法：理气活血，化瘀止痛。

方药：血府逐瘀汤（《医林改错》）加香附、郁金、延胡索、三棱。

当归　生地黄　桃仁　红花　川芎　赤芍　柴胡　枳壳　牛膝　桔梗　甘草

方义：方中以桃红四物汤活血化瘀；柴胡、枳壳疏肝理气，气行则血行；桔梗开胸宣气；牛膝引血下行，祛瘀通经；甘草调和诸药。全方共奏理气活血、化瘀止痛之功。

4. 寒湿凝滞证

证候：小腹冷痛，痛处不移，得温痛减，形寒肢冷，面色青白，四肢不温，舌质淡，苔白腻，脉沉紧。

分析：寒湿之邪，重浊凝滞，客于冲任、胞中，与血搏结，瘀阻经脉，血行不畅，故小腹冷痛，痛有定处；得温则瘀滞稍通，故得温痛减；寒湿之邪，易伤阳气，温煦失职，故形寒肢冷，面色青白，四肢不温；舌质淡、苔白腻、脉沉紧等均为寒湿凝滞之征。

治法：散寒除湿，化瘀止痛。

方药：少腹逐瘀汤（《医林改错》）加白术、茯苓。

小茴香　肉桂　干姜　当归　川芎　赤芍　生蒲黄　五灵脂　延胡索　没药

方义：方中肉桂、小茴香、干姜温经散寒；生蒲黄、五灵脂、延胡索、没药化瘀止痛；当归、赤芍、川芎养血活血；加白术、茯苓以健脾渗湿。全方共奏温经散寒、健脾除湿、化瘀止痛之功。

若胸胁胀痛者，加郁金、柴胡疏肝行气；若少腹冷痛甚，加吴茱萸、艾叶以增温经止痛之功；腰酸重者，加桑寄生、川断、牛膝温肾强腰。

5. 湿热瘀结证

证候：小腹疼痛拒按，有灼热感，或有积块，伴腰骶胀痛，低热起伏，带下量多，有臭味，小便短黄，舌质红，苔黄腻，脉弦滑而数。

分析：湿热之邪，与血搏结，瘀阻冲任，血行不畅，故小腹疼痛拒按，有灼热感，或有积块；瘀结胞脉，胞脉系于肾，故伴腰骶胀痛；湿热缠绵，故低热起伏；湿热之邪伤及任带、胞宫，故见带下量多，黄稠有味；湿热壅遏下焦，故小便短黄；舌质红、苔黄腻、脉弦滑数等均为湿热瘀结于内之征。

治法：清热除湿，化瘀止痛。

方药：银甲丸（《王渭川妇科经验选》）。

金银花　连翘　大青叶　蒲公英　紫花地丁　升麻　红藤　椿根皮　茵陈　生蒲黄　生鳖甲　琥珀末　桔梗

方义：方中金银花、连翘、大青叶、蒲公英、紫花地丁、升麻、红藤清热解毒；椿根皮、茵陈清热除湿；生蒲黄、生鳖甲、琥珀活血化瘀，软坚散结；桔梗辛散排脓。诸药合用，共奏清热除湿、化瘀散结之功。

发热者，加黄芩、柴胡清热；便溏者加藿香、苍术、白术健脾燥湿；湿邪盛，腹胀痛纳呆者，加茯苓、大腹皮、厚朴行气除湿。

📋 课堂互动 12-3 ————————————————————————

慢性盆腔炎多虚实相杂，补恐邪气盛，攻恐正气虚，奈何？

答案解析

【其他疗法】

1. 中药红藤汤保留灌肠　红藤、败酱草、蒲公英、鸭跖草、紫花地丁各30g。有炎性包块或附件增厚者加三棱、莪术、桃仁各10g；腹痛较甚者，加延胡索、制香附、木香各10g。将上药煎至100ml，用5号导尿管或小儿肛管，插入肛门内14cm以上，在20分钟内灌完，灌完后左侧卧位30分钟，每日1次（上海市纺织第二医院方）。

2. 肌内注射　穿心莲注射液2ml，肌内注射，每日2次。

【预防调护】

（1）坚持经期、产后及流产后的卫生保健。

（2）严格掌握妇产科手术指征，术前认真消毒，无菌操作，术后做好护理，预防感染。

（3）对急性盆腔炎要彻底治愈，防止转为慢性而反复发作。

（4）急性盆腔炎患者需要卧床休息，半卧位，饮食应加强营养，选择易于消化的食品。

（5）慢性盆腔炎患者要积极锻炼身体，增强体质。

（6）解除思想顾虑，正确认识疾病，增强治疗的信心。

岗位情景模拟 19

　　刘某，女，38岁，已婚，1960年1月3日初诊。主诉：少腹疼痛4个月。患者于1956年春曾患急性盆腔炎，1959年1月生一男孩，在产后8个月时，盆腔炎又急性发作，以后痛势虽轻，但始终不断，脘胁痞塞，饮食少思，恶油腻，喜流食，爱吃稀饭，经常大便秘结，非用泻剂不得解，小便量少、色黄，尿时涩热，有时热痛，少腹隐痛不休，每当忿怒之下，胸胁及背部发凉。月经周期尚正常，惟经色黯，量亦不多，且常经期延长（10天左右），经期腹痛甚，舌质淡红，脉弦，两寸独微。妇科检查：外阴已产型，阴道通畅，宫颈光滑，子宫稍前倾，质中，活动不良，双附件增厚，轻压痛。（《老中医经验汇编》马龙伯）

　　问题与思考

　　1. 请做出诊断（病名、证型）。

　　2. 仔细分析"答案解析"中马龙伯的治疗大法、遣方用药和随证加减思路，与之比较找差距。

答案解析

第四节 阴 挺

PPT

　　子宫从正常位置沿阴道下降，宫颈外口达坐骨棘水平以下，甚至子宫全部脱出于阴道口以外，称为"阴挺"。常合并阴道前壁和后壁膨出。

　　阴挺是中医病名，中医文献还有称其"阴脱""阴菌""阴痔""产肠不收""葫芦颓"等。

　　隋代巢元方在《诸病源候论·妇人杂病诸候四·阴挺出下脱候》云："胞络伤损，子脏虚冷，气下冲则令阴挺出，谓之下脱。亦有因产而用力偃气而阴下脱者。诊其少阴脉浮动，浮则为虚，动则为悸，故令脱也。"巢氏总结的正气内虚、临产损伤致阴挺的病因病机为后世医家所认同，亦与西医学的认识基本一致。明代张介宾在《景岳全书·妇人规》中描述阴挺的临床特征为："妇人阴中突出如菌如芝，或挺出数寸"，提出："当以升补元气，固涩真阴为主"，至今仍不失为中医治疗阴挺的指导原则。

　　西医常见相关疾病：子宫脱垂。

【病因病机】

　　本病的病因病机与分娩损伤有关，或产伤未复，中气不足，或肾气不固，带脉失约，子宫日渐下垂脱出。亦见于长期慢性咳嗽、便秘、年老衰弱之体，冲任不固，带脉提摄无力而致子宫脱出。

　　1. 气虚　素体虚弱，中气不足，分娩损伤，冲任不固，带脉失约，或经行产后负重操劳，耗气伤中，或久居湿秽之地，寒湿袭于胞络，损伤冲任带脉而失于固摄，久则子宫坠落下脱。此外，脾气虚弱，生化乏源，营血不足，不能濡养肌肉筋脉。前阴者，宗筋所聚也，肌肉筋脉失养而松弛，以致阴挺下脱。气虚下陷致脱，血虚筋脉松弛则可加重病情。

　　2. 肾虚　先天不足，或房劳多产，伤精损肾，或年老体弱，肾气亏虚，冲任不固，带脉弛纵，无力系胞，而致子宫脱出。

【诊断与鉴别诊断】

（一）诊断要点

1. **病史**　多有分娩损伤史，或产后过早操劳负重，或长期咳嗽，或便秘努责史。

2. **临床表现**　自觉小腹下坠隐痛，阴中有物脱出（图12-1），严重时不能自行还纳。持重、站立、劳累则阴中脱出加重。亦可见带下淋漓秽浊，小便频数或失禁，或小便困难，大便秘结。子宫脱垂不管程度多重一般不影响月经，轻症子宫脱垂也不影响受孕、妊娠和分娩。

3. **妇科检查**　患者取膀胱截石位后，检查判断子宫脱垂的程度、阴道前后壁膨出及会阴撕裂的程度。根据患者平卧，用力屏气时子宫下降的程度，划分为3度（图12-2）。

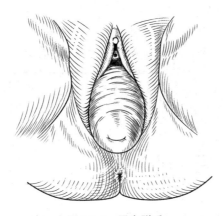　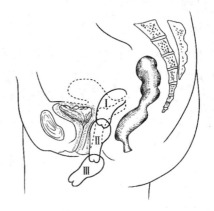

图12-1　子宫脱垂　　　　　　图12-2　子宫脱垂分度

Ⅰ度：子宫颈下垂到坐骨棘水平以下，但不越阴道口。

Ⅱ度：仅宫颈脱出于阴道口外为轻型；若宫颈及部分子宫体脱出于阴道口为重型。

Ⅲ度：宫颈及宫体全部脱出至阴道口。

（二）鉴别诊断

本病应与阴道壁肿物及子宫黏膜下肌瘤相鉴别。

1. **阴道壁肿物**　阴道壁肿物在阴道壁内，固定，边界清楚。

2. **子宫黏膜下肌瘤**　患者有月经过多病史，宫颈口见红色、质硬之肿块，表面找不到宫颈口，在其周围可及宫颈。

【临床辨病思路】

子宫脱垂诊断的关键是患者屏气用力，增加腹压时，子宫颈外口超出坐骨棘水平以下。可伴有不同程度的阴道前、后壁膨出，甚至宫颈及阴道壁溃疡。分度主要是依据其脱出部分与坐骨棘水平及阴道口的位置关系确定，临床诊断并不困难。

> 🖉 知识拓展
>
> ### 盆腔器官脱垂定量（POP-Q）分类法
>
> POP-Q根据利用阴道前壁、阴道顶端、阴道后壁上各2个解剖指示点与处女膜的关系来界定盆腔器官的脱垂程度，与处女膜平行为0，以上为负数，以下为正数。

0度：无脱垂。

Ⅰ度：脱垂最远端在处女膜平面上>1cm，量化值<-1cm。

Ⅱ度：脱垂最远端在处女膜平面上<1cm，量化值-1cm~+1cm。

Ⅲ度：脱垂最远端在处女膜平面上>1cm，但<阴道总长度-2cm，量化值+1cm~阴道总长度-2cm。

Ⅳ度：下生殖道呈全长外翻，脱垂最远端超过阴道总长度-2cm，量化值>阴道总长度-2cm。

【辨证论治】

子宫脱垂多为虚证，气虚下陷而不能提摄，或肾虚失固而滑脱，均无以系胞。临床根据其证候特点，治疗当以益气升提、补肾固脱为主。合并湿热者，宜先清热利湿，热清湿祛仍以补气扶正为主，在治疗方法上，除内治之外，还要重视局部熏洗、护理等卫生保健，必要时可行手术治疗。

1. 气虚证

证候：子宫下移或脱出于阴道口外，阴道壁松弛膨出，劳则加重，小腹下坠，身倦懒言，面色不华，四肢乏力，小便频数，带下量多，质稀色淡，舌淡苔薄，脉缓弱。

分析：脾虚中气不振，气陷于下，冲任不固，带脉失约，无力提系则子宫下垂，小腹下坠；脾主肌肉四肢，气虚则身倦懒言，四肢无力，面色不华；脾虚而失约故小便频数，湿邪下注则带下量多；舌、脉亦为脾气虚弱之征。

治法：补中益气，升阳举陷。

方药：补中益气汤（《脾胃论》）加金樱子、杜仲、续断。

人参　黄芪　白术　炙甘草　当归　升麻　陈皮　柴胡

方义：方中黄芪、人参、白术、炙甘草益气升提；当归养血活血；升麻、柴胡升提阳气，陈皮理气健脾；加金樱子、杜仲、续断补肾益气固脱。全方共奏补益中气、升阳举陷之效。

若带下量多，质清稀者，加茯苓、车前子、莲子以利湿止带；小便频数加益智仁、乌药、桑螵蛸以补肾缩泉；腰痛加菟丝子、桑寄生补肾强腰膝；小腹胀痛加香附、茴香行气消胀止痛；阴中痛加白芍、郁金、川楝子行气缓急止痛。

👥 **课堂互动 12-4**

补中益气汤的配伍要点是什么？

答案解析

2. 肾虚证

证候：子宫下脱，日久不愈，头晕耳鸣，腰膝酸软，小腹下坠，小便频数，入夜尤甚，带下清稀，舌淡红，脉沉弱。

分析：肾藏精而系胞，肾虚则冲任不固，带脉失约，系胞无力，故子宫下脱，小腹下坠；腰为肾之外府，肾虚腰府失养，膀胱失于温煦，则腰膝酸软，小便频数，带下清稀；舌、脉等皆为肾虚之候。

治法：补肾固脱，益气升提。

方药：大补元煎（《千家妙方》）加紫河车、金樱子、芡实。

人参　山药　熟地黄　当归　山茱萸　杜仲　枸杞子　升麻　鹿角胶

方义：方用人参、山药健脾和中，补气升提；当归、熟地黄养血滋阴；杜仲、枸杞子、山茱萸、鹿角胶补肝肾，填精血；升麻升阳举陷；加紫河车、金樱子、芡实温肾填精固脱。全方共奏补肾益气固脱之功。

若腰膝酸软，畏寒肢冷者，加巴戟天、制附子温肾助阳；若湿毒浸淫，脱出之子宫出现红肿溃烂，黄水淋漓者，加黄柏、败酱草、车前子、薏苡仁、土茯苓清热除湿止带。

【其他疗法】

1. 经验方

（1）枳壳100g，煎水熏洗，日1次。适用于子宫脱垂无溃损者。

（2）鲜马齿苋100g，蒲公英50g，枯矾10g，水煎，温洗，适用于黄水淋漓者。

（3）蛇床子50g，乌梅30g，水煎熏洗，然后用猪油调藜芦末敷之。适用于子宫脱出破溃者。

2. 针灸治疗

（1）维胞穴，进针后大幅度捻转，患者即有子宫收缩感。

（2）子宫穴，以患者感阴部发胀上抽为止。

（3）三阴交，配长强、百合、阴陵泉。每周针刺2~3次，2~3周为1个疗程。

3. 食疗方　升麻9g，黄芪15g，鸡1只（约750g）。鸡去内脏洗净，将升麻、黄芪纳入鸡腹内，加水一碗半，用旺火炖熟，食肉饮汤。凡实证、邪毒未清者不宜服本方。

4. 子宫托　适用于Ⅰ、Ⅱ度子宫脱出，且符合子宫托适应证者。常用的为塑料制的环状及喇叭形子宫托，放入阴道内将子宫上托，早放晚取，月经期、妊娠期停用。

5. 手术治疗　保守治疗效果不理想者，可手术治疗。依据患者子宫脱垂程度、年龄、对生育的要求等选用相应的术式。

【预防调护】

（1）提倡助产技术，保护好会阴，必要时行会阴侧切术。

（2）正确处理产程，避免产程延长。

（3）提倡做产后保健操。

（4）有产科指征者应及时行剖宫产终止妊娠。

（5）避免产后过早参加重体力劳动。

（6）积极治疗慢性咳嗽、习惯性便秘。

岗位情景模拟20

刘某，女，28岁，已婚，1971年10月27日初诊。主诉：于2年前2胎产后，因不善调养，满月甫过即强力持重，过事操劳，遂渐觉有物下坠于阴道之中，稍卧辄自行缩入，时好时犯，也未及时就医。近半年来日渐加重，痛苦不堪。并伴见气短乏力，腰酸腹坠，小便频急，带下如注，间有阴道出血。经妇科检查，子宫Ⅱ度脱垂，并宫颈中度糜烂，因畏惧手术，找中医治疗。刻见面白不华，舌淡苔白，脉来虚缓。（《中国当代妇科八大家》哈荔田）

问题与思考

1. 请给出治法及方药。

2. 仔细学习"答案解析"中哈荔田诊治本病的思路和特色。

答案解析

第五节 阴 疮

PPT

妇人阴户生疮，局部肿痛，甚则成脓破溃或成溃疡，黄水淋漓者，称"阴疮"，又称"阴蚀""阴蚀疮""阴肿""阴蜃"等。

《神农本草经》多次述及"阴蚀"。张仲景在《金匮要略·妇人杂病脉证并治》论述妇人："少阴脉滑而数者，阴中即生疮"，并以狼牙汤洗治。张介宾《景岳全书·妇人规》云："妇人阴中生疮，多由湿热下注，或七情郁火，或纵情敷药，中于热毒。"为后世辨治阴疮奠定了基础。

西医常见相关疾病：前庭大腺炎及脓肿、外阴炎、外阴溃疡等。

【病因病机】

主要由热毒炽盛，或寒湿凝滞，侵蚀外阴部肌肤所致。

1. **热毒** 经行产后，卫生护理不当，热毒侵袭，或湿热蕴积，伏于肝脉，侵蚀外阴，壅遏气血，使阴部溃疡，或局部肿痛生疮甚则成脓破溃。

2. **寒湿** 久居阴寒湿冷之处，寒湿乘虚侵袭阴部，凝滞于内，壅遏气血，或阳气虚衰，气血失和，与痰湿凝结成块，肌肤失养，日久则溃腐成疮。

课堂互动 12-5

《景岳全书》对阴疮的认识有哪些？

答案解析

【诊断与鉴别诊断】

（一）诊断要点

1. **病史** 有经期、产后外阴部感染或前庭大腺囊肿病史。

2. **临床表现** 外阴肿块，或红肿热痛，或肿而不红不痛，或见外阴及阴道皮肤黏膜溃疡或肿痛破溃，脓水淋漓，甚至身热不适，带下量多。

3. **妇科检查** 外阴一侧或双侧局部皮肤红肿发热，压痛明显，或见外阴肿块，边界清晰，轻微压痛或不痛，或肌肤溃烂，流脓渗液。

（二）鉴别诊断

1. **梅毒** 因梅毒引起外阴溃烂，初疮为典型硬下疳，患者有性乱史或感染史，梅毒血清试验阳性，活组织检查可查到梅毒螺旋体。

2. **外阴硬化性苔藓** 本病以外阴、肛周皮肤变薄、色素减退呈白色病变为主要特征。巨检皮损呈白色，镜下可见表皮变薄、过度角化及黑色素细胞减少，上皮脚变钝或消失；真皮浅层早期水肿，后期胶原纤维化，形成均质化带，其下伴带状淋巴细胞浸润；基底层细胞水肿，黑色素细胞减少。

【临床辨病思路】

凡妇人阴户生疮，局部肿痛，甚则成脓破溃或成溃疡者，应首先做妇科检查进行初步鉴别诊断，前庭大腺多位于大阴唇内侧后1/3的部位。前庭大腺囊肿位于5点和7点部位。必要时可通过活组织检查和梅毒血清学等检查来鉴别诊断。

> ⚙ **知识拓展**
>
> 前庭大腺炎多为混合性细菌感染。主要病原体为葡萄球菌、大肠埃希菌、链球菌、肠球菌。随着性传播疾病发病率的升高，淋病奈瑟菌及沙眼衣原体也成为常见病原体。
>
> 病原体侵犯腺管，初期导致前庭大腺导管炎，腺管开口往往因肿胀或渗出物凝聚而阻塞，分泌物积存不能外流，感染进一步加重则形成前庭大腺脓肿。若脓肿消退，脓液吸收后被黏液分泌物所替代，腺管阻塞，形成前庭大腺囊肿。前庭大腺囊肿可继发感染，脓液吸收后泌形成脓肿，并反复发作。

【辨证论治】

本病辨证首先要分清寒热，可根据局部和全身症状，特别是肿块特点来鉴别，若阴户一侧或双侧突然红肿疼痛，甚则行走困难，或溃破脓水淋漓伴发热，此为热证；若阴户肿块质硬或呈囊性，局部无灼热、发红、疼痛，多为寒证；若外阴部破溃处质硬，不痛不痒，日久不消，形体虚羸者，多属虚寒。

此外尚需辨善恶。若阴户肿块红肿热痛伴发热，破后易痊愈，属善证；若疮疡溃腐，久不收口，肿块坚硬，边缘不齐，属恶证。若阴户肿块无痛感，不发热，溃后日久不愈，或反复溃疡，脓水淋漓，恶臭难闻，多属气血衰败。

本病治疗应本着"热者清之，寒者温之，坚者削之，虚者补之"的原则进行，同时应内外兼顾，重视局部治疗，以提高疗效。

1. 热毒证

证候：外阴一侧或双侧局部突发红肿热痛，逐渐加重，甚则行走困难，坐卧不宁，或伴发热，若肿块破溃，可见脓水淋漓，气味臭秽，或为阴部皮肤溃疡、灼热、疼痛、糜烂，黄水淋漓，全身或见身热心烦，口渴，便秘溲赤，舌质红，苔黄厚，脉弦滑数。

分析：热毒侵袭阴户，与阴部气血相搏结，经脉阻塞，蕴结成毒，腐肉酿脓，故局部皮肤红肿热痛，甚则破溃糜烂，脓水淋漓；热毒与正气相争则身热，扰心则烦，伤津则口渴、便秘、溲赤；舌脉所见为热毒之征。

治法：清热解毒，消肿散结。

方药：五味消毒饮（《医宗金鉴》）合仙方活命饮（《校注妇人良方》）。

金银花　蒲公英　野菊花　天葵子　紫花地丁

金银花　炮山甲　皂角刺　当归尾　赤芍　陈皮　白芷　贝母　防风　天花粉　乳香　没药　甘草

方义：金银花、蒲公英、野菊花、天葵子、紫花地丁清热解毒，消肿散结；当归尾、赤芍、乳香、没药活血散结，化瘀止痛生肌；陈皮行气散结；白芷、防风透达营卫，散结消肿；贝母、天花粉清热化痰，排脓散结；炮山甲、皂角刺通行经络，溃坚消痈，透脓外出；甘草清热解毒，调和诸药。诸药合用能清热解毒，消肿散结，透邪外出。

若兼湿热，舌苔黄腻，应酌加清热燥湿利湿之药，如黄连、黄柏、黄芩、薏苡仁等；若内脓已成，不易外溃，宜透脓解毒，清热消肿，可用透脓散（《医学心悟》）。

生黄芪　当归　山甲珠　皂角刺　白芷　金银花　牛蒡子　川芎

2. 寒湿证

证候：阴部一侧或双侧肿胀成蚕茧状，微痛或无痛，肤色不变，日久不消，或时有溃疡，溃后脓水淋漓，日久不敛，或伴精神不振，疲乏无力，畏寒肢冷，食少纳呆，舌质淡，苔白腻，脉沉细缓。

分析：寒湿相结，凝滞经脉，结成蚕茧状；痰瘀交阻则微痛或无痛，肤色不变，日久不消；日久不愈，阳气虚衰，气血耗伤，不能去腐生肌，故溃后脓水淋漓，日久不敛；精神不振，疲乏无力，畏寒肢冷，食少纳呆及舌脉所见均为寒湿凝滞、正气不足之征。

治法：温经散寒，除湿散结。

方药：阳和汤（《外科证治全生集》）。

熟地黄　麻黄　鹿角胶　炮姜炭　白芥子　肉桂　生甘草

方义：方中重用熟地黄滋补阴血，填精益髓，配以鹿角胶补肾助阳为君；辅以炮姜炭温阳散寒，肉桂入营，温通血脉，均为臣药；麻黄辛温达卫，引阳气开寒结，白芥子祛寒化痰，生甘草解脓毒而调诸药，而为佐使。诸药合用共奏温经通络、祛寒除湿消疮之功。

若阴疮日久，气血两虚，正虚邪盛，疮疡溃后久不收口，治宜益气养血，托毒外出，方选托里消毒散（《外科正宗》）。

人参　茯苓　白术　甘草　当归　白芍　川芎　黄芪　桔梗　金银花　皂角刺　白芷

【其他疗法】

1. 外敷法

（1）阴蚀生疮方（《备急千金要方》）　雄黄、矾石、麝香共研细末，搽于患处。

（2）紫金锭　醋调，敷于肌肤破溃处。

（3）金黄散　香油调敷，适用于阴疮初起未溃者。

（4）咽立爽口含滴丸　研碎湿敷，适用于阴疮初起未溃者。

（5）大葱6根，陈皮18g，煎水湿敷，适用于阴疮初起未溃者。

（6）青黛散　青黛60g，黄柏60g，石膏120g，滑石120g，研磨，麻油调敷，每日3次。

2. 切开排脓法　脓肿形成未溃破者，疼痛难忍可切开引流排脓。

【预防调护】

（1）保持心情舒畅，社会和家人要给予关心、体贴和支持，创造一个良好的心态环境。

（2）进行性知识宣传教育，注意卫生，预防和及早治疗生殖道炎症。

PPT

第六节　阴　痒

妇女外阴及阴道瘙痒，甚则痒痛难忍，坐卧不宁，或伴带下增多等，称为"阴痒"，又称"阴门瘙痒"等。

阴痒是妇科常见病。《肘后备急方·治卒阴肿痛颓卵方第四十二》首载了治疗"阴痒汁出""阴痒生疮"的方药。隋代巢元方详细论述了阴痒的病因病机，内为脏气虚，外为风邪虫食所为，在《诸病源候论·妇人杂病诸候》曰："妇人阴痒，是虫蚀所为。三虫九虫，在肠胃之间，因脏虚虫动，作食于阴，其虫作势，微则痒，重者乃痛。"又曰："肾荣于阴器，肾气虚……为风邪所乘，邪客腠理，而正气不泄，邪正相干，在于皮肤故痒。"薛己总结妇人阴痒属肝经所化，有肝脾郁怒、肝脾气虚、湿热下注等证候，分别以龙胆泻肝汤、逍遥散、归脾汤、小柴胡汤等加减治疗，外以桃仁膏、雄黄等杀虫。明代张三锡在《医学准绳六要·治法汇》中主张："阴中痒，亦是肝家湿热，泻肝汤妙"，同时又指出："瘦人燥痒属阴虚"，为后人从阴虚血燥生风治疗阴痒提供了依据。

西医常见相关疾病：非特异性外阴炎、外阴鳞状上皮增生、外阴硬化性苔藓、霉菌性阴道炎、滴虫性阴道炎、细菌性阴道病、萎缩性阴道炎、继发性外阴色素减退疾病以及其他外阴皮肤病等。

【病因病机】

阴痒者，内因脏腑虚损，肝肾功能失常，外因多见会阴局部损伤，带下、尿液停积，湿蕴而生热，湿热生虫，虫毒侵蚀，则致外阴痒痛难忍。如《景岳全书·妇人规》所言："妇人阴痒者，必有阴虫，微则痒，甚则痛，或为脓水淋漓，多由湿热所化。"

1. 肝经湿热　情志伤肝，肝气郁结，积郁化热，肝郁克脾，脾虚湿盛，湿热互结，流注下焦，日久生虫，虫毒侵蚀外阴肌肤，则痒痛不宁。

2. 肝肾阴虚　素体肝肾不足，或产育频多，或房室过劳，或年老体弱，肾气衰，天癸竭，阴精耗伤，肝肾阴血亏损，化燥生风，阴部皮肤失养而瘙痒不宁。

西医认为阴痒发生的常见原因有：经血、尿液（尿瘘）、阴道分泌物、粪便（粪瘘）等刺激；化纤内裤、卫生巾通透性差致局部潮湿；经常用肥皂、清洁剂、药物擦洗外阴等不良卫生习惯；阴虱、蛲虫、霉菌、滴虫等局部感染；阴道菌群失调使厌氧菌增多、绝经及卵巢切除术后外阴阴道萎缩性炎症；外阴鳞状上皮增生、硬化性苔藓、继发性外阴色素减退以及其他外阴皮肤病变；糖尿病、黄疸、神经性皮炎等全身性疾病等。

【诊断与鉴别诊断】

（一）诊断要点

1. 病史　不良卫生习惯，带下量多长期刺激外阴部，或有外阴、阴道炎病史。

2. 症状　妇人前阴部瘙痒时作，甚则难以忍受，坐卧不安，亦可波及肛门周围或大腿内侧。

3. 检查

（1）妇科检查　外阴部皮肤或轻度红肿，有抓痕，或粗糙、变厚，或有色素减退，甚则皲裂、破溃、黄水淋漓。阴道可潮红充血、溃疡或萎缩变薄，分泌物可呈黄色、白色或赤黄、赤白相间，质稀薄，或如泡沫状，或如凝乳样、豆渣样，甚至呈脓性。

（2）阴道分泌物检查　可正常，或可见念珠菌、滴虫、加德纳氏菌、杂菌等。

（二）鉴别诊断

1. 股癣　皮肤真菌所致的体癣，发生于股内侧及会阴部者称为股癣，病灶边缘呈堤状，清晰可见，表面有鳞屑，有明显的炎症改变。阴痒则无明显的堤状边缘病灶。

2. 湿疹　皮肤病变分布呈对称性，境界明显，易反复发作，经用水洗或食鱼腥虾蟹，往往使病情加重，且可发生于全身任何部位。阴痒者无上述特点。

【临床辨病思路】

引起外阴及阴道瘙痒的原因众多，对于这样的患者一定要先做妇科检查，根据临床症状，初步查找阴痒原因，并注意阴毛上有无阴虱，肛周是否有蛲虫，有无尿瘘、粪瘘等其他局部病变，必要时做阴道分泌物涂片检查进行诊断和鉴别诊断，并注意询问有无不良卫生习惯、卵巢切除术病史和糖尿病及黄疸等全身性疾病。

> ◉ 知识拓展
>
> 外阴上皮非瘤样变，又称外阴白色病变，是指女性外阴皮肤和黏膜组织发生色素改变和变性的一组慢性疾病，包括硬化性苔藓和鳞状上皮增生等。病变部位皮肤和黏膜多呈白色，好发于40~50岁的妇女。鳞状上皮增生以往又称为增生性营养不良，是最常见的外阴白色病变。临床表现主要为外阴瘙痒，早期皮肤呈黯红或粉红，角化过度呈白色，晚期皮肤增厚，色素增加，且粗糙、隆起，其恶变率为2%~5%。硬化性苔藓以外阴瘙痒、烧灼感和性交痛为主症，主要临床特征为外阴萎缩、皮肤皱缩、变白、弹性差、阴道口挛缩狭窄等，极少发展为浸润癌。

【辨证论治】

阴痒有虚实之分，生育期多实证，多见肝经湿热下注；绝经前后多虚证，多见肝肾阴虚，血燥生风。实者清热利湿，解毒杀虫；虚者补肝肾，养气血。阴痒者局部痒痛，在内治的同时，应重视局部治疗护理，采用外阴熏洗、阴道纳药等法，有益于早日康复。

1. 肝经湿热证

证候：阴部瘙痒难忍，坐卧不安，外阴皮肤粗糙增厚，有抓痕，黏膜充血破溃，或带下量多，色黄如脓，或呈泡沫米泔样，或灰白如凝乳，味腥臭；伴心烦易怒，胸胁满痛，口苦口黏，食欲不振，小便黄赤；舌体胖大，色红，苔黄腻，脉弦数。

分析：肝经湿热，随经脉下注于前阴，日久生虫，湿热熏蒸，虫毒侵蚀则瘙痒难忍，皮肤粗糙增厚，甚则破溃充血；湿热秽液下泻则带下量多，色、质、味异常；热毒炽盛则秽浊如脓或呈泡沫状；胸满，口苦，口黏，小便黄及舌脉所见均为肝经湿热之征。

治法：清热利湿，杀虫止痒。

方药：龙胆泻肝汤（《医宗金鉴》）。

龙胆草　黄芩　栀子　泽泻　木通　车前子　当归　柴胡　甘草　生地黄

方义：方中龙胆草泻肝经火热之邪为君；柴胡、黄芩、栀子苦寒，助龙胆草清泻肝火为臣；泽泻、木通、车前引湿热之邪从小便而解，当归养血补肝，缓诸药苦寒之弊而共为佐；甘草调和诸药而为使。

阴虫侵蚀者，酌加杀虫止痒之品，如鹤虱、川楝子、槟榔等；大便燥者，酌加泄热导滞之品，如大黄、枳实；小便短赤者，酌加清热利水通淋之品，如瞿麦、滑石等；带下色黄呈泡沫状，酌加清热利湿燥湿之品，如茵陈、椿根皮；呈凝乳状，酌加分清别浊、除湿清热之品，如薏苡仁、土茯苓、萆薢等。

若脾虚生湿，湿郁化热，湿热下注，热邪熏灼，阴部痒痛，小便黄赤者，重在清热利湿，引湿热从小便而解。方选萆薢渗湿汤（《疡科心得集》）。

萆薢　薏苡仁　黄柏　赤茯苓　牡丹皮　滑石　泽泻　通草

本型阴痒也可配合使用外治法，常用蛇床子散（《中医妇科学》1979年版）水煎，趁热先熏后坐浴。

蛇床子　花椒　明矾　百部　苦参

2. 肝肾阴虚证

证候：阴部瘙痒难忍，干涩灼热，夜间加重，或会阴部肤色变浅白，皮肤粗糙，皲裂破溃；眩晕耳鸣，五心烦热，烘热汗出，腰酸腿软，口干不欲饮；舌红少苔，脉细数无力。

分析：肝肾阴虚，精血亏损，血虚生风化燥，随经下行于前阴，肌肤失养，瘙痒干涩；阴虚生热，虚热熏灼则灼热；肝肾阴虚，精血不荣，皮肤失润则粗糙、皲裂，反复搔抓则破溃；虚热内扰，则见头晕目眩，五心烦热；舌、脉亦为肝肾阴虚之征。

治法：滋阴补肾，清肝止痒。

方药：知柏地黄丸（《医宗金鉴》）加当归、栀子、白鲜皮。

熟地黄　山药　山茱萸　泽泻　茯苓　牡丹皮　黄柏　知母

方义：方以六味地黄汤滋补肝肾之阴，知母、黄柏、栀子清泻肝火，当归养血祛风，白鲜皮止痒。全方滋补肝肾阴精，清泻肝火，阴复火去则瘙痒可宁。

临床若见赤白带下，酌加止血止带之品，如白及、茜草、海螵蛸等；白带量多，酌加清热利水之品，如马齿苋、土茯苓等；烘热汗出，酌加育阴潜阳、敛汗清热之品，如牡蛎、黄芩等；外阴干枯，酌加补养精血、酸甘化阴之品，如首乌、木瓜、生甘草等；痛痒不止，酌加止痛祛风止痒之品，如徐长卿、防风、薄荷等。

【其他疗法】

1. 熏洗盆浴　蛇床子30g，百部30g，苦参30g，徐长卿15g，黄柏20g，荆芥（或薄荷）20g（后下）。亦可选用洁尔阴、洁身纯等中药制剂。

2. 阴道纳药　根据白带检查结果，针对病源选药。

3. 针灸、穴位注射、激光穴位照射　主要针对外阴上皮非瘤样病变采用针灸、穴位注射、激光穴位照射等治疗。

4. 珍珠散　珍珠、青黛、雄黄各3g，黄柏9g，儿茶6g，冰片0.03g，共研细末外搽，用于外阴皮肤破溃者。

5. 外阴白色病变熏洗验方　地榆30g，黄连20g，黄柏20g，蝉衣15g，防风15g，制首乌30g，肉苁蓉30g，白鲜皮30g，冰片5g（后下），白蒺藜30g。

课堂互动 12-6

如何理解妇科临床常用的外治法？

答案解析

【预防调护】

（1）保持良好的卫生习惯。

（2）积极治疗外阴、阴道炎等疾病。

（3）谨遵医嘱，治疗期间禁房事，治疗结束后复查白带。

岗位情景模拟 21

李某，女，35岁，已婚，1972年6月15日初诊。

2个月来，外阴部发现红色丘疹，瘙痒不堪，甚则疼痛，抓破后分泌黄白色液体，随后可干燥结痂。如此反复发作，以致心烦少寐，坐卧不安，并有胸闷不舒，口干且苦，小便赤涩，带多色黄等。(《哈荔田妇科医案医话选》)

问题与思考

1. 请做出诊断（病名、证型）。

2. 仔细分析"答案解析"中哈荔田的治疗大法、遣方用药和随证加减思路，与之比较找差距。

答案解析

目标检测

答案解析

单项选择题

（一）A1型选择题

1. 下列各项，属妇人癥瘕主要症状的是（　　）

　　A．下腹部胀满　　B．下腹部疼痛　　C．腰腹部疼痛　　D．下腹部结块　　E．月经过多

2. 下列各项，属阴痒常见病因的是（　　）

　　A．血虚生风　　B．肝火上炎　　C．脾虚湿盛　　D．心火内扰　　E．肝肾阴虚

3. "阴疮"又称之为（　　）

　　A．断绪　　B．阴蚀　　C．阴菌　　D．阴脱　　E．阴吹

4. 下列各项，属阴挺病因病机的是（　　）

　　A．气虚、肾虚　　B．湿热、血瘀　　C．痰湿、肝郁　　D．血虚、阴虚　　E．脾虚、肺虚

5. 下列不属于不孕症病因的是（　　）

　　A．血虚　　B．肾虚　　C．肝郁　　D．痰湿　　E．血瘀

6. 阴疮治疗应注意的是（　　）

　　A．表里　　B．虚实　　C．阴阳　　D．善恶　　E．寒热

（二）A2型选择题

1. 患者结婚3年未孕，月经50~60天一行，量少色黯，头晕耳鸣，腰膝酸软，精神疲惫，小便清长，舌淡，苔薄，脉沉细，两尺尤甚。其证候是（　　）

　　A．肝气郁结证　　B．肾气虚证　　C．肾阳虚证　　D．痰湿内阻证　　E．瘀血阻滞证

2. 患者小腹部有包块，按之疼痛，小腹胀满，经血量多有块，经色黯，精神抑郁，面色晦暗，肌肤甲错，舌质紫黯，有瘀斑，脉沉弦涩。其证候是（　　）

　　A．肾虚血瘀证　　B．气滞血瘀证　　C．痰湿血瘀证　　D．湿热血瘀证　　E．寒凝血瘀证

3. 患者阴部瘙痒难忍，会阴部肤色变浅白，皮肤粗糙，皲裂破溃，眩晕耳鸣，五心烦热，烘热汗出，腰酸腿软，口干不欲饮，舌红苔少，脉细数无力。治疗应首选的方剂是（　　）

　　A．六味地黄汤　　B．龙胆泻肝汤　　C．易黄汤　　D．知柏地黄汤　　E．左归丸

4. 患者阴中有物突出，劳则加剧，小腹下坠，四肢乏力，身倦懒言，面色少华，小便频数，带下量多，舌淡，苔薄，脉缓弱。治疗应首选的方剂是（　　）

　　A．四君子汤　　　　B．补中益气汤　　　C．大补元煎　　　　D．归脾汤　　　　E．举元煎

　　5．患者少腹部隐痛，痛连腰骶，低热起伏，劳累时加重，带下量多，色黄，质黏稠，胸闷纳呆，口干不欲饮，大便秘结，小便黄赤，舌体胖大，色红，苔黄腻，脉弦数。其证候是（　　）

　　　　A．肾阳虚证　　　　B．气血虚弱证　　　C．气滞血瘀证　　　D．寒湿凝滞证　　　E．湿热瘀结证

　　6．患者，女，婚久不孕，月经周期不规律，经来腹痛，经前烦躁易怒，精神抑郁，舌黯红，苔薄白，脉弦细。治疗首选的方剂是（　　）

　　　　A．开郁种玉汤　　　B．养精种玉汤　　　C．启宫丸　　　　D．少腹逐瘀汤　　　E．毓麟珠

　　7．患者，女，45岁。阴部干涩，瘙痒难忍，灼热，眩晕耳鸣，五心烦热，腰酸腿软，口干不饮，舌红少苔，脉细数。治疗首选方剂是（　　）

　　　　A．知柏地黄汤　　　B．六味地黄丸　　　C．易黄汤　　　　D．五味消毒饮　　　E．龙胆泻肝汤

（三）B1型选择题

（1~2题共用备选答案）

　　　　A．阴痒难忍，带下量多，色黄如脓，呈泡沫米泔样，味腥臭

　　　　B．阴痒难忍，干涩灼热，夜间加重

　　　　C．阴痒带下量多，无味

　　　　D．阴部痛痒，灼热如虫行

　　　　E．外阴部皮肤变厚

1．肝肾阴虚型阴痒主症是（　　）

2．肝经湿热型阴痒主症是（　　）

（3~7题共用备选答案）

　　　　A．毓麟珠　　　　　B．温胞饮　　　　　C．养精种玉汤　　　D．开郁种玉汤　　　E．少腹逐瘀汤

3．治疗肾阳虚型不孕症的代表方剂是（　　）

4．治疗肾气虚型不孕症的代表方剂是（　　）

5．治疗肾阴虚型不孕症的代表方剂是（　　）

6．治疗血瘀型不孕症的代表方剂是（　　）

7．治疗肝郁型不孕症的代表方剂是（　　）

书网融合……

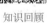

　知识回顾　　　微课1　　　　微课2　　　　微课3　　　　微课4　　　　微课5　　　　习题

第十三章　其他妇科常见疾病

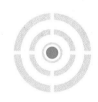

学习目标

知识要求：

1. 掌握多囊卵巢综合征、盆腔炎性疾病、子宫内膜异位症、子宫肌瘤的临床表现和常用检查手段。

2. 熟悉上述疾病的诊断和鉴别诊断。

3. 了解上述疾病的治疗方案。

技能要求：

1. 熟练掌握运用现代检查手段诊断上述疾病的技能。

2. 学会应用本章知识指导上述疾病的西医诊断和治疗。

第一节　多囊卵巢综合征

多囊卵巢综合征（PCOS）是一种最常见的妇科内分泌疾病之一。临床上以雄激素过高的临床或生化表现、持续无排卵、卵巢多囊改变为特征，常伴有胰岛素抵抗和肥胖。起病多见于青春期，病因尚不明确。

根据PCOS的临床表现，其治疗可参照中医学的"月经后期""月经过少""闭经""崩漏""不孕症"等病辨证施治。

【内分泌特征和病理】

1. 内分泌特征　①雄激素过多。②雌酮过多。③黄体生成激素/卵泡刺激素（LH/FSH）比值增大。④胰岛素过多。

这些内分泌变化可能与下丘脑–垂体–卵巢轴调节功能异常，胰岛素抵抗和高胰岛素血症，肾上腺内分泌功能异常有关。

2. 病理

（1）卵巢变化　大体检查见双侧卵巢均匀性增大，为正常的2~5倍，卵巢包膜增厚、坚韧，切面见白膜，较正常均匀性增厚2~4倍，其下可见大小不等、直径多在2~9mm的囊性卵泡，数目≥12个。镜下见白膜增厚、硬化、皮质表层纤维化，细胞少，血管显著存在，白膜下多个不成熟阶段呈囊性扩张的卵泡及闭锁卵泡，无成熟卵泡生成及排卵迹象。

（2）子宫内膜变化 因无排卵，子宫内膜长期受雌激素刺激，呈现不同程度增殖性改变，长期如此可增加子宫内膜癌的发病概率。

【临床表现】

PCOS的主要临床表现为月经失调、肥胖和高雄激素血症体征。

1. **月经失调** 为最主要症状。多表现为月经稀发、经量过少或闭经，少数表现为不规则子宫出血，月经周期或经期或经量无规律性。

2. **不孕** 育龄期妇女因排卵障碍导致不孕。

3. **多毛、痤疮** 为高雄激素血症最常见表现。多毛，尤其阴毛浓密，呈男性分布，延及肛周、腹股沟，上唇细须明显，乳晕周围、下腹中线等部位出现粗硬毛发，油性皮肤及面部痤疮常见。

4. **肥胖** 50%以上患者肥胖，且常呈腹部肥胖型。肥胖与胰岛素抵抗、雄激素过多、游离睾酮比例增加及瘦素抵抗有关。

5. **黑棘皮症** 阴唇、颈背部、腋下、乳房下和腹股沟等处皮肤皱褶部位出现灰褐色色素沉着，呈对称性，皮肤增厚，质地柔软。

【诊断与鉴别诊断】

（一）诊断

凡有上述临床表现者，应结合下述检查进行诊断。

1. **B型超声检查** 见卵巢增大，包膜回声增强，轮廓较光滑，间质回声增强；一侧或两侧卵巢各有12个以上直径为2~9mm的无回声区，围绕卵巢边缘，呈车轮状排列，称为"项链征"。连续监测未见优势卵泡发育及排卵迹象。

2. **内分泌测定**

（1）血清雄激素 睾酮水平通常不超过正常范围上限2倍，雄烯二酮常升高，脱氢表雄酮、硫酸脱氢表雄酮正常或轻度升高。

（2）血清FSH、LH 血清FSH正常或偏低，LH升高，但无排卵前LH峰值出现，LH/FSH比值≥2~3。LH/FSH比值，肥胖患者可在正常范围，不肥胖者则多出现升高。

（3）血清雌激素 雌酮（E_1）升高，雌二醇（E_2）正常或轻度升高，无周期性改变，恒定于早卵泡期水平，$E_1/E_2>1$，高于正常周期。

（4）尿17-酮类固醇 正常或轻度升高。正常时提示雄激素来源于卵巢，升高时提示肾上腺功能亢进。

（5）血清催乳素（PRL） 部分PCOS患者可伴血清PRL轻度升高。若升高明显应排除垂体肿瘤。

（6）其他 腹部肥胖型患者，应检测空腹血糖及口服葡萄糖耐量试验（OGTT），还应检测空腹胰岛素（正常<20mU/L）及葡萄糖负荷后血清胰岛素（正常<150mU/L）。肥胖型患者可有甘油三酯升高。

3. **基础体温测定** 表现为单相型基础体温曲线。

4. **诊断性刮宫** 应选在月经前数日或月经来潮6小时内进行，刮出的子宫内膜呈不同程度增殖改变，无分泌期变化。

5. **腹腔镜检查** 见卵巢增大，包膜增厚，表面光滑，呈灰白色，有新生血管。包膜下显露多个卵泡，无排卵征象，无排卵孔，无血体，无黄体。镜下取卵巢活组织检查可确诊。

（二）鉴别诊断

本病应与卵泡膜细胞增殖症、分泌雄激素的卵巢肿瘤、肾上腺皮质增生或肿瘤相鉴别。

1. 卵泡膜细胞增殖症 临床表现和内分泌检查与PCOS相仿但更严重，血睾酮值升高，血硫酸脱氢表雄酮正常，LH/FSH比值可正常。卵巢活组织检查，镜下见卵巢皮质黄素化的卵泡膜细胞群，皮质下无类似PCOS的多个小卵泡。

2. 分泌雄激素的卵巢肿瘤 卵巢睾丸母细胞瘤、卵巢门细胞瘤等均可产生大量雄激素。多为单侧、实性肿瘤。超声、CT或MRI可协助定位。

3. 肾上腺皮质增生或肿瘤 血硫酸脱氢表雄酮值超过正常范围上限2倍时，应与肾上腺皮质增生或肿瘤相鉴别。肾上腺皮质增生患者的血17α-羟孕酮明显升高，ACTH（促肾上腺皮质激素）兴奋试验反应亢进，地塞米松抑制试验抑制率≤0.70。肾上腺皮质肿瘤对上述两项试验无明显反应。

【辨病思路与诊断要点】

PCOS的诊断为排除性诊断。目前多囊卵巢综合征采用的诊断标准是欧洲人类生殖与胚胎学学会2003年提出的鹿特丹标准：①稀发排卵或无排卵。②高雄激素的临床表现和（或）高雄激素血症。③卵巢多囊改变，超声提示一侧或双侧卵巢直径在2~9mm的卵泡≥12个，和（或）卵巢体积≥10ml。④3项中符合2项并排除其他高雄激素病因，如先天性肾上腺皮质增生、库欣综合征、分泌雄激素的肿瘤。此外，对肥胖型患者应检查有无胰岛素抵抗、糖耐量异常和异常脂质血症。

【治疗】

1. 一般治疗 肥胖型患者，应控制饮食和增加运动以降低体重和腰围。

2. 药物治疗

（1）调节月经周期 ①口服复方短效避孕药。避孕药为雌、孕激素组成的复合制剂，可抑制垂体LH高分泌，减少游离睾酮及卵巢产生的雄激素，抑制子宫内膜过度增生和调节月经周期。常用短效避孕药口服，周期性服用3~6个月，能有效抑制毛发生长和治疗痤疮，可重复使用。②孕激素后半周期疗法能调节月经并保护子宫内膜，还可抑制LH过高分泌，并有助于恢复排卵。

（2）降低血雄激素水平 ①糖皮质类固醇，适用于肾上腺来源或肾上腺和卵巢混合来源的雄激素过多者。常用药物为地塞米松，每晚0.25mg口服。剂量不宜超过每日0.5mg，以免过度抑制垂体-肾上腺轴功能。②环丙孕酮，与炔雌醇组成口服避孕药（达英-35），能抑制垂体促性腺激素的分泌，使体内睾酮水平降低。对降低高雄激素血症和治疗高雄激素体征有效。③螺内酯，能抑制卵巢和肾上腺合成雄激素，并在毛囊竞争雄激素受体。抗雄激素剂量为每日40~200mg，治疗多毛须用药6~9个月。出现月经不规则，可与口服避孕药联合应用。

（3）改善胰岛素抵抗 对肥胖或有胰岛素抵抗患者常用胰岛素增敏剂。二甲双胍可抑制肝脏合成葡萄糖，增加外周组织对胰岛素的敏感性，通过降低血胰岛素水平纠正患者高雄激素状态，改善卵巢排卵功能，提高促排卵治疗效果。一般每次口服500mg，每日2~3次。

（4）诱发排卵 有生育要求的患者可在调整生活方式、抗雄激素和改善胰岛素抵抗等基础治疗后，进行促排卵治疗。氯米芬为一线促排卵药物，氯米芬抵抗患者可给予二线促排卵药物如促性腺激素等。诱发排卵时易发生卵巢过度刺激综合征，须严密监测，加强预防措施。

3. 手术治疗

（1）腹腔镜下卵巢打孔术（LOD）　在腹腔镜下对多囊卵巢应用电针或激光打孔，每侧卵巢打孔4个为宜，对LH和游离睾酮升高者效果较好，可获得90%排卵率和70%妊娠率。手术可能出现的问题有治疗无效、盆腔粘连及卵巢功能低下。

（2）卵巢楔形切除术　将双侧卵巢楔形各切除1/3可降低雄激素水平，减轻多毛症状，提高妊娠率。术后卵巢周围粘连发生率较高，临床已不常用。

第二节　盆腔炎性疾病

盆腔炎性疾病指女性上生殖道及其周围组织的一组感染性疾病，主要包括子宫内膜炎、输卵管炎、输卵管卵巢脓肿、盆腔腹膜炎，曾称为"急性盆腔炎"。炎症可局限于一个部位，也可同时累及几个部位，以输卵管炎、输卵管卵巢炎最常见。盆腔炎性疾病多发生在性活跃期、有月经的妇女。初潮前、无性生活和绝经后妇女很少发生盆腔炎性疾病，即使发生也常是邻近器官炎症的扩散。盆腔炎性疾病若未能得到及时、正确的治疗，可导致不孕、输卵管妊娠、慢性盆腔痛等。

根据盆腔炎性疾病及其后遗症的临床表现，中医治疗方法可参照"产后发热""妇人腹痛""带下病""癥瘕""不孕症"等病辨证论治。

【病因病理】

女性生殖道的解剖、生理、生化及免疫学特点使其具有比较完善的防御功能。两侧大阴唇、阴道口及子宫颈内口的闭合，阴道前后壁的紧密贴合及宫颈黏液栓等构成天然屏障；阴道内正常微生物的平衡，阴道乳杆菌的抑菌作用，子宫内膜的周期性脱落，输卵管的蠕动和纤毛的摆动等均有利于消除和阻滞病原体的入侵；阴道分泌物，宫颈黏液栓，子宫内膜分泌液，输卵管液含有的溶菌酶、乳铁蛋白等亦能清除病原体。生殖道的免疫系统亦能发挥抗感染作用。一旦这些防御屏障遭到破坏，内分泌失常，免疫功能下降或外源性病原体侵入则可导致炎症的发生。

1. 病因

（1）病原体　有外源性及内源性，两种病原体可单独存在，但通常为混合感染。外源性病原体主要为性传播疾病的病原体，如沙眼衣原体、淋病奈瑟菌、支原体。内源性病原体来自原寄居于阴道内的微生物群，包括需氧菌及厌氧菌，主要有金黄色葡萄球菌、溶血性链球菌、大肠埃希菌、脆弱类杆菌、消化球菌、消化链球菌等。

（2）发病诱因　性活动频繁，多个性伴侣；各种宫腔内手术操作造成的创伤或无菌操作不严，导致下生殖道内源性病原体上行感染；宫颈炎及细菌性阴道病等下生殖道感染上行蔓延；邻近器官炎症，如阑尾炎、腹膜炎、膀胱炎等直接蔓延；盆腔炎性疾病再次急性发作。

（3）感染途径　①沿生殖道黏膜上行蔓延。②经淋巴系统蔓延。③经血循环传播。④直接蔓延。

2. 病理

（1）急性子宫内膜炎及子宫肌炎　子宫内膜充血、水肿，有炎性渗出物，严重者内膜坏死、脱落形成溃疡。镜下见大量白细胞浸润，炎症向深部侵入形成子宫肌炎。

（2）急性输卵管炎、输卵管积脓、输卵管卵巢脓肿　①炎症经子宫内膜向上蔓延，首先侵及输卵管，引起输卵管黏膜肿胀、间质水肿及充血，大量中性粒细胞浸润，导致输卵管炎。若伞端粘连闭锁，则形成输卵管积脓。②病原菌通过宫颈管的淋巴播散到宫旁结缔组织，首先侵及浆膜层，发生输卵管周围炎，然后累及肌层。轻者输卵管仅有轻度充血、肿胀、略增粗；严重者输卵管明显增粗、弯曲，纤维素性脓性渗出物增多，造成与周围组织粘连。

卵巢很少单独发炎，多与发炎的输卵管伞端粘连而发生卵巢周围炎，称为输卵管卵巢炎，习称附件炎。炎症可通过卵巢排卵的破裂孔进入卵巢实质形成卵巢脓肿，脓肿壁与输卵管积脓粘连并串通，形成输卵管卵巢脓肿。

（3）急性盆腔结缔组织炎　病原体经淋巴管进入盆腔结缔组织而引起结缔组织充血、水肿及中性粒细胞浸润，发生盆腔结缔组织炎。以宫旁结缔组织炎最常见。

（4）急性盆腔腹膜炎　当炎症蔓延至盆腔腹膜时，腹膜可充血、水肿，并有少量含纤维素的渗出液，盆腔脏器粘连，形成急性盆腔腹膜炎。当有大量脓性渗出液积聚于直肠子宫陷凹处则形成盆腔脓肿。

（5）败血症及脓毒血症　当病原体毒性强、数量多、患者抵抗力降低时，常发生败血症、脓毒血症。若身体其他部位发现多处炎症病灶或脓肿时，应考虑脓毒血症，须经血培养证实。

（6）肝周围炎　是指肝包膜炎症而无肝实质损害的肝周围炎。淋病奈瑟菌及衣原体感染均可引起。临床表现为继下腹痛后出现右上腹痛，或下腹疼痛与右上腹疼痛同时出现。

【临床表现】

症状可因炎症轻重及范围大小而不同。轻者无症状或症状轻微，常见症状为下腹痛，阴道分泌物增多。腹痛为持续性，活动或性交后加重；阴道分泌物呈脓性，臭秽。若病情严重可出现发热，甚至高热，寒战，头痛，食欲不振。月经期发病可出现经量增多，经期延长。若有腹膜炎，可有恶心、呕吐、腹胀、腹泻等。伴有泌尿系统感染可有尿急、尿频、尿痛。若有脓肿形成，可有下腹包块及局部压迫刺激症状：包块位于子宫前方可出现膀胱刺激症状；包块位于子宫后方可有直肠刺激症状；若在腹膜外可致腹泻、里急后重感和排便困难。若有输卵管炎的症状及体征，并同时有右上腹疼痛者，应怀疑有肝周围炎。

体征个体差异较大，轻者无明显异常发现，或妇科检查仅发现宫颈举痛或宫体压痛或附件区压痛，重者呈急性病容，体温升高，心率加快，下腹部有压痛、反跳痛及肌紧张，甚至出现腹胀，肠鸣音减弱或消失。妇科检查：阴道可见脓性臭味分泌物，穹窿明显触痛。宫颈充血、水肿，举痛明显，宫体稍大，有压痛，活动受限。子宫两侧压痛明显，有时扪及包块。有宫旁结缔组织炎时，下腹一侧或两侧可触及片状增厚、压痛，或两侧宫骶韧带高度水肿、增粗，压痛明显。有脓肿形成且位置较低时，后穹窿或侧穹窿可扪及肿块且有波动感。

【诊断与鉴别诊断】

（一）诊断

根据上述临床表现，患者即使仅有腹痛或有异常阴道分泌物或不规则阴道流血即应询问下述病史和做相关检查进行诊断，以及时发现轻微病例。

1. **病史**　多有近期妇产科手术史、盆腔炎病史，或经期产后不注意卫生、房事不洁等。

2. **体格检查**　包括妇科检查和全身检查，有上述盆腔炎性疾病体征。

3. **辅助检查**

（1）B超检查　提示盆腔内有炎性渗出液或肿块。

（2）血液检测　白细胞升高，以粒细胞为著，红细胞沉降率升高，血C-反应蛋白升高。

（3）阴道分泌物生理盐水涂片　见大量白细胞。

（4）阴道后穹窿穿刺　可吸出脓液。

（5）病原体培养　阴道和宫颈管分泌物、后穹窿穿刺液，以及血液和盆腔感染部位分泌物培养可检测病原体。

（二）鉴别诊断

1. 输卵管妊娠流产或破裂　输卵管妊娠流产或破裂者有腹腔内出血，临床表现为腹痛，不规则阴道流血，甚至晕厥，与盆腔炎性疾病相似。但其血β-HCG升高，后穹窿穿刺可抽出不凝固血液，盆腔炎多有发热，白细胞升高，后穹窿穿刺可抽出脓液。

2. 急性阑尾炎　均有发热、腹痛、白细胞升高。急性阑尾炎为转移性右下腹部痛，有麦氏点压痛、反跳痛。盆腔炎性疾病妇科检查有宫颈举痛或宫体压痛或附件区压痛，常伴有阴道分泌物异常。阴道超声检查也有助于鉴别。

3. 卵巢囊肿蒂扭转或破裂　与急性盆腔炎性疾病均有剧烈腹痛、体温及白细胞计数升高。但卵巢囊肿蒂扭转或破裂者常有卵巢囊肿病史，腹痛多为突然发生的下腹一侧疼痛，逐渐加重，体温及白细胞计数稍高。急性盆腔炎性疾病则为下腹两侧持续性疼痛，体温及白细胞计数明显升高，B超检查或妇科检查有助于鉴别。

【辨病思路与诊断要点】

盆腔炎性疾病的临床表现差异较大，临床诊断准确性不高。根据2010年美国疾病控制中心诊断标准，宫颈举痛或子宫压痛或附件区压痛为盆腔炎性疾病的最低诊断标准。体温超过38.3℃（口表），宫颈或阴道异常黏液脓性分泌物，阴道分泌物湿片出现大量白细胞，红细胞沉降率升高，血C-反应蛋白升高，实验室证实的宫颈淋病奈瑟菌或衣原体阳性为附加标准。

子宫内膜活检组织学证实子宫内膜炎，阴道超声或磁共振检查显示输卵管增粗，输卵管积液，伴或不伴有盆腔积液、输卵管卵巢肿块，或腹腔镜检查发现盆腔炎性疾病征象为特异标准。

对于以下腹痛，或阴道分泌物异常，或不规则阴道流血为主诉，或伴发热，或有腹肌紧张、压痛及反跳痛的患者，应结合病史，做妇科检查和阴道分泌物湿片检查以做出初步诊断。

排除其他原因引起的下腹痛，经妇科检查符合最低诊断标准的即可给予经验性抗生素治疗。附加诊断标准可增加诊断的特异性，符合附加诊断标准基本可确诊盆腔炎性疾病。腹腔镜检查对输卵管炎的诊断和分泌物的采取有价值，但属有创检查，且对轻度输卵管炎的诊断准确性低，临床须选择性应用。

诊断明确后可进一步明确病原体，宫颈管分泌物及后穹窿穿刺液的涂片培养和药敏试验及核酸扩增检测病原体，这些方法虽不如通过剖腹探查或腹腔镜直接采取感染部位的分泌物做培养及药敏准确，但临床较实用，对明确病原体有帮助。

【治疗】

主要为抗生素治疗，必要时手术治疗。抗生素的使用原则：经验性、广谱、及时及个体化治疗。应根据药敏试验选用抗生素，但在细菌培养结果未明确前或无培养条件时，则须根据经验选用，选择广谱抗生素以及联合用药，在盆腔炎性疾病诊断48小时内及时用药将明显降低后遗症的发生。具体选药的方案根据医院的条件、患者的接受程度、药物价格以及药物有效性等综合考虑，达到个体化治疗。

1. **门诊治疗** 一般状况好，症状轻，可在门诊给予口服或肌内注射抗生素。可选方案：①头孢曲松钠250mg，单次肌内注射，或头孢西丁钠2g，单次肌内注射，同时口服丙磺舒1g，然后改为多西环素100mg，每日2次，连用14日，可同时口服甲硝唑400mg，每日2次，连用14日；或选用其他第三代头孢菌素与多西环素、甲硝唑合用。②氧氟沙星400mg，口服，每日2次，或左氧氟沙星500mg，口服，每日1次，同时加甲硝唑400mg，每日2~3次，连用14日；或莫西沙星400mg，每日1次，连用14日。

2. **住院治疗** 一般状况差，病情严重，伴有发热、恶心、呕吐，或有盆腔腹膜炎、输卵管卵巢脓肿，或门诊治疗无效，或不能耐受口服抗生素，或诊断不清者，均应住院治疗。

（1）支持疗法 半卧位卧床休息有利于脓液局限于直肠子宫陷凹。给予高热量、高蛋白、高维生素的流食或半流食，补充液体，注意纠正电解质紊乱及酸碱失衡。高热时采用物理降温。尽量避免不必要的妇科检查，以免引起炎症扩散。

（2）抗生素治疗，常用方案如下。

1）头霉素或头孢菌素类药物：头霉素类，如头孢西丁钠2g，静脉滴注，每6小时1次；或头孢替坦二钠2g，静脉滴注，每12小时1次。加多西环素100mg，每12小时1次，静脉给药或口服。头孢菌素类，如头孢呋辛钠、头孢曲松钠、头孢噻肟钠、头孢唑肟钠也可选用。临床症状改善至少24小时后改为多西环素100mg，每12小时1次，口服，连用14日。对不能耐受多西环素者，用阿奇霉素替代，每次500mg，每日1次，连用3日。对输卵管卵巢脓肿者，可加用克林霉素或甲硝唑。

2）克林霉素与氨基糖苷类药物联合：克林霉素900mg，每8小时1次，静脉滴注；庆大霉素先给予负荷量（20mg/kg），然后给予维持量（1.5mg/kg），每8小时1次，静脉滴注。临床症状、体征改善后继续静脉滴注24~48小时，后改为克林霉素口服，每次450mg，每日4次，连用14日。

3）青霉素与四环素类药物联合：氨苄西林/舒巴坦3g，静脉滴注，每6小时1次，加多西环素100mg，每日2次，连服14日。

4）喹诺酮类药物与甲硝唑联合：氧氟沙星400mg，静脉滴注，每12小时1次；或左氧氟沙星500mg，静脉滴注，每日1次。联合甲硝唑500mg，静脉滴注，每8小时1次。

2. **手术治疗** 输卵管卵巢脓肿或盆腔脓肿用抗生素治疗不满意可考虑手术，指征如下。

（1）药物治疗无效 上述类型脓肿，经药物治疗48~72小时，体温持续不降，患者中毒症状加重或肿块增大者。

（2）脓肿持续存在 经药物治疗病情好转，继续控制炎症数日（2~3周），包块仍未消失但已局限化，应手术切除，以免今后再次急性发作。

（3）脓肿破裂 突然腹痛加剧，高热，寒战，恶心呕吐，腹胀拒按，或有中毒性休克表现，应怀疑脓肿破裂，须立即在抗生素治疗的同时行剖腹探查。可根据患者年龄、病灶范围、一般状态等全面考虑选择手术范围及经腹手术或腹腔镜手术，原则以切除病灶为主。

【盆腔炎性疾病后遗症】

盆腔炎性疾病若未得到及时正确的诊断或治疗则可迁延成盆腔炎性疾病后遗症。既往称之为"慢性盆腔炎"。主要病理改变为组织破坏，广泛粘连、增生及瘢痕形成。导致：①输卵管阻塞、增粗。②输卵管卵巢粘连形成输卵管卵巢肿块。③输卵管伞部粘连闭锁，浆液性渗出液积聚，或脓肿被吸收后浆液性渗出液积聚形成输卵管积水或输卵管卵巢囊肿。④盆腔结缔组织表现为主，骶韧带增生、变厚，若病变广泛，可致子宫固定。

1. 临床表现

（1）慢性盆腔痛　由于慢性炎症形成的瘢痕、粘连以及盆腔充血，常引起下腹坠胀、疼痛及腰骶部酸痛，常在劳累、性交后及月经前后加剧。

（2）其他症状　多不明显，有时可有低热、乏力易疲、带下增多等。当抵抗力下降或再次感染时，盆腔炎性疾病后遗症可呈急性或亚急性反复发作。

（3）继发不孕、异位妊娠和流产　输卵管粘连致输卵管管腔狭窄、阻塞以及输卵管积水和炎性物质对胚胎的毒害等，可继发不孕、异位妊娠或流产。

2. 妇科检查　若病变在输卵管，则在子宫一侧或双侧可扪及呈条索状增粗的输卵管，有轻度压痛；输卵管积水或输卵管卵巢囊肿，可在盆腔一侧或双侧扪及囊性肿块；盆腔结缔组织病变时，子宫常呈后倾后屈，活动受限或粘连固定，子宫一侧或双侧呈片状增厚，有压痛，宫骶韧带增粗，变硬，有触痛。

3. 治疗　盆腔炎性疾病后遗症须根据不同情况选择治疗方案。不孕患者多需要辅助生育技术协助受孕。对慢性盆腔痛，尚无有效的治疗方法，可对症处理或给予中药内服、外敷，理疗如短波、超短波、离子透入、蜡疗等综合治疗。α-糜蛋白酶5mg或透明质酸酶1500U，肌内注射，隔日1次，7~10次为1个疗程；或用胎盘组织液2ml，肌内注射，隔日1次，连用2~3个月。这些方法对炎症的消散、粘连软化及瘢痕的吸收可起到一定作用。治疗前须排除子宫内膜异位症等其他引起盆腔痛的疾病。对盆腔炎性疾病反复发作者，在抗生素药物治疗的基础上可根据具体情况选择手术治疗。输卵管积水者须行手术治疗。

🔧 知识拓展

近年来，由于盆腔炎性疾病后遗症引起的不孕症比较常见，因输卵管近端即间质部和峡部阻塞不通引起的不孕可先尝试导丝疏通阻塞；由输卵管积水、伞端闭锁引起的不孕可在腹腔镜下进行输卵管伞端切开、外翻缝合手术；当然根据病情需要也可两者结合。手术前、后均应消炎抗粘连治疗1~3个月，通常采用中、西药联合用药、理疗，内治、外治相结合的综合疗法辅助治疗，以提高疗效，恢复输卵管功能。如果使用上述手段治疗后仍无法恢复输卵管功能，可考虑辅助生殖技术助孕。

第三节　子宫内膜异位症

具有活性的子宫内膜组织出现在子宫体以外的部位时称子宫内膜异位症（EMT），简称内异症。异位内膜可侵犯身体任何部位，但绝大多数位于盆腔脏器和壁腹膜，以卵巢和宫骶韧带最常见，其次为子宫及其他脏腹膜、阴道直肠膈等部位，故又称盆腔子宫内膜异位症。内异症是激素依赖性疾病，自然绝经或切除双侧卵巢后异位内膜可逐渐萎缩吸收；妊娠或使用性激素可抑制卵巢功能，暂时阻止疾病的发展。本病是良性病变，但有类似恶性肿瘤的种植、侵袭及远处转移能力。本病多发于25~45岁的育龄期女性，少生育、晚生育者发病率明显多于生育多、生育早者。

根据子宫内膜异位症的临床表现，可参照中医学的"痛经""癥瘕""月经过多""经期延长""崩漏""不孕症""流产"等病辨证施治。

【病因病理】

1. 病因　至今未阐明，目前主要有以下学说。

（1）子宫内膜种植学说　1921年Sampson最早提出经血逆流学说，即经期时经血中的子宫内膜组织可随其逆流，经输卵管进入盆腔，种植于卵巢和邻近的盆腔腹膜，在该处继续生长、蔓延，形成盆腔内异症。先天性阴道闭锁或宫颈狭窄经血排出不畅者发病率高，以及剖宫产后腹壁瘢痕或分娩后会阴切口出现内异症，人工流产及输卵管通液术后发生的内异症都是对这一学说的认可和支持。

（2）淋巴及静脉播散学说　不少学者在光镜检查时发现盆腔淋巴管、淋巴结和盆腔静脉中有子宫内膜组织，由此提出子宫内膜可经淋巴及静脉播散至肺、四肢皮肤、肌肉等远离盆腔的器官。

（3）体腔上皮化生学说和诱导学说　卵巢表面上皮、盆腔腹膜均是由胚胎时期具有高度化生潜能的体腔上皮分化而来，受到卵巢激素、经血及慢性炎症的反复刺激，可激活转化为子宫内膜样组织，这就是体腔上皮化生学说。未分化的腹膜组织在内源性生物化学因素的诱导下，也可发展为子宫内膜样组织，这是诱导学说。二者经动物实验证实，人类未获验证。

（4）免疫和炎症学说　有证据表明内异症的发生还与免疫调节异常如免疫监视功能和免疫杀伤细胞的细胞毒作用减弱不能有效地清除异位内膜，以及亚临床腹膜炎时腹腔液中的巨噬细胞、炎性细胞因子、生长因子、促血管生成物质增加促进异位内膜存活、增殖并导致局部纤维增生粘连有关。

（5）遗传学说　内异症有一定的家族聚集性，提示某些患者发病可能与遗传有关。

2. 病理　基本病理变化为异位子宫内膜随卵巢激素变化而发生周期性出血，导致周围纤维组织增生和囊肿、粘连形成，在病变区出现紫褐色斑点或小泡，最终发展为大小不等的紫褐色实质性结节或包块。异位内膜最易侵犯卵巢，在此形成大小不一的囊肿，临床称卵巢巧克力囊肿。

镜下典型的内异症可见子宫内膜上皮、腺体、间质、纤维素及出血等成分。但因反复出血，内膜组织结构可被破坏而难以发现。出血来自间质内血管，镜下找到少量内膜间质细胞即可确诊内异症。临床表现和术中所见很典型，即使镜下仅能在卵巢囊壁中发现红细胞或含铁血黄素细胞等出血证据，亦应视为内异症。肉眼正常的腹膜组织镜检时发现子宫内膜腺体及间质，称为镜下内异症，发生率为10%~15%。

【临床表现】

持续加重的盆腔粘连、疼痛、不孕是患者的主要临床表现。症状与月经周期密切相关，因人和病变部位而异。25%患者可无任何症状。

1. 下腹痛和痛经　少数患者表现为持续性下腹痛，经期加剧。典型症状为继发性痛经、进行性加重。疼痛多位于下腹部及腰骶部，可放射至会阴、肛门及大腿，常于经潮时出现，并持续至整个经期。疼痛严重程度与病灶大小不一定呈正比，27%~40%患者无痛经。

2. 性交不适　直肠子宫陷凹有异位病灶或因局部粘连子宫后倾固定而有深部性交痛，经前明显，因性交时的碰撞和子宫收缩上提所致。

3. 不孕和流产　由于内异症患者的免疫功能异常、亚临床腹膜炎、盆腔粘连及盆腔微环境改变影响卵巢和输卵管的功能以及胚胎的生长环境，内异症患者不孕率高达40%，妊娠后也可能发生流产。

4. 月经异常　15%~30%患者有经量增多、经期延长或月经淋漓不尽或经前期点滴出血。

5. 其他特殊症状　内膜异位部位不同，临床表现各异，但均可在局部出现周期性疼痛、出血和肿块。如剖宫产切口和会阴侧切口瘢痕部位内异症可表现为术后数月至数年出现瘢痕处周期性疼痛，深部可触及包块，其包块随时间延长而逐渐增大，疼痛加剧；肠道内异症可出现腹痛、腹泻、便秘或周期性少量便血，严重者甚至出现肠梗阻症状；膀胱内异症常在经期出现尿痛和尿频；输尿管内异症时可出现腰痛和血尿等。卵巢子宫内膜异位囊肿破裂时，还可出现剧烈腹痛伴恶心、呕吐和肛门坠胀。

【诊断与鉴别诊断】

（一）诊断

凡有上述临床表现者，应结合下述检查进行诊断。

1. 体格检查　典型盆腔内异症双合诊检查时，子宫多后倾固定，直肠子宫陷凹、宫骶韧带或子宫后壁下方可扪及触痛性结节，一侧或双侧附件处触及囊实性包块，活动度差。囊肿破裂时腹膜刺激征阳性。病变累及直肠阴道间隙时，可在阴道后穹窿触及或看到隆起的小结节或紫蓝色斑点，触痛明显。

2. 辅助检查

（1）B超检查　可确定异位囊肿位置、大小及形状，诊断敏感性和特异性均在96%以上。

（2）腹腔镜检查　腹腔镜检查是目前诊断内异症的最佳方法。对疑为内异症而妇科检查及B超检查无阳性发现的不孕症、慢性腹痛、痛经及血清CA_{125}浓度升高者应首选此项检查。

（3）血清CA_{125}和抗子宫内膜抗体监测　内异症患者血清CA_{125}浓度可能升高，动态检测CA_{125}有助于评估疗效和预防复发。治疗有效时CA_{125}降低，复发时又升高。CA_{125}升高也可见于卵巢癌、盆腔炎性疾病等，故作为诊断内异症的敏感性和特异性均较低。抗子宫内膜抗体是内异症的标志抗体，检测出该抗体表明有异位内膜刺激及免疫内环境改变。

（二）鉴别诊断

1. 卵巢恶性肿瘤　两者均有腹痛和盆腔包块。卵巢恶性肿瘤早期无症状，有症状时多呈持续性腹痛、腹胀，病情发展快，一般情况差。除有盆腔包块外，多伴腹水。B型超声图像显示包块为混合性或实性，血清CA_{125}值多显著升高。腹腔镜检查或剖腹探查可鉴别。

2. 盆腔炎性包块　两者均有腹痛和盆腔包块。盆腔炎性包块多有急性或反复发作的盆腔感染史，疼痛无周期性，平时亦有下腹部隐痛，可伴发热和白细胞升高等，抗生素治疗有效。

3. 子宫腺肌病　痛经症状与内异症相似，但多位于下腹正中且更剧烈，子宫多呈均匀性增大，质硬。经期检查时子宫触痛明显。警惕此病常与内异症并存。

【辨病思路与诊断要点】

生育年龄女性有继发性渐进性痛经、不孕或慢性盆腔痛，盆腔检查扪及与子宫相连的囊性包块或盆腔内有触痛性结节，即可初步诊断为子宫内膜异位症。但临床上尚须结合上述检查方法以诊断和鉴别诊断。腹腔镜下盆腔可见内异症病灶及病灶活组织病理检查是确诊依据，但病理学检查结果阴性并不能排除内异症的诊断。

【治疗】

治疗内异症的根本目的是缩减和去除病灶，减轻和控制疼痛，促进生育，预防和减少复发。

1. 期待疗法　仅适用于早期轻度、无生育要求的患者，并定期随访。

2. 药物治疗　包括抑制疼痛的对症治疗和激素抑制疗法，适用于有慢性盆腔痛、痛经明显、有生育要求及无卵巢囊肿形成的患者。激素抑制疗法采用假孕、假绝经或药物性卵巢切除，使经量减少或暂时闭经，异位内膜萎缩、坏死而达到治疗目的。

（1）假孕疗法　常用低剂量高效孕激素和炔雌醇组成的避孕药或单用人工合成的高效孕激素，长期连续服用，造成类似妊娠的人工闭经，称假孕疗法。避孕药用法为每日1片，连续服用6~9个月，适用于轻度内异症患者；高效孕激素用法如甲羟孕酮30mg/日，口服，连续应用6个月，费用较低，经济实惠。

（2）假绝经疗法　常用孕三烯酮或达那唑，长期服用，可降低体内雌激素水平，抑制FSH、LH峰，使异位内膜萎缩，出现闭经，称假绝经疗法。孕三烯酮每周用药2次，每次2.5mg，于月经第1日开始服药，6个月为1个疗程，该药不良反应少，用药量少。达那唑于月经第1日开始口服200mg，每日2~3次，若痛经不缓解或未闭经，可加至每日4次，持续用药6个月。肝功能有损害、高血压、心力衰竭、肾功能不全者不宜使用。

（3）药物性卵巢切除　常用促性腺激素释放激素激动剂（GnRH-a）抑制垂体分泌促性腺激素，导致卵巢激素水平明显下降，出现暂时性闭经，此疗法又称药物性卵巢切除。目前常用亮丙瑞林3.75mg，月经第1日皮下注射后，每隔28日注射1次，共3~6次；戈舍瑞林3.6mg，用法同前。用药后一般第2个月开始闭经，可缓解痛经，停药后短期内排卵可恢复。用药3~6个月须反向添加治疗，如妊马雌酮0.625mg加甲羟孕酮2mg，每日1次或替勃龙1.25mg/日，以预防低雌激素状态相关的血管症状和骨质丢失的发生。

（4）孕激素受体拮抗剂　米非司酮具有强抗孕激素作用，25~100mg/日，口服，可造成闭经，使病灶萎缩。不良反应轻，无雌激素样影响和骨质丢失危险，但长期疗效有待证实。

3. 手术治疗　药物治疗后症状不缓解、局部病变加剧或生育功能未恢复者，较大的卵巢内膜异位囊肿者可行手术治疗。腹腔镜手术是首选的手术方法，目前认为腹腔镜确诊、手术＋药物为诊治内异症的金标准。手术方式如下。

（1）保留生育功能手术　去除异位病灶，分离粘连，保留子宫和一侧或双侧卵巢。适用于年轻和有生育要求的患者。

（2）保留卵巢功能手术（半根治）　切除盆腔内病灶及子宫，保留至少一侧或部分卵巢。适用于症状明显且无生育要求的45岁以下患者。

（3）根治性手术　切除和清除子宫、双附件及盆腔内所有异位内膜病灶。适用于45岁以上重症患者。

4. 手术与药物联合治疗　术前药物治疗3~6个月使异位病灶缩小、软化，有利于缩小手术范围。术后给予3~6个月的药物治疗以降低复发率。

【子宫腺肌病】

子宫内膜腺体及间质侵入子宫肌层时，称子宫腺肌病。多见于30~50经产妇，半数合并子宫肌瘤，15%合并内异症。

子宫内膜基底层缺乏黏膜下层，内膜直接与肌层接触，多次妊娠、分娩及慢性子宫内膜炎时损伤内膜基底层，或高水平雌孕激素刺激等可使子宫内膜侵入肌层形成本病。

异位内膜在子宫肌层多呈弥漫性生长，子宫呈均匀性增大，一般不超过12周妊娠子宫大小。少数呈局限性生长，形成结节或团块，似肌壁间肌瘤，称为子宫腺肌瘤。剖面见子宫肌壁增厚变硬，肌壁中见粗厚的纤维带和微囊腔，腔内偶有陈旧血液。镜检特征为肌层内有呈岛状分布的异位内膜腺体及间质。

1. **临床表现** 主要症状是月经过多、经期延长和进行性加重的痛经，疼痛常于经前1周开始，直至月经结束。痛经的发生率为15%~30%，月经过多的发生率为40%~50%，35%患者无典型症状。妇科检查子宫呈均匀增大或有局限性结节隆起，质硬且有压痛，经期压痛更甚。

2. **诊断** 依据上述典型症状和体征可做出初步临床诊断，B型超声和MRI检查有一定帮助，确诊取决于术后的病理学检查。

3. **治疗** 症状较轻、有生育要求及近绝经期患者可试用达那唑、孕三烯酮或GnRH-a治疗，均可缓解症状，但停药后易复发。年轻或希望生育者，可试行病灶挖除术。症状严重而无生育要求或药物治疗无效者，应行全子宫切除术。是否保留卵巢，取决于卵巢有无病变和患者年龄。

第四节 子宫肌瘤

子宫肌瘤是女性生殖器官最常见的良性肿瘤，由子宫平滑肌细胞增生形成，其间夹有少量结缔组织。多见于30~50岁妇女。

根据子宫肌瘤的临床表现，其治疗可参照中医学的"癥瘕""月经过多""经期延长""崩漏""带下病""不孕症""流产"等病辨证施治。

【病因病理】

1. **病因** 确切病因至今不明。肌瘤好发于生育年龄，青春期少见，绝经后萎缩或消失，提示其发生可能与性激素有关。

2. **分类**

（1）根据肌瘤生长部位分为 ①宫体肌瘤，约占90%。②宫颈肌瘤，约占10%。

（2）根据肌瘤与子宫肌壁的关系分为如下几类（图13-1）。

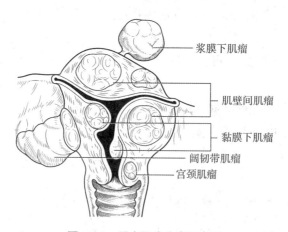

图13-1 子宫肌瘤分类示意图

①肌壁间肌瘤：占60%~70%，肌瘤位于子宫肌壁内，周围均被肌层包围。

②浆膜下肌瘤：占20%，肌瘤向子宫浆膜面生长，表面仅由子宫浆膜覆盖。若瘤体继续向浆膜面生长，仅有一蒂与子宫相连，形成带蒂的浆膜下肌瘤。若肌瘤生长在子宫体侧壁，并突入阔韧带内，称阔韧带肌瘤。

③黏膜下肌瘤：占10%~15%，肌瘤向宫腔方向生长，表面仅由黏膜层覆盖。黏膜下肌瘤易形成蒂，可突入阴道内。

各种类型的肌瘤可发生在同一子宫，称为多发性子宫肌瘤。

3. 病理

（1）巨检　子宫肌瘤为实性球形肿块，表面光滑，压迫周围肌壁纤维形成假包膜，肌瘤与假包膜间有一层疏松网状间隙，易剥出。肌瘤的切面呈灰白色不规则漩涡状或编织状结构。

（2）镜检　肌瘤主要由排列成漩涡状的平滑肌细胞和不等量纤维结缔组织构成。肌细胞大小均匀，核呈杆状，染色较深。

（3）肌瘤变性

①玻璃样变：最多见。肌瘤剖面旋涡状结构消失，被均匀的透明样物质所取代，色苍白，故又称透明样变。镜下病变区域肌细胞消失，为均匀透明无结构区。

②囊性变：常继发于玻璃样变。肌细胞坏死液化形成多个囊腔，其间有结缔组织相隔，也可融合成一个大囊腔。镜下囊腔壁由玻璃样变的肌瘤组织构成，内壁无上皮覆盖。

③红色样变：多见于妊娠期或产褥期，为一种特殊类型的坏死。肌瘤体积迅速改变，发生血管破裂，出血弥散于组织内。镜下见假包膜内大静脉及瘤体内小静脉有栓塞，广泛出血伴溶血，肌细胞减少，细胞核消失，有较多脂肪小球沉积。

④肉瘤样变：为恶性变，较少见。肌瘤在短时间内迅速增大，组织似生鱼肉状，与周围组织界限不清。多见于绝经后伴疼痛及出血的患者。若绝经后妇女肌瘤增大要警惕恶变。镜下平滑肌细胞增生，排列紊乱，旋涡状结构消失，细胞有异型性。

⑤钙化：多见于蒂部细小，血供不足的浆膜下肌瘤及绝经后妇女的肌瘤。脂肪变性进一步分解成甘油三酯，再与钙盐结合，沉积在肌瘤内。X线摄片可见钙化阴影。镜下见钙化区为层状沉积，呈圆形，有深蓝色微细颗粒。

【临床表现】

部分无明显症状，常于盆腔检查或B型超声检查时发现。症状与肌瘤的生长部位、大小、生长速度、有无变性等有关，主要表现如下。

（1）月经改变　是子宫肌瘤最常见的症状。表现为月经量增多，经期延长或不规则阴道流血。多见于黏膜下肌瘤及较大的肌壁间肌瘤。原因主要是肌瘤使宫腔增大，子宫内膜面积增加，子宫收缩也受到影响。黏膜下肌瘤继发感染、坏死时，可有持续性或不规则阴道流血。长期月经过多导致不同程度的贫血，出现乏力、心悸、气短等症状。

（2）白带增多　肌壁间肌瘤使宫腔面积增大，内膜腺体分泌增多，伴有盆腔充血，导致白带增多。黏膜下肌瘤发生感染、坏死时，可有大量血性或脓血性排液，伴臭味。

（3）下腹包块　当肌瘤逐渐增大使子宫超过3个月妊娠大小时，患者可从腹部触及包块。若黏膜下肌瘤脱出阴道外，可因就医被发现。

（4）压迫症状　子宫前壁肌瘤压迫膀胱可出现尿频、尿急；子宫后壁肌瘤压迫直肠可出现下腹坠胀、排便困难；阔韧带肌瘤或宫颈巨大肌瘤可压迫同侧输尿管致肾盂积水等。

（5）其他　肌瘤增大压迫盆腔脏器、血管及神经时，可引起下腹坠胀、腰酸背痛，经期加重；肌瘤红色变性可引起剧烈腹痛伴恶心、呕吐、发热，肿瘤局部压痛，白细胞计数升高；浆膜下肌瘤蒂扭转可有急性腹痛，黏膜下肌瘤由宫腔向外排出时可引起腹痛，一般情况下肌瘤不引起腹痛。黏膜下或引起宫腔变形的肌壁间肌瘤可引起不孕或流产。

大肌瘤可在下腹部扪及实质性不规则肿块。妇科检查扪及子宫增大、表面不规则单个或多个结节状突起；黏膜下肌瘤子宫多呈均匀性增大，有时可在子宫颈口或阴道内见到红色肿块，表面光滑；浆膜下肌瘤可扪及单个实质性球状肿块与子宫有蒂相连；继发性贫血时，可有贫血貌。

【诊断与鉴别诊断】

（一）诊断

根据病史和体征，结合辅助检查，诊断并不困难。B型超声是诊断子宫肌瘤准确而常用的辅助手段，必要时可选择宫腔镜、子宫输卵管造影、MRI、腹腔镜等检查协助诊断。

（二）鉴别诊断

1. 妊娠　有停经史、早孕反应，子宫软，借助HCG测定和B型超声可鉴别。

2. 卵巢肿瘤　多无月经改变，B型超声可协助诊断，难以鉴别时可行腹腔镜检查。

3. 子宫腺肌病　患者有继发性渐进性痛经史，子宫多呈均匀增大，但很少超过3个月妊娠大小。B型超声检查可有助于诊断。有时两者可以并存。

4. 子宫内膜癌　好发于老年妇女，以绝经后阴道流血为主要症状，子宫呈均匀增大或正常，质软。分段诊刮或宫腔镜检查有助于鉴别。

5. 宫颈癌　内生型宫颈癌则应与宫颈管黏膜下肌瘤鉴别。可借助于B型超声检查、宫颈细胞学刮片检查、宫颈活组织检查及宫颈管搔刮等鉴别。

6. 其他　卵巢巧克力囊肿、子宫畸形、盆腔炎性包块等可根据病史、体征及B型超声检查等鉴别。

【辨病思路与诊断要点】

根据患者的年龄、症状和体征，结合B型超声检查，一般可对子宫肌瘤做出诊断。大部分患者无明显症状，仅在妇科检查或其他妇科手术时偶然发现。

【治疗】

应根据患者的年龄、症状、生育要求及肌瘤大小、类型、数目、进展等情况全面考虑治疗方式。

1. 随访观察　无症状肌瘤一般无须治疗，尤其是绝经期妇女。绝经后肌瘤多可萎缩，症状消失。每3~6个月随访一次，如发现肌瘤增大或者症状明显再考虑进一步治疗。

2. 药物治疗　适用于症状轻、近绝经或全身情况不宜手术者。

（1）促性腺激素释放激素类似物（GnRH-a）　可抑制垂体、卵巢功能，降低雌激素水平，使肌瘤缩小，缓解症状。但停药后又逐渐增大到原来大小，用药6个月以上可产生绝经综合征、骨质疏松等不良反应。应用指征：①缩小肌瘤以利于妊娠。②术前治疗控制症状，纠正贫血。③术前应用缩小肌瘤，降低手术难度，或能实现经腹腔镜和或经阴道手术。④对近绝经妇女，提前过渡到自然绝经，避免手术。常用亮丙瑞林每次3.75mg，或戈舍瑞林每次3.6mg，每月皮下注射1次，连续使用3~6个月。

（2）米非司酮　每日12.5mg，从月经第1~3天开始口服，一般作为术前用药或提前绝经使用。不宜长期使用，以防其拮抗孕激素而增加子宫内膜受雌激素刺激增生的风险。

3. 手术治疗　适用于肌瘤较大（子宫大于2个半月妊娠子宫大小），月经过多，继发贫血，保守治疗无效，有膀胱、直肠等压迫症状，蒂扭转，疑有恶变者，不孕或反复流产因肌瘤引起而非其他原因引起者。手术方式有肌瘤切除术、子宫切除术。

4. **其他治疗** 包括子宫动脉栓塞术、宫腔镜下子宫内膜切除术等。

目标检测

答案解析

单项选择题

1. 子宫内膜异位症的典型症状是（ ）

    A. 月经过少   B. 月经稀发   C. 原发性痛经

    D. 继发性、渐进性痛经   E. 月经过多

2. 子宫内膜异位症最常侵犯的部位是（ ）

    A. 卵巢   B. 脐   C. 膀胱   D. 肾   E. 肺

3. 在妊娠期子宫肌瘤容易发生的变性是（ ）

    A. 玻璃样变   B. 囊性变   C. 红色变   D. 肉瘤变   E. 钙化

4. 多囊卵巢综合征患者最常见的临床表现是（ ）

    A. 原发性闭经   B. 周期性痛经   C. 继发月经稀发或闭经

    D. 经期长而淋漓不尽   E. 月经过多和闭经交替出现

5. 女，32岁，药物流产后3天，左下腹痛伴发热2天，妇科检查提示阴道脓性分泌物，宫颈举痛，子宫饱满，压痛阳性，右附件区压痛明显。最可能的诊断是（ ）

    A. 卵巢巧克力囊肿破裂   B. 急性阑尾炎   C. 卵巢黄体破裂

    D. 异位妊娠破裂   E. 急性盆腔炎

第十四章　计划生育

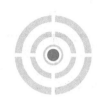

学习目标

知识要求：

1. 掌握不同的避孕方法及其适应证、禁忌证。
2. 熟悉药物流产、人工流产的方法、适应证、禁忌证。
3. 了解避孕原理。

技能要求：

1. 熟练掌握运用计划生育知识进行宣传教育、指导女性合理选择避孕措施的技能。
2. 学会运用补救措施解决避孕失败的问题。

计划生育是女性生殖健康的重要内容，是以避孕为主，创造条件保障使用者知情，选择安全、有效、适宜的避孕措施。

第一节　避　孕

避孕是指采用科学的方法使妇女暂时不受孕。避孕主要是控制受孕过程中的3个关键环节：①抑制卵子或精子的产生。②阻止精子与卵子结合。③阻止受精卵着床、发育。

一、宫内节育器

宫内节育器（IUD）是放置于子宫腔内的一种避孕工具，通过影响局部组织的功能而达到避孕效果。宫内节育器避孕是一种安全、有效、简便、经济、可逆转的避孕方法。

（一）避孕机制

目前认为宫内节育器的避孕作用主要是局部组织对异物的组织反应，干扰子宫内膜表面的生理环境和状态，阻碍胚泡宫内着床、发育。其主要机制如下。

1. **对精子和胚胎的毒性作用**　宫内节育器在子宫腔内由机械性压迫、子宫收缩时的摩擦及放置时操作损伤子宫内膜，可引起局部组织非感染性炎性反应，分泌的炎性物质对胚胎有毒性作用，大量巨噬细胞覆盖于子宫内膜，影响受精卵着床，吞噬精子，影响胚胎发育。带铜IUD的铜离子使精子头尾分离，使精子不能获能。

2. **干扰着床** 长期异物刺激损伤子宫内膜，发生慢性炎症反应，产生前列腺素，改变输卵管蠕动，受精卵运行速度和子宫内膜发育不同步，阻碍受精卵着床；子宫内膜受压缺血和吞噬细胞作用，纤溶酶原被激活，局部纤溶酶活性增强，囊胚溶解吸收；铜离子进入细胞核和线粒体，通过与锌离子竞争，抑制重要的含锌类酶的活性，影响锌酶系统，阻碍受精卵着床及胚胎发育，影响糖原代谢、雄激素摄入及DNA合成，干扰内膜细胞的正常代谢，使受精卵着床及囊胚发育受到影响。

3. **左炔诺孕酮宫内节育器的避孕作用** 可使一部分妇女抑制排卵；孕激素对子宫内膜的局部作用使腺体萎缩，间质蜕膜化，炎性细胞浸润，不利于受精卵着床，还可使宫颈黏液性状稠厚，不利于精子穿透。

4. **含吲哚美辛宫内节育器** 前列腺素合成受到吲哚美辛抑制，减少其对子宫的收缩作用，减少放置宫内节育器后的出血反应。

（二）种类

宫内节育器临床应用种类大致可分为惰性宫内节育器和活性宫内节育器两大类。惰性宫内节育器由金属、硅胶、塑料或尼龙等惰性材料制成，是第一代宫内节育器。活性宫内节育器内含有活性物质如铜离子、激素、药物或磁性物质等，是第二代宫内节育器，较第一代避孕效果好且不良反应少。

（三）适应证

育龄期女性自愿要求放置宫内节育器避孕且无禁忌证者。

（四）禁忌证

妊娠或可疑妊娠；严重的全身急、慢性疾病；生殖器官炎症；生殖器官肿瘤；生殖器官畸形；月经频发，月经过多或不规则阴道流血；宫颈过松、重度裂伤、重度狭窄或重度子宫脱垂；宫腔小于5.5cm或大于9cm；各种性病未治愈；盆腔结核；人工流产后，子宫收缩不良，有妊娠组织残留或感染可能；中期妊娠引产、分娩或剖宫产时胎盘娩出后子宫收缩不良，有潜在感染或出血风险；有铜过敏史者，不能放置带铜IUD。

（五）放置时间

通常在月经干净后3~7日内无性生活为宜；含孕激素IUD在月经第3日放置；月经延期或哺乳期闭经者应排除妊娠后才可放置；产后42日恶露已净，会阴伤口已愈合，子宫恢复正常；人工流产吸宫术和钳刮术后，中期妊娠引产术后24小时内或清宫术后（子宫收缩不良，出血过多或有感染可能者除外）；剖宫产术后满半年放置；自然流产在转经后放置；药流于2次正常月经后放置；性交后5日内放置为紧急避孕方法之一。

（六）宫内节育器的选择

临床根据子宫腔深度、宽度、宫口松紧及节育器种类来选择。

（七）宫内节育器的放置方法

嘱受术者排空膀胱，取膀胱截石位。双合诊检查子宫位置、大小及双侧附件情况。外阴、阴道部常规消毒铺巾，放置阴道窥器，充分暴露阴道及宫颈，再次消毒宫颈与宫颈管，用宫颈钳夹住宫颈前唇，将子宫探针顺子宫屈向伸入，探测宫腔深度。用放置器将节育器推送入宫腔，注意节育器上缘须抵达宫底部，如带有尾丝，在距子宫颈外口2cm处剪断。观察有无出血，未见出血则取出宫颈钳及阴道窥器。

（八）宫内节育器放置术后注意事项

术后休息3日，1周内避免重体力劳动，2周内禁止性交和盆浴，保持外阴清洁，以免发生感染。常规随访时间为术后第1年的第1、3、6、12个月，以后每年1次直至停用，特殊情况随时就诊。随访内容包括询问自觉症状、妇科检查IUD尾丝及超声检查IUD位置等，以保证节育器的有效性。

（九）宫内节育器的不良反应

放置IUD后常见的不良反应主要表现为经量增多、经期延长或不规则的少量点滴出血，一般无须处理，3~6个月后逐渐恢复。少数患者若出血严重或伴下腹及腰骶部疼痛、白带增多，应根据具体情况明确诊断后对症处理。

（十）放置宫内节育器的并发症及处理

1. 出血　IUD放置术时及术后24小时内出血量超过100ml，或术后流血7~14天，出血量超过100ml者诊断为放置IUD后出血。术时出血应使用止血药及宫缩剂，并及时补充血容量；如有损伤则取出IUD，后视情况选择保守或手术治疗。术后出血者则行止血和抗感染治疗，如无效则取出IUD后行诊断性刮宫。

2. 子宫穿孔　如子宫位置及大小检查不准确或哺乳期子宫薄而软，放置时易引起子宫穿孔而放置于宫腔外。确定穿孔后，应根据其所在位置，经阴道或腹部取出节育器。

3. 感染　若操作时未严格执行无菌操作，可引起上行性感染，或生殖道原有感染病灶，均可引起炎症发作。一旦发生感染，应立即取出IUD，并应用抗生素控制感染。

4. IUD嵌顿或断裂　由于节育器放置时引起子宫肌壁损伤或放置时间过长，可使部分器体嵌入子宫肌壁或发生断裂。一旦出现嵌顿或断裂，应及时取出，取出困难时，应借助B超或宫腔镜，避免发生子宫穿孔。

5. IUD异位　节育器异位主要有两个因素：一是由于操作不当，子宫穿孔，将IUD放到宫腔外；二是节育器过大、过硬或子宫壁薄而软，子宫收缩造成节育器逐渐移位至宫腔外。确诊异位后，应经腹或在腹腔镜下将节育器取出。

6. IUD下移或脱落　放置节育器时操作不规范，未将节育器放至宫底，或选择的节育器大小、形态与宫腔不符，均可使节育器下移或脱落。脱落常发生在放置后1年内，尤其前3个月多见，常于月经期随经血一起排出。带器者应定期随访。

7. 带器妊娠　带器妊娠多见于IUD下移、脱落或异位。一经确诊，应在行人工流产术的同时取出节育器。

（十一）宫内节育器取出术

1. 适应证　凡放置节育器期满需要更换、围绝经期停经半年后或月经紊乱、因不良反应或并发症治疗无效、要求再生育或改用其他方法避孕以及带器妊娠者可取出。

2. 禁忌证　生殖器官及盆腔急性感染，全身情况不良，不能耐受手术或疾病的发作期，宜在病情好转或治愈后取出。

3. 取器时间　月经干净后3~7天无性生活；因出血多须取器，随时可取；如带器宫内妊娠者于人工流产的同时取出；带器异位妊娠于术前诊断性刮宫时或术中、术后取出。

4. 取器方法　常规消毒后，有尾丝者，用止血钳夹往尾丝后轻轻牵出。无尾丝者，须在手术室进行，按照宫腔操作程序进行操作，先用子宫探针测知节育器位置，用取环钩或取环钳将节育器取出。如遇困难，应在B超辅助下或于宫腔镜下取出。

5. 注意事项　取器前应做B超或X线检查，确定节育器在宫腔位置，同时了解IUD的类型；使用取环钩取出时，不能盲目钩取，避免向宫壁钩取，以免损伤子宫壁；取出节育器后注意采取其他避孕措施。

二、激素避孕

激素避孕指女性使用人工合成的甾体激素达到避孕。甾体避孕药的激素成分是雌激素和孕激素。

（一）作用机制

甾体激素根据药物种类、剂量、剂型、给药途径及给药方法的不同，起作用环节亦有所区别。主要作用在以下几方面：①干扰下丘脑-垂体-卵巢轴的正常功能，抑制卵巢排卵。②改变宫颈黏液性状，使宫颈黏液减少，黏稠度增加，拉丝度减小，不利于精子穿透。③改变子宫内膜形态与功能，抑制子宫内膜增殖变化，使内膜与胚胎发育不同步，不利于孕卵着床。④改变输卵管的分泌与蠕动功能，改变受精卵在输卵管内的正常运行速度，干扰受精卵着床。

（二）药物种类

1. 复方短效口服避孕药　复方炔诺酮片、复方甲地孕酮片，于月经周期的第5天开始服，每晚1片，连服22天；复方去氧孕烯片、复方孕二烯酮片、屈螺酮炔雌醇片和炔雌醇环丙孕酮片，于月经第1日服药，连服21日。一般停药后1~3天月经来潮，若停药7日后月经未潮接着服用第2周期的药物。若有漏服应及早补服，且警惕有妊娠可能。若漏服2片，补服后要同时加用其他避孕措施。漏服3片应停药，待出血后开始服用下一周期药物。

2. 复方长效口服避孕药　长效口服避孕药服药1次可避孕1个月，由长效雌激素和人工合成孕激素配伍制成。复方长效口服避孕药激素含量大，不良反应较多。

3. 长效避孕针　长效避孕针主要有单孕激素制剂和雌、孕激素复合制剂两种。通过肌内注射后局部沉积、储存、缓慢释放发挥长效作用，尤其适用于对口服避孕药有明显胃肠道反应者。雌、孕激素复合制剂肌内注射1次，可避孕1个月。首次于月经周期的第5天和12天各肌内注射1支，以后每次月经周期的第10~12天肌内注射1支，一般于注射后12~16日月经来潮。单孕激素制剂醋酸甲羟孕酮避孕针，每3个月注射1次。庚炔诺酮避孕针，每隔2个月肌内注射1次。

4. 探亲避孕药　适用于分居两地的短期探亲夫妇，又称速效避孕药。探亲避孕药分为孕激素类制剂、孕激素复合剂及双炔失碳酯。有抑制排卵、改变子宫内膜形态与功能、使宫颈黏液变稠等作用。前2种制剂不考虑月经周期时间，于探亲前1日或当日中午服用1片，以后每晚服1片，连服10~14天。后一种制剂则在每次性交后立即服1片，次晨加服1片，以后每次房事后即服1片。

5. 缓释避孕药　缓释避孕药是通过药物在体内缓慢释放而维持恒定血药浓度，达到长效避孕效果的药物，主要是孕激素。又称缓释避孕系统。

（1）皮下埋植剂　在月经周期开始7日内将硅胶囊在前臂内侧扇形植入。由于其为单孕激素制剂，不良反应主要表现为不规则流血或点滴出血，少数出现闭经，随放置时间延长逐步改善，一般无须处理。若流血时间长而不能耐受者，可给予雌激素治疗。

（2）缓释阴道避孕环　是以硅胶为载体的含孕激素的阴道环，利用阴道黏膜上皮直接吸收入血产生避孕效果。国产阴道环空芯内含甲地孕酮，称为甲地孕酮硅胶环，一次放置，可连续使用1年，经期无须取出。

（3）避孕贴片　避孕药放在贴片的储药区内，将贴剂黏附在皮肤上，避孕药按一定剂量释放，通过皮肤吸收达到避孕目的。

（4）微球和微囊缓释避孕针　采用具有生物降解作用的高分子聚合物与甾体激素混合或包裹成微球或微囊，通过针头将其注入皮下，在体内降解、吸收，缓慢释放避孕药。

（三）激素避孕药的禁忌证

严重心血管疾病、血栓性疾病；急、慢性肝炎或肾炎；内分泌疾病如糖尿病、甲状腺功能亢进症；子宫肌瘤、恶性肿瘤、癌前病变或乳房肿块；原因不明的阴道异常流血；月经稀少或年龄大于45岁；精神病患者；有严重偏头痛，反复发作者；哺乳期不宜使用复方口服避孕药。

（四）激素避孕药的不良反应及处理

1. 类早孕反应　少数女性服药后可出现恶心呕吐、食欲不振、头晕乏力等类似妊娠早期的反应，轻者无须处理，症状严重可考虑更换制剂或停药改用其他措施。

2. 不规则阴道流血　又称突破性出血。多见于漏服、迟服、服药方法错误，少数未漏服避孕药也能发生。轻者点滴出血，可不用处理，随着服药时间延长血逐渐减少直至停止。流血偏多者，每晚加服雌激素直至停药。流血似月经量或流血时间已近月经期，可停止服药，将此次流血视作一次月经来潮，在出血第5日开始服用下一周期的药物。

3. 月经过少或停经　大部分因服药导致的月经过少或停经在停药后可自然恢复。1%~2%女性发生闭经，常发生于月经不规则女性，因此应谨慎对原有月经不规则女性使用避孕药。停药后月经不来潮，排除妊娠后，应在停药的第7日开始服下1个周期避孕药，以免影响避孕效果。连续发生2个月停经者，应考虑调换避孕药种类。调换药品后仍停经，或连续发生3个月停经者，须停药观察，等待月经自然恢复。

4. 体重变化　少数女性在服药后食欲亢进，体内合成代谢增加或雌激素使水钠潴溜，体重增加。这种体重增加一般而言不影响健康，不会导致肥胖症。只要均衡饮食，减少盐分摄入，适当运动，可减轻此不良反应。

5. 色素沉着　少数服用激素类避孕药的女性面部出现淡褐色色素沉着。停药后多数可减轻或自然恢复。

6. 其他　个别女性服药后出现头痛、乳房胀痛、复视、皮疹、瘙痒等，可对症处理，必要时停药做进一步检查。建议长期服用避孕药的女性停药6个月后再受孕。

三、其他避孕

其他避孕包括紧急避孕、外用避孕以及安全期避孕等。

（一）紧急避孕

1. 定义　紧急避孕是指在无防护性生活后或避孕失败后的几小时或几日内，女性为防止非意愿性妊娠的发生而采用的补救避孕方法，也称房事后避孕。主要是通过阻止或延迟排卵，干扰受精或阻碍着床而达到避孕目的。紧急避孕仅对一次无保护性生活有效，不能替代常规避孕。

2. 适应证　适用于性生活中未使用任何避孕措施、避孕失败或遭到性暴力者。

3. 禁忌证　已确诊早孕者。

4. 方法　可采用紧急放置带铜宫内节育器（在无保护性生活后5日内）或服用激素类或非激素类紧急避孕药（在无保护性生活后72小时内）等方法。

5. 不良反应　采用紧急避孕措施后可能出现恶心呕吐、不规则阴道流血、月经紊乱等情况，一般无须处理。若月经延迟1周以上，须除外妊娠。

（二）外用避孕

1. 阴茎套　又称避孕套。是由乳胶或其他材料制成的袋装男用避孕工具，目的是将其作为屏障阻止精子进入阴道，达到避孕目的。阴茎套为筒状优质薄型乳胶制品，顶端呈小囊状，在性生活前套在阴茎上，射精时精液储留在顶端小囊内。阴茎套分为不同规格，使用时选择合适的型号，不宜过大或过小，每次性交时应更换新的阴茎套。使用前应先行吹气检查有无漏孔，排出小囊内空气，射精后在阴茎尚未软缩时，即捏住套口和阴茎一起取出。阴茎套正确使用避孕率高，还可预防性传播疾病，近年来受到全球重视。

2. 阴道套　又称女用避孕套，既能避孕，又能防止性传播疾病。除阴道过紧、生殖道畸形、生殖道急性炎症、子宫Ⅱ度脱垂及对本品过敏外，均可使用。

第二节　避孕失败的补救措施

一、药物流产

药物流产是指在妊娠早期应用药物终止妊娠的方法。目前常用药物为米非司酮和米索前列醇。米非司酮为抗孕激素制剂，具有抗孕激素和糖皮质激素作用。米索前列醇是前列腺素类似物，具有兴奋子宫和软化宫颈的作用。两者配伍终止早孕完全流产率达90%以上。

（一）适应证

停经49日以内，本人自愿的18~40岁健康女性；妊娠试验阳性，B超确诊为宫内妊娠；手术流产的高危对象；对手术流产有顾虑或恐惧心理。

（二）禁忌证

有使用米非司酮禁忌证，如肾上腺疾病、糖尿病、血液系统疾病、血管栓塞等；有使用前列腺素药物禁忌证，如心血管疾病、哮喘、癫痫、过敏体质、青光眼等；长期服用治疗结核、癫痫、抗抑郁、抗前列腺素的药物等；带器妊娠及怀疑宫外孕者。

（三）用药方法

米非司酮分两种服法。①顿服：用药第1日一次性口服200mg，第3日早上服用米索前列醇0.6mg。②分服：将150mg米非司酮分次口服，第1日晨服50mg，首次服用后8~12小时再服25mg，第2日早、晚各服25mg，第3日上午7时再服25mg，米非司酮服用后1小时服米索前列醇0.6mg。注意每次服药前后至少空腹1小时。

用药后应严密随访，除了服药过程中可出现恶心、呕吐、腹泻、下腹痛等症状外，出血量多、出血时间长是药物流产的主要不良反应。若药物流产失败，及时手术终止妊娠；若引起不全流产，出血量多者须急诊刮宫。此外，必须警惕异位妊娠误用药物流产导致休克，危及生命。药物流产必须在正规有抢救条件的医疗机构施行。

二、人工流产

人工流产是指在妊娠14周内，用手术终止妊娠的方法，又称手术流产。根据妊娠时间长短，手术分为负压吸引术与钳刮术。人工流产仅作为避孕失败的补救措施，不能作为常用的避孕方法。

（一）负压吸引术

负压吸引术指利用负压原理，将妊娠物从宫腔内吸出的手术方法。

1. **适应证**　妊娠10周内自愿要求终止妊娠且无禁忌证，或因严重疾病不宜继续妊娠者。

2. **禁忌证**　各种疾病的急性阶段，生殖器官急性炎症未经治疗者，术前两次体温在37.5℃以上，严重的全身性疾病（如心力衰竭等），身体情况不良，不能承受手术者。

3. **术前准备**　详细询问病史，除外各种禁忌证；体格检查、妇科检查、妊娠试验、B超检查明确早孕诊断；实验室检查，如阴道分泌物常规、血常规、凝血等；受术者知情同意并签署知情同意书；解除患者思想顾虑。

4. **手术步骤**

（1）体位　受术者排空膀胱，取膀胱截石位。常规消毒外阴、阴道，铺无菌洞巾。行双合诊复查子宫位置、大小及附件情况。

（2）探测宫腔　以阴道窥器暴露宫颈并消毒，宫颈钳夹持宫颈前唇，用子宫探针探测子宫屈向和深度。

（3）扩张宫颈　宫颈扩张器缓慢、轻柔扩张宫颈管，一般从5号扩宫棒开始，扩张至大于所用吸管半号或1号。

（4）吸管负压吸引　将负压装置与吸管相连，吸引前须进行负压吸引试验。无误后，根据宫腔深度选择吸管粗细及负压大小，负压一般控制在400~500mmHg。一般按顺时针方向吸引宫腔1~2周。当感觉吸管内有振动感、宫腔缩小、宫壁粗糙、吸头紧贴宫壁、移动受阻时，表示已吸净，然后折叠橡皮管，去除负压，取出吸管。注意不可带负压进出宫颈口。

（5）检查宫腔　检查是否吸净，用小号刮匙轻刮宫腔1周，特别是宫底及两侧宫角部。全部吸出物用纱布过滤，检查有无绒毛、胚胎或胎儿组织，有无水泡状物。肉眼观察发现异常者，即送病理检查。

5. **注意事项**　严格遵守无菌操作。操作时要正确判别子宫大小及方向，动作轻柔，减少损伤；均匀用力扩张宫颈管，以防宫颈内口撕裂；麻醉时由麻醉医师实施和监护，以防麻醉意外；孕周≥10周的早期妊娠应采用钳刮术。

（二）钳刮术

适用于妊娠10~14周以内自愿要求终止妊娠且无禁忌证者，或因某种疾病不宜继续妊娠，或用其他流产方法失败者。禁忌证同负压吸引术。为保证钳刮术顺利进行，手术应先通过机械或药物方法使宫颈松软。术前扩张宫颈管的方法有以下3种：一是橡皮导尿管扩张宫颈管；二是术前口服、肌内注射或阴道放置前列腺素制剂软化、扩张宫颈；三是宫颈扩张棒扩张宫颈管。术中应充分扩张宫颈管，先夹破胎膜，流尽羊水，再酌情使用子宫收缩药。用卵圆钳钳夹胎盘与胎儿组织，必要时搔刮宫腔1周，观察有无出血，若有出血加用宫缩剂。术后注意预防宫腔积血和感染。

（三）人工流产的并发症及处理

1. **吸宫不全**　为人工流产常见并发症。指部分妊娠组织残留宫腔，可引起持续性阴道出血或大出血及继发性感染。宫体过度屈曲或技术不熟练时容易发生。超声检查有助于诊断。若无明显感染，可再次刮宫，术后给抗生素或其他消炎药物预防感染。若伴有感染，控制感染后再行刮宫。刮出物送病理检查。

2. **子宫穿孔**　妊娠子宫、哺乳期子宫柔软，剖宫产后子宫有瘢痕，子宫过度倾屈或子宫畸形等，手术时易致子宫穿孔。术者应查清子宫大小及位置，谨慎操作，探针沿子宫屈向伸入时，动作轻柔，扩张宫颈时须从小号循序渐进，应用吸管吸引、卵圆钳钳取妊娠物时，操作幅度不能过大。术中突然出现"无底"感，或手术器械进入深度超过原来探测深度，应考虑子宫穿孔。一旦子宫穿孔，应立即停止手术。如裂孔小，无症状，宫内胚胎组织已刮净者，给予缩宫素和抗生素，严密观察患者生命体征；未刮净者，若患者情况稳定，可由有经验的医师避开穿孔部位，在超声或腹腔镜监护下清宫；尚未进行吸宫操作者，1周后再清除宫腔内容物。发现内出血增多或怀疑有脏器损伤者，应立即剖腹探查修补穿孔处。

3. **人工流产综合反应**　指受术者在术中或术毕，出现心动过缓、心律失常、血压下降、面色苍白、头昏、胸闷、大汗淋漓，甚至昏厥、抽搐等一系列迷走神经兴奋症状，又称心脑综合征。一旦出现，应立即停止手术，给予吸氧，一般能自行恢复，重者，可用阿托品0.5~1mg静脉注射。人工流产综合反应和子宫、宫颈受到机械性刺激引起迷走神经兴奋，孕妇精神紧张，不能耐受宫颈管扩张、牵拉以及过高的负压相关。因此，术前应做好术前检查，及时发现心脏病、慢性肾炎、严重贫血等疾病，给予患者精神安慰，消除紧张情绪，操作过程力求轻柔，扩张宫颈管不可施用暴力，吸宫时负压适当，吸净后勿反复吸刮宫壁，必要时术前给予镇静剂。

4. **漏吸或空吸**　漏吸指术时未能吸到胚胎及胎盘绒毛，导致继续妊娠或胚胎停止发育。漏吸多因胚囊过小、子宫过度屈曲、子宫畸形或操作不熟练造成。发现漏吸，应再次行负压吸引术。误诊宫内妊娠行人工流产术，称为空吸。若吸出组织送病理检查未见绒毛或胚胎组织时，除考虑漏吸外，还应排除宫外孕可能。

5. **术中出血**　多发生于妊娠月份较大时，组织物不能迅速排出，子宫收缩欠佳。可在手术时，于宫旁注射缩宫素促使子宫收缩，同时尽快钳取或吸取胎盘及胚胎，及时更换过细或过软的胶管。

6. **术后感染**　多为急性子宫内膜炎，治疗不及时可扩散至子宫肌层、附件、腹膜，甚至发展为败血症。可由吸宫不全、流产后过早性交、器械或敷料消毒不严、操作时缺乏无菌观念等引起。临床以体温升高、下腹疼痛、白带混浊或不规则阴道流血，子宫或附件区有压痛为主要表现。治疗为卧床休息，支持疗法，及时应用广谱抗生素。若宫腔内残留妊娠物，按感染性流产处理。

7. **宫颈裂伤**　宫颈裂伤多发生于宫颈较紧，或扩宫颈时用力过猛，吸管强行通过宫颈管，或不按顺序渐次进行扩张。妊娠月份大的胎儿骨骼较硬，若宫颈管扩张不充分，胎儿通过时均可致宫颈裂伤。轻度裂伤可用纱条压迫止血，裂伤较大者，应行间断缝合，必要时行修补术。

8. **栓塞**　空气栓塞目前已罕见，羊水栓塞偶尔发生在人工流产钳刮术时。

9. **远期并发症**　宫颈或宫腔粘连，慢性盆腔炎，月经异常，继发不孕等。

（四）人工流产后处理

（1）术后留院观察阴道流血情况，若无异常可回家休息。

（2）术后1月内禁止盆浴、游泳及性生活，术后注意预防感染，促进子宫收缩。

（3）指导避孕，选择合适的避孕方法。

第三节　避孕节育措施的选择

避孕方法知情选择是指通过各种途径，使育龄女性了解常用避孕方法的相关知识，根据自身特点和不同时期，选择适合自己的安全有效的避孕方法。

一、新婚期

新婚夫妇因尚未生育，应选择使用方便、不影响生育的避孕方法。可以选择阴茎套、口服复方短效避孕药、外用避孕药等，一般不选用宫内节育器。

二、哺乳期

为不影响乳汁质量及婴儿健康，宜选择阴茎套、放置宫内节育器或单孕激素制剂长效避孕针或皮下埋植剂。哺乳期不宜使用雌、孕激素复合避孕药或避孕针以及安全期避孕，由于哺乳期阴道较干燥，也不适用避孕药膜。

三、生育后期

生育后夫妇应长期坚持避孕，应选择长效、安全、可靠的避孕方法，减少非意愿妊娠进行手术带来的痛苦。宫内节育器、阴茎套、短效口服避孕药、长效避孕针、缓释避孕药、阴道杀精剂等均适用，可根据个人身体状况进行选择。若对某种避孕方法有禁忌证，则避免使用此种方法。已生育3个或以上胎儿女性，宜采用节育器或绝育术。

四、围绝经期

围绝经期女性仍有排卵可能，应坚持避孕，可采用阴茎套、外用避孕药为主的避孕方法，原有宫内节育器无不良反应可继续使用，至绝经后半年取出。一般不建议口服避孕药或避孕针。

目标检测

答案解析

单项选择题

（一）A1型选择题

1. 下列各项，属放置宫内节育器适应证的是（　　）

　　A. 生殖器肿瘤　　　　　　　　　　B. 已婚育龄妇女，愿意选用而无禁忌证者

　　C. 重度宫颈糜烂　　　　　　　　　D. 月经紊乱

E. 妊娠

2. 下列各项，属人工流产适应证的是（　　）

A. 盆腔炎

B. 妊娠剧吐酸中毒尚未纠正者

C. 妊娠10周内因某种疾病而不宜继续妊娠且无人工流产禁忌证者

D. 术前相隔4小时两次体温在37.5℃以上者

E. 阴道炎

3. 关于宫内节育器的取器时间，不正确的是（　　）

A. 月经干净3~7天

B. 有感染者，术前给予抗生素，感染控制后取器

C. 带器宫内妊娠者，人工流产时取出

D. 盆腔肿瘤需取出，则随时可取出

E. 来月经前5天

4. 人工流产负压吸引术中出现无底感，宫腔深度超过应有深度，患者腹痛剧烈，出汗，面色苍白，血压下降。其诊断是（　　）

A. 子宫穿孔 　　　　B. 人流综合征 　　　　C. 人流不全

D. 宫腔或宫颈管内口粘连 　　E. 人工流产术后感染

（二）A2型选择题

徐某，29岁，人工流产负压吸引术后，恶心呕吐、头晕、面色苍白，冷汗频出；心跳过缓，每分钟60次，心律不齐，血压下降。此病例考虑诊断为（　　）

A. 羊水栓塞 　　　　B. 子宫穿孔 　　　　C. 人流不全

D. 人工流产综合反应 　　E. 人流术后感染

书网融合……

知识回顾

第十五章 妇产科常用特殊检查

学习目标

知识要求：

1. 掌握基础体温测定、常用激素测定、输卵管通畅检查、妇科常用内镜检查、诊断性刮宫的适用范围。

2. 熟悉上述检查的禁忌证和临床意义。

3. 了解上述检查的检测和操作方法。

技能要求：

1. 熟练掌握运用上述检查手段协助诊断疾病的技能。

2. 学会应用这些诊断手段，中西医结合解决临床诊断和治疗问题。

　　妇产科常用的特殊检查包括实验室检查、影像学检查、脱落细胞学检查、活组织病理检查、细胞遗传学检查等，所有这些检查在妇产科领域被广泛应用，是重要的诊断依据。

第一节　基础体温测定

　　基础体温是机体处于静息状态下的体温，正常月经周期中卵泡期基础体温较低，卵巢排卵后黄体形成，在其分泌的孕酮作用下，基础体温上升0.3~0.5℃，持续12~16日又降至原来水平，有明显的低温相和高温相，即典型的双相体温曲线。基础体温曲线可反映卵巢有无排卵、黄体功能正常与否，推测排卵日及诊断妊娠等，有助于月经病、不孕症、流产和是否妊娠的诊断，其法操作简单，经济方便，有较好的临床诊断价值。

（一）测量方法

　　每晚临睡前将体温表水银柱甩至36℃以下，置于伸手可取的地方。第2日清晨醒后，不起床、不讲话，不从事任何其他活动，直接取体温表放于舌下，测口腔温度5分钟。每天测体温时间最好固定不变，将测得的结果逐日记录于基础体温单上，并连成曲线。注意把生活中有可能影响体温的情况如月经期、性生活、失眠、感冒等也在体温单上相应位置做标记。一般须连续测量至少3个月经周期以上。

（二）临床应用

　　双相体温一般提示有排卵，体温曲线由低走高期间为排卵期，排卵前2~3日和排卵后24小时内为最易受孕的时间，据此曲线可为受孕或避孕提供参考；双相体温但高温相升幅不足，上升缓慢，持续时间短于11天则提示黄体功能不足；双相体温但经期体温下降缓慢，行经时间延长7日以上、2周以内者，提示黄体萎缩不全、子宫内膜脱落不全；月经期月经量明显减少且基础体温不降低，应排除激经或暗产；双相且体温升高15日未降，若为妊娠则普通的早孕试纸即可呈现弱阳性；体温单相则无排卵，可用于诊断无排卵性月经或功血；原发性闭经患者基础体温呈双相型时，应考虑子宫性闭经，如先天性无子宫或生殖道结核使子宫内膜破坏等；基础体温曲线还有助于治疗过程中准确判断月经周期的各个时期，以便结合各个时期的特点，因势利导，中西医结合调理月经。

第二节　常用激素测定

妇产科某些疾病的诊断、疗效观察、预后评估以及生殖生理和避孕药物的研发均需要测定有关激素。妇产科临床常需测定的激素有FSH、LH、PRL、E、P、T等。

胰岛素抵抗在多囊卵巢综合征、子宫内膜癌及妊娠期糖尿病等的发病过程中起重要作用。口服葡萄糖耐量试验（OGTT）–胰岛素释放试验可作为这些疾病的辅助诊断和治疗指导的依据之一。

（一）垂体促性腺激素测定

腺垂体在下丘脑促性腺激素释放激素控制下分泌促性腺激素，包括FSH及LH。这些激素在生育年龄的女性随月经周期出现周期性变化。

促性腺激素测定，临床主要用于以下情况。

1. **鉴别闭经原因**　FSH及LH水平低于正常，提示闭经原因在腺垂体或下丘脑。FSH及LH水平高于正常，提示病变在卵巢。

2. **排卵监测**　测定LH峰值可以估计排卵时间及了解排卵情况，有助于不孕症的诊断及研究避孕药物的作用机制。

3. **协助诊断多囊卵巢综合征**　测定LH/FSH比值，如LH/FSH ≥ 2~3，有助于诊断多囊卵巢综合征。

4. **诊断性早熟**　有助于区别真性和假性性早熟。真性性早熟由促性腺激素分泌增多引起，FSH及LH呈周期性变化；假性性早熟FSH及LH水平较低，且无周期性变化。

（二）垂体催乳素测定

PRL是腺垂体催乳素细胞分泌的一种多肽蛋白激素，受下丘脑催乳素抑制激素和催乳素释放激素的双重调节。PRL的主要功能是促进乳房发育及泌乳，以及与卵巢类固醇激素共同作用促进分娩前乳房导管及腺体发育。PRL还参与机体的多种功能，特别是对生殖功能的调节。

PRL测定，临床主要用于以下情况。

（1）闭经、不孕及月经失调者，无论有无溢乳，均应测PRL，以除外高催乳素血症。

（2）垂体肿瘤患者伴PRL异常升高时，应考虑有垂体催乳素瘤。

（3）PRL水平升高还见于性早熟、原发性甲状腺功能低下、卵巢早衰、黄体功能欠佳、长期哺乳、神经精神刺激、药物（如氯丙嗪、避孕药、大量雌激素、利血平）作用因素等；PRL水平降低多见于垂体功能减退、单纯性催乳素分泌缺乏症等。

（4）10% ~15%的多囊卵巢综合征患者表现为轻度的高催乳素血症，其可能由雌激素持续刺激所致。

（三）雌激素测定

雌激素少量由肾上腺产生，育龄期女性主要由卵巢产生，孕期主要由卵巢和胎盘产生。雌激素分为雌酮、雌二醇、雌三醇。各种雌激素均可从血、尿及羊水中测得。雌激素中以雌二醇活性最强，是卵巢产生的主要性激素之一，对维持女性生殖功能及第二性征有重要作用。绝经后女性以雌酮为主。多囊卵巢综合征时，雄烯二酮也在外周组织芳香化酶作用下转化为雌酮，形成高雌酮血症。雌三醇是雌酮和雌二醇的代谢产物。妊娠期间，胎盘产生大量雌三醇，测血或尿中雌三醇水平，可反映胎儿胎盘功能状态。雌激素测定主要用于检查卵巢及胎盘功能。

雌激素测定，临床主要用于以下情况。

1. 监测卵巢功能

（1）鉴别闭经原因　激素水平呈正常的周期性变化，应考虑子宫性闭经；雌激素水平偏低，可能为原发或继发性卵巢功能低下、高催乳素血症、药物抑制卵巢功能或下丘脑-垂体-卵巢轴功能失调。

（2）诊断有无排卵　无排卵时雌激素无周期性变化，常见于无排卵性功能失调性子宫出血、多囊卵巢综合征、某些绝经后子宫出血。

（3）监测卵泡发育　应用药物诱导排卵时，测定血中雌二醇作为监测卵泡发育、成熟的指标之一，用以指导HCG用药及确定取卵时间。

（4）诊断女性性早熟　临床多以8岁以前出现第二性征发育诊断性早熟，血雌二醇水平升高>275pmol/L为诊断女性性早熟的激素指标之一。

（5）协助诊断多囊卵巢综合征　雌酮升高，雌二醇正常或轻度升高，恒定于早卵泡期水平，雌酮/雌二醇>1。

2. 监测胎儿-胎盘单位功能　妊娠期雌三醇主要由胎儿-胎盘单位产生，测定孕妇尿雌三醇含量反应胎儿-胎盘功能状态。妊娠36周后尿中雌三醇排出量连续多次均<37nmol/24h尿或骤减>30%~40%，提示胎盘功能减退。雌三醇<22.2nmol/24h尿或骤减>50%，提示胎盘功能显著减退。

（四）孕激素测定

女性体内孕激素由卵巢、胎盘和肾上腺皮质产生。临床通过测血中孕酮及尿中孕二醇含量，了解体内孕酮水平，用以判断卵巢功能及胎盘功能。

孕激素测定，临床主要用于以下情况。

1. 排卵监测　血孕酮水平>15.9nmol/L，提示有排卵。使用促排卵药物时，可用血孕酮水平观察促排卵效果。若孕酮符合有排卵，而无其他原因的不孕患者，须配合B型超声检查观察卵泡发育及排卵过程，以除外黄素化未破裂卵泡综合征。其他因素如原发性或继发性闭经、无排卵性月经或无排卵性功能失调性子宫出血、多囊卵巢综合征、口服避孕药或长期使用GnRH激动剂等，均可使孕酮水平下降。

2. 评价黄体功能　黄体期血孕酮水平低于生理值，提示黄体功能不足；月经来潮4~5日血孕酮仍高于生理水平，提示黄体萎缩不全。

3. 辅助诊断异位妊娠　异位妊娠时，孕酮水平较低，如孕酮水平>78.0nmol/L（25ng/ml），基本可除外异位妊娠。

4. 辅助诊断先兆流产　孕12周内，孕酮水平低，早期流产风险高。先兆流产时，孕酮值若有下降趋势有可能流产。

5. 观察胎盘功能　妊娠期胎盘功能减退时，血中孕酮水平下降。单次血清孕酮水平≤15.6nmol/L（5ng/ml），提示死胎可能性大。

6. 孕酮替代疗法的监测 孕早期切除黄体侧卵巢后，应用天然孕酮替代疗法时应监测血清孕酮水平。

（五）雄激素测定

女性体内雄激素由卵巢及肾上腺皮质分泌。雄激素分为睾酮及雄烯二酮。睾酮主要由卵巢和肾上腺分泌的雄烯二酮转化而来，雄烯二酮50%来自卵巢，50%来自肾上腺皮质。血清中的脱氢表雄酮主要由肾上腺皮质产生。绝经前，血清睾酮是卵巢雄激素来源的标志，绝经后肾上腺皮质是产生雄激素的主要部位。

雄激素测定，临床主要用于以下情况。

1. **卵巢男性化肿瘤** 女性短期内出现进行性加重的雄激素过多症状及血清雄激素升高往往提示卵巢男性化肿瘤。

2. **多囊卵巢综合征** 睾酮水平通常不超过正常范围上限2倍，雄烯二酮常升高，脱氢表雄酮正常或轻度升高。若治疗前雄激素水平升高，治疗后应下降，故血清雄激素水平可作为评价疗效的指标之一。

3. **肾上腺皮质增生或肿瘤** 血清雄激素异常升高。

4. **两性畸形** 男性假两性畸形及真两性畸形，睾酮水平在男性正常范围内，女性假两性畸形则在女性正常范围内。

5. **女性多毛症** 测血清睾酮水平正常时，多系毛囊对雄激素敏感所致。

6. **应用雄激素制剂或具有雄激素作用的内分泌药物** 如达那唑等，用药期间有时须监测雄激素水平。

7. **高催乳素血症** 女性有雄激素过多症状和体征，但雄激素水平在正常范围者，应测定血清催乳素水平。

（六）口服葡萄糖耐量试验（OGTT）–胰岛素释放试验

胰岛素的分泌有两种形式，在无外来因素干扰的情况下，空腹状态时的胰岛素分泌为基础分泌，各种刺激诱发的胰岛素分泌为刺激后分泌。葡萄糖是最强的胰岛素分泌刺激物。在OGTT同时测定血浆胰岛素，能了解胰岛细胞功能及有无胰岛素抵抗。

1. **方法** 禁食8~12小时，清晨空腹取静脉血监测空腹血糖及胰岛素，于口服75g葡萄糖后30分钟、60分钟、120分钟、180分钟分别取静脉血，测定血糖及胰岛素水平。

2. **结果分析及临床意义**

（1）正常反应 正常人基础血浆胰岛素为5~20mU/L。口服葡萄糖30~60分钟上升至峰值（可为基础的5~10倍，多数为50~100mU/L），然后逐渐下降，2小时的正常范围是26.2~89.0mU/L，3小时后胰岛素降至基础水平（5.2~43.0mU/L）。

（2）胰岛素分泌不足 空腹胰岛素及口服葡萄糖后胰岛素分泌绝对不足，提示胰岛B细胞功能衰竭或遭到严重破坏，可能为1型糖尿病。

（3）胰岛素抵抗 空腹胰岛素及血糖高于正常值，口服葡萄糖后血糖及胰岛素分泌明显高于正常值，提示胰岛素抵抗，有助于诊断多囊卵巢综合征、子宫内膜癌等。

（4）胰岛素分泌延迟 空腹胰岛素正常或高于正常，口服葡萄糖后呈迟缓反应，胰岛素分泌高峰延迟，是2型糖尿病的特征之一。

第三节　输卵管通畅检查

输卵管通畅检查的主要目的是检查输卵管是否畅通，了解宫腔和输卵管管腔的形态及输卵管的阻塞部位。常用方法有输卵管通液术、子宫输卵管造影术。近年来随着内镜的临床应用，也可在腹腔镜直视下行输卵管通液检查、宫腔镜下经输卵管口插管通液检查联合腹腔镜检查判断输卵管是否通畅。但内镜技术对器械要求较高，相对上述其他检查方法，腹腔镜检查相对创伤较大，不推荐为常规检查方法。

（一）输卵管通液术

输卵管通液术是检查输卵管是否通畅的一种方法，且具有一定的治疗作用。检查者通过导管向宫腔内注入液体，根据注液阻力大小、有无回流及注入液体量和患者感觉等判断输卵管是否通畅。由于操作简便，无须特殊设备，广泛应用于临床。

1. 适应证

（1）不孕症，男方精液正常，疑有输卵管阻塞者。

（2）检验和评价输卵管绝育术、输卵管再通术或输卵管成形术的效果。

（3）对输卵管黏膜轻度粘连有疏通作用。

2. 禁忌证

（1）内、外生殖器急性炎症或慢性炎症急性或亚急性发作。

（2）月经期或有不规则阴道流血。

（3）可疑妊娠。

（4）严重全身性疾病，如心肺功能异常，不能耐受手术者。

（5）体温高于37.5℃。

3. 术前准备

（1）月经干净3~7日，术前3日禁性生活。

（2）术前半小时肌内注射阿托品0.5mg解痉。

（3）患者排空膀胱。

4. 方法

（1）常用器械　阴道窥器、宫颈钳、宫颈导管、Y型管、压力表、注射器等。

（2）常用液体　生理盐水或抗生素溶液（庆大霉素8万U、地塞米松5mg、透明质酸酶1500U、生理盐水20ml），可加用0.5%的利多卡因2ml以减少输卵管痉挛。

（3）操作步骤

①患者取膀胱截石位，外阴、阴道常规消毒后铺无菌巾，双合诊了解子宫位置及大小。

②放置阴道窥器充分暴露宫颈，再次消毒阴道穹窿及宫颈，以宫颈钳钳夹宫颈前唇。沿宫腔方向置入宫颈导管，并使其与宫颈外口紧密相贴。

③用Y型管将宫颈导管与压力表、注射器相连，压力表应高于Y型管水平，以免注射液进入压力表。

④将注射器与宫颈导管相连，并使宫颈导管内充满生理盐水或抗生素溶液。排出空气后沿宫腔方向将其置入宫颈管内，缓慢推注液体，压力不超过160mmHg。观察推注时阻力大小、经宫颈注入的液体

是否回流、患者下腹部是否疼痛等。

⑤术毕取出宫颈导管，再次消毒宫颈、阴道，取出阴道窥器。

5. 结果评定

（1）输卵管通畅 顺利推注20ml生理盐水无阻力，压力维持在60~80mmHg以下，或开始稍有阻力，随后阻力消失，无液体回流，患者也无不适感，提示输卵管通畅。

（2）输卵管阻塞 勉强注入5ml生理盐水即感有阻力，压力表见压力持续上升而无下降，患者感下腹胀痛，停止推注后液体又回流至注射器内，表明输卵管阻塞。

（3）输卵管通而不畅 注射液体有阻力，再经加压注入又能推进，说明轻度粘连已被分离，患者感轻微腹痛。

6. 注意事项

（1）所用无菌生理盐水温度以接近体温为宜，以免液体过冷刺激输卵管发生痉挛。

（2）注入液体时必须使宫颈导管贴紧宫颈外口，以防止液体外漏。

（3）术后2周禁盆浴及性生活，酌情给予抗生素预防感染。

（二）子宫输卵管造影术

子宫输卵管造影（HSG）是通过导管向宫腔及输卵管注入造影剂，行X线透视及摄片，根据造影剂在输卵管及盆腔内的显影情况了解输卵管是否通畅、阻塞部位及宫腔形态。该检查损伤小，能对输卵管阻塞做出较正确诊断，准确率可达80%，且具有一定的治疗功效。

1. 适应证

（1）了解输卵管是否通畅及其形态、阻塞部位。

（2）了解宫腔形态，确定有无子宫畸形及类型，有无宫腔粘连、子宫黏膜下肌瘤、子宫内膜息肉及异物等。

（3）内生殖器结核非活动期。

（4）不明原因的习惯性流产，了解宫颈内口是否松弛，宫颈及子宫有无畸形。

2. 禁忌证

（1）内、外生殖器急性或亚急性炎症。

（2）严重全身性疾病，不能耐受手术。

（3）妊娠期、月经期。

（4）产后、流产、刮宫术后6周内。

（5）碘过敏者。

3. 术前准备

（1）造影时间以月经干净3~7日为宜，术前3日禁性生活。

（2）术前半小时肌内注射阿托品0.5mg解痉。

（3）患者术前排空膀胱，便秘者术前行清洁灌肠，以使子宫保持正常位置，避免出现外压假象。

（4）做碘过敏试验，试验阴性者方可造影。

4. 方法

（1）设备及器械 X线放射诊断仪、子宫导管、阴道窥器、宫颈钳、20ml注射器等。

（2）造影剂 目前国内外均使用碘造影剂，分油溶性与水溶性两种。

（3）操作步骤如下。

①患者取膀胱截石位，外阴、阴道常规消毒后铺无菌巾，双合诊检查子宫位置及大小。

②放置阴道窥器充分暴露宫颈，再次消毒阴道穹窿及宫颈，以宫颈钳钳夹宫颈前唇，探查宫腔。

③将造影剂充满宫颈导管，排出空气，沿宫腔方向将其置入宫颈管内，徐徐注入碘化油，在X线透视下观察碘化油流经输卵管及宫腔情况并摄片。24小时后再摄盆腔平片，以观察腹腔内有无游离碘化油。若用泛影葡胺液造影，应在注射后立即摄片，10~20分钟后第2次摄片，观察泛影葡胺液流入盆腔情况。

④注入造影剂后子宫角圆钝而输卵管不显影，则考虑输卵管痉挛，可保持原位，肌内注射阿托品0.5mg，20分钟后再透视、摄片，或停止操作，下次摄片前先使用解痉药物。

5. 结果评定

（1）正常子宫、输卵管　宫腔呈倒三角形，双侧输卵管显影形态柔软，24小时后摄片盆腔内见散在造影剂。

（2）宫腔异常　患子宫内膜结核时子宫失去原有的倒三角形态，内膜呈锯齿状不平；患子宫黏膜下肌瘤时可见宫腔充盈缺损；子宫畸形时有相应显示。

（3）输卵管异常　输卵管结核显示输卵管形态不规则、僵直或呈串珠状，有时可见钙化点；输卵管积水见输卵管远端呈气囊状扩张；24小时后盆腔X线摄片未见盆腔内散在造影剂，说明输卵管不通；输卵管发育异常，可见过长或过短的输卵管、异常扩张的输卵管、输卵管憩室等。

6. 注意事项

（1）碘化油充盈宫颈导管时必须排尽空气，以免空气进入宫腔造成充盈缺损，引起误诊。

（2）宫颈导管与宫颈外口必须紧贴，以防碘化油流入阴道内。

（3）宫颈导管不要插入太深，以免损伤子宫或引起子宫穿孔。

（4）注碘化油时用力不可过大，推注不可过快，防止损伤输卵管。

（5）透视下发现造影剂进入异常通道，同时患者出现咳嗽，应警惕发生油栓，立即停止操作，取头低脚高位，严密观察。

（6）造影后2周禁盆浴及性生活，可酌情给予抗生素预防感染。

（7）有时因输卵管痉挛造成输卵管不通的假象，必要时重复进行。

第四节　妇科常用内镜检查

内镜检查是用冷光源探视镜头经人体自然孔道或人造孔道探视人体管、腔或组织内部的窥视系统。可利用内镜在直视下对管腔或体腔内组织、器官进行检查和手术。妇科常用内镜有阴道镜、宫腔镜、腹腔镜等。

（一）阴道镜检查

阴道镜是体外双目放大镜式光学窥镜。阴道镜检查是将充分暴露的阴道和宫颈光学放大10~40倍，直接观察这些部位的血管形态和上皮结构，以发现与癌变有关的异型上皮、异型血管，对可疑部位进行定位活检，能提高宫颈疾病确诊率。但是阴道镜观察不到宫颈管，从而限制了对宫颈管内鳞-柱移行带的观察。

1. 检查方法　阴道镜检查前应排除假丝酵母菌、阴道毛滴虫、淋病奈瑟菌等感染。检查部位出血或阴道、子宫颈急性炎症，不宜进行检查。检查前24小时内应避免性生活、阴道冲洗或上药、宫颈刮片和双合诊。

（1）患者取膀胱截石位，用阴道窥器充分暴露宫颈阴道部，用干棉球拭净宫颈分泌物。

（2）移动阴道镜物镜距阴道口10cm，使镜头距宫颈15~20cm，对准宫颈或病变部位，打开光源，调整阴道镜物镜焦距使物象清晰。先用低倍镜观察宫颈外形、颜色、血管及有无白斑。

（3）醋酸白实验 用3%醋酸棉球浸湿宫颈表面，数秒后宫颈柱状上皮肿胀、发白，呈葡萄状改变，鳞–柱状上皮交界处更清楚。上皮内癌时，细胞含蛋白质较多，涂醋酸后蛋白质凝固，上皮变白。

（4）必要时用绿色滤光镜片并放大20倍观察，则血管图像更清晰；更精确的血管检查可加用红色滤光镜片。

（5）碘实验 用复方碘溶液（碘30g，碘化钾0.6g，加蒸馏水100ml）棉球浸湿宫颈，成熟鳞状上皮细胞富含糖原被碘染成棕褐色，称为碘实验阳性；柱状上皮、未成熟化生上皮、角化上皮及不典型增生上皮不含糖原，涂碘后均不着色，称为碘实验阴性。活检应在不着色区域的异常图像部位或可疑病变部位多点取材，送病理检查。

2. 结果判断

（1）正常宫颈上皮与血管

①正常鳞状上皮：光滑呈粉红色。醋酸白试验上皮不变色，碘试验阳性。

②正常柱状上皮：原始鳞–柱状上皮位于宫颈管外口，镜下呈微小乳头状，醋酸白实验后呈葡萄状，涂碘不着色；合并炎症时，血管增多、水肿，称为假性糜烂。

③正常转化区：为原始鳞–柱状交接部和生理鳞–柱状交接部之间的化生区。阴道镜下见树枝状毛细血管，由化生上皮环绕柱状上皮形成的葡萄状小岛，在化生上皮区内可见针眼状的凹陷为腺体开口，或被化生上皮遮盖的潴留囊肿（宫颈腺囊肿）。醋酸白实验后化生上皮与圈内的柱状上皮界限明显。涂碘后，碘着色深浅不一。病理学检查为鳞状上皮化生。

④正常血管：为均匀分布的小微血管点。

（2）异常宫颈上皮与血管 几乎均出现在转化区内，碘实验均为阴性。

①白色上皮：醋酸白实验后上皮呈局灶性白色，边界清楚，无血管。病理学检查可能为化生上皮或上皮内瘤变。

②白斑：又称单纯性白斑、真性白斑、角化病。涂醋酸前肉眼或镜下即可见到表面粗糙、稍隆起的白色斑块，表面无血管。病理学检查为角化亢进或角化不全，有时为人乳头瘤病毒感染。在白斑深层或周围可能有恶性病变，应常规活检。

③点状血管：是血管异常增生的早期变化，表现为醋酸白背景下有极细的红色小点（点状毛细血管）。病理学检查可能为上皮内瘤变。

④镶嵌：又称为白斑镶嵌。不规则的血管将醋白上皮分割成边界清楚、形态不规则的小块状，犹如红色细线镶嵌的花纹。若表面呈不规则突出，将血管推向四周，提示细胞增生过速，应注意癌变。病理学检查常为上皮内瘤变。

⑤异型血管：血管口径、大小、形态、分支、走向及排列极不规则，可呈螺旋形、逗点形、发夹形、树叶形、线球形、杨梅形等改变。病理学检查可为各种级别的宫颈上皮内瘤变。

3. 早期宫颈浸润癌 醋白上皮增厚，表面结构不清，呈云雾、脑回、猪油状，表面稍高或稍凹陷。局部血管异常增生，管腔扩大，失去正常血管分枝状，相互距离变宽，走向紊乱，形态特殊，可呈蝌蚪形、棍棒形、发夹形、螺旋形或线球形等改变。醋酸白实验后，表面呈玻璃样水肿或熟肉状，常合并有异形上皮。碘试验阴性或着色极浅。

（二）宫腔镜检查与治疗

宫腔镜检查是应用膨宫介质扩张宫腔，通过插入宫腔的光导玻璃纤维窥镜直视观察子宫颈管、子宫颈内口、子宫内膜及输卵管开口的生理与病理变化，以便针对病变组织直观准确取材并送病理检查；同时也可直接在宫腔镜下行手术治疗。

1. 宫腔镜检查适应证

（1）子宫异常出血。

（2）疑宫腔粘连及畸形。

（3）超声检查宫腔有异常回声及占位病变。

（4）节育环定位。

（5）原因不明的不孕。

（6）子宫造影异常。

（7）习惯性流产。

2. 宫腔镜治疗适应证

（1）子宫内膜息肉。

（2）子宫黏膜下肌瘤及部分突向宫腔的肌壁间肌瘤。

（3）分离宫腔粘连。

（4）切除子宫内膜。

（5）取出宫腔内异物，如嵌顿节育环及流产残留物等。

（6）切除子宫中隔。

（7）宫腔镜引导下输卵管插管通液、注药及绝育术。

3. 禁忌证

（1）绝对禁忌证　①急、亚急性生殖道感染。②近期（3个月内）有子宫穿孔史或子宫手术史者。③心、肝、肾衰竭急性期及其他不能耐受手术者。

（2）相对禁忌证　①宫颈瘢痕，不能充分扩张者。②宫颈裂伤或松弛，灌流液大量外漏者。

4. 术前准备及麻醉

（1）检查时间　以月经干净1周内为宜，此时子宫内膜薄，宫腔病变易见。

（2）体检及阴道准备　详问病史，进行全身检查、妇科检查、阴道分泌物及宫颈脱落细胞学检查。

（3）术前禁食　患者术前禁食6~8小时。

（4）麻醉　①宫腔镜检查无须麻醉或行宫颈局部麻醉。②宫腔镜手术多采用硬膜腔外麻醉或静脉麻醉。

5. 操作步骤

（1）操作流程

①受检者取膀胱截石位，消毒外阴、阴道，铺无菌巾，阴道窥器暴露宫颈，再次消毒阴道、宫颈，宫颈钳夹持宫颈，探针探明宫腔深度和方向，扩张宫颈至大于镜体外鞘直径半号。接通液体膨宫泵，将压力调至最低有效膨宫压力，排空灌流管内气体，然后以5%葡萄糖液膨开宫颈，宫腔镜直视下按其宫颈管轴径缓缓插入宫腔，冲洗宫腔内血液至液体清净，调整液体流量，使宫腔内压达到所需压力，宫腔扩展即可看清宫腔和宫颈管。

②观察宫腔：观察宫腔全貌，继而宫底、宫腔前后壁、输卵管开口，在宫腔镜退出宫颈管的过程中观察宫颈内口和宫颈管。

③宫内操作：手术操作简单，时间短，确诊后可立即施行，如易切除的内膜息肉、节育环嵌顿、内膜活检等。手术复杂、时间长须择期在手术室麻醉下进行，不宜在局麻下进行。

（2）能源　高频电发生器，单极、双极电切及电凝常用于宫腔镜手术治疗。用于宫腔镜手术的能源还有激光和微波。

（3）膨宫液的选择　使用单极电切或电凝时，膨宫液体必须选用非导电的5%葡萄糖液，双极电切或电凝则选用生理盐水，后者可减少过量低渗液体灌注导致的过度水化综合征。对合并糖尿病的患者可选用5%甘露醇膨宫。

6. 并发症　主要包括子宫穿孔、泌尿系及肠管损伤、出血、过度水化综合征、盆腔感染、心脑综合征和术后宫腔粘连等。

（三）腹腔镜检查与治疗

腹腔镜手术是在密闭的盆、腹腔内进行检查或治疗的内镜手术操作。

1. 适应证

（1）诊断腹腔镜　①子宫内膜异位症。②明确腹、盆腔肿块性质。③确定不明原因急、慢性腹痛和盆腔痛的原因。④明确或排除引起不孕的盆腔疾病。⑤计划生育并发症的诊断，如寻找和取出异位宫内节育器、确诊吸宫术导致的子宫穿孔等。

（2）手术腹腔镜　①有适应证实施经腹手术的各种妇科良性疾病。②早期子宫内膜癌分期手术和早期子宫颈癌根治术。③中晚期子宫颈癌化放疗前后腹膜淋巴结取样。④计划生育节育手术，如输卵管结扎术、异位宫内节育器取出术等。

2. 禁忌证

（1）绝对禁忌证　①腹腔内大出血。②严重心肺功能不全。③凝血功能障碍。④绞窄性肠梗阻。⑤大的腹壁疝或膈疝。⑥弥漫性腹膜炎。⑦腹腔内广泛粘连。

（2）相对禁忌证　①晚期卵巢癌。②超过脐水平的盆腔过大肿块。③大于16周的妊娠。

3. 术前准备及麻醉　详细询问病史，准确把握诊断或手术腹腔镜指征，按妇科腹部手术常规进行术前检查、肠道及阴道的准备、腹部皮肤清洁及消毒，采用头低臀高并倾斜15°~25℃体位，使肠管滑向上腹部，暴露盆腔手术野。诊断腹腔镜可用局麻或硬膜外麻醉，手术腹腔镜须全身麻醉。

4. 操作步骤

（1）常规消毒　腹部及外阴、阴道，放置导尿管和举宫器。

（2）人工气腹　先使患者平卧，根据套管针外鞘直径切开脐孔下缘皮肤10~12mm，用布巾钳提起腹壁，穿刺气腹针与腹部皮肤呈90°沿切口进入腹腔，连接自动CO_2气腹机，以1~2L/min流速进行充气，充气1L后，将患者改为头低臀高并倾斜15°~25℃的体位，继续充气至腹腔内压力达12~15mmHg，拔去气腹针。

（3）放置腹腔镜　用布巾钳提起腹壁，与腹部皮肤呈90°，将套管针沿切口穿刺腹腔，穿过腹壁筋膜层后（有突破感），改变套管针方向，使其与腹部皮肤呈45°穿过腹膜层进入腹腔，去除针芯，将腹腔镜自套管针鞘送入腹腔，连接好CO_2气腹机，打开冷光源，即可见盆腔视野。

（4）腹腔镜探查　常规检查盆腔，根据需要可在腹腔镜下进行输卵管通液、病灶活检等进一步检查。

（5）腹腔镜手术　根据手术种类需要，可选择下腹部不同部位的第2、3或第4穿刺点，分别穿刺套管针，插入必要的器械，在腹腔镜直视下进行各种手术操作。

（6）术后处理　术后生理盐水冲洗盆腔，检查无出血及内脏损伤后停止充气，放尽腹腔内的CO_2，取出腹腔镜及各穿刺点的套管针鞘，缝合穿刺口。

5. 并发症　主要有出血性损伤、脏器损伤、与气腹相关的并发症（皮下气肿、气体栓塞和气胸等）。

第五节　诊断性刮宫

诊断性刮宫简称诊刮，指刮取子宫内膜和内膜病灶组织进行活组织检查，做出病理学诊断。常用来诊断宫腔疾病、子宫内膜病变和了解卵巢功能。有一般诊刮和分段诊刮之分。

（一）一般诊断性刮宫

1. 适应证

（1）寻找子宫异常出血或阴道排液原因，以排除或证实子宫内膜的病变或其他原因如流产等。

（2）排除或证实子宫内膜结核导致的闭经。

（3）不孕症了解有无排卵。

（4）宫腔内残留组织或功能失调性子宫出血引起长期大量出血时，须刮宫止血和病理检查时。

2. 禁忌证

（1）各种病原体感染引起的急性阴道炎、急性子宫颈炎、急性和亚急性盆腔炎性疾病。

（2）体温 >37.5℃。

（3）急性严重全身性疾病。

（4）可疑妊娠。

3. 采取时间及部位

（1）疑为子宫内膜增生症的功能失调性子宫出血者及不孕症患者了解卵巢功能，应在月经前1~2日或月经来潮6小时内刮取子宫内膜。如为分泌相内膜，提示有排卵；内膜仍呈增生期改变则提示无排卵。

（2）疑为子宫内膜不规则脱落者，在月经第5~7日刮取子宫内膜。

（3）疑为子宫内膜结核者，一般应于月经前1周或月经来潮6小时内诊刮，闭经者如能排除妊娠则随时可诊刮。诊刮前3日及术后4日每日肌内注射链霉素0.75g及异烟肼0.3g口服，以防诊刮引起结核病灶扩散。

（4）疑为子宫内膜癌随时可取；功能失调性子宫出血出血量大随时可诊刮送病理检查。

4. 方法

（1）排尿后，受检者取膀胱截石位，查明子宫大小及位置。

（2）常规消毒外阴，铺洞巾。阴道窥器暴露宫颈，络合碘消毒宫颈及宫颈外口。

（3）以宫颈钳夹持宫颈前唇或后唇，探针探测宫颈管及宫腔深度。

（4）使用专用活检钳，以取到适量子宫内膜组织为标准。无专用活检钳时以小刮匙送达底部，自上而下沿宫壁刮取，夹出组织，置于无菌纱布上。术毕，取下宫颈钳，收集全部组织固定于10%甲醛溶液中送检。检查申请单应注明末次月经时间。

（二）分段诊断性刮宫

分段诊断性刮宫简称分段诊刮，用于区分子宫内膜癌和子宫颈管癌。多在出血时进行，适用于绝经后子宫出血或老年患者疑有子宫内膜癌，或需要了解宫颈管是否累及时。先不探查宫腔深度，以免将宫颈管组织带入宫腔混淆诊断。用小刮匙按自宫颈内口至外口顺序刮宫颈管1周，将刮取组织置纱布上，然后刮匙进入宫腔刮取子宫内膜。刮出的组织分别装瓶、固定，分别标记为宫颈管黏膜及宫腔内膜组织，送病理检查。

（二）诊刮术并发症及术后注意事项

出血、感染、子宫穿孔是刮宫术的主要并发症。刮宫术后患者应于2周内禁止性生活及盆浴，以防感染。

目标检测

答案解析

单项选择题

1. 关于诊断性刮宫的叙述，正确的是（　　）

　　A. 分段诊刮时应先探宫腔大小，再刮取宫颈管组织，再刮宫腔组织

　　B. 阴道分泌物豆腐渣样，伴瘙痒，为诊刮禁忌

　　C. 怀疑子宫内膜结核者应注意刮取宫颈内口处，该处阳性率高

　　D. 功能失调性子宫出血患者重度贫血，阴道流血多不宜诊刮

　　E. 诊刮前应用雌孕激素类药物不影响病理结果

2. 阴道镜检查前准备错误的是（　　）

　　A. 常规询问病史、月经史，以选择合适检查时间　　B. 常规滴虫、霉菌、巴氏涂片检查

　　C. 阴道镜检查前24小时内可有性生活　　D. 阴道镜检查前48小时禁止阴道用药

　　E. 检查前排空膀胱

3. 下列不是宫腔镜检查适应证的是（　　）

　　A. 异常子宫出血　　　　B. 宫腔内嵌顿异物　　　　C. 习惯性流产史

　　D. 不孕症　　　　E. 急性子宫内膜炎

中医妇科常用方剂

（以拼音为序）

A

安老汤（《傅青主女科》）党参　白术　黄芪　熟地黄　山茱萸　当归　阿胶　制香附　木耳炭　黑芥穗　甘草

B

八物汤（《济阴纲目》）当归　川芎　白芍　熟地黄　延胡索　川楝子　木香　槟榔

八珍汤（《正体类要》）熟地黄　当归　白芍　人参　白术　茯苓　炙甘草　川芎

白术散（《全生指迷方》）白术　茯苓　大腹皮　生姜皮　橘皮

半夏白术天麻汤（《医学心语》）半夏　白术　天麻　茯苓　橘红　甘草　生姜　大枣

保阴煎（《景岳全书》）生地黄　熟地黄　黄芩　黄柏　白芍　山药　续断　甘草

萆薢渗湿汤（《疡科心得集》）萆薢　赤茯苓　泽泻　通草　黄柏　生薏苡仁　牡丹皮　滑石

补肾固冲丸（《中医学新编》）菟丝子　续断　巴戟天　杜仲　当归　熟地黄　鹿角霜　枸杞子　阿胶　党参　白术　大枣　砂仁

补肾祛瘀方（李祥云经验方）仙茅　淫羊藿　熟地黄　怀山药　鸡血藤　丹参　三棱　莪术　香附

补中益气汤（《脾胃论》）人参　黄芪　白术　当归　陈皮　升麻　柴胡　炙甘草

C

苍附导痰丸（《叶天士女科诊治秘方》）陈皮　茯苓　法半夏　甘草　苍术　香附　胆南星　枳壳　生姜　神曲

柴胡疏肝散（《景岳全书》）柴胡　香附　芍药　枳壳　陈皮　川芎　炙甘草

肠宁汤（《傅青主女科》）当归　熟地黄　人参　阿胶　山药　续断　肉桂　麦冬　甘草

趁痛散（《校注妇人良方》）当归　黄芪　白术　炙甘草　桂心　薤白　独活　生姜　牛膝

D

大补元煎（《景岳全书》）人参　山药　熟地黄　杜仲　当归　山茱萸　枸杞子　甘草

大补元煎（《千家妙方》）人参　山药　熟地黄　当归　山茱萸　杜仲　枸杞子　升麻　鹿角胶

大黄牡丹汤（《金匮要略》）大黄　牡丹皮　桃仁　冬瓜仁　芒硝

丹栀逍遥散（《女科撮要》）柴胡　牡丹皮　栀子　当归　白芍　白术　茯苓　薄荷　煨姜　炙甘草

当归补血汤（《内外伤辨惑论》）当归　黄芪

当归地黄饮（《景岳全书》）当归　熟地黄　山茱萸　山药　杜仲　怀牛膝　甘草

当归芍药散（《金匮要略》）当归　白芍　川芎　白术　茯苓　泽泻

导赤散（《小儿药证直诀》）生地黄　木通　生甘草梢　淡竹叶

定经汤（《傅青主女科》）柴胡　炒荆芥　当归　白芍　山药　茯苓　菟丝子　熟地黄

独参汤（《十药神书》）人参

独活寄生汤（《备急千金要方》）独活　桑寄生　秦艽　防风　细辛　白芍　川芎　地黄　杜仲　牛膝　茯苓　桂枝　当归　人参　甘草

夺命散（《妇人大全良方》）没药　血竭

E

二陈汤（《太平惠民和剂局方》）半夏　陈皮　茯苓　甘草　生姜　乌梅

二仙汤（《中医方剂临床手册》）仙茅　淫羊藿　当归　巴戟天　黄柏　知母

二至丸（《医方集解》）女贞子　墨旱莲

F

茯苓导水汤（《医宗金鉴》）茯苓　槟榔　猪苓　砂仁　木香　陈皮　泽泻　白术　木瓜　大腹皮　桑白皮　苏叶

G

甘露消毒丹（《温热经纬》）滑石　茵陈　黄芩　射干　石菖蒲　川贝母　木通　藿香　连翘　薄荷　豆蔻

膈下逐瘀汤（《医林改错》）当归　川芎　赤芍　桃仁　红花　枳壳　延胡索　五灵脂　牡丹皮　乌药　香附　甘草

宫外孕Ⅰ号方（山西医科大学第一医院方）赤芍　丹参　桃仁

宫外孕Ⅱ号方（山西医科大学第一医院方）丹参　赤芍　桃仁　三棱　莪术

固本止崩汤（《傅青主女科》）人参　黄芪　白术　当归　炮姜　熟地黄

固冲汤（《医学衷中参西录》）白术　黄芪　白芍　山茱萸　龙骨　牡蛎　海螵蛸　茜草　陈棕炭　五倍子

固阴煎（《景岳全书》）菟丝子　熟地黄　山茱萸　人参　山药　五味子　远志　炙甘草

归脾汤（《济生方》）人参　黄芪　当归　白术　茯神　龙眼肉　远志　酸枣仁　木香　甘草

归脾汤（《校注妇人良方》）人参　黄芪　白术　炙甘草　当归　茯神　远志　酸枣仁　龙眼肉　木香　生姜　大枣

归肾丸（《景岳全书》）熟地黄　山药　山茱萸　茯苓　当归　枸杞子　杜仲　菟丝子

桂枝茯苓丸（《金匮要略》）桂枝　茯苓　牡丹皮　芍药　桃仁

H

黄芪桂枝五物汤（《金匮要略》）黄芪　白芍　桂枝　生姜　大枣

黄芪汤（《济阴纲目》）黄芪　白术　防风　熟地黄　煅牡蛎　茯苓　麦冬　甘草　大枣

黄芪汤（《太平惠民和剂局方》）黄芪　陈皮　火麻仁　白蜜

J

济生肾气丸（《济生方》）山茱萸　山药　熟地黄　茯苓　牡丹皮　泽泻　附子　肉桂　牛膝　车前子

加减苁蓉菟丝子丸（《中医妇科治疗学》）肉苁蓉　覆盆子　菟丝子　桑寄生　熟地黄　当归　枸杞子　艾叶

加减一阴煎（《景岳全书》）生地黄　熟地黄　麦冬　白芍　知母　地骨皮　甘草

加味圣愈汤（《医宗金鉴》）当归　白芍　川芎　熟地黄　人参　黄芪　杜仲　续断　砂仁

加味四物汤（《医宗金鉴》）熟地黄　白芍　当归　川芎　蒲黄　瞿麦　桃仁　牛膝　滑石　甘草梢　木香　木通

加味五淋散（《医宗金鉴》）黑栀子　赤茯苓　当归　黄芩　白芍　甘草梢　生地黄　泽泻　车前子　木通　滑石

健固汤（《傅青主女科》）人参　白术　茯苓　薏苡仁　巴戟天

胶艾汤（《金匮要略》）阿胶　艾叶　当归　川芎　白芍　干地黄　甘草

荆穗四物汤（《医宗金鉴》）荆芥穗　熟地黄　当归　川芎　白芍

橘皮竹茹汤（《金匮要略》）橘皮　竹茹　人参　生姜　甘草　大枣

举元煎（《景岳全书》）人参　黄芪　白术　升麻　炙甘草

K

开郁种玉汤（《傅青主女科》）当归　白芍　白术　茯苓　天花粉　牡丹皮　香附

L

理中丸（《伤寒论》）人参　白术　干姜　甘草

鲤鱼汤（《千金要方》）鲤鱼　白术　白芍　当归　茯苓　生姜

凉膈散（《太平惠民和剂局方》）大黄　朴硝　连翘　栀子　黄芩　竹叶　薄荷　甘草

两地汤（《傅青主女科》）生地黄　玄参　麦冬　白芍　地骨皮　阿胶

苓桂术甘汤（《伤寒论》）茯苓　白术　桂枝　甘草

羚角钩藤汤（《重订通俗伤寒论》）羚羊角　钩藤　桑叶　菊花　川贝母　竹茹　生地黄　白芍　茯神　甘草

龙胆泻肝汤（《医宗金鉴》）龙胆草　黄芩　栀子　泽泻　木通　车前子　当归　柴胡　甘草　生地黄

漏芦散（《济阴纲目》）漏芦　蛇蜕　瓜蒌

芦根汤（《济阴纲目》）芦根　竹茹　橘皮　麦门冬　前胡

M

麻子仁丸（《经效产宝》）火麻仁　杏仁　大黄　枳壳

木通散（《妇科玉尺》）木通　滑石　冬葵子　槟榔　枳壳　甘草

N

内补丸（《女科切要》）鹿茸　菟丝子　潼蒺藜　黄芪　肉桂　桑螵蛸　肉苁蓉　制附子　白蒺藜　紫苑茸

牛黄清心丸（《痘疹世医心法》）牛黄　郁金　黄连　黄芩　栀子　朱砂

Q

杞菊地黄丸（《医级》）熟地黄　山茱萸　山药　泽泻　牡丹皮　茯苓　枸杞子　菊花

青竹茹汤（《济阴纲目》）鲜竹茹　橘皮　茯苓　半夏　生姜

清肝引经汤（《中医妇科学》）当归　白芍　生地黄　牡丹皮　栀子　黄芩　茜草　白茅根　川楝子　牛膝　甘草

清肝止淋汤（《傅青主女科》）当归　白芍　生地黄　牡丹皮　黄柏　牛膝　制香附　黑豆　阿胶　红枣

清经散（《傅青主女科》）牡丹皮　青蒿　黄柏　地骨皮　熟地黄　白芍　茯苓

清热固经汤（《简明中医妇科学》）黄芩　栀子　生地黄　地骨皮　阿胶　龟甲　牡蛎　地榆　藕节　棕榈炭　生甘草

清热调血汤（《古今医鉴》）黄连　牡丹皮　当归　川芎　桃仁　红花　香附　延胡索　莪术　生地黄　白芍

清暑益气汤（《温热经纬》）西洋参　石斛　麦冬　黄连　竹叶　荷梗　知母　甘草　粳米　西瓜翠衣

清营汤（《温病条辨》）玄参　生地黄　麦冬　金银花　连翘　竹叶心　丹参　黄连　犀角

R

人参黄芪汤（《证治准绳》）人参　黄芪　当归　白术　白芍　艾叶　阿胶

人参养荣汤（《太平惠民和剂局方》）人参　黄芪　白术　茯苓　当归　白芍　熟地黄　陈皮　桂心　五味子　远志　炙甘草

人参养荣汤（《证治准绳》）白芍　当归　熟地黄　人参　黄芪　白术　陈皮　茯苓　远志　桂心　五味子　炙甘草

S

上下相资汤（《石室秘录》）熟地黄　山茱萸　人参　玄参　麦冬　沙参　玉竹　五味子　车前子　牛膝

少腹逐瘀汤（《医林改错》）肉桂　小茴香　干姜　当归　川芎　赤芍　延胡索　没药　蒲黄　五灵脂

蛇床子散（《中医妇科学》）蛇床子　花椒　明矾　百部　苦参

身痛逐瘀汤（《医林改错》）秦艽　川芎　桃仁　红花　甘草　羌活　没药　当归　五灵脂　香附　牛膝　地龙

肾气丸（《金匮要略》）桂枝　附子　熟地黄　山茱萸　山药　茯苓　牡丹皮　泽泻

参附汤（《正体类要》）人参　附子

参苓白术散（《太平惠民和剂局方》）人参　白术　茯苓　山药　扁豆　薏苡仁　莲子肉　砂仁　桔梗　甘草

生化汤（《傅青主女科》）当归　川芎　桃仁　炮姜　炙甘草

生脉散（《内外伤辨惑论》）人参　麦冬　五味子

生脉散（《温病条辨》）人参　麦冬　五味子

生脉散（《医学启源》）人参　麦冬　五味子

生铁落饮（《医学心悟》）生铁落　胆星　贝母　橘红　石菖蒲　远志　辰砂　钩藤　茯苓　茯神　丹参　天冬　麦冬　玄参　连翘

圣愈汤（《兰室秘藏》）人参　黄芪　当归　川芎　熟地黄　生地黄

失笑散（《太平惠民和剂局方》）蒲黄　五灵脂

寿胎丸（《医学衷中参西录》）菟丝子　桑寄生　续断　阿胶

顺经汤（《傅青主女科》）熟地黄　当归　白芍　沙参　牡丹皮　茯苓　黑荆芥

四君子汤（《太平惠民和剂局方》）人参　白术　茯苓　甘草

四神丸（《证治准绳》）补骨脂　吴茱萸　肉豆蔻　五味子　生姜　大枣

四物汤（《太平惠民和剂局方》）白芍　熟地黄　当归　川芎

四物汤（《仙授理伤续断秘方》）当归　熟地黄　白芍　川芎

T

胎元饮（《景岳全书》）人参　当归　杜仲　白芍　熟地黄　白术　陈皮　炙甘草

泰山磐石散（《景岳全书》）人参　黄芪　当归　续断　黄芩　川芎　白芍　熟地黄　白术　炙甘草　砂仁　糯米

桃红四物汤（《医宗金鉴》）桃仁　红花　熟地黄　当归　川芎　白芍

天麻钩藤饮（《杂病证治新义》）天麻　钩藤　石决明　杜仲　桑寄生　栀子　黄芩　益母草　川牛膝　夜交藤　茯神

天王补心丹（《摄生秘剖》）生地黄　玄参　天冬　麦冬　人参　茯苓　丹参　当归　远志　柏子仁　酸枣仁　五味子　桔梗　朱砂

天仙藤散（《妇人大全良方》）天仙藤　香附　陈皮　甘草　乌药　生姜　木瓜　紫苏叶

调肝汤（《傅青主女科》）山茱萸　巴戟天　当归　白芍　阿胶　山药　甘草

调经散（《太平惠民和剂局方》）当归　肉桂　没药　琥珀　赤芍　白芍　细辛　麝香

通窍活血汤（《医林改错》）赤芍　川芎　桃仁　红花　老葱　麝香　生姜　大枣

通乳丹（《傅青主女科》）人参　黄芪　当归　麦冬　木通（通草）　桔梗

透脓散（《医学心悟》）生黄芪　当归　山甲珠　皂角刺　白芷　金银花　牛蒡子　川芎

托里消毒散（《外科正宗》）人参　茯苓　白术　甘草　当归　白芍　川芎　黄芪　桔梗　金银花　皂角刺　白芷

脱花煎（《景岳全书》）当归　川芎　肉桂　牛膝　红花　车前子

W

完胞饮（《傅青主女科》）人参　白术　黄芪　茯苓　当归　川芎　桃仁　红花　益母草　白及　猪

胯或羊胯

完带汤（《傅青主女科》）白术 山药 人参 白芍 苍术 甘草 陈皮 黑芥穗 柴胡 车前子

温胞饮（《傅青主女科》）巴戟天 补骨脂 菟丝子 肉桂 附子 杜仲 白术 山药 芡实 人参

温经汤（《妇人大全良方》）肉桂心 当归 川芎 人参 白芍 莪术 牡丹皮 牛膝 甘草

温经汤（《金匮要略》）当归 吴茱萸 桂枝 白芍 川芎 牡丹皮 法半夏 麦冬 人参 阿胶 生姜 甘草

温土毓麟汤（《傅青主女科》）巴戟天 覆盆子 白术 人参 山药 神曲 菟丝子 桑寄生 续断 阿胶

乌药汤（《兰室秘藏》）乌药 香附 木香 当归 甘草

五味消毒饮（《医宗金鉴》）蒲公英 金银花 野菊花 紫花地丁 紫背天葵

X

下乳涌泉散（《清太医院配方》）当归 白芍 川芎 生地黄 柴胡 青皮 花粉 漏芦 通草（木通） 桔梗 白芷 穿山甲 王不留行 甘草

仙方活命饮（《校注妇人良方》）金银花 炮山甲 皂角刺 当归尾 赤芍 陈皮 白芷 贝母 防风 天花粉 乳香 没药 甘草

香棱丸（《济生方》）木香 丁香 三棱 枳壳 莪术 青皮 川楝子 小茴香

香砂六君子汤（《名医方论》）人参 白术 茯苓 甘草 半夏 陈皮 木香 砂仁 生姜 大枣

逍遥散（《太平惠民和剂局方》）柴胡 白术 茯苓 当归 白芍 甘草 薄荷 煨姜

小营煎（《景岳全书》）当归 白芍 熟地黄 山药 枸杞子 炙甘草

小柴胡汤（《伤寒论》）柴胡 半夏 黄芩 人参 生姜 炙甘草 大枣

新宫外孕I号方（马氏经验方）蜈蚣 紫草 丹参 赤芍 穿山甲 牡蛎 莪术 延胡索

新宫外孕II号方（马氏经验方）蜈蚣 紫草 丹参 赤芍 炒蒲黄 茜草 三七 炒地榆 小蓟

新宫外孕III号方（马氏经验方）丹参 赤芍 穿山甲 牡蛎 三棱 莪术 水蛭 䗪虫

芎归二陈汤（《叶天士女科》）陈皮 茯苓 半夏 生姜 甘草 当归 川芎

血府逐瘀汤（《医林改错》）当归 生地黄 桃仁 红花 川芎 赤芍 柴胡 枳壳 牛膝 桔梗 甘草

Y

阳和汤（《外科证治全生集》）熟地黄 麻黄 鹿角胶 炮姜炭 白芥子 肉桂 生甘草

养精种玉汤（《傅青主女科》）熟地黄 当归 白芍 山茱萸

养荣壮肾汤（《叶氏女科证治》）桑寄生 续断 杜仲 独活 当归 防风 肉桂 生姜 川芎

一贯煎（《柳州医话》）当归 生地黄 沙参 麦冬 枸杞子 川楝子

易黄汤（《傅青主女科》）芡实 山药 白果 黄柏 车前子

银甲丸（《王渭川妇科经验选》）金银花 连翘 大青叶 蒲公英 紫花地丁 升麻 红藤 椿根皮 茵陈 生蒲黄 生鳖甲 琥珀末 桔梗

银翘散（《温病条辨》）金银花 连翘 竹叶 荆芥穗 牛蒡子 薄荷 桔梗 淡豆豉 甘草 芦根

右归丸（《景岳全书》）熟地黄 山药 山茱萸 枸杞子 制附子 肉桂 鹿角胶 菟丝子 杜

仲　当归

玉烛散（《玉机微义》）熟地黄　当归　白芍　川芎　大黄　芒硝　甘草

育阴汤（《百灵妇科》）熟地黄　白芍　续断　桑寄生　杜仲　山茱萸　山药　海螵蛸　龟甲　牡蛎阿胶

毓麟珠（《景岳全书》）人参　白术　茯苓　白芍　当归　川芎　熟地黄　炙甘草　菟丝子　杜仲鹿角霜　川椒

Z

增液汤（《温病条辨》）生地黄　玄参　麦冬

真武汤（《伤寒论》）附子　生姜　茯苓　白术　白芍

知柏地黄汤（《医宗金鉴》）熟地黄　山茱萸　山药　知母　黄柏　泽泻　茯苓　牡丹皮

止带方（《世补斋不谢方》）猪苓　茯苓　车前子　泽泻　茵陈　赤芍　牡丹皮　黄柏　栀子　牛膝

逐瘀止血汤（《傅青主女科》）生地黄　大黄　赤芍　牡丹皮　当归尾　枳壳　桃仁　龟甲

逐瘀止崩汤（《安徽中医验方选集》）当归　川芎　三七　没药　五灵脂　牡丹皮　炭炒丹参　炒艾叶　阿胶（蒲黄炒）　龙骨　牡蛎　乌贼骨

滋血汤（《证治准绳》）人参　黄芪　山药　茯苓　熟地黄　当归　川芎　白芍

左归丸（《景岳全书》）熟地黄　山药　山茱萸　枸杞子　鹿角胶　菟丝子　龟甲胶　川牛膝